El libro de la lactancia

El libro de la lactancia

Lo que las madres y la ciencia nos han enseñado sobre la lactancia

Dr. José María Paricio

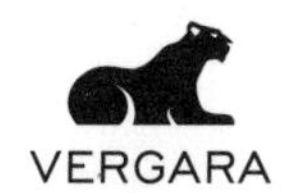

VERGARA

Primera edición: septiembre de 2020

Travessera de Gràcia, 47-49. 08021 Barcelona

Printed in Spain - Impreso en España

ISBN: 978-84-16076-83-3
Depósito legal: B-8.146-2020

Compuesto en Llibresimes, S. L.

Impreso en Romanyà Valls, S.A.
Capellades (Barcelona)

VE 7 6 8 3 3

Penguin
Random House
Grupo Editorial

A Christine

Índice

Introducción

> Ya se han contado todos.
> No me contéis más cuentos.
>
> LEÓN FELIPE (1884-1968)

Escribir un libro sobre lactancia, otro más, es un reto, posiblemente complicado y difícil de superar.

Actualmente hay varias decenas de libros en el mercado editorial que hablan de lactancia, y muchos son muy buenos. Abarcan un amplio espectro en cuanto a la autoría (persona o institución experta, médico, enfermera, matrona, psicóloga, madre...), en el estilo y contenido (didáctico, divulgativo, esquemático, de autoayuda, de compartir una historia, bonita o dura...) y en el tipo de público al que se dirigen (profesionales sanitarios, profesionales de la lactancia, madres, docentes e incluso niños).

Hasta yo mismo tengo ya escrito un libro, *Tú eres la mejor madre del mundo*, en el que una quinta parte de sus algo más de trescientas páginas habla de lactancia, así que os preguntaréis en qué líos me meto, qué más tengo que decir y para qué quiero contar nada más.

Existe una amplia tradición de escribir libros sobre lactancia que se remonta a muchos siglos atrás. Desde la clásica descripción acerca de cómo elegir una nodriza de Sorano de Éfeso en el siglo II d. C., retomada por el médico francés Ambroise Paré en el siglo XVI y por su discípula, la matrona Louise Bourgeois, en el XVII, pasando por muchos textos escritos por médicos, filósofos y moralistas que se ocuparon más de convencer a las madres de su inexorable deber de amamantar que de otra cosa, hasta llegar a los siglos XIX y XX, en los que se escribieron infinidad de tratados y manuales sobre lactancia dirigidos a madres, explicando por vez primera la técnica de la misma.

No deja de ser curioso —o más bien inquietante— que no sea hasta la invención de fórmulas sustitutorias de la leche materna a finales del siglo XIX cuando los médicos y científicos empiecen a explicar en sus tratados la técnica detallada de la lactancia materna a las madres. Hasta entonces no hay descripciones pormenorizadas de la misma. Era un tema, una sabiduría, que se comentaba y transmitía entre mujeres, y anteriormente nunca meritó la escritura de un tratado.

Sorprendentemente, los médicos, muchos de ellos profesores y catedráticos universitarios, y todos hombres, que escriben sobre lactancia desde finales del siglo XIX y a lo largo del XX, muestran un profundo desconocimiento de esa técnica ancestral de las mujeres; quizá no la han observado nunca, más preocupados por sus modificaciones de la leche de vaca como sustituto de la leche materna, y no se molestaron en preguntar, ni siquiera a sus propias madres, cómo hicieron para amamantar y qué mañas tenían para resolver algún problema que se les pudiera plantear. Las mujeres no cuentan en ese relato fantasioso de la lactancia descrita por los hombres de ciencia.

La alimentación infantil, al igual que el parto y la crianza, fueron medicalizados a lo largo del siglo XX. La sabiduría atesorada por mujeres pasó a ser ciencia elaborada por hombres, que excluyeron a las mujeres de la comprensión de la misma.

Lo que en esos textos de puericultura se dice de la alimentación es un trasunto de la ciencia del biberón, que poco o nada tiene que ver con la de la lactancia. Esta cultura, la del biberón, tenía en ese momento un recorrido de apenas cincuenta años, es un producto construido por la medicina y la puericultura de la época, y en ella todo está muy pautado y medido, alejado por tanto de la lactancia, y, lo que es peor, de ella emanan una inseguridad y un menosprecio hacia el poder nutricio de las madres y el alto valor biológico de la lactancia, llegando a considerar tan satisfactoria la reciente invención basada en modificaciones de la leche de vaca que no contempla solventar ningún posible problema de la lactancia: la solución habitual pasa por la sustitución por la fórmula láctea científica.

Realmente, con las instrucciones de esos manuales de puericultura del siglo XX no se puede amamantar; seguirlas aboca a un fracaso a corto plazo.

Tuvo que ser un libro escrito por mujeres que amamantaban el que trastocara por completo el paradigma erróneo transmitido por la ciencia médica; se trata de *El arte femenino de amamantar*, escrito en 1958 por un grupo de madres lactantes que dos años antes habían fundado en Illinois el que hoy es el grupo de apoyo a la lactancia de mujer a mujer más importante del mundo: La Leche League International, La Liga de la Leche, para entendernos.

A partir de este texto, que desmedicaliza la lactancia, los libros que se escriben sobre el tema mejoran de manera clara, pues lo que ahora se narra deja de entrar en conflicto manifiesto con las mejores prácticas para que una lactancia sea posible y satisfactoria para una madre y su bebé.

Pero la lactancia natural es como un verso suelto, una anomalía, dentro del sistema económico, sanitario y social actuales; es libre, no depende más que de la madre y del bebé y, si todo queda entre ellos, entre mujeres y niños, ¿quién más se puede beneficiar de ella? Esto supone un reto en un sistema socioeconómico que tiende a buscar ciegamente la rentabilidad monetaria o de poder de cualquier actividad.

Hoy existe de nuevo un exceso de celo, tanto en la medicina como en otras disciplinas, en profesionales de muy diversos ámbitos, incluso entre aquellos que jamás se habían interesado por la lactancia y ahora ven en ella un interés, ya sea de tipo altruista o de filón comercial. Quizá con la mejor de las intenciones se la intenta aprehender, a ella, a la madre y al lactante, indicando la necesidad de seguir un control, las posibles enfermedades y problemas, reales o inventados, y vendiendo posibles tratamientos, contrastados, humo o soluciones que nunca fueron probadas como efectivas. La lactancia vuelve a ser medicalizada.

La ciencia, y con ella la ciencia médica, avanzan a una velocidad vertiginosa. Continuamente hay nuevos descubrimientos, matices, detalles; todos los días se publican en el mundo científico miles de artículos, decenas de ellos sobre lactancia y, en no pocas ocasiones, los hay que van por delante de la prudencia y la confirmación experimental, sacando conclusiones peregrinas e ideando aplicaciones extraídas por los pelos de estas publicaciones.

La desaparición de la tribu comunitaria y de la familia extensa, así como el recelo que las nuevas generaciones puedan tener hacia la anterior en cuanto a sus conocimientos y estilo de crianza, agravado por la inexperiencia casi total de esas anteriores generaciones en el tema de la lactancia, hacen que muchas mujeres y sus parejas dependan o crean depender para el éxito de su lactancia y de su crianza de la lectura de libros, blogs, opiniones de conferenciantes, expertos y gurús, que pueden venderles desde aspectos sensatos y probados hasta teorías fantásticas, tan inútiles como peligrosas o molestas.

He elegido ese subtítulo, «Todo lo que las madres y la ciencia nos han enseñado sobre la lactancia», para orientarme en la escritura de este libro. Lo que voy a contar es eso: lo que sabemos, no lo que nos imaginamos; lo que está probado, no las ocurrencias de unos u otras. «Sabemos» de «saber», sabiduría, lo que emana del conocimiento profundo, ojo, no exclusivamente de la ciencia: las mujeres atesoran un conocimiento ancestral profundo que es preciso poner por delante para no perder el tino. Expondré también lo que nos queda por saber y advertiré sobre lo prudentes que hemos de ser para no provocar daños derivados de experimentos no comprobados.

Aunque es difícil para mí, viniendo del mundo de la pediatría y siendo hombre, no concebir y describir la lactancia en términos de beneficios y riesgos para la salud, de resolución de sus posibles problemas, y no evaluar la leche materna como un producto aparte de la lactancia, separado de la mujer, con propiedades medicinales e inmunológicas propias, las madres me han enseñado que la lactancia es mucho más que eso. Es simplemente algo que madres y bebés hacen de forma natural desde el principio de los tiempos, un fenómeno suyo que trasciende el conocimiento científico y entra dentro del territorio de lo emocional, de lo cultural; un fenómeno del que, en general, disfrutaron y que siempre formó parte de la vida cotidiana, pública y privada (hoy más bien limitada al ámbito de lo privado). Los médicos llegamos más tarde y no siempre para bien.

Y aunque leerán en este libro que «el pecho funciona como una fábrica», nunca debemos olvidar que la lactancia es una práctica biológica ancestral en la que intervienen el comportamiento y el cuerpo de la madre, la demanda y las habilidades innatas y aprendidas del bebé, el amor y pasión de ambos, y los factores sociales.

El tono va a ser divulgativo y ameno, comprensible y útil para todos, desde madres y familias hasta profesionales. Madres que sepan lo básico y quieran saber más. Los profesionales encontrarán todo lo elemental que deben saber y citas bibliográficas si desean profundizar en el tema. Para contar una historia de modo entretenido y didáctico, es preciso haber empleado mucho tiempo en entenderla uno mismo lo mejor posible y, además, sentir pasión por ella. Ah, y la historia debe ser buena, claro (y la de la lactancia lo es, y mucho). No hay muchos más secretos en las historias bien contadas.

Y como se la quiero contar bien, empezaré en un primer capítulo con la apasionante historia de la lactancia; seguiré hablando del funcionamiento del pecho materno, de la composición y propiedades de la leche, de las técnicas para amamantar aprendidas de las mujeres, y de cómo la misoginia ha influido negativamente en la cultura de la lactancia y en los modelos sanitarios de asistencia materno-infantil.

Describiré las posibles dificultades y problemas tanto médicos como sociolaborales y sus mejores soluciones, así como los falsos problemas, las malas soluciones y las falsas creencias. Comentaré aspectos de la tecnificación y medicalización de la lactancia y los diversos retos derivados de amamantar en una sociedad compleja.

Acabaré explicando cómo la lactancia, un acto tan íntimo entre madres e hijos, ha dado lugar a una ingente cantidad de manifestaciones culturales y mitos sorprendentes en prácticamente todas las culturas de la humanidad, algo que resulta fascinante.

Que ustedes lo disfruten.

José María Paricio Talayero
12 de mayo de 2020

1

Conociendo nuestros orígenes

> La lactancia materna es el fenómeno biocultural por excelencia. En los humanos, además de un proceso biológico, la lactancia es un comportamiento determinado por la cultura.
>
> STUART-MACADAM, P. y K. A. DETTWYLER, *Breastfeeding, Biocultural Perspectives*, Nueva York, Routledge, 1995

La lactancia nos define como clase dentro del reino animal. Somos los mamíferos, los portadores de mamas, una de nuestras características específicas principales, aunque no la única: además, tenemos pelo, cuatro cámaras cardíacas, sangre caliente, un solo hueso en el maxilar inferior provisto de dientes y tres huesecillos en el oído medio.

El nombre, «mamífero» (del latín «el que lleva mamas»), no nos lo pusieron ni el Dios de la Biblia ni Aristóteles. Es un término reciente ideado por Linneo en 1758, y la elección del mismo entre nuestras otras propiedades no es casual ni sorprendente en pleno siglo XVIII, cuando hay un interés moral y político por la lactancia como medio de subrayar el papel de la mujer en la familia y la sociedad, su rol maternal y su capacidad de amamantar.

Somos (quedamos) unas 5.400 especies diferentes de mamíferos en la Tierra, todas ellas preparadas para el amamantamiento viviendo en cualquier medio (tierra, mar y aire) y alcanzando los más diversos hábitats del planeta. Los mamíferos llevamos algo más de 200 millones de años sobre la Tierra, los humanos actuales, como especie (*Homo sapiens sapiens*), algo menos de medio millón de años.

Desde la aparición de los mamíferos en el Triásico, hace unos 220 millones de años, todas sus crías han mamado la leche de sus madres. Nosotros, los humanos, también hasta los últimos ciento cincuenta años.

Un complejo sistema neuroendocrino prepara a las hembras de mamífero para la maternidad durante la gestación y desencadena inicialmente, tras el parto, la conducta materna. A partir de ahí son las crías las que se encargan de mantener dicha conducta estimulando a la madre. Si el contacto se interrumpe, la conducta materna desaparece.

En condiciones normales, entre mamíferos no humanos, no son muy frecuentes los rechazos maternos de la cría ni los casos en que una hembra amamanta a la de otra madre, y se observa esporádicamente amamantamiento de crías de una especie diferente. Nosotros hemos sido capaces de llevar a cabo las tres situaciones descritas e incluso de normalizar las dos últimas (el sistema de nodrizas y la alimentación de bebés humanos con derivados de la leche de vaca).

1.1. Aproximación a la historia de la lactancia. Las nodrizas

> «¿Quieres que yo vaya y llame una nodriza de entre las hebreas para que te críe este niño?» «Ve», le contestó la hija de Faraón. Fue, pues, la joven y llamó a la madre del niño. Y la hija de Faraón le dijo: «Toma este niño y críamelo que yo te pagaré».
>
> La Biblia. Éxodo 2: 7-9 (siglo IX a. C.)

Como el resto de la Historia con mayúsculas, la historia de la lactancia ha sido escrita mayoritariamente por hombres. Es por tanto difícil encontrar voces de mujer, de mujeres, que nos dejen oír sus opiniones y sentimientos sobre el amamantamiento.

El hecho de que sean hombres los que han redactado esta historia hace aún más difícil saber qué pensaban las mujeres de sus lactancias, sus maternidades, sus hijos y sus emociones.

Pero además, la Historia ha sido escrita por representantes de las clases dominantes en cada sociedad, lo que explica que la mayor parte de lo que conocemos sobre la lactancia sea la historia de las nodrizas, ya que existen numerosos textos históricos que demuestran que, en muchas civilizaciones, hubo mujeres de clases sociales pudientes que no amamantaron ni criaron a sus hijos, sino que confiaron su crianza y primera alimentación a otras madres de estatus socioeconómico inferior, las llamadas nodrizas o amas de cría, durante los primeros años de su vida. Esto obligó a disponer de un complejo sistema legislativo que regulase la actividad, que podía ser ejercida por esclavas o mediante pago. Es lo que conocemos como «lactancia mercenaria».

No es entonces casualidad que encontremos la primera referencia histórica acerca de la lactancia en un texto legal de los babilonios de hace unos 3.800 años, que, entre 282 leyes, dedica una a regular la actividad de la lactancia mercenaria:

> Si un hombre confía su hijo a una nodriza y ese hijo muere mientras lo cuida la nodriza [...] por haberse procurado otro niño sin saberlo el padre y la madre, que le corten un pecho.
>
> *Código de Hammurabi*,
> ley 194 (1750 años a. C.)

Hay, pues, referencias antiquísimas al sistema de amas de cría: otro código babilónico de la cultura paleosemítica de la antigua Mesopotamia, unos treinta años anterior al de Hammurabi, el del *Código de Ešnunna* (final del siglo XIX a. C.), estipula el pago debido a la nodriza.

El hebreo Jeremías se lamenta en 600 a. C. de que las mujeres de la época «sean peores que chacales» por no amamantar a sus hijos y confiarlos a nodrizas, y se pueden encontrar hasta diez referencias en nueve libros diferentes del Antiguo Testamento y una en el Nuevo Testamento sobre las amas de cría.

Las nodrizas eran muy comunes en la Grecia clásica, exceptuando Esparta, donde existían leyes que obligaban a todas las mujeres, independientemente de su clase social, a amamantar a sus hijos. La mayoría de las mujeres nobles del Imperio romano recurrían a nodrizas para amamantar a sus hijos. Pese a ello, a la que se consideraba una buena madre en la Roma imperial era a aquella que amamantaba a sus hijos. Sorano de Éfeso, médico grecorromano (98-138 d. C.), en *Gynecia*, tratado de referencia de la ginecología y la obstetricia durante más de mil quinientos años, describe minuciosamente las condiciones de elección de una buena nodriza, su dieta, régimen de vida y formas de lactar. Estas condiciones son trasuntadas casi sin cambios en la mayoría de los textos médicos de los siguientes dieciocho siglos e incluso en anuncios solicitando nodriza en periódicos de los siglos XIX y XX.

A partir del siglo VII podemos encontrar referencias al sistema de amas de cría hasta en tres suras distintas del Corán, y en España, en las *Partidas* de Alfonso X el Sabio (1221-1284) se recogen las condiciones que deben reunir las nodrizas reales.

En Florencia, hacia 1300 se extiende la costumbre de enviar a los niños de las clases noble y media urbanas con una *balia* o nodriza al campo durante un promedio de dos años. En Francia, desde los siglos XIII al XIX las mujeres de clases media y alta no amamantan a sus hijos, sino que los confían a nodrizas contratadas. Ambroise Paré (1509-1590), el médico francés más famoso de su época, y una discípula suya, la matrona Louise Bourgeois (1563-1636), publican sendos libros de obstetricia con un capítulo entero dedicado a las nodrizas.

La lactancia mercenaria se extiende de tal manera durante el Renacimiento en Europa, pero sobre todo en Francia e Italia, que la mayoría de las mujeres (las de la clase humilde) amamantaban a más de una criatura a la vez: la suya propia y la dejada a su cuidado. Teniendo en cuenta el efecto anticonceptivo de la lactancia, las clases populares tenían una fecundidad limitada por término medio a un nacimiento bianual, lo que pudo constituir un efectivo control de natalidad entre las masas campesinas de la Europa preindustrial. Por el contrario, la fecundidad no controlada por lactancia entre las clases acomodadas hizo que la descendencia pudiera ascender a quince o veinte hijos, pero a expensas de una terrible mortalidad.

En Francia, lo que en el siglo XVI era una práctica exclusiva de la aristocracia, se extiende en el XVII a la burguesía y alcanza en el XVIII a las clases populares; unas y otras mujeres dependen de la leche de pago: las de clase baja, para poder trabajar, y las de clase alta, para atender sus numerosas obligaciones sociales. En 1780, de 21.000 niños nacidos en París, 1.801 son amamantados por sus madres, 19.000, por una nodriza en el domicilio familiar, *nourrice sur lieu*, o en la inclusa, y 199, en casa de una nodriza, generalmente en el campo.

En ese país el sistema de nodrizas alcanza enormes proporciones, siendo el más destacado de Europa por reglamentar oficialmente la lactancia mercenaria y se conoce legislación al respecto desde 1284. En el siglo XVIII se desarrollan disposiciones para proteger a los niños amamantados por nodrizas y garantizar la remuneración de las mismas, y en 1769 se crea en París el Bureau des Nourrices (Oficina de Nodrizas), dependiente del gobierno y que, entre 1770 y 1776, recluta a 15.000 amas de cría, y constituye una próspera industria que persiste hasta finales del siglo XIX.

En Inglaterra, en 1700, menos del 50 % de los niños eran criados a pecho por sus madres, y existe una precisa denominación en inglés para las nodrizas que lactan (*wet nurse*, «nodriza mojada») y para las que no (*dry nurse*, «nodriza seca»).

En los siglos XVI y XVII, los Países Bajos suponen la excepción al fenómeno de lactancia mercenaria del resto de Europa: una moral hogareña y reivindicadora de lo natural promovida por los poderes públicos presenta a la buena madre como aquella que amamanta a sus hijos; se cree por ello que hay menos nodrizas y menor mortalidad infantil que en los países vecinos durante ese período.

En pleno siglo XVIII, en los periódicos españoles, a la vez que se advierte de los peligros que acarrea el empleo de amas de leche, aparecen abundantes anuncios de ofertas de nodrizas, que constituyen más de la cuarta parte de los anuncios de puestos de trabajo.

En el siglo XIX en Rusia, a excepción de la nobleza, que sigue las costumbres francesas, la mayoría de los niños son amamantados por sus madres. También en Norteamérica y, desde el siglo XVII, la mayoría de las mujeres lactaba a sus hijos, pues no era frecuente el sistema de crianza por nodriza, mientras que en Alemania todavía en el siglo XIX era generalizado el empleo de amas de cría y resultaba raro que una madre cuidase por sí misma a sus hijos.

Brasil fue uno de los países de América que más esclavos africanos «importó». Los hijos de familias pudientes eran amamantados mayoritariamente por esclavas negras en el siglo XIX, mientras los médicos creían que su leche era de inferior condición tanto nutricional como moral y causa de gran mortalidad, con lo que buscaban en la abolición de la esclavitud un final para dicha práctica.

A partir de 1890, el desarrollo de diversas mejoras para la fabricación y conservación de leche artificial y los descubrimientos de Louis Pasteur (1822-1895) van desplazando poco a poco este sistema de crianza. El modelo persistió aisladamente mucho tiempo después: en 1910 se contratan nodrizas en un hospital para el primer banco de leche que existió, y hasta 1950 se encuentran partidas para gastos de nodrizas en el presupuesto de clínicas suecas y francesas (véase el punto «4.10. Los bancos de leche humana»).

La mortalidad infantil bajo el sistema de nodrizas era muy elevada: en el siglo XVIII la tasa de mortalidad infantil (muertos menores de un año por cada mil nacidos vivos) era de 100 entre los amamantados por la propia madre, 170 en los amamantados por nodriza en domicilio, 381 cuando la nodriza se los llevaba a su casa para amamantarlos y de 500 a 910 en los alimentados por nodrizas en la inclusa.

Los argumentos sin fundamento científico acerca de características físicas y espirituales que creían transmitidas por la leche, junto con las alarmantes cifras de mortalidad descritas, son la causa de que médicos, humanistas, filósofos, escritores, sacerdotes, moralistas, científicos y políticos de toda Europa hayan clamado desde hace siglos en contra de la lactancia mercenaria.

En Francia surge la principal y más influyente campaña contra la lactancia mercenaria de la mano del filósofo Jean-Jacques Rousseau (1712-1778), quien, pese a la contradicción de haber abandonado a sus cinco hijos en un hospicio, en *Émile ou De l'éducation*, de 1762, afirma que la lactancia materna une con firmeza a madres e hijos, cohesiona la familia y proporciona los fundamentos para la regeneración social.

La pasión que Rousseau inspiró por la lactancia traspasó barreras sociales y políticas, así como fronteras nacionales: bajo su influencia, en Francia y Alemania se promulgaron a finales del siglo XVIII leyes y ayudas económicas en pro del amamantamiento de los propios hijos.

A pesar de la opinión de tantos pensadores, médicos o no, que desde la Antigüedad clásica han urgido a las madres a amamantar a sus hijos, toda una serie de creencias populares, costumbres y teorías erróneas, muchas de ellas sustentadas por los mismos que ensalzaban la lactancia materna, además de una serie de factores socioeconómicos y religiosos, modas y estilos de vida, contribuyeron a un rechazo de la lactancia materna entre las clases medias y altas de muchos países de la Europa de entre los siglos XV y XIX.

Algunas de estas creencias y costumbres eran:

- Considerar que la leche del pecho es una modificación de la sangre menstrual del útero, que llega allí mediante conexiones internas entre ambos órganos (Hipócrates, s. V a. C.). Durante dos o tres años (período usual de lactancia), la leche materna sigue formando al nuevo ser, ya fuera de la madre. Esta idea es recogida por Aristóteles

(s. IV a. C.), fijada por Sorano de Éfeso (s. II d. C.) y transmitida por Galeno (s. II d. C.) y Avicena (s. XI) hasta la Edad Moderna, y justifica la idea de los hermanos de leche.

- Proscribir las relaciones sexuales durante el período de lactancia (habitualmente, mínimo dos años) por creer que se podía corromper la leche (Galeno, s. II d. C.) debido a las conexiones descritas en el punto anterior.
- Afirmar que la lactancia debilita a las madres y puede ser peligrosa para su salud, especialmente durante el primer mes (Sorano, s. II d. C.).
- Purgar a la madre o nodriza si el lactante está enfermo.
- El canon de belleza imperante en los siglos XVI-XVIII, que exige a las mujeres unos pechos pequeños y unos vestidos muy ajustados, con corsés ceñidísimos.

Todas estas ideas contribuían a crear una opinión social negativa del amamantamiento, que se consideraba indigno, vergonzoso, propio de clases inferiores o de animales. Además, como tantas otras cosas, la decisión de si los hijos serían o no amamantados por la madre era prerrogativa del marido, quien, por mor de alguno de los puntos enunciados, solía oponerse. De esta manera, en la Europa de estos siglos se pone de moda la lactancia mercenaria por medio de nodrizas o madres de leche, siendo las mujeres del pueblo llano las únicas que amamantan a sus hijos y, mediante transacción económica, a los hijos de las clases acomodadas.

En la lactancia asalariada todos salen perdiendo: la madre biológica, que no está con sus hijos; el ama de cría, que muchas veces renuncia a los suyos propios; el amamantado de pago, que, si sobrevive, disocia su amor entre las dos madres, y el hijo muchas veces destetado de la nodriza, que corre gran riesgo de morir. No se puede obviar que la miseria era la principal causa de que las mujeres buscaran este tipo de trabajo.

La lactancia mercenaria se ha dado en todas las civilizaciones casi sin excepción y en todos los tiempos hasta alcanzar la actualidad, e incluso persiste aún en determinadas sociedades. Ha afectado progresivamente a la mayoría de las capas sociales, desde la realeza y la nobleza, pasando por la burguesía y las clases medias, hasta llegar a las madres asalariadas del siglo XIX, que, en la miseria y con unas condiciones de trabajo infernales, se ven obligadas a dejar a sus hijos en manos de mujeres todavía más pobres que ellas. Desde el punto de vista de las nodrizas, ha constituido también una solución laboral que ha salvado muchos pobres patrimonios en zonas deprimidas económicamente. Ha sido legislada y exhaustivamente regulada desde el tiempo babilónico hasta finales del siglo XIX, en que es desplazada en Occidente por la alimentación con fórmulas modificadas de leche de vaca.

La legislación sobre las nodrizas alcanzó su máximo desarrollo en la sociedad francesa de los siglos XVIII y XIX. Sin embargo, no se pudieron evitar abusos que se traducían por una mortalidad infantil de dos a cuatro veces superior a la que presentaban los lactantes criados por sus madres.

El éxito de la lactancia mercenaria está relacionado con numerosos factores. La jerarquización, la acumulación de riqueza y la subsiguiente desigualdad que existe desde el Neolítico, el deseo y control de la descendencia (a más lactancia, menor frecuencia de fecundación) y de la sexualidad femenina (prohibición de las relaciones sexuales mientras dure la lactancia), la comodidad, el deseo del hombre de dar prioridad a sus genes frente a los de la madre biológica, que, suspendiendo la lactancia, deja de contribuir biológicamente a la formación del hijo (creencia muy extendida), la ambigüedad-envidia del padre respecto al seno materno, el deseo materno de no implicarse afectivamente ante la terrible mortalidad infantil de muchas épocas, la idea en algunas sociedades del siglo XVIII de que la lactancia es un fenómeno muy animal para las damas de alta alcurnia, de que la lactancia afea los pechos, etc.

En cualquier caso, es significativo saber que los numerosos contratos de nodrizas que se conservan aparecen firmados por hombres: los maridos respectivos de la madre y de la nodriza.

El hecho de que la leche materna fuera considerada un producto de la sangre menstrual, materia impura para las tres religiones del libro, explica el ancestral **tabú del calostro**. Veremos más adelante (véase el punto «2.4.2. Calostro y leche de transición. Lactogénesis I y II») como esa primera leche, el calostro, tiene un color amarillo naranja-rojizo que puede recordar a la sangre. Según este tabú, hasta que la leche no fluye blanca, está contaminada por la sangre menstrual. La mujer debe desecharla durante unos días (o semanas) en los que al recién nacido se le ofrecen mezclas de diversas sustancias: agua, leche de animal, grasa, manteca, miel o, en el mejor de los casos, leche de otra mujer. Esta ha sido una práctica ancestral y generalizada en casi todas las sociedades desde la Antigüedad, que alcanzó el siglo XIX en general y que persiste hoy día en India, Pakistán, algunas zonas de Turquía, varios países de África y muchas comunidades indígenas asiáticas y americanas. Debido a la mortalidad que origina, es un motivo de preocupación para la Organización Mundial de la Salud (OMS). La práctica común aplicada hasta hace poco en hospitales de nuestro entorno de ofrecer inicialmente suero glucosado a los recién nacidos se podría considerar una deriva pseudocientífica del tabú del calostro.

1.2. Duración de la lactancia

> Hijo, ten compasión de mí que te llevé en el seno por nueve meses, te amamanté por tres años y te crie y eduqué hasta la edad que tienes.
>
> La Biblia, Segundo libro de los Macabeos, 7: 27 (124 a. C.)

La duración media de la lactancia entre nosotros, los mamíferos, varía de cinco días en algún pequeño roedor y alguna musaraña a más de novecientos en grandes simios (chimpancés y orangutanes) y humanos.

En general, salvo escasas excepciones, el tiempo de lactancia guarda una relación directa con la masa corporal de los individuos de la especie. Los tiempos de lactancia superiores a quinientos días son comunes en especies con grandes cuerpos y con una sola cría por gestación, como canguros, grandes simios, morsas, ballenas, sirenios, elefantes y rinocerontes.

El tiempo de lactancia ocupa en casi todos los mamíferos entre el 40 % y el 60 % del total del tiempo de inversión materna en la cría, tiempo de flujo de masa y energía de una a otra y que se extiende desde la concepción hasta el destete (embarazo más lactancia), de tal manera que los tiempos de embarazo son similares a los de lactancia en la mayoría de los mamíferos. La excepción está en los marsupiales, cuyo tiempo de lactancia es el 90 % del total del tiempo invertido por la madre en la cría.

Sabemos también que el crecimiento del cerebro está en relación directa con la duración total de los períodos de gestación y lactancia. Las especies con cerebros más grandes respecto a su masa corporal tienen mayor tiempo de inversión materna en las crías (embarazos y lactancias más prolongados).

Existen numerosas fuentes para documentarse acerca de la duración de la lactancia a lo largo de la historia de la humanidad y aproximarse a su duración media en distintas civilizaciones y sociedades de la cultura occidental de los últimos ciento cincuenta años.

Las disciplina fundamental para estudiar la duración de la lactancia materna es la antropología, pero esta recurre a otras como la etnografía, la etología, el estudio radioquímico de huesos y dientes de individuos de la Antigüedad y, cómo no, a datos dispersos en tratados históricos, en obras literarias y objetos artísticos: pinturas, esculturas, etc.

Con base en diversos patrones de primates no humanos, la edad de destete natural correspondiente a los humanos estaría entre los dos años y medio y los cinco años. Muchos grandes mamíferos, incluidos los grandes primates, destetan cuando la cría alcanza el cuádruple de su peso al nacer (24 a 30 meses en humanos), cuando alcanzan el tercio del peso de un adulto (4 a 7 años en humanos), en función del peso de una hembra adulta (2,8 a 3,7 años en humanos), seis veces el período de gestación (4,5 años en humanos) o con la erupción de los primeros molares permanentes (5,5 a 6 años).

Por datos históricos y literarios se sabe que el tiempo de lactancia en los humanos hasta hace menos de cien años, e incluso hasta hoy en algunas regiones del mundo, ha permanecido estabilizado entre los dieciocho meses y los tres años de vida, y desde tiempos históricos muy antiguos, con introducción de otros alimentos, entre los seis y los veinticuatro meses según culturas.

En la Mesopotamia del segundo milenio a. C., el *Código de Ešnunna* establece un contrato de tres años con la nodriza, en la India del período Ayurvédico (1800 a 1500 a. C.) se recomienda una lactancia exclusiva durante un año con destete progresivo hasta los tres años, y en los papiros egipcios se podía leer: «cuando naciste ella te llevó a su cuello y durante tres años te amamantó». Similar tiempo se recoge en la Grecia del siglo IV a. C. y en el Imperio romano en las cuatro primeras centurias de nuestra era.

Pero había duraciones superiores de la lactancia materna: Porfirio nos dice que su maestro Plotino, filósofo grecorromano del siglo III d. C., se sintió muy avergonzado al sorprenderle lactando cuando ya iba a la escuela de gramática, hacia los ocho años.

La cita introductoria de este apartado hace pensar que entre los judíos del siglo II a. C no sería rara una lactancia de tres años, y en el Talmud se recomienda una duración de 24 meses. Desde el siglo VII el islam prescribe un amamantamiento de dos años «completos», lo que recomienda el médico persa Avicena (Ibn Sina, 980-1037) cuatro siglos después.

Hay testimonios literarios en toda Europa desde los siglos VIII al XIX que nos hablan de duraciones de lactancia materna entre los dieciocho meses y los tres años. En el sur de Francia en el siglo IX, en las familias campesinas se destetaba a los niños a los dos años y a las niñas, al año.

En todas las clases sociales la lactancia se complementaba a menudo y pronto con papillas de pan y leche de animales o agua. En las clases altas, el destete solía ser brusco, mientras que entre el campesinado o clases bajas era progresivo y la lactancia se prolongaba más tiempo.

El desarrollo de la dentición ha sido un factor decisivo tanto en la introducción de alimentos distintos de la leche materna como en el destete definitivo, que en muchas sociedades han venido condicionados, respectivamente, por la aparición de los primeros dientes en el segundo semestre y su erupción total hacia los dos años y medio.

A lo largo del siglo XX se han conocido prácticas de crianza de diversos pueblos que históricamente han mantenido poco contacto con la civilización predominante, y gracias a la literatura etnográfica podemos saber que la duración media de amamantamiento es de tres a cuatro años en sociedades tradicionales en las que no se ha diseminado el uso de fórmulas artificiales de leche; la edad del destete total va desde los cuatro meses de los hotentotes africanos, pasando por el año de pueblos de Samoa, uno o dos años de tribus armenias, dos o tres años de aborígenes australianos, tres o cuatro años de habitantes de Groenlandia, cinco años en pueblos hawaianos y hasta siete años en ciertas poblaciones esquimales.

1.3. Los últimos ciento cincuenta años. Alimentación con fórmulas modificadas de leche de vaca

> Una loba sedienta de los montes cercanos se desvió hacia el llanto de los niños y, con mansedumbre, se inclinó sobre ellos y les ofreció sus mamas.
>
> TITO LIVIO (s. I a. C.) *Ab Urbe condita* (Historia de Roma desde su fundación)

Desde los albores de la humanidad y hasta casi 1900 todos los niños eran alimentados con leche de mujer (madre o nodriza), ya que los intentos que se habían hecho de hacerlo con leche de otros mamíferos acababan muy temprano con la vida de los lactantes, debido a la diferente distribución porcentual de los componentes orgánicos e inorgánicos de las mismas.

Durante la mayor parte de la historia del género humano, no ha habido sustituto eficaz para la leche materna. En el papiro egipcio encontrado en Tebas por Ebers, perteneciente al principio de la XVIII Dinastía (1587-1328 a. C.), se describen métodos para estimular el flujo de leche en mujeres lactantes y para saber si la leche es buena o mala.

En el siglo XVIII se descubre por qué los lactantes humanos no sobreviven con leche de otros animales. La leche de cada especie animal se adapta a sus características propias de crecimiento. El lactante humano tarda entre 90 y 140 días en duplicar su peso al nacer, un ternero lo hace en unos 50 días y cánidos, como la loba, doblan el peso en algo menos de 10 días. En la siguiente tabla puede verse cómo la concentración de proteínas es mayor cuanto más rápido es el crecimiento de las crías de diferentes mamíferos.

Composición cuantitativa por 100 ml de leche de mujer y de diversas mamíferas

Leche (100 ml)	Proteínas (g)	Grasas (g)	Lactosa (g)	Minerales (g)	Calorías
Mujer	1,1	4,2	7	0,2	70
Vaca	3,4	3,7	4,9	0,7	67
Cabra	3,4	4,5	4,3	0,8	71
Camella	3,9	4,5	4,9	0,7	76
Oveja	5,6	7,4	4,8	0,9	108
Cierva	7,6	11,5	5,9	1,4	158
Asna	2	1,4	6,1	0,5	45
Yegua	2,2	1,9	6,2	0,5	51
Loba	9,2	9,6	3,2	2,5	136
Cangura	4,6	2,1	0	1,2	37
Cerda	4,8	8	5,2	0,9	112
Elefanta	4,9	11,6	5,1	0,7	144
Ballena azul	11	42	1	1,6	429
Chimpancé	1,2	3,7	7	1,1	66

Adaptado de Rezaei *et al.* 2016 y Landete *et al.* 2000.

Así pues, la leche de vaca contiene tres veces más proteínas y sales que la leche de mujer, y eso no lo tolera el riñón de bebés menores de tres o cuatro meses. La leche de cánidos como la loba contiene unas diez veces más proteínas y unas cinco veces más minerales que la de mujer, lo que supone una carga renal de solutos aún más insoportable que la de la leche de vaca para la supervivencia del lactante humano. Muy probablemente, el mito de Rómulo y Remo no sea más que eso: un mito. El mismo Tito Livio, que fija por escrito esta historia, cree que es una leyenda originada por el equívoco nombre latino de la profesión a que se dedicaba la mujer del pastor que los recogió (*lupa*, loba = prostituta).

No se conocen textos médicos que describan la alimentación infantil desde los tiempos antiguos hasta el Renacimiento. Se creía que la leche de animales (al igual que la de la nodriza) podía transmitir al niño los caracteres de estos, por lo que no se consideraba tolerable.

En el siglo XVIII se inician experimentos en hospicios sobrecargados de lactantes abandonados con el fin de disminuir los enormes costes derivados de contratar las nodrizas que los amamantan, buscando fórmulas alimenticias que puedan sustituirlas. Estas prácticas se saldaron con terribles fracasos, originando una gran mortandad, cercana muchas veces al 100 %, en cualquier caso, dos o tres veces superior a la conseguida con la alimentación por nodrizas. En inclusas francesas en las que se criaba a los niños con mezclas artificiales de leche y sopas de pan, *panade*, morían entre cinco y ocho de cada diez niños, mientras que en las que habitualmente eran amamantados por nodrizas, la cifra era de tres de cada diez. En el hospicio de Rouen, entre 1763 y 1765 solo sobrevivieron cinco niños de un total de 132 internados. En hospicios de Nueva York, la mortalidad con leche artificial era cercana al 100 %.

Son precisos varios descubrimientos y avances científicos para conseguir un producto que no mate directamente o a corto plazo a los lactantes pequeños.

El médico francés Jean Charles Des-Essartz, en su *Tratado de la alimentación de los niños* de 1760, expone la diferente composición de la leche de mujer y de diversos animales (vaca, oveja, cabra, yegua y asna).

El británico Underwood en 1799 y el alemán Simon en 1838 llevan a cabo sendos análisis químicos detallados de la leche. Hay que tener en cuenta que hasta entonces la única aproximación a las características o composición de la leche de mujer consistía en el clásico y absolutamente carente de rigor científico test de la uña, primeramente descrito por Sorano en el siglo II d. C.: una gota de leche se depositaba sobre la uña del dedo pulgar para, al mover el dedo, ver cómo de rápido se desplazaba por la uña, muy aprisa o muy despacio, con lo que se consideraba poco o muy espesa respectivamente. Una leche de buena calidad se movía en la uña ni muy aprisa ni muy despacio.

En 1822, el francés Nicolas Appert logra evaporar el agua de la leche, y en 1835 el inglés William Newton patenta la leche evaporada azucarada.

A partir de 1865 hay nuevos avances para la conservación de productos alimenticios, como la pasteurización. Se abren numerosos establecimientos provenientes de Francia, llamados Gotas de Leche, en los que se distribuye leche de vaca en condiciones higiénicas y seguras para niños de clase humilde. Tras este pretendido buen hacer hay un olvido y desprecio total de la cultura de la lactancia materna.

En 1865, el químico Justus von Liebig desarrolla, patenta y comercializa un producto, primero en forma líquida y luego en polvo, que es una mezcla de leche de vaca diluida, harina de trigo, malta y bicarbonato potásico. Se denominó «fórmula Liebig» y constituye la primera fórmula láctea para alimentación infantil. Dos años después, el boticario suizo Henri Nestlé toma la idea para fabricar su harina lacteada.

Apenas veinte años más tarde, ya había en el mundo 27 fórmulas para alimentación infantil patentadas. Esta industria, de la alimentación en general y de la infantil en particular, es hoy una de las más poderósas y boyantes del planeta, y ha contribuido en gran manera a través de una desmedida promoción publicitaria a la destrucción de la cultura de la lactancia materna a lo largo del siglo XX en prácticamente todas las sociedades humanas, generando una elevada morbilidad y mortalidad. Como dato: Nestlé, la principal industria de alimentación infantil, se cuenta desde hace años entre las veinte empresas más grandes del mundo.

> [...] al doblar el siglo se habían puesto los cimientos para la alimentación sistemática de lactantes con leche distinta de la humana [...] La alimentación artificial temprana de los lactantes constituye el más vasto experimento sin controles del mundo.
>
> Profesor Bo Vahlquist (OMS), 1981

Desde finales del siglo XIX y a lo largo de todo el XX se desarrolla el mayor experimento a gran escala en una especie animal y sin comprobaciones previas de los posibles resultados: a la especie humana se le cambia su forma de alimentación inicial y centenares de miles de niños pasan a ser alimentados con leche modificada de una especie distinta, la vaca. Las consecuencias, que no se previeron, han sido desastrosas en el mundo expoliado (miles de muertos por infecciones y desnutrición), muy graves y posiblemente no del todo conocidas a largo plazo en las sociedades enriquecidas de la tierra: aumento de enfermedades infecciosas e inmunitarias, de consultas médicas y de hospitalizaciones, entre otras (véase el punto «2.5. Riesgos de la alimentación con fórmulas modificadas de leche de vaca»).

Además del desarrollo de conocimientos científicos que permiten modificar la leche de vaca para acercarla químicamente a la de mujer, fueron precisos los cambios sociológicos propios de la era moderna de la sociedad industrial que se dieron a lo largo de los siglos XIX y XX:

- La incorporación de la mujer al trabajo asalariado hace que se vea el amamantamiento como un problema, con lo que se deriva inicialmente (siglo XIX) hacia la lactancia mercenaria y posteriormente (siglo XX) hacia la lactancia artificial.

- Parte del pensamiento feminista considera la lactancia materna una carga inasumible y la artificial, una liberación.
- Enormes intereses económicos de la industria de alimentación infantil.
- Una ideología dominante que ensalzaba el progreso y la tecnología preconizaba la «maternidad científica», uno de cuyos paradigmas era la lactancia artificial. La ciencia de la nutrición desarrolla tal dependencia del cálculo y la medición que lleva a la falsa creencia entre la población y los profesionales de que lo industrial es más perfecto que lo natural porque se puede medir, pesar y calcular «científicamente».
- A lo largo del siglo XX, los profesionales sanitarios, fundamentalmente médicos, se mueven entre el desinterés, la fascinación por esta nueva ciencia, el interés pecuniario que les brinda la propia industria de la alimentación y una prepotencia que niega cualquier posibilidad de intervención válida de las propias mujeres en su parto y en la crianza y alimentación de sus hijos.
- Hace cientos de miles de años, en especies de la familia a la que pertenecemos (homínidos), aparece una modificación evolutiva de la cadera que los conducirá de la condición de cuadrúpedo a la bipedestación, con liberación de las patas anteriores. Lo que en términos adaptativos globales supone una mejora para la supervivencia hace que el parto, de poca dificultad en los primates, suela necesitar asistencia en los humanos, y se convierte así en una actividad social, acompañada, más que en un acto solitario. Esa asistencia, a lo largo del último siglo y según los países, se presta en hospitales coincidiendo con la implantación de la maternidad científica y el predominio de la alimentación artificial: una serie de rutinas erróneas que difunden los profesionales sanitarios contribuye a dificultar enormemente la lactancia materna.

Aun queriendo y con más conocimientos, no es fácil enmendar el yerro producido; en efecto, más de una generación de mujeres no ha amamantado a sus hijos, interrumpiéndose así la transmisión de conocimientos intergeneracional y perdiéndose una cultura, un saber hacer transmitido.

Si en la lactancia todo fuese cuestión de instinto, no habría mayor problema, pero este no es el caso. Existe un componente instintivo, fundamentalmente por parte del recién nacido (reflejos de búsqueda y succión-deglución), junto con unos reflejos neuroendocrinos sumamente eficaces en la madre —la estimulación del pezón provoca aumento de las hormonas prolactina y oxitocina (véase el punto «2.3. Cómo funciona el pecho. La fisiología»)—, pero también un importante componente cultural transmitido: la técnica o arte femenino de amamantar, transferido sabiamente de madres a hijas y que formaba parte del acervo cultural de la humanidad sin que los sanitarios tuviésemos que intervenir. Pues bien, eso es lo que se ha perdido: la cultura del amamantamiento, de la crianza natural, y posiblemente se haya dificultado o complicado el vínculo afectivo natural entre madres e hijos.

Así, la lactancia materna (por madre o nodriza), que era el modo absoluto de alimentación antes de 1860, pasó a ser progresivamente minoritaria en favor de la alimentación con fórmulas artificiales. Los años de más baja frecuencia se sitúan en torno a 1950-1960.

En el momento actual estamos en manos de una poderosa industria que nos dicta cómo alimentarnos, nos convence de lo que es sano y lo que no, y por medio de sutiles campañas de concienciación y compra de voluntades políticas y científicas, se erige en defensora de la salud y, sin saberlo, comemos y bebemos lo que a los propietarios y accionistas de esa industria les interesa.

No obstante, no hay excusa: a nadie se le escapa que las fórmulas infantiles no son la causa de la pérdida de la lactancia, sino su consecuencia, algo buscado por los humanos desde hace milenios. Somos la única especie dentro de los mamíferos que, de forma sistemática y voluntaria, ha cambiado la forma de alimentar a sus crías, de un modo en que nada se evaluó y mucho se desvirtuó, y con duras consecuencias que aún se trata de minimizar desde múltiples sectores interesados.

1.4. Protección y recuperación de una cultura

1.4.1. Las mujeres. La sociedad civil

Fueron mujeres, y no instituciones sanitarias, las primeras en defender la vigencia de la lactancia materna. Antes que la Organización Mundial de la Salud (OMS), pediatras como Cicely D. Williams (1893-1992) denunciaron el ataque sistemático de las industrias de leche artificial (1939: conferencia en el Rotary Club de Singapur: *Milk and Murder*, «Leche y asesinato»), y en 1956 un grupo de mujeres de Chicago funda La Liga de la Leche, hoy en día la organización más prestigiosa de ayuda directa a mujeres por otras mujeres para la lactancia materna en todo el mundo.

En 1973, *New Internationalist*, revista de dos organizaciones civiles británicas, OXFAM y Christian Aid, publica un artículo, «The Baby Food Tragedy», en el que se acusa a los fabricantes de sucedáneos de ser responsables de miles de muertes de niños en países subdesarrollados por el consumo generalizado de sus productos tras prácticas de comercialización inapropiadas. Era la primera vez que se acusaba públicamente a compañías consideradas hasta entonces un modelo de progreso médico. Meses después se publica el libro *The Baby Killer* en el que M. Muller, periodista de otra organización británica, War on Want, insiste en las críticas a los métodos de comercialización; su libro fue publicado en Suiza y Nestlé demandó judicialmente a los editores por calumnia.

1.4.2. OMS/UNICEF

Hace ahora unos cuarenta años la OMS comenzó a hacerse eco de las inquietudes de las organizaciones ciudadanas: la alimentación con leches artificiales estaba matando a miles de niños en países en vías de desarrollo: fallecían por infecciones al no disponer de las defensas que les habría aportado la leche de sus madres, por contaminación del agua de los biberones y por desnutrición al diluir sus madres excesivamente el polvo blanco, demasiado caro para sus economías.

Así, en 1974, la 27.ª Asamblea Mundial de la Salud (AMS) de la OMS advirtió el descenso de la frecuencia de lactancia materna en muchos países del mundo, lo relacionó con la promoción indiscriminada de sucedáneos industriales de leche materna y recomendó a los estados miembros adoptar medidas correctoras.

En 1978, la 31.ª AMS volvió a promover la regulación de la promoción de estos productos; en 1979 se realizó una **Reunión Conjunta OMS/UNICEF sobre la alimentación del lactante y del niño pequeño**, y finalmente, tras años de negociaciones entre representantes gubernamentales, sanitarios y de la industria, así como grupos de presión ciudadanos —entre ellos, el International Baby Food Action Network (IBFAN), creado en 1979—, el 21 de mayo de 1981 se aprobó con 118 votos a favor, 3 abstenciones y 1 voto en contra (el de Estados Unidos) el **Código Internacional de Comercialización de Sucedáneos de Leche Materna**, que prohíbe a las empresas hacer publicidad de sus productos de alimentación para menores de seis meses y, con las últimas aclaraciones, de cualquier fórmula sucedánea para lactantes hasta los tres años. El Gobierno español se adhirió por medio de Real Decreto doce años más tarde (RD 1408/92 en BOE 13.01.93) y prácticamente todos los países han adoptado en sus legislaciones este código.

Desgraciadamente, la sola recomendación de la OMS o la regulación estatal no consiguieron modificar las tasas de lactancia materna en países con un PIB alto; se detectó que tanto la pérdida de la cultura social de la lactancia materna como los sistemas sanitarios y los propios profesionales de la salud —de modo inintencionado, por su falta de preparación y conocimientos y la aplicación de rutinas erróneas en paritorio, maternidad y salas de pediatría— constituían el mayor freno a la lactancia materna en países desarrollados, aumentando la mortalidad y las enfermedades infantiles y el gasto sanitario en los mismos.

Por ello, en 1989 OMS/UNICEF realizan la **Declaración conjunta sobre Protección, promoción y apoyo de la lactancia materna. La función especial de los servicios de maternidad,** instando a que todos los sectores de la sociedad, especialmente madre y padre, tengan acceso a educación sobre lactancia materna y reciban apoyo para ponerla en práctica.

En 1990, en la reunión conjunta OMS/UNICEF en Florencia sobre «La lactancia materna en el decenio de 1990: una iniciativa a nivel mundial», surge la **Declaración de Innocenti,** que insta a los gobiernos a adoptar medidas para conseguir una «cultura de la lactancia materna».

En 1991, a partir de experiencias del Hospital Universitario de San Diego, California, comienza la **Iniciativa Hospital Amigo de los Niños (IHAN),** acreditación que concede OMS/UNICEF a hospitales que, tras ser evaluados, cumplen una serie de requisitos: una frecuencia de lactancia materna mayor del 75 % al alta en la maternidad y observar **10 pasos para una lactancia materna eficaz,** que gozan de evidencias científicas para promover en frecuencia y duración la lactancia materna.

Estos diez pasos, antes de la última modificación de 2018 (cuyos cambios figuran entre paréntesis), muy criticada por algunos grupos prolactancia del mundo, son los siguientes:

1. Disponer de una política por escrito relativa a la lactancia materna que se ponga sistemáticamente en conocimiento de todo el personal de atención de la salud (y cumplir el Código Internacional de Comercialización de Sucedáneos de la Leche Materna y establecer un sistema de monitoreo y gestión de datos).
2. Capacitar a todo el personal de salud de forma que esté en condiciones de poner en práctica esa política.
3. Informar a todas las embarazadas (y a sus familias) de los beneficios que ofrece la lactancia materna y la forma de ponerla en práctica.
4. Ayudar a las madres a iniciar la lactancia durante la media hora siguiente al alumbramiento. (Cambiado por: «Facilitar el contacto directo e ininterrumpido piel con

piel y ayudar a las madres a iniciar la lactancia tan pronto como sea posible después del nacimiento».)

5. Mostrar a las madres cómo se debe dar de mamar al niño y cómo mantener la lactancia incluso si han de separarse de sus hijos. (Cambiado por: «Apoyar a las madres para iniciar y mantener la lactancia materna y manejar las dificultades más habituales».)
6. No dar a los recién nacidos más que la leche materna, sin ningún otro alimento o bebida, a no ser que estén médicamente indicados.
7. Facilitar la cohabitación de las madres y los lactantes durante las 24 horas del día.
8. Fomentar la lactancia materna a libre demanda. (Cambiado por: «Enseñar a las madres a detectar las señales de hambre que indican que su pequeño quiere mamar».)
9. No dar a los niños alimentados al pecho chupetes. (Cambiado por: «Aconsejar a las madres sobre los riesgos del uso de biberones, tetinas y chupetes».)
10. Fomentar el establecimiento de grupos de apoyo a la lactancia materna y procurar que las madres se pongan en contacto con ellos a su salida del hospital o clínica. (Cambiado por: «Coordinar el alta para que las familias tengan acceso adecuado a la asistencia y atención continua».)

Desde 2009, en España, por diversos motivos, la IHAN cambia de nombre y, aunque mantiene las siglas IHAN, pasa a denominarse Iniciativa para la Humanización de la Asistencia al Nacimiento y la Lactancia.

En esto momentos hay unos 15.000 hospitales en todo el mundo acreditados como IHAN. En Suecia, el 85 % de los hospitales posee dicha acreditación, en España son una veintena, y menos de una decena en Alemania, Francia y Portugal.

En 1998, desde la IHAN de Reino Unido se extiende esta acreditación a los servicios de salud ambulatorios de la comunidad (centros de salud, ambulatorios, consultas y consultorios no hospitalarios) por medio de siete pasos que, adaptados por la IHAN de España, quedan así:

1. Disponer de una normativa escrita relativa a la lactancia natural conocida por todo el personal del centro.
2. Capacitar a todo el personal para llevar a cabo esa política.
3. Informar a las embarazadas y a sus familias sobre el amamantamiento y cómo llevarlo a cabo.
4. Ayudar a las madres al inicio de la lactancia y asegurarse de que son atendidas en las primeras 72 horas tras el alta hospitalaria.
5. Ofrecer apoyo a la madre que amamanta para mantener la lactancia materna exclusiva durante seis meses, y a continuarla junto con la alimentación complementaria posteriormente.
6. Proporcionar una atmósfera receptiva y de acogida a las madres y familias de los lactantes.
7. Fomentar la colaboración entre los profesionales de la salud y la comunidad a través de los talleres de lactancia y grupos de apoyo locales.

Esta iniciativa de promoción de la lactancia en el ámbito comunitario ha sido adoptada por numerosos países, y el número de pasos varía entre siete y diez.

Pese a todo el cúmulo de pruebas en pro de los beneficios de la lactancia materna exclusiva (LME) y a los esfuerzos normativos y divulgativos realizados, la prevalencia de la lactancia materna es baja o muy baja en prácticamente todo el mundo: la OMS la estima inferior al 50 % en niños de hasta cuatro meses en muchísimos países.

La frecuencia y duración de la lactancia materna está aumentando en los últimos 25 años en Estados Unidos, pero la cultura de finales del siglo xx en este país ha sido intrínsecamente hostil a la lactancia, incluso se ha detenido a mujeres por amamantar en público acusándolas de exhibicionismo: hasta bien entrada la década de 1990, en varios estados no se aprobaron leyes que permitiesen hacerlo.

A pesar de las numerosas ventajas reconocidas sobre la lactancia artificial incluso en el mundo industrializado, los índices de lactancia materna son bajos, con lenta recuperación en la mayoría de los países de la región europea, que registran con quince a veinte años de retraso los índices estadounidenses. Muchos de ellos no llegan al 70 % de lactancia materna exclusiva inicial, y Francia apenas alcanza el 50 %. Es preciso exceptuar a Suecia y Noruega, que cuentan con cifras muy altas (más del 60 % de lactancia materna exclusiva al cuarto mes) desde hace varias décadas, y nombrar a Armenia o Polonia, donde se han conseguido incrementos del 1 % al 20 % de lactancia materna exclusiva al cuarto mes en pocos años.

En España, diversos trabajos publicados en la última década nos permiten observar que la prevalencia y duración de la lactancia materna en nuestro país no alcanzan el patrón óptimo recomendado por la Organización Mundial de la Salud, con apenas un 30 % de lactantes amamantados de forma exclusiva a los seis meses.

1.4.3. Los grupos de apoyo a la lactancia

Formados por mujeres que se constituyen en asociaciones para defender la lactancia materna, estos grupos han surgido en prácticamente todas las sociedades occidentales ante la falta de un sostén eficaz de las instituciones sanitarias. El más global, conocido, pionero y ejemplo de muchos otros es **La Liga de la Leche** (LLL), de la que ya hemos hablado. La Liga de la Leche, organización sin ánimo de lucro en la que todas su integrantes ofrecen servicios de apoyo mediante visitas telefónicas, presenciales, talleres grupales, etc., ha hecho un esfuerzo desde sus inicios para lograr que sus integrantes reciban formación acreditada en lactancia materna y lo más acorde posible con las pruebas científicas que se van acumulando a lo largo de los años. Es requisito imprescindible antes de ser aceptada en la organización recibir una formación teórico-práctica tutelada por una madre más experta y ya perteneciente a la organización. La Liga de la Leche organiza cursos, talleres y congresos de forma periódica y frecuente, tiene páginas web en todo el mundo, publicaciones periódicas y un libro: *El arte femenino de amamantar*, con numerosas ediciones desde 1958 hasta hoy.

Además, cuenta con un consejo consultivo médico de salud para asesorarse en temas médicos en relación con la lactancia.

En Portugal muchos grupos se organizan bajo el nombre de SOS Amamantaçao. En España fue pionero Vía Láctea (Zaragoza, 1985), seguido por La Liga de la Leche (1987), Alba Lactancia Materna (Barcelona, 1992), SINA (Valencia, 1993), La Buena Leche (Cantabria, 1997), Amagintza (Pamplona, 1997), ABAM (Baleares, 1998), Amamantar (Asturias, 1999), Amamanta (Valencia, 2000), Mamoa (Galicia, 2001) y decenas de asociaciones más hasta existir en la actualidad alrededor de 400 grupos de apoyo locales repartidos por toda la geografía nacional. En 2003 varios de ellos formaron la Federación Española de Asociaciones pro Lactancia Materna (FEDALMA), que en la actualidad agrupa a unos sesenta grupos y organiza cursos y congresos periódicamente.

Los grupos de apoyo a la lactancia forman una red, un tejido social, que realiza labores de apoyo a las madres, formación presencial y a distancia, talleres, reuniones y congresos. Los grupos crean cultura, se forman en lactancia, la defienden y presionan a sanitarios y políticos. Sin su existencia, la lactancia no estaría a la altura en que está hoy.

La OMS ha ido variando su posición respecto a la importancia de los grupos de apoyo a la lactancia a lo largo del tiempo:

> En muchos países las mujeres han constituido grupos sociales de apoyo que ayudan a las madres que desean amamantar a sus hijos. [...] Los consejos individuales, la educación sanitaria y los materiales informativos que facilitan estos grupos pueden servir de complemento importante a los esfuerzos de los agentes de la salud.*

* Declaración sobre Protección, promoción y apoyo de la lactancia materna. La función especial de los servicios de maternidad. OMS/UNICEF 1989.

> Puede que los grupos de madres sean más capaces que los servicios de salud formales de ofrecer la ayuda personal y frecuente que las madres necesitan para aumentar su confianza y superar las dificultades. Posiblemente, una combinación de apoyo día a día en la comunidad, respaldado por una atención más especializada en los servicios de salud cuando sea necesario, podría ser más eficaz que cualquiera de ellos por separado.*

Vemos, pues, que la OMS fue aumentando la importancia de los grupos de apoyo desde 1989 a 1998. Por eso es difícil de entender, y varias organizaciones de apoyo a la lactancia han criticado la modificación del paso 10 de la IHAN realizada en 2018 (véase el punto «1.4.2. OMS/UNICEF»), que deja de nombrar a los grupos de apoyo como parte fundamental del mantenimiento de la cultura de la lactancia y la vuelve a ubicar exclusivamente dentro del ámbito sanitario.

1.4.4. Lucha contra la ambigüedad sociocultural hacia el pecho femenino

El malestar que las mujeres pueden experimentar al dar pecho en público está ligado a una actitud sociocultural ambigua al respecto. En efecto, pese a la doble función —erótico-sensual y nutricional-reproductora— que el pecho de la mujer tiene, la sociedad se decanta por la magnificación del fin erótico en detrimento del otro, llegando en la práctica a censurarlo. Es difícil encontrar en revistas, cine, televisión o internet imágenes de amamantamiento o de un pecho de mujer en otra actitud o con otra finalidad que la erótica. En 1997, el servicio de Pediatría del Hospital Marina Alta (Alicante) lanzó el primer Concurso fotográfico sobre Lactancia materna como medio de re-

* Pruebas científicas de los 10 Pasos hacia una Feliz Lactancia Natural. OPS/OMS 1998.

cuperación y promoción de la imagen de la mujer amamantando. Este concurso sigue convocándose anualmente por el grupo de apoyo Grup Nodrissa, ha dado origen a alrededor de una decena de concursos similares en diversas poblaciones y es la fuente de una ingente base de imágenes para promocionar la lactancia.

1.4.5. Internet y lactancia

El desarrollo progresivo de internet desde inicios de los 90 ha supuesto un salto cualitativo en la difusión de conocimientos y creación de redes de apoyo a la lactancia. Aunque los fabricantes de sucedáneos utilizan la red como lobos disfrazados de corderos para poner escollos a la lactancia, podemos decir que, en general, internet supone un medio inestimable de apoyo a la lactancia natural. La multitud de páginas web, foros y redes sociales que existen, así como el intenso tráfico de correo electrónico entre partidarios de la lactancia, lo atestiguan.

1.4.6. Asesoras con formación específica en lactancia

Ya hemos visto que las madres de La Liga de la Leche son un ejemplo a seguir en preparación y formación reglada en lactancia. La mayoría de las madres de muchos otros grupos de apoyo, conscientes de que su sola experiencia no basta para poder ayudar y resolver eficazmente todos los diversos problemas de lactancia, realizan cursos de formación, asisten a talleres y congresos de lactancia y así adquieren una formación no reglada en lactancia.

En 1985 surge de un grupo de monitoras de La Liga de la Leche la Junta internacional de examinadoras de consultoras en lactancia (IBLCE: International Board of Lactation Consultant Examiners), organismo internacional independiente encargado de certificar una formación profesionalizada, estándar y actualizada, basada en la evidencia científica y en la adquisición de habilidades técnicas eficaces a **Consultoras certificadas en Lactancia materna** (IBCLC: International Board Certified Lactation Consultant). Las IBCLC son profesionales de la salud especializadas en el manejo clínico de la lactancia materna; necesitan acreditar una serie de horas de prácticas, formación y conocimientos de lactancia y salud infantil, antes de superar un examen teórico, y reacreditarse cada cinco años; trabajan dentro de unos estándares y de acuerdo con un código ético establecido por el IBLCE. En estos momentos hay unas 30.000 consultoras certificadas en lactancia en todo el mundo; en muchos países son contratadas en hospitales e instituciones sanitarias públicas y privadas y pueden ofrecer servicios privados remunerados. Tienen una asociación profesional internacional, la International Lactation Consultant Association (ILCA), que regula la profesión y edita una revista científica propia, el *Journal of Human Lactation*.

1.5. Epílogo

Durante la mayor parte de la historia del género humano, no ha habido sustituto eficaz para la leche materna. Hasta bien entrado el siglo XX, la elevada mortalidad que acompañaba a la alimentación artificial hacía que el pecho de la mujer (madre o nodriza) significara la diferencia entre la vida y la muerte para el recién nacido y el lactante pequeño, convirtiendo el amamantamiento en un hecho esencial para la supervivencia de la especie.

Los avances obtenidos en las últimas décadas en la composición de leches para lactantes a partir de modificaciones de leche de vaca han conseguido productos que, aunque desprovistos de las propiedades inmunitarias de la leche materna, son químicamente similares a ella y, administrados a lactantes en condiciones culturales (bien preparados), económicas (en cantidad suficiente) e higiénicas adecuadas, suelen conseguir resultados nutricionales satisfactorios de entrada y alejados de los palmariamente catastróficos descritos en siglos anteriores, si bien las consecuencias en muchos aspectos a largo plazo siguen siendo desconocidas.

Es preciso recuperar los componentes de la sabiduría de

una cultura perdida e implantar leyes de conciliación adecuadas para que las madres que quieren amamantar a sus hijos puedan hacerlo de forma exclusiva el primer medio año y como complemento el tiempo que ambos, madre e hijo, deseen.

Hasta que las mujeres recuperen esta cultura perdida, y mientras sigan dando a luz en los hospitales y confiando en los profesionales sanitarios, estos tienen la obligación de actualizar sus conocimientos teóricos y prácticos para poder transmitir una información validada y coherente a las madres.

Recuperar la lactancia debe pasar por facilitársela a la mujer en todos los frentes: el familiar, el laboral y el social. Todo lo que no sea eso y se cubra con mensajes de sacrificio y maternidad perfecta conduce a un terreno pantanoso que puede relegarla al ámbito doméstico y coartar sus aspiraciones profesionales.

2

Lo que sabemos a ciencia cierta

> Cuando se expulsa el feto a la luz del día, este mama la leche de los pechos para nutrirse, sin que nadie se lo enseñe. Las mamas están situadas en el pecho y provistas de pezones. Están formadas por un material glandular que, mediante una fuerza innata, convierte en leche la sangre que las venas le envían.
>
> ANDREAS VESALIO (1514-1564), *De humani corporis fabrica libri septem*, Basilea, 1543

Los escritos médicos sobre lactancia rigurosos desde el punto de vista científico son escasos. El doctor Antoine Marfan (Francia, 1858-1942) escribe en 1899 su *Traité de l'Allaitement* («Tratado de la lactancia»), obra basada más en su propia experiencia, que no fue poca, que en el limitado conocimiento científico acerca de la lactancia de su época.

Hemos de esperar a que la profesora de Pediatría, Obstetricia y Ginecología de la Universidad de Rochester (NY) Ruth Lawrence publique en 1980 su primera edición de *Breastfeeding. A Guide for the Medical Profession* («Lactancia materna. Una guía para la profesión médica»), para disponer del primer gran texto médico sobre la lactancia, absolutamente basado en el conocimiento científico moderno.

También en 1980, a medio camino entre el rigor científico y la divulgación, aparece en Francia (curiosamente, porque es uno de los países del entorno europeo con índices más bajos de lactancia) una obra de varios autores con un hermoso título: *D'amour et de lait* («De amor y de leche»), que, aunque dirigida al público no especializado, no carece en absoluto de rigor científico. En el mismo año, una de las autoras de este libro colectivo, la pediatra Marie Thirion, escribe *L'Allaitement* (*La lactancia*, editada en castellano en 2006 por la editorial De Vecchi), una obra de divulgación sobre la lactancia basada en pruebas científicas.

Es con esa premisa, el rigor científico extraído de la medicina, de la biología, de la antropología y de la etnografía, con la que los profesionales hemos de escribir libros de divulgación sobre la lactancia. Pueden complementarse muy bien y tener en cuenta textos y relatos sobre experiencias personales escritos por madres lactantes y profesionales.

2.1. Cómo se forma el pecho. Embriología básica

La embriología es un parte de la biología que estudia el desarrollo y formación del ser vivo (en conjunto y el de sus distintos órganos) desde la concepción al nacimiento.

Las glándulas mamarias, mamas o pechos empiezan a formarse en la sexta o séptima semana del embarazo como un repliegue de la piel del embrión (el llamado «ectodermo»).

Al nacer, son idénticas en niñas y niños, y las hormonas maternas, que han pasado de la madre al bebé a través de la placenta antes de nacer, pueden provocar engrosamiento mamario y secreción transitoria de leche que, aunque suele durar menos de tres semanas, se observa en alrededor del 5 % de las niñas y niños hasta los primeros dos o tres meses. Resulta tan chocante que el pecho de un recién nacido pueda segregar leche, que desde antiguo se le llamaba a esta secreción «leche de brujas», pues se pensaba que era para alimentar a ciertos espíritus familiares. Bueno, no es de brujas, pero cuando se analiza se ve que es leche, de composición muy similar a la leche materna. Apretar estos pechos algo engrosados para exprimir la leche que sale de ellos duele al bebé, aumenta el riesgo de infección y no debe hacerse. Que un recién nacido, niña o niño, produzca leche en el pecho al poco de nacer constituye una buena prueba de que el mecanismo hormonal es suficiente para producir leche en el pecho, independientemente de la edad, el sexo y la maternidad. Veremos esto más adelante, en el punto 2.3 de este mismo capítulo.

Las mamas que se desarrollan normalmente en los humanos están situadas en el pecho, a ambos lados de la línea media del tórax, encima de lo que se llama «cresta mamaria». Las crestas mamarias son dos líneas imaginarias en forma de arco que van de los brazos a los muslos atravesando las axilas y las ingles, pasando a ambos lados de la línea media del pecho y el abdomen. En cualquier punto de esas crestas, puede haber mamas llamadas supernumerarias o accesorias, más o menos desarrolladas (más bien atrofiadas), con posibilidad de molestias durante la menstruación, pero sobre todo en el embarazo y al inicio de la lactancia (engrosamiento, hinchazón y secreción), aunque por lo común, al no vaciarse, dejan de secretar y de dar problemas. No hay que tomar una actitud agresiva, quirúrgica, con ellas. Fuera del embarazo, los hombres y mujeres que tienen alguna mama supernumeraria las confunden con una verruga o una peca que sobresale un poco debajo del pecho o en la axila, que son los lugares más frecuentes en los que están. Hasta un 6 % de la población puede tener una o más mamas supernumerarias y, aunque es raro, el 0,6 % de los cánceres de mama ocurre en ellas.

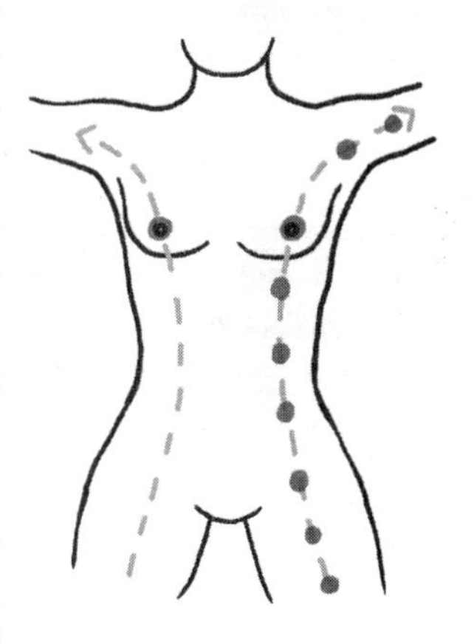

Estas mamas accesorias nos recuerdan nuestro origen animal: las crestas mamarias de muchas hembras de mamífero, como perras, gatas, cerdas, leonas, tigresas, etc., están llenas de múltiples mamas dispuestas a lo largo del abdomen y parte del tórax.

Otros mamíferos solo desarrollan las mamas de la zona inguinal (vacas, ovejas, cabras, ciervas, camellas, yeguas, ballenas), y muy pocos, como los humanos, las del pecho: elefantas, sirenios (manatís y dugongos), murciélagos y el resto de los primates (monas, gibones, chimpancés, gorilas, orangutanas, etc.).

A partir de la pubertad, en las mujeres, debido fundamentalmente a hormonas como los estrógenos, pero también a otras como la prolactina de la hipófisis —pequeña glándula del tamaño de un garbanzo que tenemos debajo del cerebro, justo en medio, detrás de los ojos—, las mamas se desarrollan hasta alcanzar su tamaño definitivo. Con cierta frecuencia, la mama izquierda es algo mayor que la derecha.

El tamaño de la mama es muy variable dependiendo de la cantidad de tejido graso que contenga; esto explica que la capacidad de amamantamiento, es decir, la de producir leche, no dependa del tamaño global de las mamas: unos pechos grandes y unos pequeños tienen la misma cantidad de glándula mamaria, esto es, de órgano para producir leche. La diferencia de tamaño, como hemos dicho, está en la cantidad de grasa que hay alrededor de la glándula. No es extraño que bebés amamantados por madres con pechos más bien pequeños se críen bien rollizos.

En cada ciclo menstrual la mama aumenta y disminuye de tamaño ligeramente: es la llamada tensión menstrual. En la segunda fase del ciclo menstrual, el cuerpo lúteo del ovario segrega estrógenos y progesterona, que hacen que aumente la parte glandular de la mama y que se produzca un mayor aporte sanguíneo en la mama que cederá con el inicio de la menstruación. Pero la pequeña parte glandular «crecida» en cada ciclo permanece, por lo que el ciclo menstrual es el responsable del aumento global de la mama durante los primeros quince a veinte años de menstruación.

Durante el embarazo, hormonas del ovario (O), de la hipófisis (H), de las glándulas suprarrenales (S), del propio embrión (E) y de la placenta (P), hacen que la parte glandular de la mama se desarrolle mucho (alveolos, lobulillos y conductos). Intervienen prácticamente todas las hormonas de la mujer: estrógenos (O y S), progesterona (O y P), prolactina (H), lactógeno placentario (P) y la hormona gonadotrofina coriónica (HGC) (E y P). La prolactina hipofisaria hace que se fabrique calostro en el pecho desde el final del primer trimestre de la gestación (trece semanas), por eso la madre de un bebé, por muy prematuro que haya sido el parto, va a tener calostro disponible en el pecho.

Así, si un pecho pesa antes del embarazo unos 200 g, al final del mismo pesa dos o tres veces más, y durante la lactancia puede llegar a pesar cuatro veces el tamaño original, es decir, 800 g. En este aumento intervienen, además del aumento de la parte glandular, la infiltración de más sangre, el calostro que llena los alveolos al final del embarazo y, posteriormente, la leche.

2.2. Cómo está hecho el pecho. Un poco de anatomía

En la mujer ya púber, las mamas o glándulas mamarias son dos órganos semiesféricos situados en la pared anterior del tórax o pecho, por delante de los músculos pectorales (pectoral mayor), entre la tercera y la séptima costilla verticalmente, y horizontalmente entre la línea media del tórax y la línea media axilar.

Externamente se distinguen:

- El **pezón**, de 0,5 a 2 cm de largo, con entre diez y veinte poros galactóforos. El pezón tiene una musculatura radial que, ante estímulos, provoca erección del mismo por acúmulo de sangre.
- La **areola mamaria**, zona más pigmentada de 2 a 10 cm de diámetro que rodea al pezón. La areola se oscurece durante el embarazo quizá para ayudar al lactante a encontrarla con la vista, aunque veremos que es principalmente con el olfato con lo que se dirige a ella.

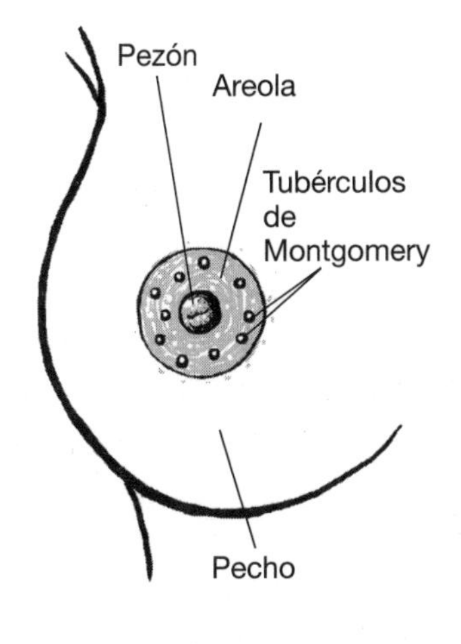

- Cerca del borde de la areola hay una especie de granitos (entre diez y quince) llamados **tubérculos de Montgomery**, que son los puntos de salida de las glándulas que describió Morgagni en 1719, una mezcla de glándula sebácea y mamaria en miniatura que segrega un producto graso y leche, lo que lubrica y protege la piel, y convierte a esta zona, la del pezón y la areola, en la de menor contaminación bacteriana de toda la piel: de ahí la inutilidad de aplicar cremas o lavados frecuentes. No solo no es preciso, sino que puede ser contraproducente: al lactante, esta secreción le facilita el encontrar la areola y el pezón con el olfato, y tanta limpieza puede irritar esta zona sensible y favorecer la aparición de grietas e infecciones.

Internamente, la mama está formada por:

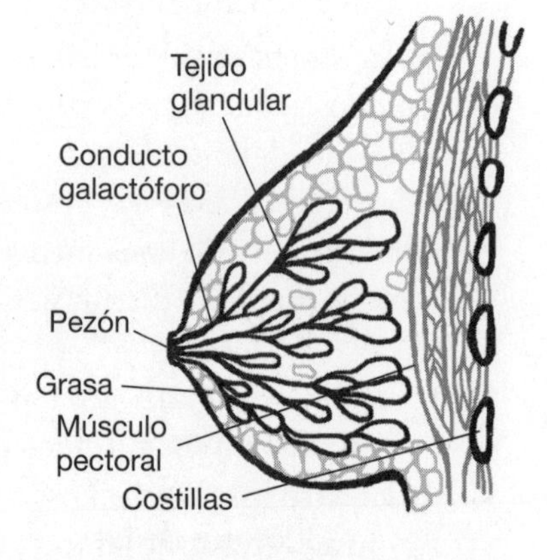

- **Grasa** en su mayor parte, que, como hemos dicho, condiciona el tamaño, pero no la cantidad ni la calidad de la leche.
- **Tejido conjuntivo de sostén**: son como fibras (ligamentos de Cooper) que fijan toda la estructura desde la piel hasta los músculos pectorales, sosteniendo el pecho.
- La **glándula mamaria** propiamente dicha, formada por entre diez y veinte canales (conductos galactóforos) que se inician en los poros del pezón y a pocos centímetros se van bifurcando en otros canales, como el tronco y las ramas de un árbol; al final de los canales más finos hay conectado un globo pequeñito que se llama alveolo. Las paredes de ese globo o alveolo están compuestas por una doble capa de células: una interna, formada por las llamadas células cúbicas, células secretoras o lactocitos, que fabrican

leche, y otra externa, formada por unas células musculares que se pueden contraer, apretando (exprimiendo) el alveolo, como músculos en miniatura.

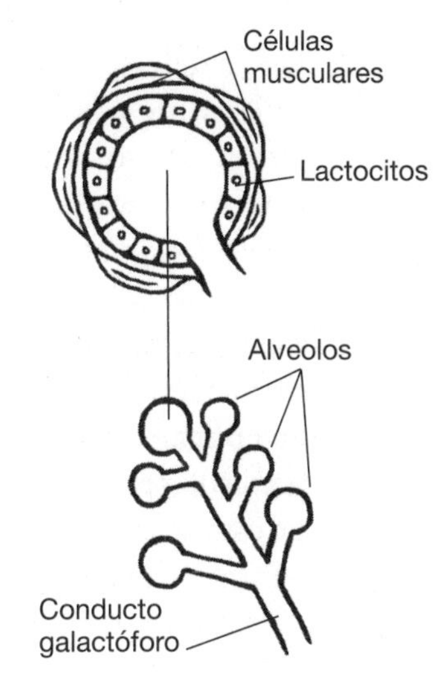

- En la mama hay además **arterias** (arteria torácica o mamaria interna y arterias intercostales) que llevan la sangre al pecho, un sistema de **drenaje linfático** con conductos y ganglios que se dirigen fundamentalmente a la axila, y **fibras nerviosas** que se orientan hacia el pezón. Una red importante de arterias y venas muy finas (capilares), por las que circula la sangre, rodea cada uno de los alveolos.

2.3. Cómo funciona el pecho. La fisiología

Desde la primera semana de embarazo, la mama se prepara para la lactancia, aumentando el tamaño del árbol de conductos glandulares. La porción distal de cada rama crece y se ramifica, desplazando al tejido adiposo. A partir del quinto o sexto mes, el aumento del tamaño depende del inicio de la función de las células productoras de leche del alveolo y de la acumulación de leche en los alveolos y los conductos. La mama está preparada para la lactancia. La progesterona ovárica y placentaria, la prolactina hipofisaria, el lactógeno placentario y la hormona gonadotrofina coriónica (HGC) del embrión y de la placenta son responsables del desarrollo alveolar y del inicio de producción de calostro desde la mitad del embarazo, y la encargada de frenar la producción de leche es la progesterona placentaria. A esta etapa de producción de leche (calostro) que ocurre en la última mitad del embarazo y durante los dos a cinco días tras el parto se la denomina **lactogénesis I**. El pecho produce calostro-leche entre los dos y cuatro primeros días independientemente de la estimulación del pezón.

La instauración de la lactancia, denominada **lactogénesis II**, «subida» o «bajada» de la leche según países y culturas, ocurre entre el segundo y el quinto día debido a la caída de los niveles de progesterona placentaria tras el parto al expulsarse la placenta, lo que permite actuar a la prolactina. A partir de ahí, la estimulación frecuente del pezón y el drenaje del pecho son necesarios para el mantenimiento de la lactancia o **lactogénesis III** (antes llamada «galactopoyesis»), si no, la secreción de leche se detiene. Esta fase de mantenimiento de la lactancia depende de un reflejo neuroendocrino materno doble y de tres reflejos instintivos infantiles. Este sistema es tan poderoso que está documentada la lactancia por la simple estimulación repetida del pecho en mujeres que no han dado a luz (véase el punto «7.9. Relactación e inducción de la lactancia»).

La palabra «reflejo» tiene tantas acepciones que es preciso aclarar que cuando hablamos de reflejo en biología no estamos hablando de imágenes en espejo ni de reacciones rápidas de alguien. Un reflejo es una respuesta involuntaria que produce el organismo, el cuerpo, ante un estímulo concreto, por ejemplo, lo que hemos visto muchas veces incluso en películas: si te dan un golpecito debajo de la rodilla, se te extiende la pierna como si dieras una patada; es el llamado reflejo rotuliano (de la rótula, el hueso de la rodilla). Otro: si hueles una comida que te gusta mucho, salivas aunque no quieras, sobre todo si tienes hambre.

2.3.1. Regulación central. Hipotálamo. Hipófisis. Prolactina y oxitocina

Pues bien, el reflejo en la madre es bien sencillo pero sorprendente: la estimulación del pezón, habitual pero no necesariamente realizada por la boca del bebé, provoca un impulso nervioso que llega hasta el hipotálamo, una pequeña zona cerebral situada en el centro y base del cerebro que coordina funciones neuroendocrinas y conductas esenciales para la supervivencia, y que controla a su cercana glándula hipófisis para que esta fabrique y libere en la sangre dos hormonas a la vez: la prolactina y la oxitocina.

- La **prolactina** llega por la sangre hasta el alveolo mamario y hace que las células cúbicas o lactocitos del alveolo «filtren» la sangre de las arterias que rodean al alveolo y extraigan de la sangre lo que hace falta para producir leche, que se va quedando en el interior del alveolo. Así pues, podemos decir que la leche materna es una modificación, un filtrado de la propia sangre de la madre.
- La **oxitocina** hace que las células musculares que rodean al alveolo se contraigan, lo expriman y hagan salir la leche del alveolo al canal, juntándose con la de otros canales hasta alcanzar la salida por el pezón. Es la llamada **lactopoyesis**.

En la piel de las mamas, tras el parto y en los dos a cuatro días siguientes, tiene lugar un aumento de la sensibilidad táctil al doble o triple que en las últimas semanas de embarazo, lo que aumenta la respuesta al estímulo de succión del recién nacido.

La secreción de prolactina aumenta:

- Con el estímulo del pezón y la areola y, en general, cualquier estímulo cutáneo (mayor cuanto más cerca del pezón sea). Si el estímulo es continuo y frecuente, se acaba produciendo leche, sin siquiera embarazo, lo que permite intentar amamantar a hijos adoptados y al de la pareja lesbiana (véase el punto «7.9. Relactación e inducción de la lactancia») y explica que tras anillados (*piercing*) en el pezón que lo estimulan, se pueda acabar con secreción láctea.
- Con el ejercicio físico y las relaciones sexuales.
- Durante la noche (ritmo circadiano).
- Si se vacía regularmente la mama.
- Con ciertos fármacos: fenotiazina, metoclopramida, domperidona, sulpirida, histamina (véase el punto «5.3.12. Aumentar la producción de leche con galactogogos»).

La prolactina es frenada por hormonas que se segregan en casos de ansiedad, preocupaciones, malestar o dolor, por lo que estas situaciones dificultan la lactancia al disminuir la producción de leche. Existe además un factor hipotalámico que inhibe la prolactina (PIF, por la sigla en inglés de Prolactin Inhibiting Factor) y aumenta con hormonas del estrés como las catecolaminas (adrenalina, dopamina), frenando la producción de prolactina.

La prolactina también es frenada por determinados fármacos: L-dopa, dopamina, derivados del ergot (ergotamina, bromocriptina, cabergolina), clomifeno, algunas prostglandinas y dosis elevadas de vitamina B_6.

La prolactina, además de actuar sobre las células secretoras del alveolo haciendo que fabriquen leche, inhibe la ovulación (por eso, antiguamente, la lactancia prolongada era de los pocos métodos anticonceptivos que se conocían, espaciando los embarazos), es «maternizante», es decir, desencadena conductas maternales (se han realizado experimentos como inyectar prolactina a ratas vírgenes, que acaban mostrando una conducta materna hacia crías a las que normalmente atacarían) y finalmente es sedante, adormecedora. El triptófano que contiene la leche materna, en concentración superior al de las leches artificiales, parece ser responsable del adormecimiento de los bebés mientras maman (los trabajos que relacionan el amamantamiento con el aumento de la secreción intestinal de colecistoquinina, CCK, por sus siglas en inglés, una sustancia que sacia y adormece, son escasos y muy antiguos). La madre también duerme con facilidad debido al efecto relajante de la prolactina, la tranquilidad, la sensación placentera y el cansancio.

La oxitocina. Bien, ya tenemos la leche fabricada dentro de los alveolos de los pechos de la madre; el estímulo del pezón ha producido prolactina en la hipófisis y esta prolactina ha obligado a las células del alveolo mamario a trabajar, es decir, a filtrar sangre materna produciendo leche que llena cada alveolo; ahora solo falta que salga. Si pensamos que es el bebé quien la saca por succión, nos equivocamos; si así fuese, durante la tetada veríamos cómo el pecho se encoge con la succión, y no es así. De eso se encarga la otra hormona que se fabrica en la hipófisis:

la oxitocina. Se produce también por estimulación del pezón y por la actividad sexual, pero es un reflejo que se puede condicionar y desencadenar con estímulos positivos: oír llorar al bebé, pensar en él, verlo, incluso en foto, pensar en darle de mamar, estar cerca, etc., aumenta la cantidad de oxitocina. También se puede frenar con estímulos negativos (miedo, ansiedad, disgusto...). Esto último explica lo de «tuve un susto y se me fue la leche», lo que puede ocurrir, pero es transitorio.

La oxitocina provoca una contracción de las células musculares que rodean al alveolo, con lo que ocurre la expulsión de leche del alveolo hacia el conducto, hasta alcanzar la parte interna del pezón, notando la madre muchas veces una sensación de hormigueo en el pecho («apoyo» o «golpe de leche»). Así pues, la leche no sale solo porque el lactante succiona, sino porque la madre la expulsa. La oxitocina actúa en los dos pechos a la vez, por lo que el otro pecho puede gotear. Hay madres a las que les gotean los pechos, a otras no, y nada tiene que ver esto con la cantidad de leche que producen.

La misma oxitocina es la que hace que se produzcan contracciones en el útero (los llamados entuertos o dolores en el bajo vientre) y que sangre menos después del parto, y también provoca la contracción y erección del pezón y las contracciones de la vagina. Estos aspectos comunes entre lactancia y actividad sexual son responsables de una sensación placentera totalmente normal, aunque algunas mujeres mal informadas pueden llegar a sentirse molestas o avergonzadas.

2.3.2. Regulación local. El FIL

Hay además una regulación extrahipofisaria de la producción de leche, situada en la propia mama, en la misma leche producida en los alveolos. Es un mecanismo de retroalimentación no demasiado conocido que impide que se fabrique más leche de la que se extrae. Se ha aislado una proteína en la leche de mujer y otros mamíferos, el llamado factor inhibidor de la lactancia (FIL, por su siglas en inglés, Feedback Inhibitor of Lactation), que es una forma de serotonina periférica no neural, la 5-hidroxitriptamina (5-HT), que parece responsable de inhibir la producción local de leche por los lactocitos.

El FIL actúa localmente: un pecho puede dejar de producir leche mientras que el otro continúa produciéndola, aunque la oxitocina y la prolactina van igualmente a ambos pechos. Si hay mucha leche en un pecho, el FIL detiene a las células productoras de leche del alveolo de ese pecho para que no secreten más. Esto ayuda a proteger el pecho de los efectos dañinos que se producen cuando está muy «lleno». Este proceso es necesario, obviamente, si el bebé deja de ser amamantado o si no mama de uno de los dos pechos por alguna razón.

Si se retira la leche materna, ya sea por succión o por extracción manual o mecánica, se retira también el FIL y entonces el pecho produce más leche.

Esto ayuda a entender por qué:

- Si un bebé deja de succionar de un pecho, ese pecho deja de producir leche y reduce su tamaño.
- Si un bebé succiona más de un pecho que del otro, ese pecho produce más leche y adquiere un tamaño mayor que el otro.
- Se puede dar de mamar de un solo pecho, como hacen las mujeres de algunas culturas, generalmente por motivos de trabajo y acarreo simultáneo (las madres utilizan más un brazo para trabajar y el pecho contralateral para amamantar): el pecho del que no se mama deja de secretar a pesar de la prolactina y oxitocina, produciéndose una asimetría manifiesta entre los dos pechos. Las mujeres que sufrieron operaciones anteriores o irradiación en un pecho por alguna enfermedad y han quedado con conductos obstruidos o sin salida natural experimentarán dolor por congestión en ese pecho del que no sale la leche; aplicando compresas frías, tomando paracetamol o ibuprofeno y dejando de estimular ese pecho, en pocos días (de siete a quince) el pecho deja de producir leche, regresa a su tamaño anterior y deja de doler.
- Para que un pecho continúe produciendo leche, esta

debe ser retirada mediante extracción. A esto se debe la poca utilidad real de los medicamentos para «cortar» la producción de leche: cuando se deja de amamantar o de extraer leche, entre la falta de prolactina y oxitocina y el FIL local, la leche va desapareciendo poco a poco.
- No es preciso extirpar mamas supernumerarias que estén dando problemas de hinchazón o secretando leche: en pocos días, el FIL acumulado en ellas terminará con la producción y con la hinchazón.

2.3.3. Reflejos infantiles

Para que la lactancia funcione, además de este reflejo neuroendocrino en la madre que acabo de describir, son necesarios tres reflejos innatos infantiles que los bebés tienen grabados en sus genes y que, por tanto, podemos llamar instintos:

- El **reflejo de búsqueda**: el recién nacido busca y se orienta hacia el pezón por medio de estímulos olfatorios (secreción de las glándulas de Morgagni de la areola), táctiles y visuales (areola más oscura). Este reflejo está presente desde el nacimiento y es el primero que se desencadena. Cuando el lactante percibe la leche por el olfato, mueve la cabeza en ambas direcciones e intenta hallar su origen. Cuando establece contacto con el pezón por la mejilla, el estímulo táctil y el color más oscuro de la areola le permiten su localización. No hay que ayudar al niño empujándole con el dedo en la mejilla hacia el pezón, pues provocará el estímulo táctil contrario al deseado y el niño se dirigirá hacia el dedo que le toca la mejilla.
- El **reflejo de succión**: la succión consiste en una serie de movimientos complejos de lengua y mandíbula realizados por el lactante para mantener el pecho dentro de la boca y llevar el pezón hacia la parte posterior del paladar duro por medio de una presión negativa y tracción ondular de fuera adentro de la lengua, moldeando areola y pezón en forma de tetina entre el paladar y la lengua. Una

vez que el pezón está en la boca, se desencadenan movimientos rítmicos y coordinados de la mandíbula y la lengua. El niño no chupa, sino que ordeña mediante movimientos masticatorios de la mandíbula y compresiones y ondulaciones rítmicas de la lengua sobre la parte inferior del pezón-areola, que permanece fija sin desplazarse dentro y fuera de la boca. En primer lugar, la liberación pulsátil de oxitocina provoca la contracción involuntaria de los músculos lisos que envuelven los alveolos mamarios y crea una presión positiva que empuja la leche hacia los conductos distales. Posteriormente, el lactante presiona con la lengua el pezón contra el paladar, al tiempo que hace movimientos ondulatorios de delante hacia atrás con la lengua. El pecho materno, que envía la leche hacia el pezón, junto con una presión negativa desencadenada por la succión y los movimientos ondulatorios de la lengua desde la punta a su base, hacen que la boca se llene de leche. Unos dos movimientos de succión se alternan con uno de respiración. Se ha medido la presión negativa basal, media y pico que el lactante efectúa sobre el pezón, que es de –60, –110 y –160 mm de mercurio respectivamente; presiones mayores provocan dolor y daño en el pezón de la madre. Hay controversia sobre la mayor o menor importancia que tienen la presión negativa ejercida por succión y los movimientos masticatorios de la mandíbula y ondulatorios de la lengua que ejercen presión sobre el pezón areola para la extracción de la leche.
- El **reflejo de deglución**: cuando la boca se llena de leche, por medio de los mismos movimientos ondulatorios de la lengua, la leche es llevada hacia la parte posterior de la boca y el niño la traga. Suele haber uno, dos o más movimientos de succión por cada uno de deglución según la edad; la deglución ocurre al final de la espiración y antes de la inspiración de aire.

El sistema de producción de leche depende, pues, de la secreción hipofisaria de prolactina, pero esto es así y fundamental sobre todo en las primeras cuatro a seis semanas tras el parto. El estímulo del pezón provoca altos picos de elevación de prolactina en estas primeras semanas. Luego, una vez instaurada la lactancia, con la estimulación del pezón se sigue produciendo aumento de secreción de prolactina, pero con picos mucho menos elevados.

El mantenimiento de la lactancia ya instaurada parece depender en los meses posteriores más del vaciado frecuente de leche que de los picos de prolactina. Eso explica que tanto los medicamentos o productos herbales utilizados como galactogogos (véase el punto «5.3.12. Aumentar la producción de leche con galactogogos») como los medicamentos para suprimir la producción de leche frenando la de prolactina sean eficaces fundamentalmente en las primeras semanas tras el parto, pero tengan muy poca o nula efectividad cuando ya han transcurrido unos meses de lactancia.

2.3.4. ¿Cómo trabaja el lactocito del alveolo?

La célula alveolar (lactocito, célula epitelial, secretora o cúbica según distintas acepciones) es la encargada de producir la leche. Estas células forman una pared en forma de globo en

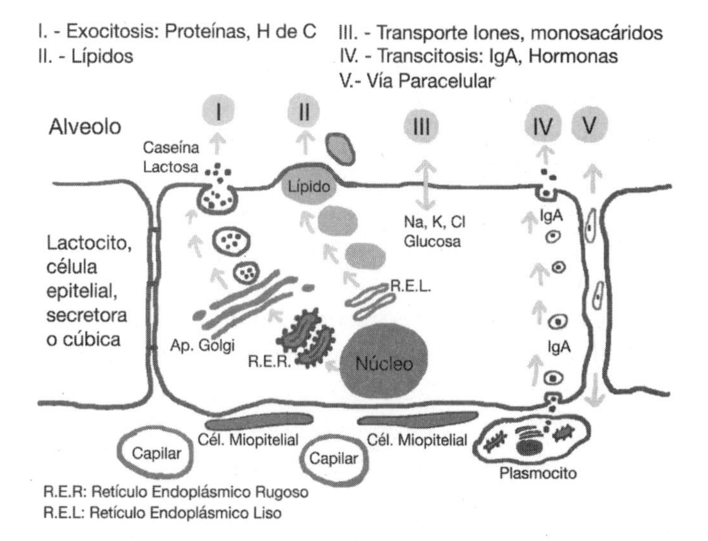

la que hay una única fila de células, como un tabique de un solo ladrillo (véase el punto «2.2. Cómo está hecho el pecho. Un poco de anatomía»), que separa la parte externa, donde hay capilares y plasma sanguíneo, el llamado medio intersticial, del interior del alveolo. Podemos hablar de una cara externa de la membrana celular, en contacto con el plasma, de donde se toman las diversas sustancias, y una cara interna, en contacto con la leche, por donde se excretan las sustancias más o menos transformadas, concentradas o diluidas.

Estas células, bajo el influjo de la prolactina, van a tomar las sustancias del medio exterior al alveolo y van a filtrarlas de modo directo o con reelaboración propia hacia el interior del alveolo de cinco maneras distintas, cuatro a través de la propia célula y una entre las células:

I. **Exocitosis**: las proteínas y la lactosa son fabricadas en diversos órganos de la célula (retículo endoplásmico) y empaquetadas en forma de vesículas en el llamado aparato de Golgi de la célula. Esas vesículas se dirigen hacia la parte interna de la membrana celular y allí se abren (exocitosis) y expulsan su contenido (proteínas, lactosa, calcio, fósforo...). La lactosa se fabrica solo en el pecho y es un azúcar compuesto de glucosa (extraída del plasma de la madre) y galactosa. Este proceso consume mucha energía, también obtenida de la glucosa sanguínea. Las proteínas, que son específicas de la leche materna, se producen dentro de la célula alveolar a partir de aminoácidos filtrados del plasma materno.

II. **Secreción de glóbulos de lípidos** (grasas) en la leche. El retículo endoplásmico de la célula alveolar fabrica y utiliza diversas grasas a partir de las del plasma materno. Una vez sintetizadas, forman como gotas que se dirigen a la membrana de la parte interior del alveolo y allí son rodeadas por esta membrana celular formando una especie de balones que se desprenden en la leche del alveolo, es decir, las gotas de grasa de la leche están envueltas por una membrana celular.

III. Secreción de agua e iones (sodio, potasio, cloro, yodo, sulfato, citrato...). El agua y todos estos iones penetran por la parte exterior de la membrana y son excretados en la leche por la parte interior, pero no en la misma proporción: la leche contiene unas diez veces menos de sodio (sal) y unas cuatro veces más potasio que el plasma sanguíneo.

IV. Pinocitosis y exocitosis de inmunoglobulinas. La membrana externa de la célula alveolar capta (pinocitosis) moléculas de inmunoglobulina A (IgA) del suero, y con cada dos moléculas, sintetiza una molécula de la llamada IgA secretora (IgAs), conduciéndola en forma de vesícula al lado interno de la membrana, donde la expulsa (exocitosis). El calostro y la leche son muy ricos en IgA (1.700 mg/dL y 100 mg/dL, respectivamente) y pobres en inmunoglobulina G (IgG): 40 mg/dL y 4 mg/dL, respectivamente. En el plasma sanguíneo suele haber entre 50 mg/dL y 300 mg/dL de IgA y entre 600 mg/dL y 1.600 mg/dL de IgG.

V. Vía paracelular. Esta vía está normalmente cerrada en la lactancia establecida; consiste en el espacio que hay entre dos células secretoras. Durante el embarazo y al inicio de la lactancia, en el destete y en algunas condiciones como la inflamación o mastitis, las células no están los suficientemente «hinchadas» y no están «pegadas» unas a otras, así que dejan un espacio entre ellas por donde pasan libremente los componentes del plasma (por ejemplo, proteínas o sodio plasmático, haciendo que la leche esté más salada) y también las células plasmáticas, como los diversos tipos de leucocitos, con función defensiva. Esta vía paracelular abierta explica la alta concentración de proteínas (sobre 5 g por 100 ml), sodio y células que tiene la leche que se produce durante el embarazo, la leche de la madre que da a luz prematuramente y el calostro inicial.

2.3.5. Cómo no funciona el pecho. Mitos, ideas falsas y contraproducentes

- **El pecho no funciona como un depósito**, tonel o balsa de riego que necesita un tiempo para llenarse y, una vez lleno, ya se puede vaciar. Esta concepción da pie a los contraproducentes horarios rígidos con frecuencias de amamantamiento de cada tres, cuatro o más horas. El pecho funciona como una fábrica con horario ininterrumpido: mientras haya estimulación del pezón, se producirá prolactina en la hipófisis y leche en el pecho, con una relación directamente proporcional: a más estímulo, más producción y viceversa, a menos estímulo, menos producción. Esperar a notarse el pecho lleno para amamantar, espaciar las tomas, suprimir algunas (las nocturnas especialmente) o sustituirlas por una fórmula artificial solo consigue que se produzca cada vez menos leche. Las famosas «ayudas» ofertadas a lactantes que lloran o no aumentan de peso, sin explorar otras soluciones, no son tales.
- **No hay que beber mucho para producir más leche**. Es cierto que una madre lactante puede perder en torno a un litro de líquidos al día por su producción de leche, pero lo aconsejable es beber lo que le pida su sed y no forzarse a más. Amamantar da sed y conviene que la madre tenga líquidos próximos para poder beber mientras amamanta. No tiene por qué forzarse a beber líquidos que no le gusten o no tolere bien, como la leche (véase el punto «2.8.1. Alimentación, dieta»).
- **Tampoco hay que comer por dos**. Aunque las madres lactantes suelen tener el apetito incrementado y comer algo más que las no lactantes, durante el embarazo han acumulado reservas en su cuerpo que van a extraerse durante la lactancia, y no precisan comer por dos (véase el punto «2.8.1. Alimentación, dieta»).
- **Dar el pecho no engorda**. Dar el pecho, en la mayoría de las ocasiones, ayuda a recuperar el peso anterior al

embarazo, dado que parte de la leche se produce a partir de las reservas grasas acumuladas durante el embarazo.

- **No hay alimentos prohibidos durante la lactancia.** La creencia de que hay alimentos que estropean la leche o provocan cólicos y que no hay que consumirlos mientras se amamanta no se ha comprobado. Una madre lactante puede, en principio, comer de todo lo que le apetezca, incluidos ajos, cebollas o especias picantes. Solo si comprueba, al repetir la experiencia más de una vez, que un alimento tomado por ella le sienta mal al lactante, lo suprimirá, para al cabo de una semana volver a intentar reintroducirlo. Hay pocas pruebas de que la leche de vaca tomada por la madre, sobre todo en exceso de más de medio litro diario, cause cólicos en el lactante, pero es útil comprobar si la disminución o supresión de la leche en la madre durante una semana mejora los síntomas del cólico (véase el punto «6.8.2. El cólico del lactante»). La leche de vaca tomada por la madre sí que puede causar en algunos lactantes de pocos meses sangrado indoloro por el recto, de modo que aparecen deposiciones mezcladas con sangre. Esto se conoce como proctocolitis hemorrágica del lactante y, aunque es muy alarmante la presencia de hebras de sangre roja en las deposiciones, el lactante está sano y no tiene anemia. En este caso y tras descartar que no haya una fisura anal por estreñimiento o una diarrea infecciosa (ambos hechos muy poco probables en caso de lactancia materna), sí que hay que excluir la leche de vaca y hasta otros lácteos de la dieta de la madre (véase el punto «6.13. Lactancia y alergia alimentaria»).
- **La cerveza no aumenta la producción de leche.** Pese a lo antiguo de esta creencia, no hay pruebas documentadas de ello.
- **Un pecho pequeño no es sinónimo de tener poca leche.** Ya hemos comentado (véanse los puntos «2.1. Cómo se forma el pecho. Embriología básica» y «2.2. Cómo está hecho el pecho. Un poco de anatomía») que el mayor responsable del tamaño del pecho es la grasa que se acu-

mula entre la porción glandular, que es muy similar en la mayoría de las mujeres. Un pecho pequeño puede producir tanta leche como uno voluminoso, y hasta ser más manejable para la boca del bebé. Pero también hemos visto que el pecho aumenta mucho de tamaño durante el embarazo (véase el punto «2.1. Cómo se forma el pecho. Embriología básica»). Si esto no ocurre, es decir, si no hay aumento significativo del tamaño del pecho durante el embarazo, puede que la mujer tenga una hipoplasia mamaria y produzca menos leche (véase el punto «5.3.11. La falta de leche. Hipogalactia. Baches de leche»).

- **La extracción con sacaleches no sirve para saber cuánta leche se tiene.** El sacaleches suele sacar mucha menos leche que la que obtiene un bebé bien enganchado al pecho, y más si la madre lo hace por inseguridad y temor de no tener bastante leche: es posible que con la ansiedad no obtenga ni una gota en el sacaleches pero sea sin embargo capaz de alimentar perfectamente a su hijo dándole de mamar con buena técnica.
- **Es contraproducente hacer «doble pesada»** para saber cuánta leche se administra en la toma. Es la mejor manera de angustiarse, como cuando vas a pasar un examen. Además, hay posibilidad de muchos errores en los pesos de antes y después de la toma.
- **Con pezones planos se puede amamantar**. Veremos en el capítulo 3 que el lactante está bien enganchado a la areola, con un buen trozo de pecho dentro de la boca, no solo al pezón.
- **No sentirse el pecho lleno no es sinónimo de producir menos leche**. Salvo los primeros días, en los que suele haber congestión molesta o dolorosa del pecho, una vez establecida la lactancia y si esta se ofrece a demanda frecuente, no es preciso sentirse el pecho lleno para producir leche suficiente. Tampoco es signo de tener mucha leche el hecho de que esta escape del pecho y gotee, ni lo contrario: que no gotee el pecho no es signo de tener menos leche. El pezón funciona como un esfínter o cie-

rre que impide que la leche del pecho gotee. Al principio, y en algunas mujeres más tiempo, el pezón no «cierra» bien y deja escapar leche, pero esto es independiente de la cantidad de leche producida por el pecho.

- **Por la tarde-noche no hay menos leche.** Que el lactante llore o pida más por la tarde o noche no es por tener menos leche a esas horas. Muchos lactantes tienen cólicos vespertinos (véase el punto «6.8.2. El cólico del lactante») y lloran o están nerviosos por motivos diferentes al hambre. Cuando la madre trabaja por la mañana, el lactante puede aprovechar su vuelta a casa para pedir más veces.
- **El nerviosismo de la madre no cambia la composición de la leche.** Un exceso de estrés o un disgusto no alteran la composición de la leche. Sí que pueden dificultar la producción y excreción de la leche, pero solo de manera transitoria. Si se insiste en amamantar, se acabará produciendo y saliendo leche suficiente. Tampoco es cierto que los nervios de la madre se transmitan al bebé por la leche.
- **La leche materna sigue siendo muy nutritiva mientras dura la lactancia.** Aunque hay pequeños cambios de composición en la leche materna conforme pasan los meses y los años de lactancia, sigue siendo hasta el final un alimento de primera calidad que no pierde sus propiedades nutricionales y una defensa inmunitaria frente a infecciones. Con el paso del tiempo hay un ligero aumento de los lípidos (grasas) y de las calorías en la leche. La leche de madres que amamantan más de un año llega a tener 240 calorías más por litro que la leche de vaca. Los lactantes mayores de un año pueden obtener la tercera parte de sus necesidades nutricionales diarias a partir de la leche materna, y eso es aún más fundamental en períodos de enfermedad, en los que suelen rechazar todos los demás alimentos menos el pecho.
- **El calostro es el mejor alimento para un recién nacido.** Tiene un alto contenido en proteínas y sustancias defensivas para el recién nacido, estimula la evacuación del

meconio y debe ser ofrecido desde los primeros minutos tras el nacimiento.

- **No hay que preparar el pezón ni el pecho para la lactancia durante el embarazo.** No es de ninguna utilidad y puede resultar contraproducente hacerse masajes con cepillos o esponjas, estiramientos del pezón, darse friegas de alcohol o glicerina u otras sustancias. Nada de esto «prepara» el pecho para la lactancia y se pueden originar pequeñas hemorragias internas (véase el punto «5.2.13. Sangrado por el pezón, sangre en leche»).
- **Tampoco hay que preparar al lactante** acostumbrándolo a tomar biberones días o semanas antes de incorporarse la madre al trabajo, para que «se acostumbre». Hay mejores soluciones (véase el punto «8.4. Mantenimiento de la producción de leche»).
- **Las mujeres de piel clara no tienen más problemas de dolor o grietas en el pezón.** Las madres de ojos azules, rubias o pelirrojas no tienen la piel más delicada y no tienen por qué sufrir más frecuencia de grietas. Las grietas son un problema fundamentalmente relacionado con un mal agarre de la boca del lactante al pecho de la madre.
- **No es normal que el pecho duela.** Los primeros días el pecho ha aumentado su sensibilidad y la madre puede notar sensaciones molestas, pero no dolor real si la lactancia es normal. Si amamantar duele, hay que descartar un mal enganche de la boca del lactante al pecho, por mala técnica o secundario a frenillo sublingual, un fenómeno de Raynaud del pezón o una infección del pecho o mastitis, entre otros problemas (véase el capítulo «5. Enfermedades y problemas maternos»).
- **La leche materna siempre es de buena calidad.** No es preciso analizarla para comprobarlo. No hay leche materna aguada, por más que a veces pueda parecerlo al mirarla o probarla, por ser menos «espesa» que la leche de vaca, que contiene más proteínas y sal. La leche que sale al principio de la toma tiene más lactosa y menos grasa y parece más aguada que la del final de la toma, con más grasa.

- **La leche del pecho no se estropea aunque pasen horas o días.** Si por alguna circunstancia no se ha dado de mamar durante muchas horas o incluso días, no hay por qué extraerse y desechar la leche, pues no se contamina ni estropea. Pero no es buena táctica dejar de amamantar o de extraerse muchas horas seguidas, pues eso hace que se fabrique menos y, en algún caso, puede provocar dolor por excesiva tensión e inflamación.
- **La lactancia no estropea, deforma ni hace caer los pechos.** Hay estudios que demuestran que la caída (ptosis) del pecho es un fenómeno que tiene que ver con la edad, con el tabaquismo, con pérdidas exageradas de peso, con el mayor volumen corporal, con el uso de sujetadores grandes y con el número de embarazos, pero no con haber dado o no lactancia.
- **No poder amamantar no se hereda.** Que la madre de una mujer no pudiera amamantar no quiere decir que haya un gen familiar negativo para el amamantamiento y que su hija no pueda hacerlo tampoco. La mayor parte de los fracasos o impedimentos para amamantar derivan de una técnica incorrecta, de un enganche incorrecto y de una frecuencia baja o de un horario fijo de tomas (véase el punto «3.1. Técnica de la lactancia materna. El arte femenino de amamantar»). Sí que es verdad que una madre que haya crecido en una familia sin experiencia de lactancia puede tener más inseguridades, dificultades, impedimentos y falta de apoyo para amamantar.
- **No hay diferencias en el tiempo de amamantamiento de niñas y niños.** En algunas culturas los niños son amamantados por períodos más largos que las niñas por motivos de discriminación de genero. Niñas y niños deben ser amamantados sin diferencias de duración temporal.
- **La lactancia no produce ni empeora la caries materna ni la del lactante.** La caries dental es la enfermedad infecciosa y contagiosa más frecuente entre los humanos. La mitad de las niñas y los niños de cinco años suele tener ya alguna caries. La bacteria implicada con más

frecuencia en la destrucción del diente es el *Streptococcus mutans*, con los ácidos que produce. Este microbio crece bien en los recovecos de los dientes y la boca, en especial si tiene azúcar y otros alimentos pegados a los dientes para sobrevivir y no hay flúor que le moleste. La aparición de caries depende de una combinación de factores genéticos (familias con predisposición) y de hábitos de vida: consumo de azúcares refinados, comidas «pegajosas» y bebidas gaseosas, picoteos frecuentes entre comidas, falta de flúor en el agua de beber, nula o deficiente higiene dental con productos fluorados y falta de control odontológico. Una madre lactante que no consuma habitual y frecuentemente productos azucarados y se lave los dientes tras cada comida con pasta fluorada no tiene por qué tener más caries que una madre no lactante. Hay trabajos que demuestran que la lactancia protege al lactante de la caries dental, y en otros se ve que la lactancia puede favorecer la aparición de caries. De nuevo, hay que tener en cuenta los factores implicados en la caries. La lactancia prolongada y nocturna no tiene por qué favorecer la caries a condición de cepillar boca, encías y dientes (incluso antes de que salgan) frecuentemente con pasta fluorada, impedir que consuman alimentos que favorecen la caries y, en la medida de lo posible, hacer controles con el especialista. Los alimentos cariogénicos (que provocan caries) que hay que tener en cuenta son: azúcar, dulces, bombones, bollería industrial, galletas, golosinas y otros alimentos pegajosos, picoteo salado y crujiente, helados, zumos industriales, bebidas gaseosas, en especial con cola, zumos ácidos naturales, cítricos y vino.

- **La leche materna no cura la conjuntivitis..., o no todas.** El hecho de que casi todas las culturas históricas conocidas de la Antigüedad, la egipcia, la india, la griega, la romana, etc., creyeran que la leche materna aplicada en los ojos curaba la inflamación, infección o conjuntivitis, cosa que el mismo Galeno recomendaba y que se ha transmitido hasta nuestros días, podría deberse a la capacidad comprobada que tiene la leche materna de inhibir el crecimiento del gonococo, tanta como un antibiótico. El gonococo es una bacteria que puede estar en la zona genital, contaminar los ojos del recién nacido en el momento de nacer y causar una terrible enfermedad llamada «oftalmia gonocócica» que puede acabar en ceguera, de ahí el antibiótico que se pone a todos los recién nacidos en los ojos al poco de nacer. Pero la inmensa mayoría de las conjuntivitis que pueden ocurrir, incluso en el período neonatal, son causadas por gérmenes a los que la leche materna no impide crecer. Es más, la leche materna no es estéril, sino que contiene varios cientos de microbios necesarios (véase el punto «2.4.3.6. Flora microbiana. La microbiota de la leche»), que podrían contaminar el ojo y empeorar la inflamación. No hay datos válidos que apoyen la aplicación de leche materna para tratar infecciones oculares. Tampoco del oído, ni en caso de eczema alérgico ni para prevenir infecciones del cordón umbilical, pero sí que se ha observado mejoría en ulceraciones de hemangiomas en lactantes.

- **Tomar leche materna no cura el cáncer.** Desde antiguo se ha atribuido a la leche materna poderes sanadores de múltiples enfermedades por medio de la aplicación o ingestión de la misma (véase el punto «9.2.16. La leche sanadora»). Se incluyen con cierta frecuencia los problemas de la edad y recientemente, en las últimas décadas, el cáncer, sin que hasta la fecha haya una comprobación fidedigna de tal poder curativo. Sí que está bien comprobado el poder preventivo de la lactancia materna —tanto para la madre que la practica como para los bebés que la reciben—, es decir, disminuye el riesgo de sufrir ciertos tipos de cáncer (véase el punto «2.5. Riesgos de la alimentación con fórmulas modificadas de leche de vaca»), pero muy diferente es que la leche materna, administrada por boca como un medicamento, pueda curar un cáncer establecido de un adulto o de un niño. En el año 2000 se descubrió que si la proteína más abundante en la leche materna, la alfa-lactoalbúmina, se combinaba en el laboratorio con ácido oleico (el ácido graso de muchos aceites vegetales, en especial el aceite de oliva), ese compuesto era capaz de destruir células cancerosas *in vitro* solo con su contacto. Se llamó al compuesto HAMLET, por sus siglas en inglés, Human Alpha-Lactalbumin Made LEthal to Tumor Cells (algo así como «Alfa-Lactalbúmina Humana Modificada en LEtal para células Tumorales»). HAMLET es un producto artificial, de laboratorio, bien distinto a lo que se encuentra en la leche (ni siquiera bebiendo leche materna y aceite de oliva a la vez se forma ese compuesto), y hasta el momento solo ha demostrado su efectividad en aplicaciones locales contra tumores cutáneos como las verrugas. No se puede inyectar por resultar tóxico y tampoco se ha podido comprobar que administrado por boca cure ningún tipo de cáncer. La misma proteína pero de origen bovino se ha usado para sintetizar de modo parecido el BAMLET (B de bovino), que tiene las mismas propiedades que el HAMLET. No hay ninguna prueba de que beber leche materna cure el cáncer, aunque sí se ha publicado que una proporción importante de pacientes con diversos cánceres, al beber leche humana, de modo subjetivo, se sentían mejor y tenían menos náuseas, pese al empeoramiento objetivo de su enfermedad. Conocido es que algunos bancos de leche de Norteamérica la venden para pacientes con cáncer, pero también que se ha establecido un mercado en internet de dudosa seguridad y legalidad, así como la costumbre de solicitar a madres lactantes de modo particular o a través de grupos de apoyo a la lactancia la donación de leche para un enfermo de cáncer. Son llamadas dramáticas que hay que valorar en su justa medida conociendo lo expuesto (no cura; el paciente puede sentirse mejor), teniendo en cuenta la escasez de leche donada para los bancos de leche, que la emplean en prematuros y otros pacientes en los que sí es claramente efectiva, y la cercanía afectiva al enfermo que la solicita (véase punto

«4.10. Los bancos de leche humana»). Es obvio aquí el riesgo del sida en las donaciones no controladas, que trataré en el punto «5.4.1. Enfermedades maternas que contraindican o dificultan mucho la lactancia».

- **La lactancia ni provoca ni empeora la miopía** (véase el punto «5.4.3. Enfermedades maternas sin problemas en la lactancia»).
- Hemos visto o veremos en capítulos sucesivos que el pecho se ofrece a demanda frecuente, no cada tres horas, que no es preciso ofrecer siempre en cada toma los dos pechos ni limitar el tiempo de la toma, que se puede amamantar aunque no se pueda evitar fumar, que se puede amamantar durante el siguiente embarazo, que se puede amamantar y mantener relaciones sexuales y que pocos medicamentos y pocas enfermedades de la madre o del lactante contraindican la lactancia.

2.4. ¿Qué hay en la leche de las mujeres y en la lactancia que es tan bueno? Composición de la leche materna

> Si dispusiéramos de una nueva vacuna que previniese un millón o más de muertes de niños al año, y además fuera barata, segura, de administración oral y sin requerir cadena de frío, se convertiría en un objetivo esencial de salud pública. La lactancia materna puede hacer todo eso y más...
>
> Editorial, «A warm chain for breastfeeding», *The Lancet*, 1994; 344(8932): 1239-41

La leche de madre, que desde la aparición de los mamíferos hace doscientos millones de años supuso el único modo de supervivencia y, por tanto, de transmisión genética de la especie, fue acomodándose a las diferentes dietas, según las épocas, para la nutrición de sus crías. Se considera un producto altamente especializado y específico de cada especie, producto de la evolución a lo largo de miles de años.

Hace solo diez mil años los humanos se acomodaron a la agricultura y ganadería como medio de subsistencia. Las leches de cada especie, que se generan de una forma muy semejante desde el punto de vista biológico, son diferentes en su composición, que se adapta a la velocidad de crecimiento de la cría, y también lo son la duración media (desde unos días en algunas focas y pequeñas musarañas a varios años en grandes mamíferos) y la forma de aporte a la cría, que va desde uno continuo (canguros) a una o dos extracciones al día, pasando por formas intermedias como en la mujer, que lo hace de siete a veinte o más veces al día según épocas de lactancia y hábitos culturales.

La leche se produce con el menor consumo energético materno y el menor aporte correcto para evitar sobrecarga en las crías. En todas las especies se regula por la ley de oferta y demanda.

La leche de madre ha sido investigada al máximo en todos sus componentes por la industria de la alimentación infantil para poder sustituirla en la época de la lactancia, aunque aún permanecen inexplicados muchos aspectos y componentes desconocidos. Dado el origen de los diversos componentes de las fórmulas artificiales (leche de vaca, azúcares, grasas vegetales, conservantes, etc.), no dejan de ser eso, fórmulas artificiales con componentes nutritivos que no son de especie y además, a diferencia de la leche materna, tampoco son un producto biológico vivo ni tienen proteínas defensivas (inmunoglobulinas) contra enfermedades infecciosas.

Hay que tener en cuenta que, además de la protección inmunitaria clásica frente a infecciones aportada por las inmunoglobulinas (Ig), en especial la IgA, la mayor parte de los componentes de la leche tiene funciones inmunológicas que apoyan el sistema defensivo para el lactante. Así, los componentes mayores de la leche (proteínas, carbohidratos y lípidos), antes de metabolizarse para aportar energía o crecimiento, se comportan como ligandos de virus y bacterias o inhibidores de la adherencia microbiana a mucosas, y los micronutrientes y componentes minoritarios (vitaminas, enzimas, citoquinas, prostaglandinas, hormonas, nucleótidos y células) funcionan como inmunomoduladores y antiinflamatorios controlando la interacción de los elementos defensivos.

Aunque en el capítulo 1 hemos visto que es a partir del siglo XVIII cuando empieza a conocerse la bioquímica más básica de la leche materna, la mayor parte de los datos acerca de su composición se ha obtenido a partir del último cuarto del siglo XX.

2.4.1. Variaciones en la composición de la leche materna

Al contrario que otros líquidos corporales, de composición bastante uniforme, la leche materna es de composición muy variable, se adapta a diversas situaciones. Así, tiene hasta tres veces más proteínas la leche producida por la madre que ha tenido un parto prematuro que aquella cuyo parto ha ocurrido a término; no es igual la composición del calostro que la de la leche de transición de los primeros diez días o la de la leche madura posterior. La concentración de lactosa es máxima entre el cuarto y el séptimo mes; a partir del segundo semestre y el primer año aumenta la concentración de grasa. El contenido proteico disminuye gradualmente entre el segundo y el séptimo mes y se estabiliza a partir de entonces.

La composición varía desde el principio de la toma (más lactosa y menos grasa) al final de la toma (menos lactosa y más grasa), puede cambiar de las tomas matutinas (más grasa al mediodía: 5 g/100 ml) a las vespertinas y nocturnas (3 g de grasa), de un día a otro, de un pecho al otro y de una madre a otra. A mayor tiempo transcurrido desde la toma anterior, menor es la producción de grasa en la siguiente toma. Se ha encontrado algo más de proteínas en la leche de madres más jóvenes, menores de treinta años, sin cambios en la concentración de lípidos y lactosa.

También varía el volumen respectivo en muchas de las situaciones mencionadas. El volumen medio diario se incrementa desde los 650 ml en el primer mes a los 900 ml del sexto mes, y se estabiliza o disminuye levemente en los meses sucesivos según la demanda del bebé y la cantidad de alimentación complementaria.

Hay muy pocos o ningún cambio en la composición de la leche materna según la dieta y la etnia maternas. Solo algunos ácidos grasos cambian discretamente según la dieta (véase el punto «2.8.1. Alimentación, dieta»).

Tanto con un bajo peso al nacer como con uno elevado ocurre un aumento de hasta el 30 % en la concentración de grasa de la leche materna.

Enfermedades de la madre como la gastroenteritis pueden hacer disminuir el volumen total, el agua y la lactosa e incrementar la proporción de sal (cloruro sódico) de la leche, de ahí la importancia de que una madre lactante con gastroenteritis esté bien hidratada.

2.4.2. Calostro y leche de transición. Lactogénesis I y II

La distinción en etapas exactas (primeros tres o cuatro días para calostro, del quinto al decimoquinto día para leche transicional y, a partir de entonces, leche madura) es meramente académica, pues no hay cambios bruscos de un día para otro, sino que ocurren cambios graduales continuos, de hora a hora durante esos quince días, que llevan del calostro a la leche madura.

El **calostro** es la leche de los primeros tres a cuatro días y corresponde al período llamado **lactogénesis I**. Se sintetiza ya durante el embarazo y no precisa de la puesta al pecho del bebé o la extracción de leche. Consiste en un líquido de color amarillento-anaranjado por los muchos betacarotenos que contiene, y es más espeso que la leche madura, con una densidad de 1.040-1.060 g/dm^3. La cantidad es pequeña, adaptada al pequeño estómago del recién nacido, que obtiene entre 2 ml y 30 ml por toma en los primeros tres días. La producción total diaria es de 50 ml el primer día, 200 ml el segundo y 400 ml el tercero, mientras que se alcanzan los 600 ml o 700 ml diarios a partir del cuarto o quinto día.

Contiene (cifras por 100 ml) entre el doble y el triple de proteínas (2 a 3 g), menos lactosa (4 a 5 g), la mitad de grasa (2 g), el doble de colesterol (29 mg), diez veces más betacarotenos e inmunoglobulina A, el triple de vitamina A y vitamina E, el doble de oligosacáridos (2 g) y menos calorías (60 kcal) que la leche madura. Las proteínas son séricas y hay ausencia casi total de caseína, que resulta difícil de digerir.

El calostro es muy rico en células vivas (4.000/ml), inmunoglobulinas (Ig), en especial IgA secretora (1.200 mg/dl), factores de crecimiento epitelial que activan la maduración intestinal, protegiendo de infecciones actuales y de alergias futuras, factores estimulantes de colonias y lipasas que facilitan la digestión. El calostro estimula la evacuación del meconio y facilita la colonización intestinal por bifidobacterias (probióticos o bacterias «buenas»). La composición del calostro hace pensar que tiene una función más inmunológica, defensiva, que nutricional para el recién nacido.

El sodio baja de los 60 mmol/l (140 mg/dl) del primer día a 20 mmol/l el tercer día, y acaba siendo en la leche madura de tan solo 6 a 8 mmol/l (15 a 18 mg/dl). Esta caída tan espectacular del sodio se considera uno de los mejores marcadores analíticos de que la subida y la producción de leche son adecuadas.

La **leche transicional** es la producida en el período llamado **lactogénesis II**, que se inicia entre el segundo y tercer día, aunque puede retrasarse de modo patológico más allá del quinto día. No es tampoco indispensable la extracción de leche para desencadenar los procesos que llevarán del calostro a la leche transicional, pero si la primera toma es tardía y luego no hay extracción regular y frecuente de calostro, el volumen de leche producido se va a resentir gravemente.

En esta fase transicional, que puede durar entre cinco y quince días según mujeres y circunstancias, va disminuyendo la concentración de proteínas e inmunoglobulinas y aumenta la de lactosa y grasa, con incremento de las calorías totales.

Composición cuantitativa por cada 100 ml

	Calostro	Leche de transición	Leche madura
Proteínas (g)	2 a 3	1,5	1
Lactosa (g)	5	6,5	7
Grasas (g)	2 a 3	3,5	4
Calorías	50 - 60	64	68

2.4.3. Leche madura. Lactogénesis III

El mantenimiento de la secreción de leche abundante desencadenada por la estimulación frecuente del pezón es lo que se denomina **lactogénesis III** (antes llamada «galactopoyesis»).

La leche humana es un líquido biológico único, muy complejo y cambiante de composición, no una simple mezcla uniforme de componentes como es el líquido de las fórmulas artificiales. En la leche humana se resuelve el problema de cómo juntar sustancias que normalmente no se pueden mezclar, como son las grasas, algunas proteínas y el agua. En el agua de la leche se encuentran en solución, formando el llamado suero de la leche, los compuestos que se disuelven bien en agua, como una parte de las proteínas, los hidratos de carbono, los minerales, las vitaminas hidrosolubles, las enzimas y las hormonas. La parte de las proteínas correspondiente a la caseína está como partículas en suspensión formando glóbulos blanquecinos llamados micelas, que también contienen calcio y fósforo. Las grasas y vitaminas liposolubles que no se pueden mezclar con el agua crean glóbulos amarillentos más pequeños que las micelas de caseína, y están formando una emulsión en el líquido de la leche, donde hay también células vivas y bacterias.

2.4.3.1. Proteínas

En la leche materna se han encontrado más de 400 tipos diferentes de proteínas con funciones nutritivas, facilitadoras de la absorción de otros nutrientes e inmunológicas, como defensa antimicrobiana y de modulación de la respuesta inflamatoria. Constituyen el 1 % del contenido total de la leche, uno de los porcentajes más bajos entre los mamíferos (por ejemplo, en la vaca es 3,5 %, en la gata, 12 % y en la coneja, 20 %), correspondiente a la diferente velocidad de crecimiento de las respectivas crías.

La mayoría de las proteínas de la leche (90 %) son sintetizadas por los lactocitos alveolares, y el resto, tomadas directamente del plasma sanguíneo de la madre. La leche materna tiene entre cinco y siete veces menos proteínas que el plasma sanguíneo.

Hay proteínas del suero, mucina y caseína en la leche. La leche materna es la que menos **caseína** contiene de todas las leches de mamífero conocidas, correspondiente al lento crecimiento de las crías humanas. La caseína de la leche materna constituye el 40 % del total de las proteínas, mientras que en la leche de vaca, por ejemplo, es el 80 %. La caseína, al ser insoluble en agua, se agrupa en forma de micelas (estructuras microscópicas esféricas) y forma una suspensión en la leche. Hay tres tipos de caseína: alfa, beta y kappa. La κ-caseína inhibe la adherencia de bacterias patógenas, como el *Helicobacter pylori*, a la mucosa gástrica, y del neumococo y el *Haemophilus influenzæ* al epitelio respiratorio, además de promover el crecimiento de bacterias saprofitas «buenas» en el intestino, como el *Bifidobacterium bifidum*, anaerobio que produce ácido, limitando así la proliferación de patógenos en el intestino del lactante amamantado.

La proteínas solubles del suero están diluidas en la leche, son la mayor parte y están constituidas principalmente por alfa-lactoalbúmina, lactoferrina, albúmina del suero, lisozima e inmunoglobulinas.

La leche materna contiene una gran proporción de **alfa-lactoalbúmina** y menos caseína, al contrario de la leche de vaca, donde casi toda la proteína es caseína, tiene muy poca alfa-lactoalbúmina y, en cambio, mucha beta-lactoglobulina, proteína que puede originar alergias y que está ausente en la leche materna. Las fórmulas infantiles, al provenir de la leche de vaca, apenas contienen alfa-lactoalbúmina, que interviene en la formación de lactosa y contiene aminoácidos esenciales, como el triptófano y la cisteína. El triptófano es un precursor de la serotonina y de la melatonina, sustancias que influyen en el humor, el apetito y el sueño, y la cisteína es precursora de la taurina, fundamental para el desarrollo neuronal y de la retina. En los últimos años se está añadiendo alfa-lactoalbúmina humana de origen recombinante en algunas fórmulas infantiles. Debido a esta composición, con más caseína y diferente composición de aminoácidos, la leche de vaca y las fórmulas infantiles derivadas son menos digeribles y, para compensar esta menor digestibilidad, se precisa una mayor concentración de proteínas en las fórmulas infantiles, lo que contribuye al desarrollo de la obesidad infantil. La alfa-lactoalbúmina también posee propiedades antimicrobianas.

La **lactoferrina** atrae y se fija al hierro, con lo que protege al lactante de infecciones intestinales ya que impide el crecimiento de bacterias dependientes de hierro. La lactoferrina, al impedir el desarrollo de bacterias patógenas, favorece la colonización del intestino por bacterias intestinales probióticas (microbiota intestinal). Apenas hay lactoferrina en la leche de vaca.

La lactoferrina facilita la absorción intestinal del hierro de la leche materna. La leche de vaca y las fórmulas infantiles no contienen lactoferrina, por lo que, además de no aportar capacidad defensiva frente a las infecciones del lactante, las fórmulas infantiles precisan una alta concentración de hierro (de siete a diez veces más que en la leche materna) para que se pueda absorber una pequeña parte.

La **lisozima** es una enzima capaz de lisar (destruir) mediante la rotura de su membrana casi todas las bacterias, sobre todo las llamadas Gram positivas, protegiendo al lactante de infecciones gastrointestinales y contribuyendo al desarrollo de la microbiota intestinal. La concentración de lisozima en leche materna es tres mil veces superior a la de la leche de vaca y, además, es cien veces más activa.

Las **inmunoglobulinas** (Ig) son fundamentalmente la IgA secretora (IgAs) y pequeñas cantidades de IgG. La IgAs de la leche constituye anticuerpos que protegen al lactante de las infecciones por microbios que entran en contacto con el intestino o el aparato respiratorio de la madre y, por tanto, que pueden entrar en contacto con el lactante. La IgA secretora es una foma «dimero» (doble) de IgA que también está presente en diferentes mucosas y que tiene la característica de ser resistente a la digestión por las enzimas digestivas, pudiendo así actuar como defensa en el intestino. Los linfocitos del tejido linfoide intestinal y respiratorio maternos fabrican anticuerpos (defensas) contra los diversos gérmenes a los que está expuesta la madre y emigran posteriormente por vía linfática al pecho materno, donde segregan estos anticuerpos en forma de Inmunoglobulina A secretora (IgAs). Esto se conoce como círculos entero-mamario («entero» de intestino) y bronco-mamario. Los lactantes amamantados tienen IgAs en sus heces al segundo día de vida, mientras que los alimentados con fórmula artificial tardan hasta un mes en fabricar su propia IgAs. Un recién nacido puede recibir 4 g el primer día de vida y posteriormente hasta 1 g diario, y la concentración media durante el primer año de lactancia es de 0,7 g por litro de leche.

Los anticuerpos IgA destruyen al germen, le impiden adherirse a la pared intestinal o neutralizan sus toxinas. Son activos contra infinidad de patógenos respiratorios (*neumococo*, *haemophilus*) y gastrointestinales (*Giardia lamblia*, *Campylobacter*, *Shigella*, cólera, etc.) y, si la madre está vacunada contra la meningitis C, por ejemplo, aparecen anticuerpos contra el *meningococo* C en leche materna durante meses. Este sistema inmunológico asegura la defensa contra infecciones mientras el propio sistema inmunitario del lactante, muy deficitario al principio, toma el relevo. La IgA del calostro es absorbida por el intestino del recién nacido, ya que los primeros días es muy permeable a moléculas grandes como las inmunoglobulinas.

Las fórmulas infantiles carecen de IgA, por lo que no tienen ninguna capacidad defensiva frente a infecciones.

Dentro de las proteínas de la leche consideramos también el

llamado nitrógeno no proteico, formado por sustancias que no son en sí mismas proteínas, pero que se pueden utilizar como base para la fabricación de las mismas: urea, creatinina, nucleótidos, aminoácidos, factores de crecimiento epitelial, insulina, carnitina, colina y un largo etcétera.

Los **nucleótidos** contribuyen al desarrollo, maduración y reparación de la mucosa de la pared gastrointestinal, al desarrollo de la flora intestinal y tienen funciones inmunitariodefensivas frente a bacterias, virus, parásitos y varios tumores malignos. Los principales nucleótidos en la leche materna son la citidina, la adenina y la uridina. La leche de vaca apenas contiene nucleótidos, y los que tiene son diferentes, muy poco representados en la leche humana (el ácido orótico, por ejemplo).

De los veinte **aminoácidos** de la leche materna, algunos son producidos en el lactocito, pero ocho son esenciales, es decir, no podemos fabricarlos por nosotros mismos, luego los obtenemos de la dieta; en la leche se obtienen directamente del plasma materno. Destaca entre ellos la **taurina**, un aminoácido esencial para el buen funcionamiento de los ácidos biliares que facilitan la absorción de grasas y vitaminas liposolubles en el intestino y del funcionamiento de la retina y el cerebro. La leche de mujer es rica en taurina, mientras que la de vaca no la contiene. Actualmente se añade a las fórmulas artificiales, pero durante mucho tiempo se desconocía su existencia. Como curiosidad, la leche de gata tiene aún más taurina, y si las crías de gato no reciben esa leche, se quedan ciegas. Los lactantes humanos alimentados con fórmulas sin taurina, afortunadamente, acaban desarrollando un metabolismo alternativo utilizando otro aminoácido, la glicina, por eso las consecuencias de esa alimentación sin taurina no son tan graves como en los gatos.

Además de la ya nombrada lisozima, hay otras **enzimas** en la leche materna, sustancias proteicas que ayudan a digerir determinados componentes de la propia leche o de otros alimentos, y de las que el recién nacido y, en especial, el prematuro, carece de suficiente cantidad. Entre ellas destacan la amilasa para digerir hidratos de carbono y destruir ciertos gérmenes, la lipasa para digerir los lípidos, la catalasa, que actúa como antioxidante, y las proteasas, que digieren la caseína y otras proteínas y se comportan como antiinflamatorios.

Varias hormonas se encuentran en la leche materna en pequeñas cantidades: prolactina, hormonas tiroideas, cortisol, andrógenos, progesterona y estrógenos; del mismo modo, aparecen trazas de proteínas hormonalmente activas como eritropoyetina, insulina, factores de crecimiento epitelial y neural, gastrina, péptidos reguladores gástricos, sales biliares y prostaglandinas. Las funciones de estas hormonas no están aún bien estudiadas y no se añaden a las fórmulas artificiales, así que carecen de todas ellas.

2.4.3.2. Glúcidos o hidratos de carbono

Hay casi cien veces más carbohidratos en la leche materna que en el plasma sanguíneo. La mayor parte de los carbohidratos presentes en la leche materna está en forma de lactosa, un disacárido (azúcar doble) compuesto por glucosa y galactosa que es sintetizado en el lactocito. La leche de mujer es la de mayor contenido en lactosa de todas las leches conocidas de distintos mamíferos, lo que facilita la obtención de energía en forma de glucosa, necesaria para la alta demanda energética del cerebro humano. En el intestino del lactante, una enzima, la lactasa, separa la lactosa en glucosa, que es empleada para obtener energía, y en galactosa, utilizada para producir galactolípidos como los cerebrósidos, esenciales para el desarrollo del sistema nervioso central. La concentración de lactosa en leche, entre 6 y 7 g/dl, se mantiene constante independientemente de la dieta materna, incluso en mujeres malnutridas. La lactosa favorece la absorción del calcio. En las fórmulas artificiales no todos los carbohidratos están en forma de lactosa, sino que hay también dextrinomaltosa y glucosa.

El resto de los hidratos de carbono está formado por **oligosacáridos**, azúcares formados por adición de monosacáridos a la molécula de lactosa. Hay más de doscientos oligosacáridos identificados en la leche materna, y constituyen el tercer componente mayoritario de la leche con 1,3 g/dl, por detrás de la lactosa y los triglicéridos. Los oligosacáridos no son digeribles por el intestino del lactante y su función principal es protegerlo de las infecciones gastrointestinales, potenciando la microbiota intestinal, que sirve de alimento a las bifidobacterias intestinales. Son, pues, prebióticos, alimentos no digeribles que sirven de nutrientes a los probióticos (microbios de la flora intestinal).

2.4.3.3. Lípidos o grasas

Los lípidos, con una concentración de 4 g por 100 ml (veinte veces más que en el plasma sanguíneo), aportan el 50 % del total de la energía de la leche materna. El 98 % son triglicéridos (una molécula de glicerol con tres ácidos grasos) y el resto son diglicéridos, monoglicéridos, ácidos grasos libres, colesterol y fosfolípidos. Los lípidos, en forma de triglicéridos, van «empaquetados» en glóbulos microscópicos (entre 1 y 10 micras de diámetro: una micra es la milésima parte de un milímetro) rodeados de una membrana de fosfolípidos y colesterol, y están dispersos como gotitas en emulsión en el agua de la leche.

Hay unos doscientos ácidos grasos en la leche materna, y los de mayor concentración son el oleico, el linoleico y el palmítico. La mayor parte de ellos, como hemos dicho, está en forma de triglicéridos. Las fórmulas artificiales logran imitar las proporciones de ácidos grasos de la leche materna a base de mezclar varios aceites y grasas vegetales: girasol, maíz, coco, palma, palmiste, canola y soja.

En la leche de mujer hay ácidos grasos saturados (41 %), monoinsaturados (44 %) y poliinsaturados (14 %). Los ácidos grasos saturados más importantes que hay en la leche son el palmítico, el mirístico, el laúrico y el esteárico; entre los monoinsaturados destaca el oleico, y entre los poliinsaturados, los omega-6 (linoleico y araquidónico o AA) y omega-3 (linolénico y docosahexaenoico o ADH). Estos últimos cuatro, junto con los fosfolípidos de las membranas de los glóbulos de lípidos, son fundamentales para el desarrollo y buen funcionamiento del cerebro y el sistema nervioso central. Hay más cantidad de ADH en el cerebro de lactantes alimentados con leche materna que en el de los alimentados con fórmula artificial. Todo el ADH necesario para el desarrollo de las neuronas y de las células de la retina proviene del aporte externo de la dieta. La mayor parte del ADH necesario para el desarrollo de la retina se alcanza en la semana 36 a 38 de embarazo, de ahí lo importante que es el aporte dietético de este ácido graso en los nacidos prematuramente. No todas las fórmulas industriales de inicio, muy pocas de continuación y casi ninguna de crecimiento han incorporado ácido araquidónico (AA) ni ácido docosahexaenoico (ADH).

Los ácidos grasos más abundantes en la leche materna, oleico, palmítico y linoleico, tienen un tipo de unión con el glicerol para formar triglicéridos que es el ideal para facilitar su absorción, a diferencia del que existe en muchas fórmulas, que hace que se absorban peor, causen estreñimiento y cambie la concentración de lípidos y colesterol en plasma del lactante.

Los lípidos son el componente de la leche que más puede variar, incluso en cantidad. Ya hemos visto que son la mitad en el calostro, que aumentan a lo largo del final del primer año y que también se incrementa su concentración desde el principio al final de la toma, pero además se ha observado mayor concentración en las tomas de la tarde que en las de la madrugada, cuando ha transcurrido menos tiempo entre dos tomas y cuando ha habido un aumento de peso importante durante el embarazo.

Las variaciones en la dieta materna no modifican la cantidad total de lípidos de la leche, pero sí su composición interna. Una dieta hipocalórica hace que se movilice más la grasa de reserva acumulada durante el embarazo (de 2 a 4 kg) o antes, la madre adelgaza y no hay cambios en la cantidad total de grasa de la leche. La de las madres con dietas vegetarianas tiene algo menos de ácidos grasos saturados y monoinsaturados y el doble de ácidos grasos poliinsaturados, fundamentalmente linoleico y linolénico, que la de las madres omnívoras.

Los ácidos grasos son precursores de moléculas (tromboxanos, leucotrienos, prostaglandinas) que intervienen en procesos vitales importantes como la coagulación o la regulación defensiva e inflamatoria.

El papel antiinfeccioso de los lípidos de la leche materna lo ejercen los ácidos grasos libres y monoglicéridos, que se comportan como inactivadores de virus como el *Respiratorio sincitial* (virus de la bronquiolitis), el herpes simple tipo 1 o el de la inmunodeficiencia humana (VIH), y de bacterias de todo tipo, incluido el estreptococo del grupo B, así como de determinados hongos y protozoos (*Giardia lamblia*).

La leche materna es rica en colesterol y mantiene su concentración muy uniforme, se modifica poco o nada con la dieta materna. El colesterol es esencial para la formación de todas las membranas celulares del organismo. No hay colesterol en las fórmulas artificiales. Los lactantes amamantados tienen cifras de colesterol en plasma superiores a los alimentados con fórmula artificial. Hay indicios de que ese consumo temprano de colesterol por medio de la lactancia materna estimula el metabolismo interno del colesterol y protege, en etapas posteriores de la vida, de la hipercolesterolemia, la obesidad y la arteriosclerosis.

2.4.3.4. Agua, minerales y vitaminas

El **agua** es el componente mayor de la leche, con un 87,5 % del volumen total, de ahí que un lactante amamantado no precise beber agua, dado que esta es muy abundante en la leche materna. Los distintos **minerales** que el lactocito excreta en la leche materna pueden pasar del plasma sanguíneo a la leche por difusión simple o mediante procesos de concentración o de dilución. Así, el calcio, el fósforo, el potasio y el magnesio están tres, cuatro, tres y dos veces respectivamente más concentrados que en el plasma, el hierro solo discretamente aumentado, mientras que el sodio y el cloro están veintidós y ocho veces más diluidos en la leche que en el plasma.

La madre lactante elimina unos 200 mg diarios de **calcio** por la leche, con lo que moviliza sus reservas óseas aunque se añada calcio a la dieta. Hay mayor pérdida ósea general y en la columna en madres que amamantan que en las que no lo hacen, pero la recuperación de calcio óseo que ocurre tras el destete es tan grande que las madres lactantes acaban con mejor densidad ósea.

Del **hierro** que hay en la leche materna (1 a 1,5 mg/l) se absorbe aproximadamente la mitad, mientras que solo lo hace el 4 % en las fórmulas artificiales, de ahí que estas deban contener cantidades entre siete y diez veces más elevadas de hierro que la leche materna (7 a 14 mg/l). A pesar del pretendidamente «poco» hierro propugnado por la pediatría del siglo XX, los lactantes alimentados con lactancia materna exclusiva no padecen de anemia ferropénica. De hecho, amamantar forma parte de la prevención de la anemia ferropénica: a mayor duración de la lactancia materna exclusiva, incluso por encima de los seis meses, menor probabilidad de presentar anemia. La lactosa y la vitamina C de la leche materna contribuyen a potenciar la absorción del hierro. Todas las leches de mamíferos tienen contenidos «bajos» de hierro. No hay ninguna razón válida para dar hierro a lactantes sanos normales amamantados ni para hacerles análisis de cribado, salvo que hayan sido prematuros (véase el punto «6.7. Prematuros»), es más, el hierro añadido puede incrementar el riesgo de déficit de crecimiento corporal y craneal y de diarrea.

El **cinc** de la leche materna tiene una concentración muy estable a lo largo de la lactancia, no depende de la dieta materna y también se absorbe mejor que el de fórmulas artificiales. El **yodo** en la leche sí que depende de la dieta, y en lugares con poco consumo de sal o productos yodados, las madres deben consumir un suplemento de yodo (véase el punto «2.8.2. Suplementos minerales y vitaminas»).

Entre las vitaminas, puede haber un déficit de **vitamina D** en la leche materna de madres poco expuestas al sol, y que por tanto tienen una baja tasa de vitamina D, lo que obliga a dar un suplemento al lactante y/o a la madre (véase el punto «2.8.2. Suplementos minerales y vitaminas»). Lo mismo ocurre, sin que se sepa por qué, con la **vitamina K**, esencial para el proceso de coagulación y que es escasa en la leche materna, de ahí que haya que administrársela a los recién nacidos para disminuir el riesgo de una hemorragia grave, que es del 1 por mil nacidos que no reciben profilaxis con vitamina K al nacer.

La leche materna es rica en **vitamina C**, y su concentración sí que aumenta si la madre toma vitamina C, pero dentro de límites que no pueden dañar al lactante. El resto de las vitaminas también se encuentra en cantidad suficiente.

2.4.3.5. Células vivas

Las células vivas (macrófagos, leucocitos polimorfonucleares y linfocitos) que contiene la leche materna (hasta 4.000 células por mililitro) llegan a ella por la vía paracelular, esto es, por los espacios entre los lactocitos (véase el punto «2.3.4. ¿Cómo trabaja el lactocito del alveolo?»). Hay más células en el calostro que en la leche madura, así como en procesos inflamatorios como la mastitis. Pueden permanecer activas en el intestino del lactante y posiblemente migrar a otros tejidos. Segregan inmunoglobulina A, interferón, linfocinas, citoquinas, lisozima y lactoferrina, fagocitan microbios e interaccionan y estimulan a otros componentes defensivos, y podrían ser responsables de mantener una protección frente a infecciones años después de terminada la lactancia.

2.4.3.6. Flora microbiana. La microbiota de la leche

La leche materna no es estéril: contiene, en situación normal de salud, innumerables microorganismos. Más de 500 especies diferentes de bacterias y levaduras se pueden aislar en la leche de mujeres sanas. Un lactante amamantado ingiere cada día cerca de un millón de estas bacterias, que van a conformar su propia flora intestinal ayudadas por los oligosacáridos o prebióticos de los que hemos hablado en el punto «2.4.3.2. Glúcidos o hidratos de carbono».

La leche materna no solo contiene lactobacilos o bifidobacterias, conocidas por sus poderes benéficos; ni siquiera son la flora predominante en los cultivos realizados a mujeres sanas. Las bacterias más frecuentes (100 % de mujeres) son los estafilococos, casi todos del tipo de los que llevamos en la piel y que conviven sanamente con nosotros: el *Staphylococcus epidermidis*, aunque también se encuentra en una de cada cinco mujeres sin que en principio le cause daño, el patógeno *Staph. Aureus* o estafilococo dorado, que, aunque es inhibido por la mayoría del resto de las bacterias de la leche, en determinadas circunstancias puede infectar la mama y provocar una mastitis. En el punto «5.3.3. Mastitis puerperal o de la lactancia» veremos por qué unas veces lo hace y otras no.

Las siguientes bacterias más frecuentes (70 % de las muestras) son los estreptococos, de tipo no patógeno, como son el *Streptococcus salivaris* y el *Strep. mitis*, y en alguna ocasión se ha aislado el patógeno *Strep. agalactiae*. Le siguen las bifidobacterias y, en muy poca proporción (15 %), se aíslan enterococos fecales, actinomices, rothia y levaduras.

Toda esta rica flora acaba conformando el microbioma o flora intestinal del lactante, constituido en un 72 % por bifidobacterias o lactobacilos, que producen ácido láctico a partir de la lactosa de la leche, acidificando el medio intestinal e impidiendo que las bacterias patógenas crezcan y puedan producir enfermedades como gastroenteritis. Es muy diferente la flora intestinal de lactantes no amamantados, que tiene un predominio de bacterias potencialmente patógenas.

El origen de las bacterias de la leche no está enteramente aclarado. Podrían provenir de la propia piel de la madre y la interacción del pecho con el propio bebé lactante, que durante el parto ha adquirido bacterias de la zona genital e intestinal maternas. Se han sugerido teorías como que provendrían del intestino materno por vía interna sanguínea o linfática que, en el momento de la publicación de este libro, no han sido probadas.

2.4.4. Tabla sinóptica. Leche de vaca. Leche de mujer. Fórmulas artificiales

En la siguiente tabla podemos ver de modo simplificado la diferente composición de la leche de mujer, la de vaca no modificada y la de las fórmulas artificiales estándares que la industria vende para lactantes menores de seis meses (fórmulas «de inicio» o del número 1), para lactantes entre seis y doce meses (fórmulas «de continuación» o del número 2) y para lactantes a partir del año (fórmulas «de crecimiento» o del número 3):

LM: Composición cuantitativa por 100 ml

(por 100 ml)	Leche de mujer	Leche de vaca	Fórmula 1	Fórmula 2	Fórmula 3
Calorías	68 - 74	70	65 - 73	67 - 70	67 - 81
Proteínas (g)	0,9 - 1	3,3	1,2 - 1,6	1,3 - 2,2	2,3 - 2,8
Alfa-Lactoalbúmina	0,26	0,11			
Caseína	0,25	2,73			
Lactoferrina	0,17	0	0	0	0
Inmunoglobulina A	0,11	0,003	0	0	0
Inmunoglobulina G	0,003	0,006	0	0	0
Inmunoglobulina M	0,002	0,003	0	0	0
Lisozima	0,05	0			
Albúmina	0,05	0,04			
Beta-Lactoglobulina	0	0,36			
L/C *	60 (α)/40	20 (β)/80	60/40	50/50 a 20/80	
Glúcidos (g)	7,2 - 7,3	4,8	7,1 - 7,6	8,1 - 9,1	9,5 - 10,5
	Lactosa	Lactosa	Lactosa y otros		
Grasas (g)	3,9 - 4,2	3,3	3,3 - 4	2,8 - 3,2	3,2 - 3,6
	Humana	Bovina	Mezcla de grasas vegetales		
% saturadas	41	65	43 - 44	40 - 44	18
% monoinsaturadas	44	32	36 - 41	36 - 41	72
% poliinsaturadas	14	3	15 - 18	15 - 18	10
Na (mg)	15 - 18	58	17 - 24	20 - 28	26 - 40
K (mg)	53 - 58	145	59 - 80	61 - 91	98 - 196
Ca (mg)	28 - 35	130	42 - 59	62 - 87	108
P (mg)	14 - 15	96 - 120	23 - 35	34 - 58	62 - 75
Ca / P	2 – 2,3	1,1 – 1,4	1.5 – 1,8	1,4 – 1,8	1,4 – 1,8
Fe (mg)	0,1 - 0,15	0,07	0,5 – 1,0	0,9 – 1,2	0,9 – 1,3
Mg (mg)	4	12	6	7	
Carga renal solutos (mOsm/l)	280	350	220-280		

*L/C: Proporción entre Lactoalbúmina o Lactoglobulina y Caseína.

Podemos ver que los fabricantes ponen sistemáticamente más proteínas en sus fórmulas, tanto de inicio (1), como de continuación (2) y crecimiento (3), y añaden otros azúcares distintos de la lactosa. También el contenido de sal, sodio (Na), es netamente superior al de la leche materna. La sal y el azúcar crean adicción a los alimentos que las contienen, aparte de contribuir al desarrollo de hipertensión arterial, diabetes, sobrepeso y obesidad.

La OMS ha publicado en 2019 dos informes sobre comida comercializada para bebés y niños denunciando el exceso de azúcares que contienen y llamando a acabar con la publicidad inapropiada de estos productos para bebés menores de tres años.

2.5. Riesgos de la alimentación con fórmulas modificadas de leche de vaca

Recuerdo cuando trabajaba en el hospital y los representantes de fabricantes de fórmulas artificiales nos visitaban a los pediatras periódicamente. Un día de mediados de la década de 1980, un representante nos anunció que «se había descubierto que la leche materna tenía nucleótidos» (en realidad eso se descubrió casi veinte años antes, en 1965) y que «eran muy importantes para las funciones inmunitarias, para la maduración intestinal y para el mejor manejo de las grasas corporales, lo que prevendría la arteriosclerosis»; que «como en la leche de vaca no había nucleótidos o muy poca cantidad y de composición diferente, lo que habían hecho era añadirlos a su fórmula estrella de ese momento».

Lo mismo ocurrió cuando se descubrió que los ácidos grasos omega-3 estaban en la leche materna y que eran fundamentales, en especial el ácido docosahexaenoico (ADH o DHA, por sus siglas en inglés), para el desarrollo neurológico y visual y la prevención de la arteriosclerosis. Estos ácidos grasos no los podemos producir en el cuerpo y dependemos de tomarlos con la alimentación: se encuentran en pescados, frutos secos y en la leche materna, pero no estaban en las fórmulas artificiales hasta que se empezó a recomendar añadirlos a mediados de los noventa del pasado siglo, aunque no se hizo obligatorio por ley hasta 2016. Teniendo en cuenta que el pescado se introducía tarde en la alimentación del lactante en esas épocas (a los nueve o doce meses), y los frutos secos, por el riesgo de atragantamiento, no antes de los tres o cinco años, el lactante dependía exclusivamente para obtenerlos de lo que tomara: leche de su madre con omega-3 o fórmulas artificiales que no lo tenían. Cabe preguntarse si habrán perdido alguna oportunidad de desarrollo madurativo, neurológico, visual y de salud las generaciones de infantes que fueron alimentados con las leches de la industria previas al añadido de nucleótidos y de omega-3.

¿Qué es lo que aún no pueden o no saben añadir para igualar a la leche materna?

De las miles de sustancias beneficiosas conocidas que contiene la leche materna, la industria de la alimentación infantil apenas ha conseguido producir y añadir a sus fórmulas artificiales unas pocas decenas. Y aún quedaría por añadir las que todavía no se conocen.

Que sepamos, la industria ni añade ni puede añadir inmunoglobulinas, ni lactoferrina humana, ni lisozima, ni otra serie de proteínas y oligosacáridos que son fundamentales para el sistema inmunitario que nos defiende de agresiones infecciosas y errores inmunitarios, que son el origen de muchas enfermedades crónicas del adulto.

El timo es un órgano situado en el mediastino, detrás del esternón, entre los pulmones y por delante del corazón; tiene un gran tamaño al nacer y durante la infancia y se atrofia a partir de la pubertad. En el timo maduran los linfocitos T, fundamentales en el proceso de la inmunidad y defensa del organismo frente a infecciones y enfermedades autoinmunes. Durante el primer año de vida, el timo tiene el doble de tamaño en los lactantes amamantados que en los no amamantados.

La leche materna contribuye a formar un rico microbioma-flora intestinal, que produce ácidos grasos de cadena corta, con un importante papel en el desarrollo de los linfocitos T.

Todo ello explica en gran medida que no amamantar conlleve un mayor riesgo de padecer una serie de problemas, entre los que cabe destacar:

- **Riesgos infecciosos, inmunológicos y de mortalidad.** Desde finales de los setenta del pasado siglo sabemos seguro que, incluso en países desarrollados como el nuestro, existe un mayor riesgo de enfermedades respiratorias, estas son más graves y hay un riesgo doble de hospitalización en lactantes alimentados con fórmulas artificiales. La incidencia de la otitis media aguda puede llegar a ser seis veces mayor en los alimentados con fórmula artificial, y el riesgo de hospitalización por infecciones respiratorias (catarros, bronquiolitis, neumonía) e intestinales (diarreas) aumenta. Los prematuros no amamantados corren más riesgo de padecer una grave enfermedad del intestino: la enterocolitis necrotizante, que puede acabar con amputaciones del intestino y ser mortal. La muerte súbita del lactante es siete veces más frecuente. En los países en desarrollo los lactantes no amamantados tienen un riesgo entre seis y diez veces superior de morir respecto a los amamantados, y hay trabajos recientes que demuestran también un exceso de muertes entre lactantes no amamantados en países industrializados. A largo plazo, hay más frecuencia de enfermedades alérgicas e inmunológicas, como asma, diabetes tipo 1, enfermedad inflamatoria intestinal y tumores malignos, como algunas leucemias y linfomas.

Las reducciones comprobadas del riesgo de enfermedades en el lactante y la madre según tiempos de lactancia materna son impresionantes y denotan una relación dosis-respuesta: a mayor duración de la lactancia, mayor reducción del riesgo. La lactancia materna exclusiva reduce el riesgo de enterocolitis necrotizante del prematuro en un 77 %. Con más de un mes de lactancia se reduce el riesgo de muerte súbita en un 36 %; más de tres meses de lactancia reducen el riesgo de otitis media en un 50 %, el de asma, en un 40 %, y el de diabetes tipo 1, en un 30 %; más de cuatro meses reducen el riesgo de bronquiolitis en un 74 %, y más de seis meses reducen el riesgo de neumonía en un 72 % y el de leucemia linfocítica aguda, en un 20 %. Cada mes de lactancia materna reduce el riesgo de cáncer de mama de la madre en un 4 %. El efecto protector de la lactancia materna frente al eczema atópico y la alergia alimentaria está pendiente de pruebas más sólidas.

Las fórmulas lácteas en polvo para lactantes no son estériles, pueden contener diversas bacterias, entre las que se encuentran la salmonela y sobre todo el *Enterobacter sakazakii* (*Cronobacter sakazakii*), que ha originado meningitis y otras infecciones graves en lactantes, de ahí la conveniencia de preparar siempre los biberones de fórmula artificial con agua hervida y de verter el polvo de la fórmula artificial enseguida para destruir las posibles bacterias.

Ahora que en muchos países la esperanza de vida supera en muchos años a la época reproductiva y que es en estas edades cuando se manifiestan varios de los problemas sanitarios más severos, como obesidad, hipertensión arterial, diabetes, arteriosclerosis y sus consecuencias sobre el corazón (infarto) y el cerebro (ictus), cáncer, osteoporosis, etc., las investigaciones se dirigen al estudio de hipótesis como que la dieta en los primeros meses de vida, al actuar en períodos críticos del desarrollo, puede condicionar la salud de los adultos.

- **Riesgos nutricionales**. La leche materna es el alimento de la propia especie. Por su adecuada composición de ácidos grasos y de proteínas, es la que mejor se digiere y absorbe en el intestino, la que menos le hace trabajar, con un vaciado gástrico inferior a dos horas, la que aporta todos los componentes necesarios y suficientes para que una cría humana se desarrolle adecuadamente. Miles de años de evolución han perfilado un producto perfecto. Las fórmulas artificiales tratan de imitar al máximo su composición sin acabar de conseguirlo del todo. Son más difíciles de digerir, enlentecen varias horas el vaciado gástrico y provocan estreñimiento. La leche materna es el modelo, y también lo es la forma de crecer los niños sanos al pecho. Al año, los niños no amamantados son algo más gruesos y menos altos, y tienen más riesgo de obesidad incluso en la adolescencia (véase el punto «2.6. Crecimiento del lactante amamantado. Curvas de la OMS»).

- **Riesgos para el desarrollo psicomotor.** Los lactantes no amamantados obtienen puntuaciones menos altas en los test de desarrollo inicial, debido a la falta de numerosos compuestos específicos de la leche materna, especialmente de tipo graso, como el colesterol y el ácido docosahexaenoico (ADH), que favorecen el desarrollo cerebral y de los órganos sensoriales, y a una posible menor interactuación e intercambio de estímulos entre madre e hijo. Las diferencias en el desarrollo se han encontrado al año, a los diez y a los dieciocho años.
- **Riesgo de maloclusión.** Los lactantes no amamantados tienen mayor riesgo de maloclusión dental, mordidas anómalas y apiñamiento dental frente a cualquier duración de lactancia materna, pero especialmente si esta es de seis o más meses.
- **Riesgos para la salud materna.** La falta de lactancia materna, que es la forma fisiológica, natural, de terminar la gestación, priva a la madre de los numerosos efectos beneficiosos de la hormona oxitocina y del menor nivel transitorio de estrógenos. El útero tarda más en volver a su tamaño normal, con más sangrado y más posibilidad de anemia tras el parto; puede haber menor espaciamiento entre los embarazos y, a largo plazo, más riesgo de cáncer de mama. Se ha demostrado más osteoporosis y fracturas tras la menopausia entre madres que no amamantaron. La recuperación del peso anterior al embarazo es más lenta y se ha demostrado menor bienestar psíquico y autoestima. Las madres que no amamantan tienen mayor riesgo a la larga de hipertensión arterial, enfermedad cardiovascular, hiperlipidemia y diabetes tipo 2. A menudo se olvida destacar que es mayor el riesgo materno que el del lactante por no amamantar: la lactancia materna subóptima produjo en 2014 en Estados Unidos un exceso anual de 3.340 muertes, el 78 % de ellas, de la madre (986 por infarto de miocardio, 838 por cáncer de mama, 463 por diabetes mellitus y 322 por hipertensión arterial) y el 22 % (721) del lactante (492 por muerte súbita y 190 por enterocolitis necrotizante).

- **Riesgos económicos, familiares, sociales y sanitarios.** En lo que respecta a la familia y a la sociedad, no amamantar produce un mayor gasto económico (unos 1.000 euros más al año para una familia), tanto en materiales y energía consumida para fabricar, envasar, transportar, almacenar y preparar la fórmula artificial como en gasto sanitario. La alimentación por lactancia materna suele costar la mitad que por fórmula artificial. Hay mayor absentismo laboral en los padres de hijos no amamantados por padecer los últimos más enfermedades. Hay aumento de los costes por visitas sanitarias e ingresos y más gastos de leche, biberones, tetinas y de personal en las maternidades de los hospitales. Los costes de la lactancia subóptima fueron de 3.000 millones de dólares, el 79 % de ellos atribuibles a enfermedades de la madre (véase el párrafo anterior, «Riesgos para la salud materna»).
- **Riesgos ecológicos.** Las vacas destinadas para la producción de leche son criadas con pasto sobre tierra que puede o debe haberse deforestado con este fin. Cada vaca consume mucha agua y más de tres toneladas de sustancia vegetal por año, y precisa alrededor de una hectárea de pasto. En la India se necesitarían 135 millones de vacas lecheras para sustituir a la leche materna del país: si todas las mujeres indias dejasen de amamantar, cerca de la mitad de la extensión del país debería destinarse al forraje. Los abonos, pesticidas y herbicidas contaminan los acuíferos. Hay un importante gasto económico en fábricas para abonos y medicamentos para animales. Casi la tercera parte del metano total del mundo y la quinta parte del total de gases que contribuyen al efecto invernadero se producen por la cabaña vacuna mundial, a través de sus flatulencias. La energía consumida en transportar y procesar la leche de vaca y el volumen de cartón, metal y plásticos empleados en embalar y administrar biberones, tetinas y fórmulas artificiales, muchas veces no reciclados adecuadamente, contaminan el planeta. Metales como el aluminio pueden contaminar la

fórmula durante su almacenamiento: en un estudio hecho en Canadá, las muestras de fórmula contenían 40 veces más aluminio que la leche materna.

Desde el punto de vista ecológico, la leche materna es el alimento sostenible por excelencia; no solo no produce gases de efecto invernadero (huella de carbono 0, a diferencia de los 4 kg de CO_2 necesarios para fabricar cada kilo de fórmula en polvo), sino que tiene la menor huella hídrica conocida para un alimento. Vale la pena saber que la huella hídrica es el volumen de agua dulce que se utiliza para producir algo: entre 50 y 70 litros de agua son necesarios para producir una naranja o una manzana, 200 litros para un huevo, 1.000 litros para un litro de leche de vaca, 1.200 litros para un kilo de pan y ¡4.700 litros para un kilo de fórmula en polvo para lactantes! La alimentación con fórmula es ecológicamente insostenible, tiene una huella de carbono enorme y consume los escasos recursos de agua del planeta.

Así pues, no se puede sostener la afirmación de que las fórmulas artificiales son iguales, casi iguales o muy similares a la leche materna y que los bebés se crían igual de bien con ellas. Todos los datos que aporta la ciencia, la medicina, la infectología, la neurología, la nutrición y la psicología, son rotundos: hay mayores tasas de morbilidad (enfermedades) y de mortalidad entre los lactantes no amamantados. La morbilidad también es mayor para las madres que no amamantan.

Quien pretenda que esto solo es cierto en los países pobres y en desarrollo se equivoca: hay decenas de investigaciones publicadas en revistas del máximo rigor científico que demuestran que en los países industrializados y ricos también hay exceso de enfermedad y de muertes entre lactantes no amamantados. La única ventaja de los países desarrollados es que la fórmula artificial se puede preparar en condiciones higiénicas y mezclando adecuadamente el polvo con el agua, lo que disminuye las posibilidades de enfermedad y muerte respecto a los países en desarrollo, pero sigue siendo significativamente mayor que la de los lactantes amamantados en países ricos. Otra cosa es que queramos asumir o maquillar ese mayor riesgo de la alimentación con fórmulas en nuestros países ricos con un sistema médico y una red ambulatoria y hospitalaria potentes, que pueden arreglar casi cualquier trastorno de salud con medicamentos sin fin. Pero ¿vale la pena poner en riesgo la salud de bebés y madres?

Está claro que todos estos riesgos se ven acrecentados en países en desarrollo y de renta per cápita baja. Del mismo modo, en situaciones de catástrofe, ya sean naturales (terremotos, inundaciones, erupciones volcánicas) o provocadas (situaciones de guerra), es mucho más segura la lactancia materna que la alimentación artificial. Los bebés van a estar protegidos por la leche y el calor de sus madres. Por eso, es un acto perverso enviar ayuda humanitaria en forma de leches de fórmula a estos lugares: las madres de las zonas castigadas se confían y dejan la lactancia. Mientras está presente la ayuda internacional es posible que el agua para preparar los biberones sea potable y que el suministro de fórmula en polvo sea el suficiente para prepararlo en la proporción adecuada, pero para cuando los equipos de ayuda internacional parten, las madres han perdido ya su capacidad de amamantar y puede que no tengan acceso fácil y económico a los botes de fórmula artificial y que el agua para preparar los biberones no sea potable ni limpia. La gastroenteritis, la deshidratación y la muerte están más cerca de estos lactantes privados de leche materna. Si se desea ayudar a los lactantes de una zona devastada, lo que hay que hacer es proteger y aportar buenos alimentos para sus madres, pero nunca fórmulas artificiales de fabricantes de sucedáneos.

Es preciso aclarar que estamos hablando de riesgo incrementado, lo que quiere decir que no todos los lactantes de biberón enfermarán o tendrán peor desarrollo, ni que ninguno alimentado a pecho vaya a enfermar nunca o que todos serán listísimos; hablar de riesgos quiere decir que en la población global de lactantes alimentados a biberón habrá más frecuencia de enfermedades que en la población de lactantes amamantados; estos últimos también pueden enfermar, pero con menor frecuencia que los otros. La misma consideración es válida para la salud de las madres, según amamanten o no.

2.6. Crecimiento del lactante amamantado. Curvas de la OMS

A principios del presente siglo la OMS, viendo que los lactante amamantados no «encajaban» bien en las curvas de crecimiento habituales, realizadas en épocas pasadas con pocos niños y mayoritariamente alimentados a biberón, consiguió tras más de cinco años de trabajo elaborar unas nuevas gráficas de crecimiento.

Fueron hechas con las medidas tomadas a miles de niñas y niños de varios países del mundo (Brasil, Estados Unidos, Ghana, la India, Noruega y Omán) que reunían la condición de estar sanos y haber sido amamantados a lo largo del primer año de vida (de forma exclusiva mínimo los primeros cuatro meses y de modo parcial al menos doce meses) por madres sanas no fumadoras, con buen acceso a servicios sanitarios, de higiene y de apoyo a la lactancia, y sin guerras, es decir, en las condiciones más favorables para alcanzar el potencial genético de crecimiento.

Los bebés sanos amamantados por madres sanas tienen un crecimiento de peso, de talla y de cabeza (el llamado perímetro cefálico o craneal) que es el normal, es decir, el que constituye la norma: así deberían crecer todos los lactantes del mundo. Los que no crecen como ellos se apartan de la normalidad: no están más flacos los amamantados, sino que son los no amamantados los que están más gordos.

Las nuevas curvas de crecimiento se consideran de referencia, indican cómo deben crecer todos los niños cuando están en óptimas condiciones de hacerlo y no se les pone trabas para ello. Se ha observado que niñas y niños predominantemente amamantados, respecto a los alimentados con fórmulas artificiales, crecen más de talla a lo largo de todo el primer año de vida, mientras que de peso crecen igual los primeros cuatro o cinco meses y a partir de ahí engordan menos, de tal manera que lo que les ocurre a los bebés alimentados con biberón es que al final del primer año están algo más gordos y son ligeramente más bajitos que los amamantados, lo que podría considerarse el germen para la obesidad posterior, que estos niños padecerán con más frecuencia.

El incremento de peso y talla va bajando conforme aumenta la edad. Así, en el primer año de vida, los lactantes aumentan entre 5 y 7 kg de peso y unos 25 cm de talla; a lo largo del segundo año «solo» aumentan alrededor de la mitad que en el primero: entre 2 y 3 kg de peso y 12 cm de talla. En el tercer años estas cifras se reducen a unos 2 kg y 9 cm.

Para adaptar las expectativas a la realidad, conviene conocer cuál es el aumento promedio mensual en gramos durante los dos primeros años. Adviértase en la siguiente tabla, basada en las tablas de crecimiento de la OMS, que los lactantes aumentan cada vez menos conforme van pasando los meses. Tan normal es la cifra mínima de cada casilla como la máxima:

Incremento mínimo (p3), medio (p50) y máximo (p97) de peso mensual en lactantes (niñas y niños) amamantados, según tablas OMS

Percentil	p3	p50	p97
Peso al nacer	2.300	3.200	4.400
	Incremento mensual en gramos		
1.er mes	600	900	1300
2.º mes	800	900	1200
3.er mes	600	700	900
4.º mes	400	600	800
5.º mes	400	500	600
6.º mes	300	400	500
7.º a 12.º mes	200	300	400
1 a 3 años	160	200	300
4 a 5 años	120	180	300

Incremento mínimo (p3), medio (p50) y máximo (p97) de peso semanal en lactantes (niñas y niños) amamantados, según tablas OMS

Percentil	p3	p50	p97
Peso al nacer	2.300	3.200	4.400
	Incremento semanal en gramos		
1.er mes	140	210	300
2.º mes	180	210	280
3.er mes	140	160	210
4.º mes	90	140	180
5.º mes	90	115	140
6.º mes	70	90	115
7.º a 12.º mes	45	70	90
1 a 3 años	35	45	70
4 a 5 años	25	40	70

Si queremos disponer de las tablas y gráficos de percentiles originales de la OMS para niñas y niños de diversas edades predominantemente amamantados, basta con introducir en cualquiera de los buscadores más utilizados (Google, Bing, Yahoo...) una frase similar a esta: «gráficas peso talla oms», y obtendremos la página de la OMS Patrones de crecimiento infantil en castellano (https://www.who.int/childgrowth/standards/es/, acceso en agosto de 2019) en la que podemos disponer de tablas de peso, talla e índice de masa corporal de niñas y niños a distintas edades. Muchos ministerios y consejerías de salud autonómicas o regionales ya las incluyen como norma en sus cartillas de salud infantil y en los programas informáticos que manejan pediatras, médicos y enfermeras.

2.7. Hasta cuándo amamantar. Alimentación complementaria

2.7.1. La leche materna basta por sí sola para nutrir hasta los seis o más meses

Todas las organizaciones de salud actuales y las sociedades profesionales de pediatría de la mayoría de los países han ido adoptando las directrices de la OMS a lo largo del presente siglo y están recomendando, como forma de alimentación más beneficiosa para madres y bebés, la lactancia materna exclusiva durante los primeros seis meses de vida, y complementada con otros alimentos hasta los dos años de edad, o lo que la madre (y el bebé) quiera y pueda.

Como he contado en el punto «1.3. Los últimos ciento cincuenta años. Alimentación con fórmulas modificadas de leche de vaca», los primeros preparados a base de leche de vaca modificada que permitieron alimentar a bebés muy pequeños aparecieron en 1865, y en pocos años constituyeron una industria que se extendió por todo el mundo. Esta industria no solo afectó al cambio del primer alimento que tomaban las criaturas humanas, la leche materna, sino también a la edad de introducción de otros alimentos.

A lo largo del siglo XX asistimos a un adelanto imparable de la edad de inicio de la alimentación complementaria. Nunca los bebes habían tomado alimentos distintos de la leche de sus madres a edades tan tempranas como los dos o tres meses de edad.

Uno de los grandes pioneros de la pediatría, el doctor Antoine B. Marfan (1858-1942), escribe en su ya mencionado *Traité de l'Allaitement* de 1899:

> Por regla general, el niño no debe tomar más que leche hasta el noveno o décimo mes. [...] Pero si prospera con alimentación láctea exclusiva, podemos esperar a los once, doce e incluso trece meses para introducir algo nuevo en su dieta.

La razón que da es que: «a partir del noveno o décimo mes el lactante es capaz de digerir alimentos distintos de la leche». Insiste Marfan en que «la leche debe ser la parte predominante de la alimentación [...] que hay que disminuir progresivamente hasta el final del segundo año».

En la cuarta edición del mismo libro de 1930, el doctor Marfan respeta escrupulosamente los párrafos que escribió 31 años antes. Lo único que cambia es que donde decía «noveno o décimo mes» ahora decía «sexto mes». Se le nota contrariado al tener que aceptar lo que él llama «teorías modernas», «sobre todo del extranjero», que anteponen la necesidad de aportar al lactante ciertos principios necesarios (proteínas, vitaminas, minerales) a la capacidad de digestión de su intestino. Por lo demás, el discurso de la primera edición apenas cambia, deja el tiempo máximo de espera, si el lactante va bien, en doce meses y se permite en esta edición comentar que, aunque es raro, «ha observado ocasionalmente lactantes en buen estado de salud que a los veinte meses no han tomado nada más que la leche de sus madres».

Vemos, pues, que la pediatría oficial en los primeros treinta años del siglo XX ha reducido la edad de introducción de alimentos distintos de la leche de los nueve o diez meses a los seis meses.

Pero, en esta cuarta edición, Marfan ya denuncia que numerosos autores están aconsejando introducir papillas de harina en lactantes de pocas semanas de edad.

De nueve o diez meses a seis, y de seis, a tres o menos. Ese ha sido el pretendido avance madurativo del intestino de los lactantes para digerir otros alimentos a lo largo del siglo XX, como si el intestino de los bebés de un siglo fuese diferente del de los del anterior. En los años setenta, la pediatría oficial y los pediatras aconsejaban dejar la lactancia a los tres meses, siempre basados en el mismo argumento, pero el intestino era capaz de digerir alimentos distintos de la leche a partir de la edad de moda del momento, cada vez menor: diez, nueve, seis, cinco, cuatro, tres meses y... llegamos casi a los años noventa, en que se impuso, a la fuerza, algo de cordura.

Nunca se hicieron pruebas válidas para saber cuándo estaba

maduro el intestino para digerir otros alimentos. Se sabía de nodrizas que alimentaban a lactantes desde el primer mes con papillas de harina y que la mortalidad era enorme. Curiosamente, cuando estas nodrizas tenían la costumbre, para enfriar un poco la papilla, de poner previamente la cucharada en su boca y mezclarla con su saliva antes de dársela al lactante, la mortalidad disminuía: a más rato en su boca y más saliva mezclada, menos riesgo para el lactante. La explicación puede estar en las sustancias enzimáticas que hay en la saliva y que empiezan a digerir los alimentos. Del mismo modo, se sabía que los lactantes amamantados tenían menos problemas con la introducción temprana de papillas de harina que los alimentados con leche de vaca modificada, debido a enzimas presentes en la leche materna, que digieren la harina de las papillas.

En los años cincuenta en Estados Unidos, la mayoría de los pediatras recomendaba introducir alimentos distintos de la leche a los dos o tres meses; uno de ellos, el doctor Sackett, publicó en 1953 un método en el que se introducían cereales, verduras y frutas antes de los veinte días de vida.

En la década de 1970 en los países industrializados, con Estados Unidos a la cabeza, la mayoría de los lactantes estaba tomando alimentación complementaria a las seis semanas de vida. Los expertos de esa época calcularon unas necesidades energéticas para los lactantes que se han demostrado demasiado altas y que obligaban a introducir fórmula láctea artificial y alimentos complementarios temprano y en cantidad para suplir la pretendida insuficiencia energética de la leche materna.

Me formé en pediatría en el segundo quinquenio de los años setenta bajo el programa MIR (Médico Interno y Residente), importado hacía poco de Estados Unidos, en la Ciudad Sanitaria La Fe, de Valencia, un enorme hospital donde trabajábamos unas 7.000 personas con una maternidad que atendía 10.000 nacimientos anuales y un pabellón infantil atestado de niños con enfermedades diversas, muchas de las cuales hoy han desaparecido, afortunadamente, gracias a la vacunación, las mejoras de higiene, el aumento de la frecuencia de lactancia materna y el retraso en la edad de inicio de la alimentación complementaria.

La mortalidad infantil (número de muertes antes de cumplir el primer año de vida por cada 1.000 nacidos vivos) en esos años era de casi 30 por mil, y hoy está en torno al 3 por mil. Un problema frecuente, que era motivo de ingreso entre lactantes de pocos meses de edad, eran las gastroenteritis (diarreas) agudas, de origen infeccioso, pero también las gastroenteritis crónicas, que tenían una alta frecuencia de problemas de malabsorción intestinal y que atestaban la sala de lactantes no infecciosos.

Los bebés de la época, a la edad de dos a tres meses ya estaban comiendo casi de todo: zumo de naranja, papillas de cereales, de frutas, de verduras, de pollo y de ternera. Muchos de ellos lo toleraban bien, pero otros no tanto y acababan ingresados por trastornos digestivos que se podían cronificar.

Solo a finales de los años ochenta la pediatría oficial, sin denunciar una mala praxis, reconoció de forma tímida: «No existen pruebas que indiquen que la adición de alimentos sólidos a la dieta antes de los 4-6 meses de edad contribuya a la salud del lactante normal» (Nelson, *Textbook of Pediatrics*, edición de 1989).

La pediatría del siglo XX asumió las tesis de los fabricantes de fórmulas lácteas para lactantes. Juntos, la pediatría y la industria de la alimentación infantil construyeron un discurso en el que la carrera, no solo de sustituir la leche materna por sus productos, sino la de introducir cada vez antes alimentos distintos de la leche, se hizo imparable. Las propias madres cayeron en ese engaño, basado exclusivamente en fines económicos de la industria, y parecían competir con sus pediatras y entre ellas por introducir más tempranamente todo tipo de alimentos a sus hijos.

Porque, aunque se disfrazó de necesidades de principios activos y energéticas de los lactantes, nada de ello era cierto. Se introducía zumo de naranja a las dos semanas de vida para evitar el escorbuto por falta de vitamina C, cuando la leche materna contiene más que suficiente para que ningún lactante amamantado haya presentado jamás un escorbuto; se introducían tempranamente alimentos ricos en hierro para evitar la anemia, con el pretexto de que la leche materna contiene poco hierro, pasando por alto que el hierro de la leche materna tiene una biodisponibilidad excelente, muy superior a la de cualquier otro alimento enriquecido con hierro. La biodisponibilidad es el porcentaje de una sustancia ingerida por boca que llega al interior del cuerpo de manera efectiva tras absorberse en el intestino y ser metabolizado (procesado) en el hígado. O sea, que el «poco» hierro que hay en la leche materna se absorbe estupendamente y pasa a la sangre en cantidades mayores que el exceso de hierro que añaden los fabricantes a sus fórmulas artificiales. Actualmente, la lactancia materna se considera la mejor forma de alimentación para prevenir la anemia ferropénica.

Aunque nunca se midió de forma efectiva la capacidad madurativa plena del intestino para digerir otros alimentos, lo que se propugnó en el siglo XX fue un exceso de soberbia pseudocientífica que daba la espalda a toda una tradición antropológica adaptativa, establecida a lo largo de los últimos milenios entre madres e hijos y que tiene su trasfondo explicativo científico.

En efecto, se sabía desde tiempos inmemoriales que los lactantes de pocos meses no toleraban bien alimentos distintos de la leche de mujer, y en casi todas las civilizaciones se empezaba con alimentos sólidos, más o menos (o incluso nada) triturados, cuando la dentición del lactante comenzaba, lo que suele suceder entre los seis y los ocho meses. Los dientes poco tienen que ver con el acierto de iniciar la diversificación alimenticia; esa edad coincide con el alcance de varios hitos en el desarrollo madurativo del lactante: es capaz de mantener erguidos cabeza y tronco para poder sentarse, es capaz de extender el brazo y tomar con la mano objetos que sabe llevar a la boca, coordina bien los movimientos de la mandíbula, labios y lengua para realizar movimientos masticatorios y ha desaparecido el reflejo arcaico de protrusión lingual que le hace extrudir (expulsar) de la boca todo lo que no sea líquido.

¿Qué sabemos hoy de la madurez intestinal? Las diversas enzimas necesarias que hay a lo largo del intestino para digerir las sustancias nutritivas de los alimentos (la amilasa salivar y pancreática para los hidratos de carbono, la lipasa pancreática para los lípidos y las pepsinas para la digestión de las proteínas) alcanzan su desarrollo hacia el sexto mes de vida. Mientras tanto, esas mismas enzimas están presentes en la leche materna para facilitar la digestión. También se sabe que la superficie de la mucosa intestinal, formada por células que absorben la comida digerida, tiene «huecos», es decir, no es impermeable: en las primeras semanas y meses de vida deja pasar grandes moléculas sin digerir, que, si no son de origen humano, como las de la leche materna, pueden dar lugar a sensibilizaciones alérgicas.

Por otra parte, a los seis meses, los riñones han mejorado mucho su funcionamiento y son capaces de filtrar y depurar adecuadamente el organismo de alimentos con más cantidad de residuos que la leche materna.

Pese a todas estas dificultades madurativas del lactante de baja edad y a que los resultados no fueron buenos, la industria de la alimentación infantil y la pediatría siguieron propugnando la introducción de la alimentación complementaria a edades tempranas contra viento y marea; como los lactantes pequeños no degluten nada sólido o grumoso y empujan con la lengua la cuchara, se les daban triturados muy licuados por medio de biberones con tetinas de orifico agrandado para permitir fácilmente el paso de estas papillas.

Hoy sabemos que la leche materna es suficiente para asegurar el desarrollo del lactante hasta más allá de los seis meses, sin que se sepa seguro la edad por encima de la cual la leche materna sería insuficiente; es posible que esa edad sea distinta en cada niño y cada madre, pero probablemente esté muy por encima de los seis a los nueve meses. También se sabe que la leche materna siempre es nutritiva, sea cual sea la edad a la que se esté administrando. Los bebés amamantados crecen muy bien tomando menos calorías, proteínas y nutrientes que los que exigían las recomendaciones estándar en los años setenta.

2.7.2. Destete. Alimentación complementaria: cuándo, qué, cuánto y cómo

Aunque estrictamente destete significa dejar definitivamente de amamantar, se llama también destete al período más o menos largo en el que se van introduciendo progresivamente otros alimentos, mientras va cesando el aporte de lactancia materna. Tanto para la madre como para el lactante conviene que el destete sea progresivo y no brusco: hay menos riesgo de complicaciones del pecho como congestión o mastitis (véase el punto «5.3. Enfermedades y problemas del pecho») y mejor tolerancia psicológica para madre y bebé.

Sabemos que ofrecer otros alimentos antes de los seis meses tiene su riesgo, en especial si se hace de modo rápido el cambio de la leche materna por estos alimentos. La alimentación complementaria se llama complementaria porque es un complemento, no una sustitución, de la leche materna, y eso es así durante los dos primeros años de vida, además, es aconsejable que durante el primer año la cantidad de energía y nutrientes aportados por la leche materna sea superior a lo aportado por el resto de los alimentos. Hay trabajos que demuestran que hay mayor riesgo de obesidad en el futuro cuanto antes se introduce la alimentación complementaria.

Los bebés, desde el principio de los tiempos, cuando alcanzan el suficiente grado de madurez y coordinación, tienen tendencia a tomar todo lo que está al alcance de su mano y llevárselo a la boca, incluidos el pan y la comida que su madre está comiendo mientras los amamantan o sostienen en brazos. Desde siempre han comido trozos de comida que encuentran por la mesa y papillas trituradas que su familia les ofrece. Nadie ha inventado recientemente el llamado de modo extraño en el mundo anglosajón *baby led weaning* («destete dirigido por el bebé»): tomar trozos de comida con la mano era algo que había ocurrido toda la vida.

A partir del sexto mes se pueden ofrecer alimentos troceados blandos, crudos (pan, fruta) o cocidos (carlotas, patata, pollo, pescado). Se puede alternar esto con papillas de alimentos chafados o machacados, de preferencia con el tenedor antes que con la batidora, para que haya grumos.

¿Y si el bebé nació prematuramente? Entonces conviene aplicar la edad corregida, es decir, añadir a los seis meses el tiempo que le faltó para llegar a nacer a las 40 semanas (en un bebé prematuro de 36 semanas, habría que esperar cuatro semanas más antes de iniciar la alimentación complementaria). Y siempre hay que esperar a que haya alcanzado la madurez suficiente: buen sostén de cabeza, aceptable sostén de tronco y capacidad de tomar cosas con la mano y llevárselas a la boca.

Y ¿qué tipo de comida ofrecer? La alimentación que se toma en casa, lo que come la familia, troceada o triturada, es una mejor opción frente a los productos que ofrece la industria de la alimentación. Conviene restringir la sal: es bueno para el bebé y para toda la familia. Evitar procesados, bollería, galletas, potitos, papillas industriales («de farmacia», para entendernos), conservas, embutidos y bebidas azucaradas. Las chuches deberían estar prohibidas por su alto contenido en azúcares y su capacidad de favorecer la caries dental. La prevención se logra con una compra juiciosa en la que no entre ninguno de los productos descritos, pues una vez llegan a casa se consumirán seguro.

Los productos de farmacia o de grandes superficies, potitos y papillas, son alimentos altamente procesados, ricos en azúcares y sal, conservantes y colorantes. El azúcar y la sal son potenciadores de sabor, crean adicción y provocan malos hábitos alimenticios. No hay que olvidar que esta industria, la de la alimentación infantil, durante un tiempo (en los años sesenta) añadía a sus productos no solo más sal y más azúcar de los necesarios, sino potenciadores de sabor como el glutamato sódico, y que solo dejaron de hacerlo y de modo progresivo obligados por leyes a finales de los setenta.

¿Y la cantidad adecuada? El bebé sano modula su dieta en cantidad y variedad, a condición de que se le presenten opciones alimenticias sanas y no se le fuerce ni se elija por él. Hay también más riesgo de obesidad con triturados y alimentación dirigida, frente a no triturados y libre elección de trozos de comida.

Hay pocas pruebas de cuál es la mejor manera de iniciar, ordenar y seguir la alimentación complementaria. Lo que sí se sabe es cuándo: de los seis meses en adelante.

Conviene introducir los nuevos alimentos de uno en uno, sin que sea preciso esperar más de uno o dos días, para saber cuál es si alguno le ha sentado mal. Lo que no da alergia en el primer día de tomarlo es muy raro que lo haga más tarde. No hay ningún alimento que haya que introducir más tarde por si provoca alergia, es decir, se puede ofrecer pescado, huevo o fresas, por ejemplo, a partir de los seis meses.

La dieta debe ser rica en frutas, legumbres y verduras. Debe contener pan, pasta, arroz y otros cereales. La carne, el pescado o los huevos, no más de una vez al día, y debe darse preferencia al pescado y las carnes blancas. Algo de yogur y queso y, por encima del año, si no se toma leche materna, la leche que beban los mayores en casa. Con lactancia materna no son precisas ni las leches de continuación ni las de crecimiento, de ningún número, ni 2 ni 3. Es preferible la leche normal a los preparados a base de soja o arroz que tengan poco contenido energético y nada de calcio. Por cierto, con «lactancia» artificial tampoco son necesarias las leches de crecimiento (3) y todo este capítulo es igualmente aplicable a lactantes que no están siendo amamantados.

Por el contenido de toxinas que contienen, conviene restringir a menos de una vez por semana y poner poca cantidad de espinacas o acelgas (contienen nitratos), mariscos y grandes peces marinos (contaminación por mercurio y otros metales pesados).

Para no facilitar la deformidad de maxilares y encías, conviene dar de beber en vasito, en vez de en biberón. Los lactantes que no han sido amamantados también pueden dejar el biberón a los seis meses y acostumbrarlos a beber en vaso.

Los atracones no son saludables. Bebés y adultos deben hacer cinco o más comidas al día sin picotear entre comidas. Nunca hay que forzar, castigar, premiar ni distraer para que coman, y mucho menos con la televisión o pantallas de móviles u otros aparatos. Hay consenso entre expertos en neurodesarrollo de que el visionado de pantallas no es bueno para los bebés y que no deberían acceder nunca a este tipo de dispositivos antes de los tres años.

Finalmente, los frutos secos que no estén finamente triturados y todo tipo de comida que sea de consistencia dura y tamaño pequeño (aceitunas, cerezas, zanahorias crudas cortadas a trozos...) no se deben ofrecer antes de los cinco años por el riesgo de atragantamiento, de neumonía por aspiración del alimento al bronquio. Algunos expertos rebajan esta edad a los tres años.

2.8. Cuidado de la madre. Régimen de vida

2.8.1. Alimentación, dieta

El ciclo reproductivo continúa y acaba con la lactancia, que ha sido preparada cuidadosamente durante el embarazo, acumulando reservas nutritivas en diversas partes del cuerpo y desarrollando las mamas. Esto explica cómo mujeres deficientemente alimentadas y hasta desnutridas de países expoliados producen leche de similares características que la de mujeres bien alimentadas de países ricos: la leche se produce a partir de los excedentes acumulados en el cuerpo. Solo una grave deshidratación o una hambruna terrible con grave desnutrición pueden acabar con las reservas maternas y, por tanto, con la producción de leche.

La regulación de la producción de leche depende principalmente de la demanda del lactante, son secundarios la edad, la ingesta dietética y el estado de nutrición maternos, de tal manera que todas las madres, salvo casos extremos de desnutrición, producen leche en cantidad y calidad adecuadas.

Las madres producen una media de tres cuartos de litro de leche al día, pueden llegar al doble si el bebé pide mucho o amamanta a gemelos, y su composición no depende demasiado de lo que se coma. Si se debe comer «bien» es más por la propia salud de la madre que por la lactancia. La dieta influye más en el sabor de la leche que en su composición. Al parecer esos distintos sabores de la leche prepararían al lactante para aceptar mejor una alimentación complementaria variada.

Las reservas grasas que se han acumulado durante el embarazo en distintas partes el cuerpo (de dos a cuatro o más kilos), van ahora a utilizarse para la producción de la leche; por eso, aunque una madre lactante «gasta» entre 500 y 600 calorías diarias para producir 700 u 800 ml de leche, parte de ellas las obtiene de las reservas grasas de su propio cuerpo, por lo que con tomar en la comida unas 300 calorías más de lo habitual es suficiente.

En general, una dieta sana, saludable, variada, es la que empieza por el ejercicio moderado pero diario (basta con caminar al menos media hora), el litro a litro y medio de agua diaria (y más en el caso de la madre lactante, que beberá según la sed que tenga, pero no más), todos los días debe haber cereales, a ser posible integrales, verduras, legumbres, frutas y un poco de aceite, una ración que varíe entre pescado, pollo, huevo y queso o derivados; la carne roja, los embutidos, la mantequilla y pasteles o bollería, una vez por semana o menos. Con estas limitaciones, en general, no hay nada que la madre no pueda comer mientras le guste.

Una dieta sana tiene en cuenta las preferencias de la madre: si hay algo que no le gusta, se cambia por otra cosa. Muchas personas no digieren bien el azúcar de la leche, la lactosa, y si beben leche se sienten mal o incómodas; no es obligatorio beberla, es un alimento cómodo porque tiene de todo, pero nada más. Suele sentar mejor el yogur, la cuajada, el kéfir, y más aún el queso, porque todos ellos son leche previamente digerida por bacterias. Mientras se dé de mamar, conviene no abusar del kéfir, pues contiene entre un 0,5 % y un 3 % de alcohol. Beber leche no altera ni la composición ni la cantidad de leche materna producida.

Hay que consumir alimentos con bastante calcio, entre los que se encuentran no solo los lácteos, sino también las sardinas, el salmón, el lenguado, las gambas, los langostinos, el pulpo, la sepia, el calamar, la coliflor, el brócoli, los canónigos, las espinacas y las legumbres. Las cantidades tienen que ser las justas para quedarse bien, sin hambre, pero no con sensación de hartazgo.

No hay que forzarse a beber: no aumenta la cantidad de leche. Las madres lactantes que beben según su sed acaban bebiendo una media de 2 litros al día. Si se fuerzan a beber más, además de estar incómodas por tanto líquido que digerir y orinar, pueden acabar produciendo menos leche. Por otra parte, si beben menos de lo que toca, no fabrican menos leche, sino que pasan sed y orinan menos.

Las bebidas gaseosas no alteran la composición de la leche

ni causan problemas al lactante y, desde luego, no provocan burbujas en la leche, como nos preguntan de vez en cuando en la página www.e-lactancia.org. Su único problema es el exceso de azúcares o edulcorantes que suelen contener.

2.8.2. Suplementos minerales y vitaminas

Los bebés amamantados dependen de la leche materna para cubrir sus necesidades de energía, nutrientes, minerales y vitaminas. En estos momentos, la mayoría de los expertos e instituciones sanitarias, incluida UNICEF/OMS, consideran que hay dos déficits importantes en la dieta de las personas de casi todo el mundo: el yodo y la vitamina D.

Aunque hay algo de **yodo** en el ajo, las acelgas, las espinacas, las judías verdes, las legumbres, el brócoli, las zanahorias y la piña, fuera del mar no hay prácticamente yodo: ni los animales, ni los vegetales ni la leche tienen suficiente yodo para cubrir las necesidades diarias de este elemento. La falta de yodo en la dieta origina problemas de tiroides y disminuye el desarrollo cerebral y el coeficiente intelectual. Comiendo habitualmente pescado, mariscos, algas y consumiendo sal yodada se puede llegar a tener bastante yodo en la dieta, pero durante el embarazo y la lactancia puede ser difícil que la mujer llegue a ingerir suficiente yodo para las necesidades de los dos, por lo que, en determinados lugares y con algunas dietas, se recomienda tomar un suplemento de 200 microgramos de yodo cada día desde el principio del embarazo hasta que el lactante tome, además de la leche de su madre, otros alimentos ricos en yodo o enriquecidos con dicho elemento.

Lo mismo ocurre con la **vitamina D**, fundamental para que nuestros huesos estén fuertes y para muchas funciones del organismo. La cantidad de vitamina D que tenemos proviene casi toda de la que formamos debajo de la piel cuando nos da el sol, y un poco de la dieta. Debido a la disminución de la capa de ozono por encima de la atmósfera, que frena los rayos ultravioleta del sol, cada vez entran más y pueden provocarnos cáncer de piel, por lo que hoy día está indicado protegerse del sol con parasoles, ropa o cremas protectoras. Esto y el estilo de vida sedentario hacen que no tomemos bastante el sol y tengamos un déficit de vitamina D, de tal manera que la leche materna no tiene suficiente para suplir las necesidades de un bebé amamantado. Conviene exponerse, madre y lactante, no más de cinco o diez minutos diarios a la luz solar no fuerte, pero los organismos sanitarios recomiendan complementar la dieta de la madre con entre 600 y 1.000 UI (unidades internacionales) de esta vitamina, y la del lactante amamantado, con 400 UI diarias. Hay trabajos que demuestran que, si la madre toma unas 6.000 unidades de vitamina D al día, en su leche hay suficiente vitamina D y no es necesario darle más al lactante.

Las madres lactantes sanas que no padecen anemia no necesitan suplementos de hierro aparte del contenido en la dieta. Los lactantes normales sanos amamantados que no nacieron prematuros no se benefician de la complementación con hierro.

Finalmente, las madres lactantes y los lactantes sanos no precisan suplementos adicionales de cinc.

2.8.3. Alcohol. Tabaco (consultables en e-lactancia.org)

El alcohol se elimina por la leche y es perjudicial para el desarrollo del recién nacido. Se puede beber alguna vez de manera moderada teniendo en cuenta lo que tarda en eliminarse: convendría esperar unas dos horas y media a dar el pecho tras haber bebido un tercio de cerveza, un vaso (150 ml) de vino o una copa (40 ml) de licor, y el doble si estas cantidades se duplican, lo que es poco práctico si se da el pecho a demanda frecuente.

Si la madre es fumadora y no ha podido dejar de hacerlo de ninguna de las maneras, independientemente de seguir intentándolo las veces que haga falta y, a ser posible, de la mano de expertos en deshabituación, hay que saber que está demostrado que es mucho peor para la salud del lactante que la madre fume y, además, no le dé el pecho. Los perjuicios que provoca el tabaco se producen fundamentalmente a través de la exposición e inhalación de las partículas de combustión que forman el humo en las vías respiratorias del fumador y sus allegados; los bebés expuestos al humo de tabaco enferman más de catarros, bronquitis, neumonías, otitis y gastroenteritis, consultan más al médico, toman más medicamentos e ingresan más en hospitales. Todo esto se contrarresta en parte con la lactancia materna, mientras que se agrava si, además de fumar la madre o el padre, el lactante es alimentado a biberón.

Pero no basta con no fumar nunca delante del bebé, dado que el humo no es solo el que se ve, sino también las partículas microscópicas de la combustión del tabaco, papel y aditivos que se quedan pegadas a ropa, cortinas y paredes y se mueven y volvemos a aspirarlas al pasar al lado de donde están pegadas: no hay que fumar dentro de casa ni aunque el bebé no esté: si se fuma, hay que hacerlo fuera, en el balcón, con las ventanas cerradas y si es preciso hasta cambiarse de ropa o sacudirla fuera antes de volver a tomar al bebé. Así pues, en realidad, no poder dejar de fumar es un motivo más para dar el pecho.

2.8.4. Dietas. Hipocalóricas, vegetarianas, veganas (consultables en e-lactancia.org)

El consumo calórico diario recomendado en la lactancia es de 2.300 a 2.500 calorías; en caso de gemelos llega a 2.600 o 3.000 calorías.

Hay pruebas de buena calidad de que la lactancia materna exclusiva contribuye a recuperar el peso preembarazo antes que si la lactancia es parcial (mixta) o no se amamanta, y de que la lactancia prolongada ayuda a mantener esa pérdida y la de grasa corporal, pues se movilizan sus reservas (en abdomen, nalgas, muslos, brazos) hacia la leche para alimentar al lactante. Con una dieta normal, la lactancia exclusiva suele hacer perder entre medio y un kilo de peso al mes; la madre recupera el peso previo al embarazo hacia los seis meses.

Pérdidas de peso de hasta 1,5 a 2 kg al mes por medio de una dieta equilibrada de unas 1.800 calorías, junto con la práctica de ejercicio moderado de tipo aeróbico, se consideran seguras para la madre y para el lactante, siempre que la madre no tenga problemas de desnutrición y amamante a demanda.

Si el aporte dietético es insuficiente, se corre el riesgo de agotar las reservas nutricionales y la salud de la madre; no se aconsejan dietas de menos de 1.500 calorías diarias durante la lactancia. No están indicadas las dietas restrictivas ni las «milagro» que anuncian por internet personas sin titulaciones homologadas. Algunas pueden ser peligrosas para la madre y para la lactancia. Se han publicado varios casos de hipoglucemia con cetoacidosis grave que requirieron ingreso hospitalario en madres con dietas muy hipocalóricas o exentas de carbohidratos y con o sin práctica de ejercicio intenso.

De las aproximadamente 620 calorías diarias que una madre lactante precisa para producir unos 750 ml de leche, solo 450 calorías se obtienen de la dieta, las restantes 170 provienen de la movilización de las reservas de grasa subcutánea y tejidos corporales.

Según la Academia de Nutrición y Dietética, las **dietas vegetarianas** bien planificadas son saludables, nutricionalmente adecuadas y pueden proporcionar beneficios para la prevención y el tratamiento de varias enfermedades crónicas; son apropiadas para todas las etapas del ciclo de vida, incluyendo el embarazo, la lactancia y la infancia, y son sostenibles desde el punto de vista medioambiental.

Sin embargo, deben ser adecuadamente planificadas, ya que puede haber dificultades para equilibrarlas si no se poseen experiencia y conocimientos sobre nutrición. Las mujeres vegetarianas necesitan, durante el embarazo y la lactancia, fuentes regulares y adecuadas de vitamina B12. Si son deficitarias, además de tratarlas a ellas hay que tratar con suplementos a sus hijos lactantes.

En la **dieta vegana** hay exclusión de carne, huevos, lácteos y, en ocasiones, miel. La leche de madres veganas contiene bajas concentraciones de vitamina B12. En la práctica, están descritos desde hace años y en todo el mundo numerosos casos de anemia megaloblástica, con afectación grave del desarrollo físico y neurológico (incluso con atrofia cerebral), en lactantes amamantados por madres veganas. También se han publicado casos de hipotiroidismo neonatal en lactantes de madres con esta dieta.

Los lactantes y la leche de madres vegetarianas (y especialmente en las veganas) tienen niveles más bajos de ácido docosahexaenoico (ADH) y taurina, y más altos de ácidos linoleico y alfa-linolénico y de selenio que la de madres omnívoras, sin que haya pruebas de efectos adversos en su salud o función cognitiva.

Los niveles más bajos de contaminantes organoclorados se encontraron en la leche de madres vegetarianas.

2.8.5. Descanso. Sueño

Cerca de la mitad de los padres o las parejas y, en especial, las madres, aquejan problemas de sueño que les ocasionan un gran cansancio y, si no se pone remedio, pueden provocar una verdadera depresión. Esta situación es mucho más acuciante durante los tres o cuatro primeros meses tras el nacimiento, en los que las demandas del bebé son casi constantes. Hay que diseñar estrategias para sobrellevarlo todo dependiendo de las circunstancias concretas: tener o no pareja, trabajar uno o los dos o estar en el paro, tipo y número de horas de trabajo, tener familia extensa disponible o no, etc. Puede valer la pena tener reuniones periódicas formales de pareja para conversar sobre esto, sobre quién va a hacer qué.

El ritmo de amamantamiento inicial suele ser intenso. Alguien se tiene que encargar del resto, de todo lo demás, para que, además de dar de mamar, la madre coma, duerma y descanse, aunque sea a trompicones, todo lo que pueda y deba. Aunque su pareja trabaje fuera de casa ocho horas, la madre lactante trabaja 24 horas al día, luego la intendencia de la casa debe ser cosa de la pareja. El cambio de pañales, mecimientos, contacto piel con piel extras, arrullos y canto de canciones también deberían serlo, porque además facilitan la vinculación con el bebé y suponen una forma de sentirse partícipe en la crianza, muy monopolizada lógicamente por el amamantamiento, lo que puede resultar excluyente para algunos padres o parejas (véase el punto «8.3. Importancia de la pareja»).

No debe apurar ni incomodar pedir ayuda externa, dentro de las posibilidades de cada cual: no se es mejor madre o padre por hacerlo todo uno mismo. En función de la situación laboral, localización y disponibilidad de padres, abuelos y otros miembros de la familia y hasta amigos de confianza, hay que ver qué es lo que más conviene. Como en prácticamente todas las especies de mamíferos, este período inicial desencadena sentimientos protectores hacia el bebé muy fuertes, en especial en la madre; estos sentimientos pueden hacerle sentir miedo o preocupación por quién y cómo cuida al bebé si no lo hace ella misma, y hacer que tenga tendencia a ser excluyente en el acercamiento de los otros a su bebé, lo cual no es malo, pero es mejor racionalizarlo un poco y dejarse ayudar. Probablemente, se acepta mejor que los padres o suegros ayuden en temas domésticos, barrer, cocinar o fregar, por ejemplo, que en el cuidado directo del bebé, pero es bueno dejarlos participar también en eso, el baño o el cambio de pañales, por ejemplo. Implica contacto directo y vinculación y viene muy bien para todos, pues es un inicio de la socialización que deben ir realizando los hijos.

Los buenos amigos ayudan mucho, pueden hacer una hora de guardia para que la madre duerma, o una compra, o aquello en lo que sean hábiles. Ni que decir tiene que, si la situación económica es holgada, contratar una persona para las tareas domésticas es una buena opción.

Dormir, al igual que caminar o controlar los esfínteres, es un proceso evolutivo que se va adaptando a las necesidades de cada época de la vida. Los bebés menores de seis meses, con solo dos fases de sueño de las cuatro que tendrán posteriormente y durante toda su vida de adultos, se despiertan con frecuencia, de día y de noche, porque necesitan comer muchas veces debido al enorme incremento de peso que realizan en esa edad. No pueden hacerlo en gran cantidad cada vez porque su estómago es pequeño, así que no les queda más remedio que comer pequeñas cantidades muchas veces.

Los niños saben dormir desde antes de su nacimiento: dentro de sus madres ya presentan fases de sueño y vigilia. Es más, duermen muchas horas al día, muchas más que los adultos. Los menores de un año duermen una media de catorce horas diarias, con variaciones de entre once y veinte horas. A los tres años, la media diaria es de trece horas, con un mínimo de diez y un máximo de quince.

Aunque un bebé de pocos meses duerme la mayor parte del día y muchas más horas que su madre, sus ciclos de sueño son muy cortos y muy diferentes a los de ella, así que a la madre le da la sensación de que no duerme casi nada y, sobre todo, no le permite dormir como antes.

Los primeros seis meses, los lactantes se despiertan tantas veces y tan a deshora de los adultos que la principal arma que tienen las madres y sus parejas para mejorar su calidad de vida y no acabar extenuados es aprender a dormir con su bebé. Lo más práctico es ponerlo a dormir lo más cerca posible de donde duerme la madre, en el mismo dormitorio, sea en una cuna suelta o adosada al lado materno de la cama o en la misma cama que la madre (véase el punto «3.7. Dormir juntos. "Colecho" y lactancia materna»). Es la mejor manera de levantarse menos veces para darles de comer o tranquilizarlos y, por tanto, de ganar horas de sueño.

Una tentación que pueden tener madres y padres novatos es aprovechar que el bebé se ha dormido para hacer algo pendiente, contestar los wasaps, por ejemplo; craso error: lo más práctico es aprovechar ese momento para dormir, cada hora cuenta.

2.8.6. Ejercicio, deporte (consultable en e-lactancia.org)

El ejercicio moderado es saludable y perfectamente compatible con la lactancia; no provoca cambios en la composición de la leche ni disminución de su producción, que incluso puede aumentar. El ejercicio materno no causa pérdida de peso en el lactante y puede retrasar la de masa ósea durante la lactancia.

El ejercicio intenso podría alterar levemente la composición de la leche (disminuye un poco el azúcar y aumentan las proteínas), y por tanto su sabor, aunque esto es bien tolerado por el lactante. El ejercicio intenso continuado solo sería aconsejable en mujeres previamente entrenadas, como las deportistas profesionales.

2.8.7. Sexualidad (consultable en e-lactancia.org)

Tras el parto, no se recomienda el sexo con coito durante las primeras cuatro o seis semanas (la llamada «cuarentena») para permitir la cicatrización o la recuperación de posibles heridas o traumatismos vaginales y evitar infecciones. Si no hubo desgarro ni episiotomía durante el parto y ya no hay sangrado vaginal, el tiempo de abstinencia coital puede reducirse. Pasado ese tiempo, al principio conviene adoptar posturas en las que la mujer controle el grado de penetración y los pechos no se vean comprimidos por la pareja. El sexo sin penetración puede practicarse desde que a la mujer le apetezca.

El deseo sexual materno se verá disminuido durante los primeros tres a doce meses tras el parto en la mayoría de las mujeres. La lactancia aumenta los niveles de prolactina y disminuye los de estrógenos, lo que puede ocasionar disminución de la libido, menor satisfacción y dispareunia (dolor) por insuficiente lubricación vaginal en las relaciones sexuales. Es importante que madre y pareja entiendan esto como normal y transitorio y busquen mientras tanto otras formas de sexualidad más basadas en la ternura y la sensualidad que en la relación coital.

El tipo de parto, la instrumentación durante el mismo, la episiotomía, la depresión, el cansancio, el mayor aprecio por la lactancia y los cambios corporales también pueden influir en la disminución de la libido y la dispareunia.

Por otra parte, los niveles de testosterona (y por tanto, de la libido) disminuyen en los hombres cuando son padres, y parece que hay mayor disminución si se comparte cama con el bebé.

Muchas de las hormonas implicadas en las relaciones sexuales son las mismas que las de la lactancia materna, por lo que es normal que una mayoría de mujeres experimenten sensaciones placenteras sensuales al amamantar.

La posible sequedad y dolor vaginal por hipoestrogenismo se pueden solucionar con cremas lubricantes. Si la pareja utiliza preservativo, el lubricante debe ser compatible con el mismo (véase el siguiente punto).

Si molesta la eyección de leche por la oxitocina liberada durante las relaciones sexuales, se puede dar de mamar o extraer algo de leche antes. El pecho puede estar más sensible con la lactancia y reaccionar con dolor a las caricias.

Las relaciones sexuales son perfectamente compatibles con la lactancia, no afectan a la cantidad ni a la calidad de la leche. El semen no altera la composición de la leche por ninguna vía.

Dado el aumento de prolactina que se consigue con el estímulo sexual, se ha llegado a postular la práctica de sexo para tratar situaciones de hipogalactia.

La percepción del pecho como órgano erógeno y de atracción sexual en varias sociedades puede interferir con el amamantamiento en general y con la lactancia en público en particular.

2.8.8. Contracepción

La lactancia exclusiva con tomas frecuentes espaciadas como mucho de cuatro a seis horas, incluso durante la noche y **mientras no aparezca la menstruación** (método MELA), tiene una eficacia del 98 % como anticonceptivo en los primeros seis meses.

Si hay riesgo de relaciones sexuales con penetración en el primer mes tras el nacimiento, los preservativos masculinos y los dispositivos intrauterinos de cobre son compatibles desde el primer día posparto.

Aunque es mejor evitar los anticonceptivos hormonales durante el primer mes posparto, en caso de riesgo de embarazo, los beneficios superan a los riesgos utilizando dispositivos intrauterinos con levonorgestrel, implantes de etonorgestrel, inyecciones depot de medroxiprogesterona y anticonceptivos orales de solo progesterona.

A partir del primer mes, todos los métodos anticonceptivos son compatibles con la lactancia, incluyendo el diafragma y los espermicidas y, con alguna precaución acerca de la producción de leche, los combinados de estrógenos y progesterona, sean en forma de administración oral, de anillo vaginal o de implantes.

2.8.9. Preparativos durante el embarazo

Las madres que asisten a cursos y talleres de lactancia durante el embarazo van a tener más autoconfianza en su capacidad de lactar y más posibilidades de una lactancia satisfactoria. Conviene familiarizarse con la lactancia viendo a otras madres hacerlo: visitar a amigas o familiares que amamantan o compartir espacio con madres lactantes en talleres mixtos de embarazadas y madres lactantes o de grupos locales de apoyo a la lactancia son buenas oportunidades de adquirir experiencia previa.

Si se leen libros, blogs y páginas de internet sobre lactancia y crianza, hay que asegurarse de que no están hechos o subvencionados por fabricantes de fórmulas artificiales. Los más seguros van a ser páginas de La Liga de la Leche u otros grupos de apoyo a la lactancia. Libros como el que escribí, *Tú eres la mejor madre del mundo. La crianza en los tres primeros años*, son también una buena opción para prepararse.

En cuanto al pecho, se prepara solo. Son contraproducentes los estiramientos o ejercicios para «reforzar o preparar» el pezón, ni aunque se vea plano o invertido (véanse los puntos «2.3.5. Cómo no funciona el pecho. Mitos, ideas falsas y contraproducentes» y «5.2.13. Sangrado por el pezón, sangre en leche»).

ANEXO
Definición del término «lactancia materna»

Dado que el término «lactancia materna», por sí solo, es insuficiente para describir los distintos tipos de administración de la misma y los diferentes efectos en la nutrición y estado de salud de los lactantes, la Organización Mundial de la Salud y expertos estudiosos de la lactancia recomiendan definir estrictamente las distintas modalidades de lactancia materna y utilizarlas de manera estandarizada en todos los estudios epidemiológicos sobre lactancia:

- **Lactancia materna completa** (LMC): el lactante no recibe como alimentación más que leche de mujer, pudiendo además estar recibiendo otros líquidos distintos de la leche artificial. Comprende:
  - **Lactancia materna exclusiva** (LME): el lactante recibe solamente leche materna (directamente del pecho o por otro método, de su madre o de otra mujer), pudiendo recibir también gotas o jarabes de vitaminas o medicinas.
  - **Lactancia materna predominante**: el lactante recibe leche materna, pero también agua, infusiones, zumos de fruta, sales de rehidratación oral o líquidos rituales.
- **Lactancia materna parcial o complementaria,** también llamada **mixta**: el lactante recibe leche materna, pero también otros alimentos sólidos o líquidos, incluida la leche no humana. Según la mayor o menor cantidad de leche materna administrada (≥80 %, 79 % a 21 % o ≤20 % del total), se puede subdividir en alta, media y baja o simbólica.
- **No lactancia materna**: el lactante no recibe nada de lactancia materna.

Por sus mayores beneficios, interesa disponer (y la OMS así lo recomienda) de cifras de incidencia y duración de lactancia materna completa en los distintos países del mundo y en el nuestro.

3

Lo que nos han enseñado las mujeres. El arte de amamantar

> Amamantar a un bebé: ¿Qué otra cosa puede ser más natural? Simplemente acune a ese primoroso pequeño recién nacido y ofrézcale el seno. Parece algo bastante fácil de hacer. Amamantar a un bebé es algo sencillo y natural cuando conocemos la forma de hacerlo y lo que esperamos con ello; así lo descubrimos cada una de las siete mujeres que fundamos La Liga de la Leche [...] para amamantar a un bebé es necesaria información, estímulo y ciertos conocimientos prácticos sobre maternidad [...].
>
> La Liga de la Leche Internacional
> Introducción. *El arte femenino de amamantar*, México, Pax, 2001

3.1. Técnica de la lactancia materna. El arte femenino de amamantar

Si el único requisito para la lactancia fuera el instinto, no habría ningún problema, pues los instintos vienen grabados en los genes y se realizan de modo monótono y eficaz. Que una madre amamante con éxito a su bebé precisa una destreza y una técnica específicas, no voy a decir que sean difíciles, sino simplemente específicas. Y si hay problemas para amamantar a un bebé (que no se enganche bien o que haga mucho daño al prenderse, por ejemplo), hay que conocer técnicas alternativas, es decir, tener un plan B.

No siempre es necesario que se enseñe o explique la técnica correcta a todas las madres: un cierto «instinto» materno (más propiamente, intuición), el hecho de haber visto un poco amamantar y un bebé de los que se enganchan perfectamente nada más nacer, como si lo hubiese hecho toda la vida, son elementos más frecuentes de lo que nos quieren hacer creer; he visto muchos a lo largo de mi vida. Pero lo malo es cuando hay problemas y nadie le ofrece a una madre lactante la solución correcta; lo malo es cuando de entrada le dicen que haga cosas absurdas que dificultan la lactancia y acaban arruinándola.

Lo que quiero decir con todo esto es que no hay que hacer un máster para dar el pecho con éxito, que las probabilidades de que todo vaya bien aumentan si se ha visto previamente a otras madres con experiencia, se ha comentado con ellas y se tiene la suerte de no topar con sanitarios o pretendidos expertos intervencionistas y con ideas peregrinas sobre la técnica de la lactancia.

La lactancia no es un instinto, o no es solo un instinto; ha sido definida en el mundo de los antropólogos (los estudiosos de los fenómenos sociales y biológicos de la humanidad) y, más concretamente, por dos antropólogas, como el fenómeno biocultural por excelencia, una mezcla de instinto y arte, «arte» entendido como cultura o técnica transmitida de generación en generación; en la tribu primitiva, amamantar era la norma, y era fácil que no solo las mujeres conociesen bien la técnica, aprendida desde muy niñas, sino que muchos de la tribu debían saber cómo conseguir el éxito de una lactancia.

El recién nacido aporta sus tres instintos (búsqueda, succión y deglución) y la madre, además del reflejo «pezón–hipófisis», que produce dos hormonas (véase el punto «2.3. Cómo funciona el pecho. La fisiología»), aporta el arte de amamantar aprendido, transmitido culturalmente de madres a hijas.

Un instinto no se pierde, está grabado en los genes. Una cultura, cuando no interesa demasiado o nada, puede perderse. Cuando el hombre descubre los metales, olvida la cultura de la piedra para fabricar instrumentos, y hoy no sabemos cómo lo hacían (salvo algún antropólogo que lo ha estudiado), y ya casi no quedan años para que desaparezca la última generación, la anterior a la mía, que podría reconstruir el arte tradicional de recogida del cereal, desde la siega, pasando por trillar la parva y aventar en la era. Estas palabras, ya conocidas por pocos, desaparecerán del uso cotidiano bajo el ímpetu de la nueva cultura, la nueva técnica: enormes cosechadoras a gasoil que, tras pasar brevemente por encima del campo, dejan el cereal envasado, casi listo para comprarlo en el supermercado. Algo similar ha estado a punto de ocurrir con la cultura de la lactancia.

Los avances de la química en el siglo XIX permitieron descubrir las propiedades físicas y químicas de los cuerpos y conocer su composición. Se descubrió que la leche está formada, como otros alimentos, por una cantidad determinada de proteínas, azúcares, grasas, sales minerales y agua, y que las proporciones de estos elementos varían mucho de una especie a otra. Se supo entonces, por ejemplo, que la leche de vaca o la de cabra tienen alrededor del triple de proteínas y sales que la de mujer. Se empezó a sospechar que esa fuese la razón por la que los bebés alimentados antes de los cuatro o seis meses con estas leches de animales fallecieran en pocas semanas, por eso no se probaban nunca si se deseaba conservar al bebé con vida: o tomaba leche de su madre o de una nodriza contratada.

Este nuevo conocimiento ayudó a que personas ingeniosas manipulasen la leche de vaca y, mediante la dilución con agua y un añadido de azúcar y manteca, consiguiesen productos químicamente parecidos a la leche de mujer, y así comenzó hacia 1860 uno de los mayores negocios que hay hoy a escala mundial: el de la alimentación infantil con fórmulas derivadas de la leche de vaca, que intentan imitar lo mejor que pueden y saben la leche materna; la industria de sucedáneos de leche materna.

En los últimos ciento cincuenta años la lactancia, como técnica, fue aprehendida, estudiada y reinventada por el mundo sanitario, en especial por una ginecología y una pediatría incipientes. Son numerosos los tratados médicos y divulgativos de entre 1890 y 1970 que describen la superioridad de la lactancia materna respecto a la artificial y reconocen la mayor mortandad entre los alimentados con fórmulas artificiales, todo ello desde un punto de vista muy coercitivo: «El pecho de la madre es para su hijo», «La madre que no amamanta no es madre», etc.

Pero, sorprendentemente, la mayor parte de las veces todo se quedaba en mera palabrería, en la que subyacía una incredulidad real en la capacidad de la mujer para criar a su hijo, por lo que se describían, a la primera de turno, métodos de lactancia mixta y artificial al menor contratiempo. Lo más grave de estos tratados es la ignorancia supina de la técnica correcta del amamantamiento; aconsejaban de tal manera que el fracaso estaba más que asegurado. La mayor parte de los médicos de la época, por no decir todos, eran hombres que no habían dado de mamar, lógicamente, y poco propensos a escuchar, al menos con interés, lo que podría pensar y saber una mujer de la lactancia y de lo que fuera. Pero es que tampoco se interesaron por la fisiología, por el funcionamiento de la lactancia: desconocer que el pecho funciona a demanda, es decir, que adapta la cantidad de leche que produce según se le pida más o menos, ha sido posiblemente la mayor causa de pérdida de lactancias, por no decir rutinas erróneas muy conocidas, como la del horario fijo (cada tres horas), los dos pechos cada vez y cinco o diez minutos de cada pecho.

Tuvieron que ser mujeres las que redescubrieran a los sanitarios ese arte femenino de amamantar, perdido en el último siglo. En concreto, organizaciones pioneras como La Liga de la Leche, y posteriormente grupos de apoyo a la lactancia en todo el mundo, inicialmente en países nórdicos (véase el punto «1.4.3. Los grupos de apoyo a la lactancia»).

La labor que cumplen estos grupos, de apoyo, difusión y recuperación de la lactancia, es inestimable, y constituyen el futuro de su pervivencia, permitiendo que la lactancia salga del mundo sanitario y vuelva al mundo de la ciudadanía, del que probablemente no debió salir más que para resolución de procesos patológicos, de enfermedad. Los talleres conjuntos de embarazadas y madres lactantes son un magnífico lugar de recuperación de la cultura de la lactancia. La madre que esté dando el pecho o vaya a hacerlo se beneficiará de la asistencia a algún grupo de apoyo o taller similar en su localidad o cerca de ella. Se puede aprender teoría en cualquier buen libro, en cualquier blog bien informado, en cualquier conferencia del «experto» que, como en mi caso, no es mujer ni ha dado el pecho, pero compartir espacios con madres que están amamantando es una oportunidad única y puede que necesaria de aprendizaje y de adquisición de habilidades y seguridad en sí misma.

No solo hay cultura transmitida en los humanos: se sabe de muchos mamíferos que la tienen; adquieren conocimientos fundamentalmente en la larga convivencia inicial con sus madres, que les enseñan todo, incluso a dar de mamar. Animales apartados precozmente de sus madres y criados en cautividad, como ha sucedido con gorilas, se muestran muy inhábiles para amamantar. Todavía es reciente (2006) la incapacidad de las gorilas Virunga y Machinda del zoo de Barcelona para amamantar e incluso cuidar adecuadamente a sus crías N'tua y N'goro.

Lo que sigue a continuación jamás me lo enseñaron en la facultad de Medicina ni durante la residencia de pediatría. Tuve que aprenderlo años después de la mano de grupos de apoyo a la lactancia, de libros de algunas autoras que decían lo contrario a lo que nos habían enseñado y de escuchar a muchas madres, actividad que, por sorprendente que parezca, tampoco se practicaba mucho, en especial en lo referente a dar el pecho. A mí me la enseñó la doctora Ana Muñoz Guillén, pediatra en el Hospital La Fe, de Valencia, en el que me formé.

3.2. La primera tetada: precoz

La mayoría de los recién nacidos sanos a término presenta comportamientos espontáneos de alimentación en la primera hora de vida, y el contacto temprano piel con piel con succión se asocia a una mayor duración de la lactancia. He observado cómo, inmediatamente tras el nacimiento y de forma casi invariable, salvo en partos en los que ha habido muchas complicaciones y dolor, cuando dejas al recién nacido encima del pecho de la madre, esta queda como embargada en un estado de felicidad, y su bebé, bocabajo, con su cabecita ladeada entre las montañas de sus pechos, mira en silencio y con los ojos muy abiertos, mientras escucha atentamente lo que le cuenta su madre, con un tono que nunca oigo fuera del paritorio.

Vale la pena en cada nacimiento dar tiempo a ambos, no es recomendable forzar esta primera toma: la mayoría de los recién nacidos sanos consigue engancharse al pecho a su aire antes de una hora; no obstante, si se ve que les entra nerviosismo para agarrarse, conviene que la madre intente dirigirle levemente hacia uno de los dos pechos. Hay que desterrar de los paritorios la idea de separar a madre e hijo para hacer cosas que se pueden hacer en cualquier otro momento, como pesarlos, medirlos, etc. El bebé es de su madre y el momento es de ambos. Se ha llamado acertadamente a esta primera hora posparto «la hora sagrada».

Durante las primeras dos a cuatro horas tras el nacimiento, madre y recién nacido mantienen un estado de alerta que es muy conveniente para empezar a re-conocerse por fuera. Ese es el espacio temporal que he visto que aprovechan para tocarse, hablarse, olerse, saborearse... y hacer una primera toma de pecho. Pasado este tiempo, lo más habitual es que ambos caigan, agotados, en un sueño profundo que puede durar entre diez y veinte horas: no es de extrañar que durante ese tiempo el bebé no mame en absoluto.

La mayor parte de los problemas de la lactancia se previene con una puesta al pecho precoz. Un recién nacido que hace su primera toma antes de la primera hora tras el nacimiento tiene menos riesgo de presentar problemas posteriores de lactancia.

Si quien me lee es madre, padre o pareja de la madre, debe asegurarse de dar a luz en un lugar donde les respeten ese contacto inicial libre de interferencias inútiles. Si, por el contrario, es profesional de la atención perinatal, médico, matrona, enfermera o auxiliar de clínica, debe buscar una buena razón cada vez que quiera interferir en ese contacto íntimo por puro protocolo; entre todo el personal, se han de estudiar los cambios necesarios en ese protocolo o rutina que lleva años sin revisar en su hospital o clínica; quizá sea el momento de ponerse en contacto con la IHAN de su país (véase el punto «1.4.2. OMS /UNICEF»).

3.3. Horario: a demanda. Duración de las tomas

Posteriormente, deben permanecer juntos sin interferencias y dejar mamar al bebé al menor **signo precoz de hambre** (estar despierto y hociquear, chupar, sacar la lengua...), sin esperar a que llore o se enfade; con esto, y si hicieron una primera toma de contacto en la primera hora, más de la mitad del éxito está asegurado.

Pero puede haber dificultades estos primeros días, en especial en la maternidad de un hospital que no se haya replanteado sus guías, protocolos y, sobre todo, el fundamento de sus rutinas. Con frecuencia, la lactancia, en esta cultura dominada por el biberón, es una carrera de obstáculos en la que es una proeza que la mujer salga airosa:

- El exceso de visitas, tan propias de una cultura mediterránea y otras muchas, no es excusa para variar estas pautas; al revés, el amamantar pese a ello contribuye a difundir la cultura de la lactancia. Cierto es que hay mujeres que pueden sentirse incómodas ante propios y extraños: su pareja debe entonces poner el orden necesario. Hay una enorme ambigüedad en la mirada y concepción del pecho femenino en Occidente; su doble naturaleza nutricio-reproductora y erótico-sensual y la falta de costumbre social de la imagen del amamantamiento (no así del pecho desnudo no amamantando, que puede verse fácilmente hasta en playas familiares) hacen que muchas mujeres no se sientan cómodas mientras amamantan ante ojos ajenos.
- Debe permitirse a los bebés mamar a demanda frecuente, que es como funcionan ellos. Hay que tener en cuenta

que dentro del útero materno han estado «comiendo» de modo continuo a través de la placenta y el cordón umbilical, recibiendo alimentación segundo a segundo. Este ritmo tan frecuente de comidas tiene mucho que ver con lo pequeño que es su estómago, lo mucho que crecen los primeros meses y con sus fases de sueño. Pasarán muchos meses y hasta algún año hasta que sean capaces de hacer las pausas que hacemos los adultos entre comidas. Todo esto es aún más importante en los bebés más pequeños (peso menor de 3 kg) y prematuros o nacidos con algo de antelación (antes de las 39 semanas de embarazo), que tienen pocas reservas y mucha tendencia a dormirse: **deben** mamar a demanda frecuente, es decir, cada menos de tres horas, si puede ser de ocho a doce veces al día, mejor que mejor. El truco es ofrecerles el pecho siempre que lo pidan: a la hora, a la hora y media, a las dos horas..., pero si pasan más de tres horas conviene despabilarlos un poquito y ponerlos al pecho. Hay que respetar las demandas nocturnas de los bebés. La mayoría de los bebés demanda por la noche una o muchas veces durante el primer año y, con frecuencia, mientras dura la lactancia.

- A veces, los recién nacidos, sobre todo los más menudos, pueden o no mostrar signos de hambre, pero nada más ponerlos junto al pecho de su madre, un aparente estado de bienestar hace que se duerman profundamente y que incluso se irriten si se les intenta hacer agarrar el pecho. Cuando esto ocurre, ponerlo desnudito contra la piel de la madre y taparlo lo menos posible ayuda, pues puede ser el calor ambiental, agravado por el número de personas que haya en la habitación, el que hace que se duerma. Si, en vez de sostenerlo en brazos, se pone piel con piel entre los pechos estando la madre tumbada bocarriba, con la cabecera algo incorporada (véase la posición de Colson en el punto «3.5. La postura. El enganche»), suelen mostrar más interés y, sin forzarlo, acaban enganchándose.

- Lo del «quien no llora no mama» no es exactamente cierto. Antes de llorar, los recién nacidos y lactantes exhiben una serie de conductas para demostrar que están dispuestos a comer: buscan con los labios, chupetean, mueven las manos hacia la boca, se despiertan, miran...; en realidad, cuando se ponen a llorar suelen estar ya muy irritados y pueden rechazar el pecho mientras lloran aún más. Es mejor ofrecer el pecho antes de que se pongan a llorar; si hace falta, despedir a las visitas y, si está muy nervioso y hambriento, puede ayudar exprimir unas gotas de calostro o administrar algo de leche extraída para que se calme un poco y luego intentar que se agarre al pecho.
- A todos nos hacen falta, o al menos nos vienen bien, palabras de aliento, sobre todo si estamos haciendo algo por vez primera. Si el personal sanitario que atiende a las madres no ha recibido formación específica en lactancia, puede amilanarlas con prácticas erróneas y un lenguaje desmoralizador. Frases como «este niño se queda con hambre», «con lo blandito que está tu pecho, no debes de tener leche aún», «con lo pequeño que tienes el pecho...», «tu leche parece muy aguada», «ha perdido peso» o «no le des tantas veces que se cansará», se oyen con frecuencia en maternidades y paritorios de hospitales, posteriormente en el centro de salud e incluso entre familiares. Una madre, directamente o a través de su pareja, no debe permitir este tipo de lenguaje desmotivador y desmoralizante.
- Pesar a los bebés todos los días durante su estancia en la maternidad es una práctica que se erradicará algún día: hay signos mucho más certeros y menos angustiantes para la madre que indican cómo va la lactancia. Si el meconio (la deposición negra que hacen los recién nacidos al principio) empieza a variar a un color verde oscuro y finalmente amarillento, si el pañal está mojado de orina varias veces al día y si la madre nota ya algo en el pecho, una tensión o claramente la «subida de la leche», no es preciso pesar tanto al niño, a menos que sea para saber su peso al alta en la maternidad.

- Aún peor es pesar antes y después de cada toma de pecho a los bebés. Debe haber una buena razón para ello, y no se me ocurre fácilmente ninguna en el caso de recién nacidos normales. Aparte del error admisible intrínseco de las básculas pesabebés, la práctica de pesar antes y después de amamantar puede entrar dentro de la mala praxis, pues se ha demostrado la ansiedad que genera en las madres y cómo contribuye a hacer que se abandone la alimentación al pecho.
- Por supuesto que carecen de todo fundamento y son contraproducentes los períodos de ayuno inicial, los tiempos medidos en cada pecho y el hecho de dar de los dos pechos cada vez. Del mismo modo, hay que proscribir las soluciones de suero glucosado en la maternidad y la práctica de dar suplementos de fórmula artificial sin indicaciones médicas claras; hay que evitar llamar a estos suplementos «ayudas», porque no suelen serlo, sino todo lo contrario: los suplementos sin indicaciones se comportan como verdaderas zancadillas a la lactancia, pues además de minar la confianza de las madres para la crianza de su bebé, hacen que el pecho, que normalmente amolda su producción a la demanda, acabe produciendo menos leche al notarse menos requerido, porque el recién nacido, al que están dando sueros glucosados o leches artificiales, tomará el pecho con menos hambre. En ciertas ocasiones, sí que hay que complementar; pueden consultarse las indicaciones de complementación en el punto «6.3. No aumenta. El control del peso. Suplementos».

3.4. ¿De un solo pecho o de los dos cada vez?

Parece claro y natural que haya que dar de los dos pechos cada vez. Para eso están y alguien podría pensar que la madre se quedaría asimétrica si no lo hiciera así. Nada más alejado de la realidad. En fechas tan distantes como 1990 se demostró el aumento insuficiente en bebés a los que se les obligaba a mamar tiempos limitados en cada pecho para que antes de dormirse en el primero les diese tiempo a tomar de los dos. Se pudo comprobar que la leche va cambiando de composición a lo largo de la tetada y empieza a tener más grasa (más calorías) hacia el final de la misma: los bebes, al tomar esta leche más grasa, se sacian, ingieren menos volumen de leche, pero más nutritiva, lloran menos, al estar menos «llenos», y a la vez siguiente se les ofrece el pecho que no tomaron la vez anterior. Así pues, sencillo: horario libre, tomas frecuentes, no limitar el tiempo en el pecho y, si no quiere de los dos esta vez, ya tomará del otro la vez siguiente. Pero no conviene hacer una costumbre de dar sistemáticamente del mismo pecho cada vez que se amamanta (véanse los puntos «6.2. Mamar de un solo pecho», «2.3.5. Cómo no funciona el pecho. Mitos, ideas falsas y contraproducentes» y «5.3.10. El exceso de leche. Hipergalactia»).

3.5. La postura. El enganche

Para los que no damos pecho puede resultar nebulosa la técnica de la lactancia al verla como un todo indivisible, que es lo que es. Para analizar el fenómeno del amamantamiento y poder describirlo, es preciso diferenciar entre postura y enganche, entendiendo por postura la posición relativa entre los cuerpos de la madre y del bebé, y por enganche o agarre, cómo la boca del bebé atrapa el pecho de la madre.

3.5.1. La postura

Son muchas y variadas las diversas posturas que convienen mejor o peor a cada madre y cada niño para amamantar con comodidad y eficacia. Algo común en todas ellas y que las madres buscan es la comodidad, que sean posiciones para amamantar cómodas, ya que son muchas horas diarias y puede acabar doliendo la espalda, los brazos e incluso casi todo el cuerpo. Entre las muchas que hay, cada madre emplea más de una, pues es bueno variar para aligerar grupos de músculos. La base de la comodidad es el apoyo de la espalda en todas las posturas (acostadas y sentadas) y de los pies y brazos en las posturas sentadas. Desde un punto de vista técnico cualquier postura debe permitir que la boca y la cabeza del bebé se orienten de frente hacia el pecho-pezón, es decir, que el bebé no tenga que estar torciendo el cuello para atrapar el pezón, en especial los primeros meses. Posteriormente, la mayoría ha adquirido tal habilidad que casi podría estar mamando de espaldas. Una vez los lactantes son mayorcitos, el tema de la postura es accesorio, pues tanto ellos como sus madres saben muy bien cómo colocarse. Estas son algunas opciones:

- Los primeros días puede ser preferible dar el pecho **acostada de lado**, con el bebé paralelo a la madre, abdomen contra abdomen y dándole del pecho que queda más abajo. Es una posición especialmente adecuada en caso de cesárea. Una almohada, una sábana, toalla o manta para apoyar la espalda puede ser de mucha ayuda. Esta postura conviene también en los meses siguientes para dar el pecho por la noche, pues permite descansar más, sin tener que incorporarse, especialmente si se hace «colecho», esto es, dormir con el bebé en la misma cama (véase el punto «3.7. Dormir juntos. "Colecho" y lactancia materna»).

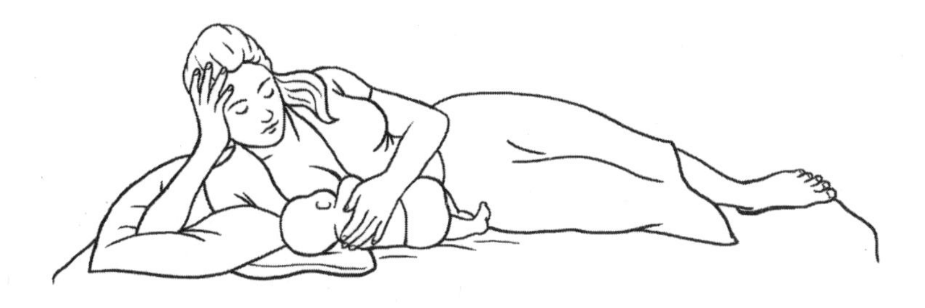

- También los primeros días, y cuando hay dificultades con las posturas más tradicionales de los manuales (sentada, acostada, rugby, caballito), puede venir muy bien la postura **acostada bocarriba**, llamada postura **natural**, biológica o de Colson: la madre tumbada bocarriba con la cabecera un poco inclinada, como si estuviera sentada en una tumbona, y el bebé encima de la madre, bocabajo con la cabeza entre los pechos, más bien alta, casi debajo del cuello; no suele ser preciso dirigirlo mucho o nada, pero conviene abrazarlo por encima de su espalda y dejarle que descienda poco a poco y encuentre el pecho: en esta postura, de máximo contacto, piel con piel y bocabajo, es como la mayoría de los reflejos innatos del recién nacido se expresa mejor y el bebé logra alcanzar el pecho antes. Al contrario del resto de las posturas, no hay que preocuparse de sujetarle la cabeza para que no se suelte, pues al estar por encima del pecho, la propia gravedad hace que se pegue a él.

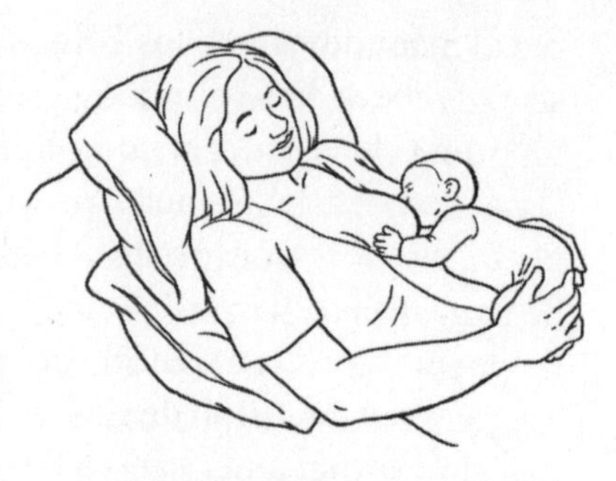

- La postura **sentada tradicional** es la postura social, la que queda mejor, la más discreta, la más representada en el arte, pero no es una postura fácil para los primeros días. Implica sujetar bien al bebé, dirigirle bien la boca contra el pezón, para lo que es preciso que no esté bocarriba, sino con el cuerpo y el abdomen dirigidos contra el abdomen de la madre. Precisa de una buena postura materna, de una buena silla para hacerlo cómodamente o de un reposapiés, no se recomienda hacerlo en la cama. De hecho, antes eran muy populares las sillas de lactancia, que eran bajitas para poder apoyar bien los pies y levantar algo las rodillas

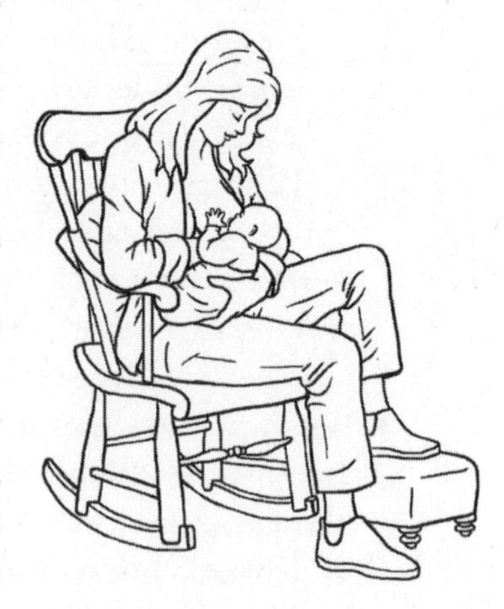

para descansar los brazos. Es necesario sujetarle bien la cabeza todo el rato, generalmente con el antebrazo (no con el codo), para que no caiga hacia abajo y no se separe la boca del pecho. Cansa menos acercar el bebé al pecho que acercar el pecho al bebé, pues esto último obliga a inclinar el cuerpo de la madre y doblar la espalda.

- En la postura **sentada inversa**, en balón de rugby, de fútbol americano o de sandía, la madre está sentada y se coloca al lactante en el costado, por debajo de la axila; con la mano del brazo con que se sujeta al bebé, se le sujeta la cabeza. Puede venir muy bien en varias situaciones:

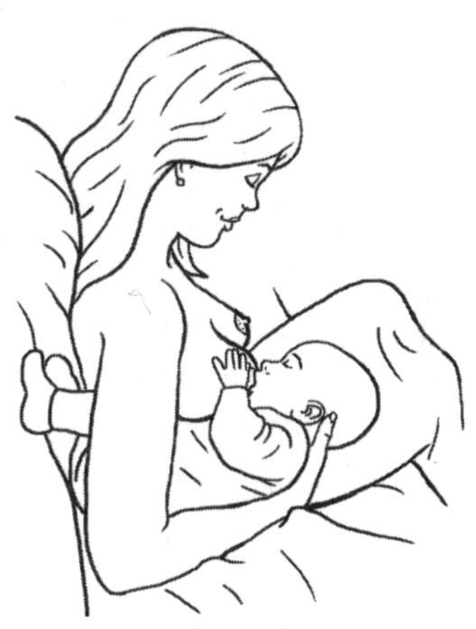

  - En caso de gemelos es una solución para ponerse uno por debajo de cada brazo y darles el pecho a los dos a la vez; además de ganar tiempo, se produce más leche.
  - En problemas de congestión o estancamiento de leche en la parte externa del pecho, con esta postura se drena mucho mejor la parte inferior y externa del pecho. La parte que el bebé vacía más es la que está justo donde señala su mentón; si logramos cambiar la posición relativa de la boca del bebé respecto al pecho, se vaciarán distintas zonas: con la sentada tradicional, la parte inferior interna del pecho; con la sentada inversa, la inferior externa.
  - Si el pecho es grande y el bebé no mucho, también vale la pena ensayar esta postura.
- En la postura **sentada, a horcajadas** o **en caballito**, el bebé esta sentado a horcajadas en la pierna o piernas de la madre, como una ranita, dirigido contra ella y con la cabeza un poco hacia atrás. Se puede dirigir el pecho

cómodamente hacia su boca. Esta postura está de nuevo indicada para bebés pequeños en relación con el pecho, en bebés con menos fuerza muscular, como prematuros y niños con problemas neurológicos que tengan poco tono muscular, como en el síndrome de Down, y en bebés que se enganchan mal en otras posturas, como los que tienen el maxilar inferior algo pequeño (retrognatia). También es una postura cómoda y que puede gustar mucho a lactantes que son llevados en mochilas u otros sistemas de porteo, pues cuando están ahí aprovechan para mamar en esta posición.

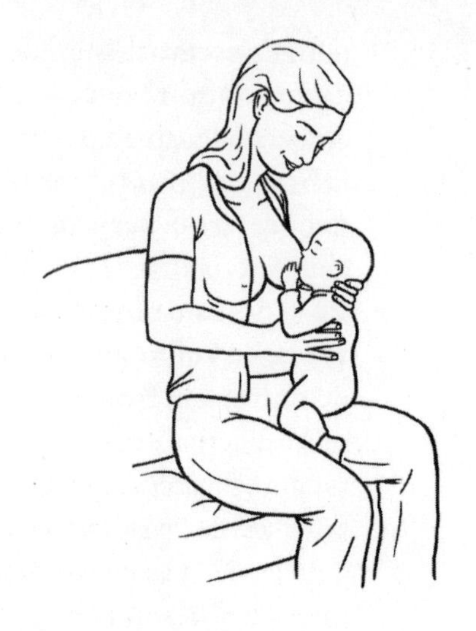

- En la postura **sentada con cojín** de lactancia, la madre se ayuda de una almohada o un cojín comercial en forma de C que le abraza el abdomen, mientras el bebé está tumbado horizontal encima del cojín o almohada. Es un sistema útil, una vez más, para prematuros y bebés pequeños, y para que los gemelos puedan mamar al mismo tiempo poniéndolos en posición de balón de rugby. Puede ser útil mientras aún son pequeñitos y no llegan a las piernas de la madre, para que no se le canse el brazo.

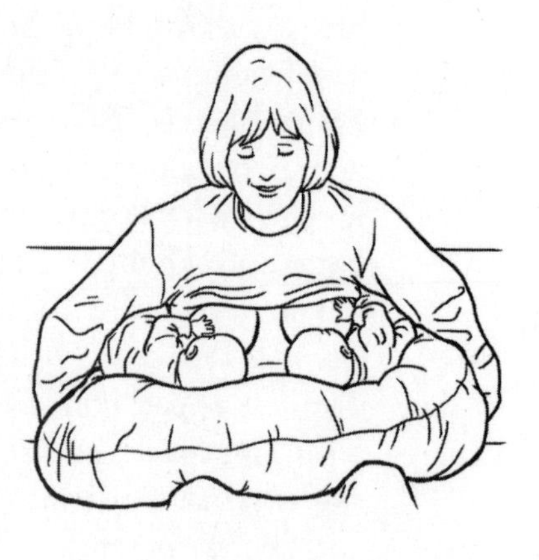

- Otras **posturas especiales**: las mujeres de algunas etnias de Asia central tienen la costumbre de dar de mamar a sus bebés mientras estos están tumbados bocarriba en su cuna; ellas se reclinan sobre ellos, dejándoles el pecho encima de la boca. Esas cunas llevan una barra superior sobre la que se apoya la madre para no acabar con problemas de espalda. Esta postura se puede emplear ocasionalmente por dos motivos: amamantar a un bebé muy hipotónico, como hemos dicho, y, cambiando la posición respecto al bebé, vaciar mejor las zonas altas del pecho (la madre inclinada encima del bebé, que estaría al revés respecto a ella: su cabeza bajo el pecho de la madre y sus piernas debajo de la cara de ella; se puede hacer también, y es preferible, con la madre acostada de lado y el bebé paralelo a ella, pero con los pies dirigidos hacia arriba).

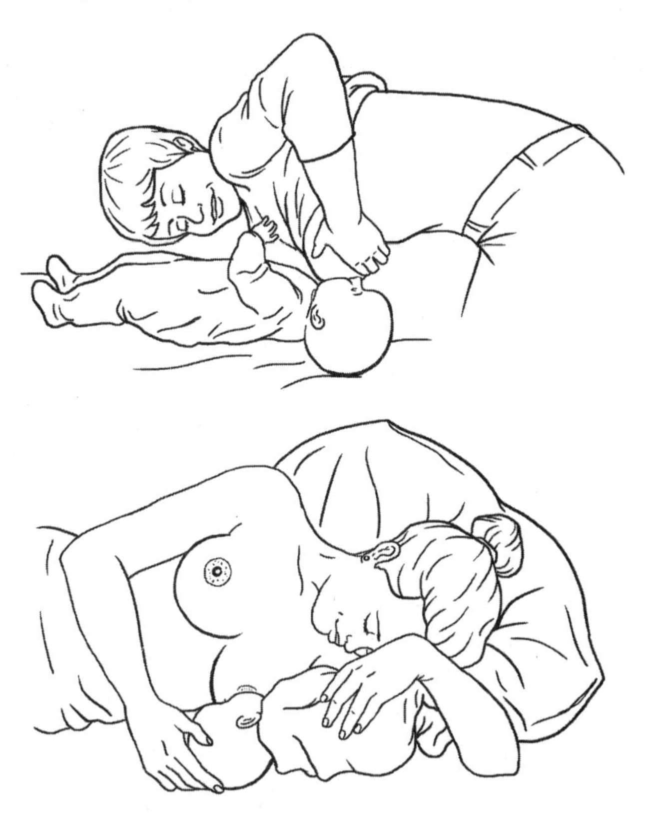

3.5.2. El enganche

Algo que conviene saber sobre **el enganche**: mamar no es succionar como de una pajita; la boca del bebé no chupa sino que mama, ordeña: una boca bien abierta, con los labios hacia fuera (como una lapa), abarcando casi en su totalidad la areola materna, unas mejillas hinchadas con movimientos rítmicos que llegan a hacer mover los pabellones auriculares son signos de un buen amamantamiento. Parece, en realidad, que está comiendo un bocadillo. Si el lactante abarca solo un poco de pezón entre sus encías, hará daño y causará grietas; en este caso es mejor lograr que se suelte introduciendo la madre un dedo de su mano en su boca para romper el efecto ventosa y sacar el pezón. Cuanto más trozo de pezón y areola se introduzca dentro de la boca, mejor, pues no dolerá y mamará bien. Casi toda la areola, sobre todo la parte inferior de la misma, estará dentro de los labios del bebé. Si el pecho es muy grande y la boca del bebé pequeñita, puede venir bien hacer como un bocadillo comprimiendo el pecho con el pulgar y el índice de la mano, con cuidado de que estos dos dedos queden bastante atrás, a varios centímetros del pezón, en general respetando la areola, para que los labios del lactante no choquen con ellos y pueda abarcar un buen trozo de pezón y areola.

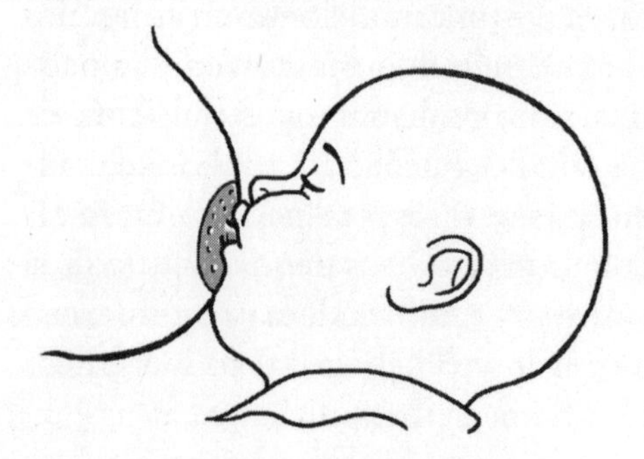

Enganche incorrecto

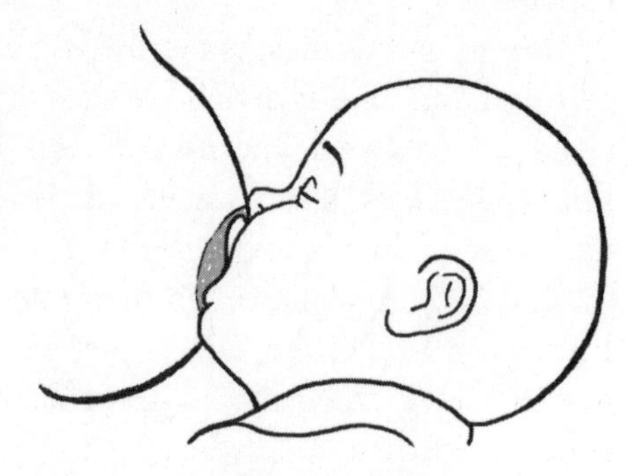

Enganche correcto

Sujetar el pecho con la mano no siempre es necesario, en especial si el pecho no es muy grande y el lactante engancha adecuadamente el pezón. Pero en muchas ocasiones hay que sujetarse el pecho para orientarlo o dirigirlo bien a la boca del bebé. La mejor manera no es con la palma de la mano extendida y sujetando el pezón entre los dedos índice y medio, como se ve en muchas imágenes de la pintura tradicional, en especial si son de la Virgen María amamantando; esta postura, llamada «en pinza» o «en tijeras», aunque no disminuye el flujo total de leche, no es práctica: el dedo índice puede hacer demasiada presión (muchas madres piensan que así retiran bien el pecho de la zona de la nariz de su bebé para que respire mejor) y podría impedir que la leche que queda por encima de la zona presionada fluya bien, y el dedo medio, por debajo del pezón, puede chocar contra el mentón del bebé e impedirle que atrape un buen bocado de pecho. Lo más práctico para sujetarse el pecho y poder orientarlo bien es atraparlo con toda la mano por debajo y el pulgar por encima, un poco por detrás de la areola.

Para mejor orientar a bebés que no acaban de engancharse bien (repito: un buen enganche consiste en atrapar un buen bocado, con todo el pezón y buena parte de la areola, en especial la parte inferior de la misma, dentro de la boca), la madre puede ayudar sujetándose el pecho y hacer que el pezón toque la nariz y el labio superior del bebé, que normalmente tenderá a abrir mucho la boca; es en ese momento cuando la madre puede «ponerle» el pezón-areola bien dentro de la boca antes de que la cierre.

Los primeros días, una causa frecuente de problemas y fácil de solucionar es que el bebé se hace un lío con sus manitas y las pone por delante del pecho o al lado de su boca, se confunde e intenta agarrarse a la mano en vez de al pecho: hay que ponerle un bracito a cada lado del pecho, como si lo abrazara.

La ropa de la madre también puede ser una complicación. Es mejor ropa amplia, de dos piezas, con fácil acceso al pecho, que no forme arrugas ni lo deforme, o mejor, estando en casa, poca o nada de ropa que interfiera. Pasa lo mismo con el sujetador, que puede causar problemas aunque sea de los especiales de lactancia; como con la ropa, es mejor que permita un acceso amplio al pecho sin ponerse de por medio. Hay mujeres que prefieren no llevarlo.

Y lo último, pero no menos importante: la higiene. Conviene tener siempre las manos limpias, tanto la madre como quien vaya a tocar al bebé. No es preciso lavárselas antes de cada toma de pecho, eso es sumamente impráctico, sobre todo si se hace «colecho» y es por la noche, pero sí cuando se ha ido al baño, se ha cambiado el pañal o se ha tocado algo que pudiese estar sucio o contaminado (incluida la comida de la compra, verduras, animales domésticos, etc.). No hace falta en absoluto estar lavando el pecho cada vez ni mucho menos, con la higiene diaria basta. No conviene aplicarse lociones ni agua y jabón en la ducha, ni cremas en el pezón tras la toma.

3.6. ¿Cómo saber que está mamando bien?

3.6.1. Datos de una toma correcta

Saber que la toma es correcta, que hay un buen enganche, es fundamental para que la lactancia vaya bien. Si la madre no experimenta dolor al engancharse su bebé, hay muchas probabilidades de que todo esté bien. Si tiene dolor, es mejor hacer que el lactante se suelte introduciendo un dedo entre sus labios y el pecho para romper el vacío y que no haga daño estirando del pezón, y volver a empezar de nuevo.

Los bebés que maman bien están con su boca bien enfocados (perpendicularmente) al pezón-pecho, la cabeza no está girada respecto a su cuerpo, tienen los labios evertidos (como una lapa) y abarcan gran cantidad de areola dentro de la boca, generalmente más por abajo que por arriba. La barbilla está hundida en el pecho y la nariz, muy cerca o tocando el pecho.

Sus mejillas están redondeadas, algo hinchadas, no hundidas como si chuparan. Mueven la mandíbula como si estuviesen comiendo un bocadillo, es decir, que en vez de chupar, realizan movimientos masticatorios sobre el pecho, incluso llegan a mover las orejas con frecuencia.

Estos movimientos masticatorios son al principio cortos y de ritmo rápido, y luego, poco a poco, el ritmo se enlentece y los movimientos se vuelven más profundos y largos. Se les oye tragar la leche que sacan del pecho. Tras un tiempo variable, van haciéndose aún menos frecuentes, hasta que se sueltan espontáneamente, muchas veces dormidos. El ritmo inicial rápido estimula la producción de leche y la secreción de oxitocina, que acaba por hacer expulsar la leche en cantidad: es en ese momento cuando cambian de ritmo para tragar la cantidad de leche que les llega y cuando muchas madres notan un hormigueo en el pecho debido a la salida rápida y abundante de leche por todos los canales del pecho. A veces, tras estar mamando con movimientos cada vez menos frecuentes, pueden recuperar el ritmo rápido y lograr hacer venir de nuevo leche en cantidad.

El bebé se aprecia relajado (manos y brazos) y la madre también, sin forzar su postura, con sensación de sueño y el pecho blando; no hay daños (grietas, ampollas, deformidad excesiva) en el pezón. La madre tiene confianza en sí misma y no necesita ayuda (o poca) para colocarse bien al bebé al pecho.

Nada sustituye en las madres su capacidad y experiencia en amamantar, y en los profesionales, la observación directa y la experiencia clínica aprendida a lo largo de años, pero puede venir bien en ambientes de trabajo con inestabilidad o insuficiencia de personal tener todos los datos recogidos y ordenados. Hay varias escalas y fichas que los recogen de manera estandarizada y completa para ayudar a los profesionales a evaluar paso a paso una toma, intentar mejorarla y poder hacer comparaciones entre profesionales y entre publicaciones. Las más conocidas y validadas son la Escala de Evaluación de Lactancia Materna (LATCH, por sus siglas en inglés), la Ficha del Manual del curso de capacitación en Consejería de Lactancia Materna de la OMS/UNICEF y la Ficha para la Observación de la Toma de la Unión Europea (véase el anexo al final de este capítulo).

La puntuación LATCH del primer día está inversamente relacionada con la tasa de lactancia materna no exclusiva al alta en la maternidad. Puntuaciones en la escala LATCH menores de seis el primer día de vida y menores de ocho a las 48 horas se han asociado con seis y nueve veces más riesgo, respectivamente, de que la lactancia materna se interrumpa antes de las seis semanas.

3.6.2. Saber si la lactancia va bien

Varios o todos de los siguientes signos son indicativos de que la lactancia está funcionando bien:

- La madre se nota la **«subida de la leche»** dentro de los tres o cuatro primeros días como máximo. Esto ha demostrado ser el mejor indicador de que la lactancia va a ir bien. Si no ocurre más allá del cuarto día, hay que investigar.
- Las primeras semanas, el lactante se despierta cada dos o tres horas, mama ocho o más veces al día y se le nota relajado. Mamar menos de seis veces la primera semana y dormir continuamente merece una revisión por el pediatra.
- El lactante tiene la **boca y las conjuntivas húmedas**, la piel turgente, elástica, poco o nada arrugada y no está demasiado amarillo, aunque esto también puede ser normal (véase el punto «6.6. Ictericia por no lactancia. Ictericia por lactancia»).
- **Deposiciones.** Los primeros tres días hace al menos una deposición diaria negroverdosa, que va evolucionando del negro al verde oscuro y de este al verde claro, y finalmente al amarillo-oro. A partir del cuarto día hace al menos tres deposiciones ya de color amarillo-oro. Hacer menos de tres deposiciones diarias y/o que estas sigan siendo meconiales (negruzcas) a partir del quinto día puede indicar un insuficiente aporte de leche. Las primeras cuatro semanas lo normal es que hagan de cinco a diez o más deposiciones diarias, que pueden ser líquidas-blandas y explosivas; luego, a partir del mes, pueden empezar a hacer una diaria o cada varios días (es el llamado falso estreñimiento de la lactancia: una deposición cada varios días, pero blanda).

- **Micciones, orina**. Los primeros tres días hacen de dos a tres micciones diarias de color claro o amarillento. Posteriormente, hacen cuatro, seis o más, claro-amarillentas. Este dato es difícil de evaluar porque a menudo se mezclan en el pañal las deposiciones semilíquidas con la orina, pero justamente si las deposiciones son semilíquidas es una buena señal. Ocasionalmente, puede haber manchas en el pañal de color anaranjado-rojizo (color «ladrillo»), que son uratos normales, no sangre. Si hay uratos, pero con muchas micciones diarias, no tiene mayor importancia, pero los uratos con pocas micciones diarias pueden indicar que el bebé no está bebiendo suficiente leche y ser un signo de deshidratación.
- **Peso**. Tras perder los primeros tres o cuatro días un máximo de casi el 10 % del peso al nacer, los recién nacidos vuelven a ganar peso lentamente (unos 20 g diarios) hasta alcanzar el peso al nacer hacia los quince días. Menos ganancia de peso y más retraso en alcanzar el peso al nacer (en especial más de tres semanas) indica escasa toma de leche. Hay que saber que no siempre el peso de nacimiento fue tomado correctamente. Es más útil comprobar qué es lo que ha pasado desde el peso a la salida de la maternidad y ver la evolución de los pesos obtenidos posteriormente. Por ejemplo, un recién nacido que pesa al nacer 3.400 g y al tercer día 3.040 g ha perdido 360 g (10,5 % de su peso inicial). Hay que averiguar si está tomando bien (observación de una toma), si estuvo bien pesado, si la madre ya ha tenido la subida y si se lo pone al pecho ocho o más veces al día, etc. Suponiendo que se decida que todo puede ir bien (porque al lactante se le ve despierto y animado, se prende bien y la madre ya tiene leche y se lo pone muchas veces, por ejemplo), hay que controlar cada muy pocos días si todo es correcto y aumenta una media de 20 g diarios. Este lactante tardará dieciocho días más ($20 \times 18 = 360$ g) a partir de ese tercer día en recuperar el peso al nacer, es decir, habrá que esperar al vigésimo primer día de vida, y no necesitará suplementos de fórmula

artificial, solo controles y apoyo. Si medimos desde el peso al nacimiento, las cuentas no nos salen, pero sí si medimos a partir del peso al alta en la maternidad (véase el punto «6.3. No aumenta. El control del peso. Suplementos»).

3.7. Dormir juntos. «Colecho» y lactancia materna

El término «colecho» no existe en castellano; es un neologismo que significa compartir cama. Es la práctica de dormir los niños con un adulto, generalmente la madre, con frecuencia y bastantes horas. Puede consistir en compartir superficies distintas de la cama (sofás, sillones, etc.) y también con otros adultos (padre y madre, por ejemplo) e incluso con hermanos. No hay una práctica estándar de colecho, lo que dificulta los estudios sobre sus implicaciones.

El colecho es una práctica ancestral muy extendida en los humanos, con cifras, según los países, de entre el 5 % y el 100 %, y las cifras más bajas se dan en Occidente desde los últimos doscientos años. En muchos países africanos se encuentran cifras del 100 %, en la mayoría del sudeste asiático y algunos latinoamericanos, entre el 50 % y el 85 %, y en muchos de cultura anglosajona, no llega al 15 %. Todo ello varía según zonas del mismo país y trabajo consultado.

El colecho tiene que ver con el estilo de crianza, con la lactancia materna y con el riesgo de muerte súbita infantil. Hay una tendencia a adoptar posturas extremas, tanto a favor, predominantemente entre madres y grupos pro lactancia materna, como en contra, sobre todo entre el personal sanitario, médicos, pediatras, psiquiatras y psicólogos, en especial, en Occidente.

Compartir cama facilita la lactancia materna exclusiva, la producción de leche y la duración de la lactancia, y aumenta las horas de sueño de las madres que amamantan, pues, aunque los bebés en colecho se despiertan muchas más veces que los que duermen en su cuna, los despertares son más breves y las madres, sin tener que levantarse de la cama, vuelven a conciliar el sueño antes.

El principal argumento de los detractores del colecho es

pretender que aumenta el riesgo de muerte súbita del lactante. Nos centraremos en esto, ya que otros argumentos negativos de índole psicológica carecen de sostén y debate serio científico. Se han barajado hipótesis como que estaría relacionado con la muerte súbita del lactante y, por ello, buena parte de las instituciones profesionales pediátricas y de salud consideran la práctica del colecho como peligrosa y la desaconsejan claramente a las madres.

¿Qué sabemos a ciencia cierta sobre esto?

Sabemos que el colecho está relacionado con mayores índices y duración de la lactancia materna, sin que ello implique una relación de causalidad: hay relación entre colecho y lactancia, pero no se sabe si practicar colecho mejora los índices de lactancia o es que las madres que dan el pecho practican más colecho porque les resulta más cómodo.

Sabemos que en zonas en las que el colecho está muy extendido (Japón o Hong-Kong, por ejemplo), la muerte súbita del lactante tiene muy escasa incidencia.

Históricamente, la idea de que la causa de muerte de lactantes aparecidos muertos mientras duermen es la asfixia por aplastamiento inadvertido de sus padres perdura desde los tiempos bíblicos (el juicio de Salomón) hasta la década de 1950, en que se empiezan a investigar los factores posiblemente relacionados. No se han publicado trabajos que demuestren que el colecho, por sí solo, sea un factor que aumente el riesgo de muerte súbita del lactante, pero sí cuando se asocia a otros factores, que serán los que habrá que evitar. **No se aconseja el colecho**:

- Con madre o padre fumadores
- Con padres que han tomado alcohol, sedantes o drogas
- Lactante no amamantado desde el principio
- En sofá, cama blanda o de superficie deformable, con almohadas, cobertores o excesivo arropamiento
- Con padres cansados
- En condiciones de hacinamiento en la vivienda
- Con el bebé bocabajo (decúbito prono) o de lado

Sabemos, pues, que aunque en varios trabajos científicos se demostró relación entre colecho y muerte súbita del lactante, esta relación desaparece cuando se diseñan bien los trabajos, teniendo en cuenta otros factores que influyen en la muerte súbita del lactante, como son la postura del lactante, si los padres fuman o toman alcohol o drogas, etc. Si estos factores no están presentes, el colecho no tiene nada que ver con la muerte súbita del lactante.

Como alternativa, cuando se dé alguna de estas circunstancias de riesgo, se puede practicar cohabitación con la cuna del bebé cercana a la cama materna, y si se desea compartir la cama, una opción dudosa que permite ganar espacio y comodidad es una cuna sujeta a la cama, tipo sidecar (hay modelos comercializados y también se puede preparar; ojo a no dejar ningún espacio entre ambos colchones), que permite al bebé dormir sobre el colchón de su cuna al mismo nivel de la cama materna, sin baranda alguna que los separe, y tener acceso al bebé y este al pecho. Digo que es una opción dudosa porque es frecuente que el lactante, pese a tener su cuna adosada, acabe pasando la mayor parte del tiempo en la cama materna.

El colecho siempre ha sido una práctica ancestral de la humanidad, prácticamente universal mientras la vivienda fue de reducidas dimensiones, y muy extendida aún en nuestra sociedad. Aunque es evidente que aporta seguridad y calor a los niños y comodidad a la madre lactante, no está demostrado que sea de obligatoria necesidad para un correcto desarrollo emocional de los humanos, y tampoco para mantener una lactancia materna prolongada, pero sí que la facilita.

Desde un punto de vista científico, no hay pruebas para desaconsejar el colecho, puesto que no las hay para afirmar que sea un factor de riesgo de la muerte súbita del lactante cuando la madre amamanta y no hay otros factores de riesgo (fumar, tomar alcohol o sedantes, etc.).

El colecho es una opción no médica que facilita la lactancia y puede resultar cómoda o no a la madre y a su pareja, por lo que quienes lo deben valorar y asumir o no son la madre o la familia.

ANEXOS
Fichas de evaluación de una toma

Anexo 3.1.

Escala LATCH

ÁREAS	PUNTUACIÓN		
	0	1	2
Enganche (Latch)	Demasiado dormido. No se engancha.	Repetidos intentos de engancharse. Mantiene el pezón en la boca. Llega a succionar.	Agarra el pecho. Lengua debajo. Labios que ajustan. Succión rítmica.
Deglución Audible	Ninguna	Un poco de ruido o signos de transferencia de leche tras estimulación	Espontáneo e intermitente si menos de 24 h de vida. Espontáneo y frecuente si más de 24 h de vida.
Tipo de pezón	Invertidos	Planos	Evertidos tras estimulación.
Comodidad/ Confort (pecho / pezón)	Congestionados. Grietas con sangrado, ampollas o magulladuras importantes. Disconfort, dolor severo.	Sensación de tensión en los pechos cuando están llenos. Pezón enrojecido, con ampollas o rozaduras pequeñas. Molestia leve o moderada.	Mamas blandas. No dolor.
Ayuda para mantener colocado al pecho (Hold)	Ayuda total (el personal mantiene al niño colocado al pecho).	Mínima ayuda (colocar una almohada). Si se le enseña de un lado, la madre lo coloca al otro. El personal lo coloca y luego la madre sigue.	No es necesaria la ayuda del personal. La madre es capaz de mantener al niño colocado al pecho.

Fuente: Jensen 1994, validación en castellano de Báez 2008 (véase la «Bibliografía» al final del libro).

Anexo 3.2.

Ficha de observación de las mamadas

Nombre de la madre: .... Fecha: ....
Nombre del bebé: .... Edad del bebé: ....

(Los signos entre paréntesis se refieren al recién nacido, no a bebés mayores)

Signos de que la lactancia funciona bien	Signos de posible dificultad
Posición del cuerpo	
• Madre relajada y cómoda • Cuerpo del bebé cerca, de frente al pecho • Cabeza y cuerpo del bebé alineados • (Nalgas del bebé apoyadas)	• Hombros tensos, se inclina sobre el bebé • Cuerpo del bebé separado de la madre • Cuello del bebé torcido • (Solo apoyados la cabeza o los hombros)
Respuestas	
• (El bebé busca el pecho) • El bebé explora el pecho con la lengua • Bebé tranquilo y alerta mientras mama • El bebé permanece agarrado al pecho • Signos de eyección de leche: chorros, entuertos	• (No se observa búsqueda) • El bebé no se muestra interesado en el pecho • Bebé inquieto o llorando • El bebé se suelta del pecho • No hay signos de eyección de leche
Vínculo afectivo	
• Lo sostiene segura y confiadamente • La madre mira al bebé cara a cara • Mucho contacto de la madre • La madre acaricia al bebé	• Lo sostiene nerviosamente y con torpeza • La madre no mira al bebé a los ojos • Lo toca poco, no hay casi contacto físico • La madre lo sacude
Anatomía	
• Pechos blandos después de la mamada • Pezones protráctiles • Piel de apariencia sana • Pechos redondeados mientras el bebé mama	• Pechos congestionados, pletóricos • Pezones planos o invertidos • Piel roja o con fisuras • Pechos estirados o halados
Succión	
• Más areola sobre la boca del bebé • Boca bien abierta • Labio inferior evertido • Mentón del bebé toca el pecho • Mejillas redondeadas • Mamadas lentas y profundas, a veces con pausas • Se puede ver u oír al bebé deglutiendo	• Más areola por debajo de la boca del bebé • Boca no bien abierta • Labio inferior invertido • Mentón del bebé no toca el pecho • Mejillas tensas o chupadas hacia adentro • Solo mamadas rápidas • Se oye al bebé chasqueando
Tiempo	
• El bebé suelta el pecho espontáneamente	• La madre retira al bebé del pecho

Fuente: Consejería en Lactancia Materna: Curso de Capacitación. *Manual del participante*, OMS. OPS. UNICEF, 1993.

Anexo 3.3.

Ficha para la Observación de la Toma de la Unión Europea

Signos de amamantamiento adecuado	Signos de posible dificultad
Postura de la madre y del bebé	
• Madre relajada y cómoda • Bebé en estrecho contacto con su madre • Cabeza y cuerpo del bebé alineados, frente al pecho • La barbilla del bebé toca el pecho • Cuerpo del bebé bien sujeto • El bebé se acerca al pecho con la nariz frente al pezón • Contacto visual entre la madre y el bebé	• Hombros tensos, inclinados hacia el bebé • Bebé lejos del cuerpo de la madre • Cabeza y cuello del bebé girados • La barbilla del bebé no toca el pecho • Solo se sujetan la cabeza y el cuello del bebé • El bebé se acerca al pecho con el labio inferior/barbilla frente al pezón • No hay contacto visual madre-bebé
Lactante	
• Boca bien abierta • Labios superior e inferior evertidos • La lengua rodea el pezón y la areola* • Mejillas llenas y redondeadas al mamar • Más areola visible por encima del labio superior • Movimientos de succión lentos y profundos, con pausas • Puede verse u oírse tragar al bebé	• Boca poco abierta • Labios apretados o invertidos • No se le ve la lengua* • Mejillas hundidas al mamar • Más areola por debajo del labio inferior • Movimientos de succión superficiales y rápidos • Se oyen ruidos de chupeteo o chasquidos
Signos de transferencia eficaz de leche	
• Humedad alrededor de la boca del bebé • El bebé relaja progresivamente brazos y piernas • El pecho se ablanda progresivamente • Sale leche del otro pecho • La madre nota signos del reflejo de eyección** • El bebé suelta espontáneamente el pecho al finalizar la toma	• Bebé intranquilo o exigente, agarra y suelta el pecho intermitentemente • La madre siente dolor o molestias en el pecho o en el pezón • El pecho está rojo, hinchado y/o dolorido • La madre no refiere signos del reflejo de eyección** • La madre ha de retirar al bebé del pecho

* Este signo puede no observarse durante la succión y solo verse durante la búsqueda y el agarre.

** La madre siente sed, relajación o somnolencia, contracciones uterinas (entuertos) y aumento de los loquios durante el amamantamiento.

Fuente: *Infant and young child feeding: standard recommendations for the European Union. European Commission*, Karolinska Institutet. Institute for Child Health IRCCS Burlo Garofolo. Unit for Health Services Research and International Health, WHO. 2006.

4

Cultura de biberón y misoginia. Modelos de atención. Medicalización y tecnificación

4.1. La cultura del biberón. Ignorancia de la cultura de la lactancia

Vivimos en una cultura de biberón, de alimentación de los recién nacidos con fórmulas artificiales derivadas de la leche de vaca que, paradójicamente, pretenden —no les queda otro remedio— emular la leche materna. Hace tiempo que la dieta en Occidente y buena parte del planeta sigue los dictados de la poderosa industria de la alimentación. Aun sin querer, comemos lo que esa industria nos dice a través de sus anuncios, por medio de la compra de voluntades políticas y de mercado y, lo que es peor, contaminando el mundo de la investigación y las publicaciones científicas. Todo ello es aplicable al caso particular de la industria de la alimentación infantil. Varias de las empresas fabricantes de sucedáneos de leche materna y otros alimentos para lactantes están situadas en el ranking de las veinte primeras empresas del planeta.

Vivir en una cultura de biberón implica, si no el rechazo, que también, el desconocimiento, el temor a la lactancia natural y una sensación de inseguridad. Ese temor, que alcanza a madres, familias, pediatras, enfermeras y demás sanitarios, se manifiesta en todos ellos de manera unívoca: al menor problema que aparezca en un lactante que tome pecho, se mira hacia el otro lado, el de la alimentación artificial. Casi dos siglos de mensajes de la industria de la alimentación infantil, la mayor parte de las veces avalados por la ciencia médico-pediátrica, han creado una confortable sensación de seguridad global en sus productos.

La sociedad ignora la rica cultura de la lactancia materna, las instituciones sanitarias no ven que es un tema prioritario de salud pública; muchos pediatras, así como otros profesionales que se encargan de supervisar la salud de los bebés y sus instituciones, están abducidos por la propia industria de la alimentación, y las madres han sido permeabilizadas de desconfianza en la lactancia.

4.2. La misoginia

Socialmente, en el siglo XX hay una desconfianza arraigada en la madre y su pecho que obedece a mecanismos de índole cultural que, aunque disfrazados de argumentos filosóficos, morales, teológicos, supersticiosos o incluso paternalistas y hasta científicos, no pueden esconder una terrible realidad: el odio cultural de género, el poder del hombre sobre la mujer, la misoginia en toda su extensión, el desprecio a la mujer, a su mente, si es que se la considera, y a su cuerpo. La creencia en la inferioridad de la mujer respecto al hombre está justificada en los textos de las tres religiones del libro, es defendida por Aristóteles, alcanza el siglo XX y persiste culturalmente hasta hoy. No es un rasgo exclusivo de la cultura occidental: corrientes religiosas y de pensamiento orientales no difieren en esta consideración, asocian todo lo relativo a la mujer con fuerzas negativas, frías y oscuras en oposición a la positividad, el calor y la claridad del hombre y lo que emana de él.

En parte, la filosofía de las prácticas en el cuidado perinatal y del lactante que instaura la moderna pediatría del siglo XX tiene su justificación última en la misoginia.

4.3. Rutinas erróneas en las instituciones sanitarias

Con la iniciación de la Pediatría como especialidad a finales del siglo pasado, el fenómeno de la lactancia materna fue observado por los médicos y, poco a poco, el hecho pasó de natural a «fisiológico» y, por tanto, susceptible de normalizar e intervenir técnicamente.

Por diversos motivos (observaciones insuficientes, predominio masivo de la lactancia artificial, parto hospitalario), las recomendaciones sobre la técnica y modo de administración de la lactancia durante los primeros días que se introdujeron en las salas de maternidad hospitalarias de muchos países a lo largo del siglo xx eran fundamentalmente las siguientes:

- Era conveniente establecer un período de ayuno posnatal de varias horas
- Inicialmente se debía administrar suero glucosado para probar la tolerancia
- El mejor horario era cada tres horas, de modo más o menos rígido
- El tiempo de succión se limitaba a cinco o quince minutos de cada mama
- Había que tomar de los dos pechos cada vez
- Los suplementos eran aconsejables para evitar la hipoglucemia o el llanto

Desde hace mucho (hay publicaciones desde los años setenta) se sabe que ninguna de estas normas tiene base científica, y que cualquiera de ellas dificulta o imposibilita el establecimiento y mantenimiento de la lactancia, y predispone al abandono precoz de la misma. Pese a ello, se han seguido utilizando hasta hace poco con mayor o menor saña en nuestras instituciones sanitarias, maternidades especialmente, por falta de actualización de conocimientos y desinterés de los profesionales sanitarios.

Si hacemos un repaso de la literatura publicada al respecto, obtenemos indicaciones absolutamente contrarias a las rutinas descritas. Hoy sabemos cuáles son las situaciones de mayor riesgo para la lactancia, podemos prevenirlas y dedicar más tiempo a solucionarlas adecuadamente.

Se ha demostrado que los siguientes hechos y **actuaciones dificultan o imposibilitan el establecimiento y mantenimiento de la lactancia** materna exclusiva y aumentan las posibilidades de que, al alta en la maternidad, madres que habían optado por la lactancia materna, en solo dos o cuatro días de estancia hospitalaria abandonen esta decisión y pasen a administrar biberones:

- **Del embarazo, nacimiento y del recién nacido:**
  - No haber recibido instrucción prenatal sobre lactancia materna
  - Haber recibido instrucción antenatal sobre lactancia artificial
  - Cesárea
  - Gemelar-múltiple
  - Prematuridad y menor de 39 semanas
  - Peso menor de 2.500 g
  - Hospitalización del recién nacido
- **De la madre:**
  - Nivel educativo, según época y lugar
  - Ser fumadora
  - Tomar la decisión de dar el pecho tarde durante el embarazo o en el parto
  - Sus valores sociales y familiares
  - No haber sido amamantada por su madre
- **De la técnica:**
  - Tardar más de una hora en hacer la primera toma de pecho
  - Dar pecho con horario rígido, en general cada tres horas. Tiempo limitado
  - Dar pecho pocas veces al día (menos de ocho)
  - Hacer pausa nocturna
  - Administrar suplementos de leche artificial, suero glucosado u otros líquidos
  - Ofrecer chupetes y tetinas

- **De la institución sanitaria:**
  - Personal sanitario poco adiestrado en lactancia
  - Normas tendentes a la separación de madre-bebé
  - Exposición de publicidad de sucedáneos y reparto de «paquetes-regalo»

Multitud de trabajos demuestran que todas las rutinas que interfieran con el contacto madre-hijo y la puesta al pecho precoz y frecuente disminuyen la frecuencia inicial y la duración posterior de la lactancia natural.

La pérdida de peso y la ictericia (véase el punto «6.6. Ictericia por no lactancia. Ictericia por lactancia») son motivos frecuentes de ansiedad e ingreso hospitalario, con la consiguiente separación y repercusión negativa en el vínculo madre-hijo y en la lactancia.

Las acciones educativas prenatales o posnatales de revisión y ayuda técnica tomadas por personal sanitario entrenado y preparado son fundamentales en el mantenimiento de la lactancia.

El nivel de estudios materno es un factor que puede variar según la época y el desarrollo científico y social en que viva la madre. Fue frecuente en países como España que en los años setenta y ochenta amamantasen con más frecuencia las madres de menor nivel educativo, mientras que hoy sucede lo contrario.

Los valores sociales y familiares son determinantes en la decisión de una mujer de amamantar a sus hijos:

- La mujer suele elegirlo muy tempranamente, incluso en la adolescencia temprana
- La decisión de dar lactancia materna y su mantenimiento posterior se ven muy afectados por personas influyentes para la mujer (pareja, madre, familia)
- La decisión tiene que ver más con factores socioculturales que con la información sanitaria, pero ambas son influyentes

Queda claro, pues, que los sanitarios «asistenciales» deben informar y ayudar a las madres que hayan optado por la lactancia, no intentar torcer voluntades. Es labor de los departamentos correspondientes del Ministerio de Sanidad y las diversas consejerías de salud realizar acciones educativas y campañas de promoción de la lactancia materna que faciliten la toma mejor informada de una decisión.

Rutinas negativas que persisten en torno a la lactancia

Afortunadamente, todas o parte de las rutinas descritas al principio de este punto han sido abandonadas en la inmensa mayoría de las maternidades que han hecho un esfuerzo por instruirse en lactancia. Sin embargo, aún son muy frecuentes las siguientes rutinas o protocolos, que interfieren muy negativamente con el establecimiento de la lactancia:

- **Separación madre-hijo. Unidades neonatales blindadas.** La poca significación que se da a la relación madre-hijo y a su importancia para la vinculación hacen que, incluso donde es normal el alojamiento conjunto de madres y recién nacidos, multitud de rutinas y protocolos permiten separarlos con suma facilidad: nada más nacer, para llevarlos a la cuna reanimadora, tras la cesárea, para bañarlos, ingresos fáciles para observarlos o por protocolo tras cesárea, etc. En las habitaciones de muchas maternidades persisten las cunas nido, que dificultan que los recién nacidos estén con sus madres.

Una forma de separación y de poner barreras a la unión de madres e hijos es la persistencia de unidades neonatales blindadas al exterior; o no se deja entrar a los padres o se les deja entrar, pero con trabas importantes: horarios limitados, vestimenta de quirófano que preocupa a la familia e incomoda a la madre recién parida, ausencia de sillones cómodos, falta de espacio o intimidad. Hay suficientes pruebas de que el lavado de manos es más que suficiente para prevenir infecciones en la unidad neonatal y de que no tiene ninguna utilidad hacer que los padres o familiares se pongan batas, calzas y demás vestimenta sanitaria (véase el punto «4.5. Métodos de cuidados neonatales»).

- **Oferta indiscriminada de suplementos de fórmula.** El desconocimiento y desconfianza de los sanitarios en la lactancia materna y el hecho de considerar incompetentes a los recién nacidos y a las madres para el cuidado de sus hijos hacen que primen más los cuidados sanitarios durante la hospitalización que la verdadera capacidad de madres e hijos y los deseos de madres y familiares.

Todo ello explica la persistencia de rutinas que favorecen el abandono de la lactancia materna y que, como otras, no tienen aval científico: la doble pesada y la preocupación por la hipoglucemia más allá de protocolos validados son un ejemplo de cómo hoy día se administran suplementos de fórmula sin justificación (véase el punto «6.5. Hipoglucemia en el recién nacido»). Muchas veces en estos protocolos se obvia que lo primero que hay que intentar ofertar en caso de que sea necesario es leche materna, directa del pecho o extraída, y que hay que preocuparse por obtenerla, con las explicaciones pertinentes a la madre de cómo hacerlo.

No se debería olvidar consignar en la historia neonatal qué está tomando el recién nacido, si pecho o biberón, y cuál es el deseo de la madre. En caso de ingreso y si la madre desea amamantar, hay que facilitárselo en la medida de lo posible, dependiendo de la situación clínica, ya sea mediante un ingreso conjunto o cercano, instruyéndola sobre la técnica de extracción y conservación de la leche materna (véase el punto «4.9. Cómo mantener la secreción de leche materna»).

- **Falta de respeto hacia las madres y los sanitarios.** La exhibición de publicidad de casas comerciales fabricantes de sucedáneos de leche materna en forma de calendarios, bolígrafos y otros materiales, además de contravenir el Código Internacional de Comercialización de

Sucedáneos de Leche Materna (véase el punto «1.4.2. OMS/UNICEF»), es una falta de respeto a las madres que quieren amamantar y un mal ejemplo para las que no. Seguir distribuyendo publicidad engañosa a través de paquetes regalo y tarjetas de suscripción a determinadas revistas supone ignorar los peligros (publicados) que esto tiene para el establecimiento y continuación de la lactancia. Los profesionales sanitarios no son agentes comerciales de multinacionales de la alimentación.

Hábitos erróneos y cambios necesarios

Son precisos una serie de cambios conceptuales en las rutinas de las instituciones sanitarias que se adapten a los conocimientos actuales sobre lactancia, tanto durante el embarazo y el parto, en la sala de maternidad, como durante los primeros meses:

- **Durante el embarazo**
  - No sirven para nada los ejercicios de «estimulación» del pezón, las pomadas o lociones, ni obligar a las madres a decidirse por el pecho (esta es una decisión libre y que ya suele estar tomada por muchas madres antes incluso del embarazo)
  - Es fundamental una información adecuada y desmentir errores
  - Hacer participar a la pareja o cónyuge
  - La instrucción sobre lactancia artificial se limitará a las madres que así lo hayan decidido
- **Durante el parto es fundamental**
  - Que un familiar (el padre o pareja, generalmente) acompañe a la madre durante todo el parto (OMS, Declaración de Fortaleza)
  - Poner al bebé en contacto, nada más nacer, piel con piel, con la madre
  - Que esta intente amamantarlo en la primera hora
  - Dejarlos tranquilos sin interferir durante las dos a tres primeras horas. Se puede posponer la profilaxis ocular tres horas y el baño dejarlo para otro día

- **En la maternidad es imprescindible:**
  - La cohabitación
  - El inicio precoz y la administración a demanda en frecuencia y duración
  - No administrar nada que no esté médicamente indicado
  - No emplear chupetes, suero glucosado ni biberones de fórmula artificial
  - No hacer dobles pesadas
  - Detectar a las madres «de riesgo»
  - Proteger a las madres de la publicidad de casas comerciales
  - La información y ayuda por parte del personal sanitario
  - Explicar a madres que desean amamantar por qué no conviene pedir biberones
- **Los primeros meses conviene:**
  - Continuar la promoción y el apoyo a la lactancia en visitas programadas y a demanda
  - Fomentar los grupos de apoyo a la lactancia
  - No discriminar al lactante por el tipo de alimentación: en las visitas de salud, tratar por igual al de pecho que al de biberón, es decir, realizar una anamnesis, una exploración, un diagnóstico y una actitud de manejo en ambas situaciones (no dar una «ayuda» al menor problema a los de pecho)

4.4. Asistencia al recién nacido normal tras el parto y la cesárea

El hábitat natural del recién nacido es el cuerpo de la madre, nos dice el neonatólogo Nils Bergman, y la lactancia materna, el comportamiento programado para ese hábitat. Existen suficientes argumentos biológicos, fisiológicos, antropológicos y del neurocomportamiento que muestran que el CPP (el contacto piel con piel), junto con la lactancia materna, representa el estado normal que permite la óptima adaptación de los recién nacidos de todas las especies al medio extrauterino (véase el punto «4.5.3. Método de cuidados madre-canguro (MMC)»).

Cuando se les deja espontáneamente en contacto piel con piel con su madre, la mayoría de los recién nacidos sanos repta hasta el pecho y hace una toma correcta antes de los 70 minutos tras nacer. Este hecho se relaciona con una mejor implantación y duración de la lactancia materna. Este proceso es frágil, requiere su tiempo y puede alterarse si se interrumpe el contacto, aunque sean unos minutos. Numerosos estudios han demostrado la ausencia de riesgo y la existencia de claros beneficios del CPP, tanto para el niño como para la madre.

Existe una secuencia de comportamiento de los mamíferos al nacer que logra la inducción de respuestas en la madre para el cuidado de su hijo, pues implica la puesta en marcha y el mantenimiento de la lactancia materna, la vinculación —apego afectivo o urdimbre entre madre e hijo— y la supervivencia.

El recién nacido nota al tacto, ve y huele el pecho; puesto sobre su madre, repta, lo alcanza y mama. Sus sentidos están muy desarrollados y llega al pezón-areola debido a su olor, protrusión y color.

Hay investigadores que demuestran que al nacimiento el olfato es con toda probabilidad el sentido más maduro. El recién nacido está acostumbrado al olor del líquido amniótico y es el olor que prefiere las primeras horas, por encima del de la leche materna, pero desde el segundo día ya se inclina claramente por el olor de la leche materna, y sigue prefiriendo el olor del líquido amniótico antes que el de una fórmula artificial. Preferentemente, se inclina hacia el olor de la leche de la propia madre antes que al de otra madre.

Estos investigadores están convencidos de que los diferentes olores generan diferentes expectativas en el cerebro y de que la experiencia olfativa actúa sobre el comportamiento y las respuestas del niño. Las sensaciones olfativas tienden puentes entre el ambiente intrauterino y el extrauterino, y esto ayuda a madurar e integrar la organización de las funciones cerebrales y al establecimiento del vínculo o apego materno-filial.

La conducta de las primeras dos o tres horas es muy sensible a interferencias externas. Las separaciones cortas («rutinarias») y las maniobras anómalas:

- Interfieren con la lactancia: los lactantes no encuentran el pecho, tardan en empezar a mamar, no succionan bien y se acorta la duración de la lactancia.
- Aumentan el riesgo de hipotermia, hipoglucemia, dificultad respiratoria y colonización por flora patógena del personal sanitario que los toca.

Así pues, nos podríamos plantear la pertinencia de lo que se ha establecido en los últimos cien años desde la medicina oficial como norma sistemática de atención al recién nacido: una serie de actuaciones injustificadas tras el nacimiento normal, como son la separación madre-hijo y la realización de maniobras de reanimación que retrasan el contacto piel con piel entre madre e hijo y la primera toma de pecho.

Todo ello tiene mucho que ver con la evolución histórica de la tasa de mortalidad infantil.

> Vemos morir a diario a la mitad de los niños antes de que cumplan dos o tres años.
>
> DR. FRANÇOIS MAURICEAU (1637-1709), *Traité des maladies des femmes grosses et accouchées*, París, 1668

La tasa de mortalidad infantil es el número anual de muertes de niños menores de un año por cada 1.000 nacimientos. Es uno de los mejores y más usados indicadores del nivel general de salud de las poblaciones, y refleja la calidad de los servicios de asistencia sanitaria y diversos factores socioeconómicos, políticos, culturales y medioambientales.

Esta tasa permaneció invariable desde el tiempo de los neandertales, pasando por la época romana y hasta finales del siglo XVIII, en cifras superiores a 300 de 1.000, es decir, que uno de cada tres nacidos moría en el primer año de vida. En el siglo XIX en Europa y Norteamérica, la tasa baja de 200, y solo en el siglo XX se logran cifras menores de 100; aún hoy permanece por encima de 100 en el África subsahariana, y se sitúa en torno a los 30 en Latinoamérica y por debajo de los 10 en los países ricos. En España y otros países del entorno europeo, es menor del 5 por mil.

La mayor parte de las muertes ocurren en el primer mes, la primera semana y el primer día. A principios del siglo XX, las infecciones eran la principal causa de muerte, mientras que hoy han pasado a un quinto lugar, tras los procesos perinatales, las malformaciones, la muerte súbita y los accidentes.

Rutinas en torno al nacimiento

En los centros hospitalarios y en la práctica asistencial se ha implantado una serie de rutinas que se aplican de modo sistemático sin preguntarse por su idoneidad actual. Esto se debe a los siguientes factores:

- La necesidad de asistencia durante el parto: la configuración de la cadera y el enorme cerebro en nuestra especie hace que exista un cierto riesgo de distocia (dificultad durante el parto), con lo que las mujeres han buscado desde tiempos inmemoriales ayuda durante el parto.
- La tendencia a la hospitalización hace que desde mediados del siglo XX muchos partos sean asistidos en hospitales.
- La judicialización progresiva de la medicina, que hace que muchos profesionales de la obstetricia se vean abocados a decisiones más acordes con el miedo a una demanda que con la certeza clínica.
- Una sociedad de mínimo riesgo en la que los individuos han sido educados en la delegación casi total de la responsabilidad de los cuidados de su propio cuerpo, con la aquiescencia de buena parte del cuerpo sanitario, que prefiere tratar pacientes que asistir a ciudadanos informados y corresponsables.
- La falta de leyes que permiten la conciliación de la vida

laboral y familiar retrasa el embarazo en la vida fértil de la mujer.

- La formación en obstetricia y pediatría, derivada del cientificismo de finales del siglo XIX, más técnica que humanística.

A finales del siglo XIX y principios del XX, con el inicio de la medicina científica, nace la medicina perinatal de la mano de pioneros como Pierre Budin (1846-1907).

Los avances en reanimación cardiopulmonar (RCP) y la observación científica de los cambios circulatorios que ocurren con el pinzamiento del cordón tras el nacimiento asombran y preocupan a los nuevos científicos de la medicina, así que se pasa de la observación al intervencionismo, al hipercontrol y a la generalización de la RCP para ayudar a todo recién nacido en ese «complejo» tránsito.

Se instaura, sin ningún tipo de prueba científica, la aspiración sistemática de la cavidad nasal y orofaríngea de todo recién nacido y un tipo más o menos completo de reanimación cardiopulmonar, con lo que se da por sentado que un recién nacido tiene mucho riesgo de no sobrevivir o quedar bien si no se le ayuda con estas maniobras médicas intervencionistas. Todo ello implica, por supuesto, la separación inmediata y más o menos duradera del recién nacido de su madre.

La observación clínica de un recién nacido ya no se puede expresar en la descripción clínica como si está o no está bien, si llora o no llora, sino que hay que dar una medida, un valor científico; nace así el test diseñado por la anestesista estadounidense Virginia Apgar en 1952 y que pronto se aplica a todos los recién nacidos del mundo. Uno de sus cinco ítems (color, frecuencia cardíaca, respiración, tono muscular y respuesta a estímulos) implica provocar molestias en la orofaringe para valorar el tipo de respuesta.

La actuación sistemática aún muy extendida en la asistencia neonatal inmediata consiste en una combinación más o menos exhaustiva de las siguientes acciones, todas ellas agresivas para el recién nacido:

- Apartarlos de la madre. Ponerlos en una cuna térmica
- Zarandeo, golpeo en plantas de los pies
- Aspiración orofaríngea con sonda
- Paso de una sonda por la nariz hasta el estómago
- Aspiración gástrica con o sin reemplazo del contenido gástrico por suero glucosado
- Aplicación inmediata de pomadas o colirios antibióticos en los ojos
- Vacunación de hepatitis B inmediata
- Lavado, perfumado y vestido inmediato
- Paso a planta, separado de la madre

Todas estas actuaciones no tienen ningún aval científico, no se apoyan en argumentos de la Medicina Basada en la Evidencia (medicina que valora la conveniencia de las actuaciones médicas por el número y calidad de pruebas científicas existentes), se establecieron hace años sin que estuviese demostrada su utilidad y se da la paradoja de que ahora hay que buscar pruebas para poder rechazarlas.

Estamos hablando del parto normal, de cuando todo va bien, que es la inmensa mayoría de las veces, pero no podemos olvidar que hay entre un 4 % y un 10 % de distocias (dificultad en el parto), lo que nos obliga a prevenir complicaciones, identificar el parto de riesgo (según antecedentes maternos y de embarazo y circunstancias concretas del parto) y prepararse para cualquier eventualidad con material y personal debidamente entrenado.

Evaluación del recién nacido y medidas a tomar

Entre un 5 % y un 10 % de los recién nacidos precisan algún tipo de reanimación. ¿Cómo se identifican? ¿En qué se basan los profesionales sanitarios para decidir si hay que practicar algún tipo de reanimación?

El test de Apgar no sirve, es demasiado lento de calcular. Se utilizan las recomendaciones de sociedades internacionales expertas en reanimación pediátrica y neonatal. Se basan en la respuesta a **3 preguntas:**

- ¿Respira o llora?
- ¿Tienen buen tono muscular?
- ¿Es un recién nacido a término?

Si alguna de ellas es NO, se requerirá algún tipo de reanimación. En inglés, las siglas **ABCD** (liberar la vía **A**érea mediante aspiración o intubación, inicio de ***B**reathing* [respiración] con estímulo táctil o ventilación asistida, mantener la **C**irculación con masaje cardíaco y el empleo de **D**rogas) expresan bien lo que hay que hacer y en qué orden. Yo añadiría una **C** inicial de mantener el **C**alor, la temperatura.

Cuando todas las respuestas son SÍ (nacido a término, respira normal o llora y tiene buen tono), se trata de un recién nacido normal, que se debe tratar con extremo cariño, normalmente el de su madre. La mejor actuación en estos casos es cambiar el ABCD anglosajón por la triple C: Calor, Cariño y Caricias. Y hasta se puede añadir una cuarta C: la de Calma, tranquilidad.

Así pues, ante el recién nacido normal de parto no complicado, si la madre y el bebé están bien, lo correcto es colocarlo entre los pechos de la madre, cubrirlo con un paño estéril caliente y un gorro y realizar una observación expectante, «brazos atrás» o «manos fuera» por parte del personal sanitario. Todo ello para:

- Fomentar el contacto con la madre
- Evitar el enfriamiento
- Facilitar la lactancia

Muchos de los procedimientos que normalmente se hacen de rutina son contraproducentes y pueden esperar tres o cuatro horas, cuando cesa el estado de alerta tranquila y reconocimiento entre madre e hijo. Es decir, pueden esperar el peso del RN (recién nacido), la administración de pomadas antibióticas en los ojos y, por supuesto, el baño del RN.

La cesárea

Alrededor de la cuarta parte de los nacimientos son realizados por cesárea, y más del 95 %, sin anestesia general y con perfecto estado de la madre y el recién nacido. La OMS, desde 1985, da por buenas cifras máximas de cesárea de entre el 10 % y el 15 %. Conforme aumenta el porcentaje de cesárea hasta el 10%, va disminuyendo la mortalidad materna y neonatal. Más allá del 10 % y el 15 % de cesáreas ya no está tan claro que haya más beneficios, y empiezan a aparecer las complicaciones.

En España, el porcentaje de cesáreas se incrementó desde un 19 % en 1995 al 26 % en 2006, y desde entonces se mantiene estancado entre el 25 % y el 27 %; resulta llamativa la gran diferencia según comunidad autónoma (31 % en la Comunidad Valenciana frente a 16 % en el País Vasco) y financiación de la sanidad (22 % en la medicina pública frente al 37 % en hospitales privados). Posiblemente, el estancamiento del porcentaje de cesáreas de los últimos quince años en España sea en parte debido a una política activa gubernamental que, entre otras cosas, patrocinó la publicación de una guía de atención al parto normal.

Por regiones del mundo, la zona de Latinoamérica ostenta las tasas de cesárea más altas del mundo, con cifras que rondan o superan el 40 % en el sistema público de salud. En el sistema privado, las cifras superan con creces el 70 % en muchos casos.

Brasil, Ecuador, Paraguay, Chile, Colombia o México son paradigmas de este incremento, que prácticamente «normaliza» la cesárea como sistema de nacimiento entre la población, sin que haya un claro posicionamiento crítico entre las sociedades profesionales responsables.

Como no cabe pensar que las mujeres que acuden a clínicas privadas, las de determinadas comunidades autónomas de España (Melilla, Extremadura, Castilla y León, Valencia) o las de países vecinos tengan la cadera más complicada para poder parir con normalidad, está claro que hay una serie compleja de factores espurios que logran establecer esta disparidad y que tienen mucho que ver con los descritos más arriba.

Las circunstancias que rodean una cesárea son tremendamente más agresivas para madre y recién nacido, con el agravante de que ambos pueden tardar en volver a encontrarse pasadas muchas horas e incluso días. Actualmente, la casi totalidad de las cesáreas se practican con analgesia epidural, es decir, sin anestesia general, por lo que la madre está completamente despierta durante la intervención.

Protocolo de cuidados de madre y recién nacido en la cesárea

En 1997, en el Hospital Marina Alta (Denia, Alicante), diseñamos un protocolo pensado para conseguir un contacto precoz similar al de los partos. Este protocolo implicó a los servicios de Pediatría, Obstetricia y Anestesiología, a médicos, matronas y Enfermería. Se aplicó desde 1999 de forma progresivamente sistemática, con cumplimientos del protocolo superiores al 90 % a partir de los años 2003 y 2004.

Este contacto precoz se realizará siempre que la madre lo desee (se le habrá preguntado antes, idealmente en el paritorio), que la anestesia no sea general, que la madre tenga estabilidad de constantes vitales y se encuentre bien y que el recién nacido se encuentre bien y estable.

Los problemas que resolver con el protocolo son la interferencia de los cables de monitorización de la madre, la mano o manos que hay que liberar de la madre, la disponibilidad de personal para atender a niño y madre en los primeros minutos y cómo mantener el contacto durante la primera hora posterior a la cesárea.

Los cables de monitorización materna, para que no molesten al recién nacido y a la madre, se colocarán desde el principio, no encima del tórax, sino en los hombros y en la parte lateral izquierda del pecho, externamente a la mama izquierda.

Para asegurar que la mano de la madre que se pueda liberar para sujetar a su hijo sea la dominante, siempre que sea posible, la vía de acceso venoso estará colocada en la mano no dominante.

Es conveniente asegurar un contacto mínimo de quince minutos mientras continúa la cesárea, por lo que la matrona permanecerá junto a madre e hijo para ayuda y vigilancia. Esto, que no siempre es posible, en ocasiones puede hacerlo el pediatra, pero lo ideal sería que el padre, pareja o persona elegida por la madre pudiese estar a la cabecera de la madre para asegurar la estabilidad de madre y niño.

La no interrupción de contacto posterior durante el período de vigilancia del «despertar» de la madre plantea problemas en muchos hospitales donde en la sala de despertar está vetado el ingreso de personal ajeno, como son el propio bebé o un familiar, y donde hay poco personal de enfermería para supervisar a todos los pacientes posquirúrgicos. Cada hospital debe poner los medios para resolver esta situación, partiendo de la base de que la asistencia adecuada al recién nacido implica la no separación rutinaria de su madre, ni aunque sea por unos minutos.

Procedimiento:

a. Nada más nacer, sin exponer al recién nacido a luz intensa de la cuna térmica, ni aspirarlo si no lo precisa, se le seca, se pone la pinza en el cordón umbilical para acortarlo y se le quita la pinza metálica quirúrgica, se le cubre la cabeza con un gorrito de algodón para evitar enfriamiento y se le lleva cubierto con un paño estéril al regazo de la madre, en donde se colocará, desnudo, en contacto piel con piel entre los pechos de la madre, sin trapos de por medio.
b. Mientras está con la madre, es mejor poner un poco de sombra e intimidad con los paños que cubren la barra de separación del campo quirúrgico, mantener una vigilancia del estado del bebé y controlar dos cosas:
   - Que el bebé no se escurra hacia el cuello de la madre, para que esta pueda seguir viéndolo (si no hay inconveniente, realizar una discreta inclinación, anti-Trendelemburg, a la camilla operatoria).
   - Que el bebé no dé patadas sobre el campo operatorio e interfiera en el final de la intervención quirúrgica. Es mejor colocarlo entre los pechos, pero un poco de través respecto a la madre.

c. Al acabar la cesárea, o tras un mínimo de quince minutos (vigilar siempre que la madre se encuentre bien, comentar con el anestesista) y mientras se saca a la madre de quirófano, se viste al recién nacido y se le lleva con el familiar acompañante, con el que conviene aprovechar para hacer contacto piel con piel mientras vuelve a estar disponible la madre.
d. Al salir la madre de quirófano se volverá a poner a madre y recién nacido juntos en la cama y se les ayudará para que inicien la lactancia materna.

En los últimos veinte años pudimos apreciar una disminución del fracaso inicial de lactancia materna exclusiva (LME) durante la estancia en la maternidad en los nacimientos por cesárea. La frecuencia de lactancia materna exclusiva al alta tras cesárea pasó del 63 % al 79 %, acercándose así a las cifras de lactancia materna exclusiva al alta tras parto vaginal, que también subieron en estos años del 75 % al 84 %. Hoy día, este procedimiento se aplica en varias maternidades de distintas comunidades autónomas y en otros países.

Buenas prácticas sobre el recién nacido al nacimiento

(*Guía de Práctica Clínica sobre la Atención al Parto Normal*, Ministerio de Sanidad, 2010)

Pinzamiento cordón umbilical	Más de dos minutos o tras cese del latido
Contacto madre-bebé	Inmediato, lo más pronto posible
Inicio de la lactancia materna	Inmediato, lo más pronto posible
Aspiraciones y sondajes	No precisos por sistema. Contraproducentes
Profilaxis oftálmica	Puede esperar al reconocimiento inicial madre–recién nacido
Profilaxis hemorrágica vit. K	Necesaria. Pautas intramuscular u orales
Baño	No necesario inmediato ni primeros días

Lactancia y parto intervenido o medicalizado. Controversias

- No hay datos bibliográficos de consistencia que apoyen la idea de que el uso adecuado de antibióticos en el embarazo o en el parto causen dificultad en la lactancia o sean un factor de riesgo para mastitis.
- Tampoco hay demasiados argumentos para apoyar la idea de que el exceso de fluidos intravenosos en la madre durante el parto puede ser responsable de edema y congestión mamaria (véase el punto «5.3.1. Congestión, plétora del pecho»).
- Hay controversia sobre si la analgesia medicamentosa durante el parto (epidural con anestésicos locales, con adición o no de fentanilo) puede afectar al inicio de la lactancia, sea por retraso en la lactogénesis II o por afectación de las competencias del propio recién nacido. Resulta más importante y más necesario para el establecimiento y mantenimiento de la lactancia el apoyo recibido por las madres que el hecho de haber recibido analgesia ante y/o intraparto. El fentanilo durante el parto interfiere menos que la petidina en el inicio exitoso de la lactancia.
- Hay consenso en que ocurre mayor producción de leche y mayor ganancia ponderal del neonato si se controla farmacológicamente de modo adecuado el dolor tras el parto o la cesárea.
- La autoestima y la autosuficiencia de la mujer pueden verse afectadas tras partos medicalizados y cesáreas.

Epílogo

A lo largo del siglo XX se ha implantado una asistencia al nacimiento muy tecnificada en aras de disminuir una mortalidad materna y, sobre todo, neonatal muy elevadas. La tecnificación ha seguido avanzando como norma y aplicándose de manera sistemática sin lograr resultados positivos adicionales, y ha acabado por resultar muy agresiva para madres y recién nacidos. Un tipo de asistencia al parto respetuosa, empática y educada con madres y recién nacidos es posible sin perder un ápice de la seguridad y eficacia alcanzadas.

4.5. Métodos de cuidados neonatales

A finales del siglo XIX médicos interesados en los recién nacidos, pioneros de la neonatología, descubrieron que, ofreciendo cuidados, calor y alimentación, no todos los nacidos prematuramente fallecían. Hasta entonces, la inmensa mayoría de los prematuros estaban destinados a morir, pues no había históricamente ningún interés en ofrecerles algún cuidado.

En esa misma época (1880), se inventa en Francia la incubadora, derivada de incubadoras para la cría de pollos. Para atraer la atención del público sobre este invento y sobre los prematuros, se exponían como atracción en ferias o exposiciones internacionales, tanto en Francia como, posteriormente, en Estados Unidos, prematuros dentro de incubadoras. Estas exposiciones de prematuros se pusieron de moda desde finales del siglo XIX hasta el primer cuarto del XX; un posible falso médico, Martin Couney, mantuvo una exposición abierta al público entre 1903 y 1943 en Estados Unidos, se calcula que más de 8.000 bebés fueron expuestos al público de esta manera y que muchos sobrevivieron. Hay que tener en cuenta que en muchos hospitales de esa época no se ofrecía atención a nacidos prematuros y que en esas ferias eran acogidos y cuidados, eso sí, separados de sus familias.

La incubadora para mantener la temperatura corporal y aislar al bebé de posibles infecciones del exterior se convirtió en el elemento básico de la neonatología, ubicada en unidades cerradas a los padres, alejada de la familia y de la lactancia materna al estar ausente la madre en su intendencia.

Así, el manejo clásico de la prematuridad hasta finales del siglo XX consistió en la mayoría de las instituciones en:

- Alimentación con fórmulas «diseñadas» para prematuros
- Privación de la lactancia materna

- Privación del trato y contacto con su madre y el resto de la familia
- Ambientes hostiles, alejados de lo natural, reñidos con el ambiente intrauterino

Y el modelo de unidad que se diseñó para prematuros extremos se aplicó a prematuros tardíos, e incluso constituye el modelo estándar de unidad neonatal para recién nacidos a término.

4.5.1. El cuidado neonatal tradicional

Los avances de la neonatología tradicional han conseguido reducir la mortalidad neonatal de forma significativa en los países desarrollados apoyándose en el uso de:

- La incubadora, que mantiene la temperatura corporal y aísla al RN de las posibles infecciones del medio exterior.
- Los respiradores mecánicos y el surfactante exógeno (una sustancia que falta en los pulmones de los prematuros y les impide respirar con normalidad).
- La nutrición parenteral: la administración de alimentos por vena en prematuros muy inmaduros logra evitar que su intestino se inflame y acabe en una peligrosa enfermedad, la enterocolitis necrotizante.

Pero todo ello implica que niños muy pequeños, con cerebros frágiles en crecimiento, sean mantenidos:

1. En un microambiente de estrés:
   - Estímulos táctiles frecuentes y dolorosos del personal sanitario para explorarlos, tomarles la temperatura y otras constantes, realizarles análisis, etc.
   - Posturas de poco amparo, sin recogimiento
2. En un macroambiente anómalo:
   - Ruidos fuertes y continuos de la unidad neonatal de-

bido a los múltiples aparatos de control y las voces del personal
- Intensa luz continua de la unidad neonatal

3. Con dificultades para la vinculación y cuidados familiares debido a horarios restringidos o nulos (negativa a que la madre y familia entren en la unidad neonatal), a espacios inhóspitos y/o pequeños, a la poca información, poca formación y poco apoyo suministrados a la familia.

Sabemos hoy que estas prácticas:

- Crean estrés en el RN, alteran su estabilidad fisiológica e interfieren en su proceso de recuperación, crecimiento y desarrollo.
- Afectan adversamente al apego/vinculación de los padres con sus bebés y su participación en los cuidados.
- Pueden asociarse a trastornos variables en el desarrollo neuroevolutivo de los prematuros de peso muy bajo.

La no participación efectiva de la familia en el cuidado de sus propios niños aumenta la frustración de la familia y dificulta la vinculación y el apropiado desarrollo neurológico de los recién nacidos.

4.5.2. Cuidados centrados en el desarrollo y la familia (CCD)

El cambio en la atención neonatal intenta corregir la tremenda deshumanización que implica el cuidado tradicional (véase el punto anterior).

Los CCD constituyen una serie de medidas orientadas a conseguir un adecuado desarrollo neurológico y emocional de los recién nacidos, en especial prematuros, que pasan tiempos considerables ingresados en las unidades neonatales. Su objetivo es conseguir un buen desarrollo emocional, una buena organización cerebral y una mayor vinculación y afección en los recién nacidos hospitalizados.

Además de tratar sus enfermedades como siempre, se hace respetándolos como individuos frágiles que son, tratando de suprimir el ambiente caótico de las unidades neonatales tradicionales y teniendo en cuenta e implicando a los padres y familia.

Los CCD promueven un conjunto de medidas que aminoran la agresividad del medio ambiente de estos recién nacidos (estímulos de luz y ruido) y la agresividad de las intervenciones médicas y de enfermería (agrupación de acciones y prevención y tratamiento del dolor), y potencian la interrelación entre los neonatos y sus progenitores, lo que implica normas de visita que poco o nada tienen que ver con la restricción de horarios y los espacios estrechos, lo que se conoce como política de unidades de puertas abiertas. El requisito para que la madre y la familia entren en las unidad neonatal es el lavado de manos y cumplir las medidas aplicadas en los CCD.

Algunos de estos cuidados son sencillas medidas, que implican:

- **Controlar el ruido**. Sensibilización del personal para que baje el volumen de sus conversaciones. Disminución de la intensidad sonora de las alarmas.
- **Controlar la intensidad lumínica** con focos de intensidad regulable. Tratar de reproducir el ritmo día-noche. Nuevas unidades con ventanas al exterior. Poner cobertores para las incubadoras.
- Establecer «horas quietas» para **permitir el descanso** de los niños. Implantar un protocolo de mínima manipulación.
- Utilizar nidos o barreras de contención para el cuidado de la postura y mantenimiento de la flexión.
- Usar sacarosa o puesta al pecho materno como analgésico en cualquier maniobra que pueda comportar **dolor**. Hacer escalas para la evaluación del dolor.
- Permitir la **entrada de los padres y otros familiares** para que puedan cuidar a sus hijos y mejore su evolución.
- Fomentar la **lactancia materna**.

Los beneficios fisiológicos y socioemocionales del contacto físico íntimo y frecuente entre padres y niños ingresados son incuestionables. La participación de la familia es el nuevo paradigma del entorno de cuidados neonatales y parte fundamental de atención neonatal integral.

4.5.3. Método de cuidados madre-canguro (MMC)

El método de cuidados madre-canguro (MMC, o KMC, por sus siglas en inglés) es un método de cuidados de recién nacidos, prematuros o no, consistente en el contacto piel con piel de madre y recién nacido lo más temprano, continuo y prolongado posible, con lactancia materna exclusiva habitualmente. Es una técnica ideada para el cuidado de los niños prematuros que ha demostrado ser complementaria y superior en muchos aspectos a los cuidados tradicionales de los niños prematuros tanto en países en vías de desarrollo como desarrollados.

Historia del MMC

En 1979, en Bogotá (Colombia), en la maternidad pública más grande del país, el Instituto Materno Infantil (IMI), con unos 20.000 nacimientos al año, los pediatras Edgar Rey Sanabria y Héctor Martínez Gómez, frente al hacinamiento de la unidad neonatal, la escasez de incubadoras, el abandono de prematuros largo tiempo separados de sus madres y la excesiva morbi-mortalidad, idearon el MMC. Prematuros de menos de 2 kg, sanos (con problema exclusivo de engorde), eran puestos lo más precozmente posible al contacto piel con piel con la madre, que se convertía en una incubadora viviente. Tras comprobar unos días que el niño mamaba bien, era dado de alta y citado a la consulta externa regularmente. La mortalidad se redujo significativamente y se acercó a la de países industrializados.

Pese a ello, al no haber ningún trabajo de investigación que avalase esta técnica de cuidados, inicialmente hubo mucha prevención entre la neonatología oficial colombiana y de Latinoamérica, pero dados los buenos resultados preliminares, UNICEF apoyó y financió durante diez años esta iniciativa, y desde finales de los años ochenta los pediatras de países desarrollados comenzaron a interesarse por el MMC.

En 1994, la doctora Nathalie Charpak publicó los primeros datos científicos que demuestran la eficacia del MMC comparándolo con el cuidado neonatal tradicional, y creó la Fundación Canguro y elaboró guías y protocolos del método de cuidados madre-canguro.

En 1996, en una reunión internacional en Trieste, se definieron las características del MMC.

Tipos de MMC

Según la disponibilidad de recursos sanitarios, podemos distinguir tres modalidades de MMC:

- **MMC como alternativa al cuidado tradicional.** Se aplica en países en vías de desarrollo donde hay personal competente y recursos materiales adecuados, pero en cantidad insuficiente para garantizar el correcto manejo de todos los recién nacidos de bajo peso al nacer. El MMC sustituye en este caso a los cuidados tradicionales administrados una vez que el niño solo está pendiente de «engorde», permitiendo una mejor utilización de los recursos disponibles, una disminución del hacinamiento y de la tasa de infecciones nosocomiales, una disminución de la mortalidad y un acercamiento madre-hijo más temprano. Este sería el caso original ocurrido en el IMI de Bogotá.
- **MMC «obligado» en lugares donde no existe alternativa.** Esta modalidad, aplicada en lugares sin personal ni medios sanitarios adecuados ni posibilidad de transporte, puede salvar la vida de niños prematuros utilizando a la madre como incubadora viviente desde el primer momento tras el parto.
- **MMC en países desarrollados.** Aunque fue concebido inicialmente como un método intrahospitalario para humanizar la asistencia, ha demostrado su bondad en muchos otros terrenos.

Utilidad del MMC en países desarrollados

Ante unos cuidados neonatales basados casi exclusivamente en medios mecánicos y técnicos (véase el punto «4.5.1. El cuidado neonatal tradicional»), cabe preguntarse por los vínculos afectivos del bebé con sus padres.

Estos niños tan pequeños reciben solo estímulos táctiles agresivos (pinchazos, exploraciones), oyen el ruido continuo del motor de la incubadora y los pitidos de los monitores y están deslumbrados por una claridad lumínica mantenida 24 horas al día en la unidad neonatal.

Frente a este tipo de cuidado tradicional, el MMC ofrece una serie de ventajas que lo hacen superior en muchos aspectos:

- Disminuye la morbilidad (enfermedades) por reducción de la infección nosocomial (hospitalaria) y del número de episodios de apneas centrales y obstructivas
- Favorece la iniciación temprana de la lactancia materna y aumenta la frecuencia y duración de lactancia materna exclusiva y prolongada
- Reduce las necesidades respiratorias de oxígeno
- Mejora la termorregulación y el mantenimiento de constantes vitales
- Produce bienestar fisiológico y neurológico en el bebé
- Produce bienestar en la madre
- Favorece la autoconfianza de la madre en su capacidad de cuidar al hijo
- Tiene buena aceptación por parte de madres, familia y personal sanitario
- Facilita el alta hospitalaria precoz
- Disminuye los costes sanitarios

Técnica del MMC

El niño prematuro se coloca vestido solo con pañal y un gorrito piel con piel entre los pechos de la madre. Se le tapa por encima bien. Se puede aprovechar también para que mame en ese momento si quiere o puede. La madre tiene que mantener una posición vertical o ligeramente incorporada en la cama.

Duración: continua o intermitente si el niño necesita cuidados sanitarios sofisticados. Se recomienda que los períodos sean lo más prolongados posible, mínimo de una hora; para facilitarlo, se anima a participar al resto de la familia.

Momento: todo momento desde el minuto uno de vida.

Lugar:

- Paritorio
- Quirófano de cesárea
- Planta de maternidad
- Unidad neonatal, incluida la UCI (Unidad de Cuidados Intensivos)
- Habitación hospitalaria especialmente diseñada (cómoda, agradable, baño, cocina...)
- Domicilio: el criterio de alta hospitalaria es comprobar durante tres días que mama correctamente, que aumenta 15 g al día y que la madre está capacitada. Se hacen controles ambulatorios tanto más frecuentes cuanto menor sea la edad posgestacional del prematuro hasta lograr un peso de 2.500 g

Con quién: con la madre, preferentemente. Si no está disponible o está cansada, cualquier miembro de la familia, incluidos los hermanos de cierta edad pueden hacer método canguro. Se precisa instrucción a familiares por parte del personal sanitario.

4.6. Medicalización de la lactancia

Ya hemos dicho que no es lo mismo decir fisiológico que normal (véase el punto «4.3. Rutinas erróneas en las instituciones sanitarias»). La medicalización es un proceso por el que funciones, procedimientos, situaciones, actividades y problemas no médicos se definen en términos médicos y se tratan como situaciones tendentes al desorden, usualmente en términos de trastornos, alteraciones y enfermedades, es decir, como problemas médicos. El proceso, una vez medicalizado, es considerado complicado, necesitado de conocimientos científicos y experiencia, por lo que se declara inabordable para la población general, que es descalificada para su entendimiento, y se pone, pues, bajo el control de profesionales médicos u otros expertos.

Al igual que ocurrió con la medicalización del parto y con la numerosa y sofisticada tecnología que nació en torno a él, la alimentación infantil —y con ella la lactancia materna— fue estudiada por la ciencia médica de los siglos XIX y XX, que la convirtió en un proceso complicado, lleno de tablas de necesidades energéticas y de nutrientes: la leche materna no cumplía los estándares de esos requerimientos teóricos y fue desacreditada ante la población y cambiada por el uso de fórmulas artificiales. Las familias pasaron a depender del saber médico para guiarse en la alimentación de sus hijos.

La Liga de la Leche a finales de los cincuenta, y muchos otros grupos de mujeres en los años setenta y ochenta cuestionaron lo que la ciencia decía de la lactancia, detectando errores y aportando conocimientos basados en su experiencia. Esta nueva base de conocimientos acabó incorporada al saber médico teórico.

El renovado interés de la población, en especial de las mujeres, por la lactancia, la existencia de parteras, matronas, consultoras de lactancia, doulas y grupos de apoyo que abordan la lactancia de modo diferente y desmedicalizado, no fue en principio bien visto por parte de la medicina oficial y de los médicos y pediatras en las postrimerías del siglo XX.

Nuevas tentaciones de volver a convertir la lactancia en algo complicado y tendente al fracaso aparecen hoy en día en boca de muchos profesionales, que contaminan a consultoras de lactancia e incluso a grupos de apoyo. Se habla de producción insuficiente, hipogalactia, como una situación muy frecuente; de innumerables problemas que les pueden ocurrir con la lactancia a madres lactantes y a sus bebés amamantados; aparece el «lado oscuro de la lactancia», se crean nuevas patologías que no siempre responden a verdaderos y demostrados problemas clínicos (mastitis subagudas y crónicas, frenillo del labio superior, por ejemplo) y se magnifica la frecuencia de otras (dolor, mastitis puerperal, frenillo corto sublingual, disfunción motora oral), se enfoca cualquier problema y solución del mismo por el lado técnico, se crea inseguridad en la mujer en su cuerpo y sus capacidades. Se arrinconan la escucha, el apoyo y la consejería entre madres lactantes en aras de la tecnificación y la medicalización.

Quizá esta nueva visión, tecnificada, negativa y catastrofista de la lactancia, sea tan mala para la promoción de la lactancia como lo fueron los erróneos postulados «científicos» del siglo XX acerca de la alimentación infantil.

Un apoyo a la lactancia que trascienda los conocimientos «expertos» y tenga en cuenta la autonomía, el cuerpo y la psicología de la mujer y aborde de modo más informal y natural la lactancia, despojado del discurso de proteccionismo, de paternalismo, de la búsqueda de beneficios, y que restrinja toda una serie de artilugios técnicos y se interese en la persona, en la relación de madre y lactante, que prime la observación y la escucha sobre la intervención y las órdenes, que confíe y transmita confianza a madre y bebé, puede que sea más efectivo que el actual, que además puede incluso transmitir culpabilidad en la madre si no se logran sus objetivos.

Grupos de apoyo, matronas, enfermeras, consultoras de lactancia y doulas, en algunos países, están en una posición privilegiada para desmedicalizar la lactancia y tratar de cuestionar y limitar la frecuencia de diagnósticos e intervenciones agresivas. Deben estar vigilantes ante una ciencia que todo lo acapara y digiere, tratar de recuperar la lactancia como un proceso fisiológico normal y aumentar así la confianza en el cuerpo lactante de la mujer.

Vale la pena preguntarse por qué las mujeres de hoy creen que necesitan de expertos para hacer algo que hicieron desde el principio de los tiempos. La familia extensa y amistades que aseguraban o facilitaban la crianza y el amamantamiento han dejado de existir. Las mujeres deben ser conscientes de lo solas que pueden sentirse tras dar a luz. El tejido social de grupos de madres de apoyo a la lactancia aún tiene que hacerse fuerte, recuperar enteramente la cultura de la lactancia natural para poder disminuir su grado de dependencia de los profesionales sanitarios y aunar esfuerzos en pro de la lactancia.

La lactancia debe volver al mundo del que nunca debió salir: la sociedad de las mujeres, la sociedad por extensión; un mundo del que la arrancó la ciencia (médica, sobre todo) y su cortejo tecnológico hace poco más de cien años, desvirtuándola, pervirtiéndola y destruyéndola. Las mujeres pueden volver a saber qué preguntar y a quién, y qué y a quién no preguntar. Los profesionales que se ocupen de la lactancia deben limitarse a aumentar sus conocimientos científicos y respetar, compartir y aprender la cultura de lactancia de las mujeres.

4.7. Terapias convencionales, alternativas y complementarias

El abandono fáctico e incluso teórico de la lactancia materna como un fenómeno biológico, natural y positivo por parte de la pediatría a lo largo del siglo XX y su tardío, parcial y tímido acercamiento han propiciado que muchas otras profesiones y pseudoprofesiones se acerquen a la lactancia con intereses y motivaciones variadas.

Esta dejación de funciones de la pediatra respecto a la lactancia y la escasa formación específica de muchos pediatras y médicos explican que, en algunos países, las madres que utilizan servicios alternativos de cuidados (naturópatas, quiroprácticos, osteópatas, homeópatas, acupuntores y masajistas) se sientan más cómodas, hablen con más libertad y se vean más respaldadas en sus procesos de lactancia que las que son atendidas por profesionales de la medicina convencional (pediatras, médicos, enfermeras o matronas).

Aunque es positivo este renovado interés en la lactancia, que atrae a profesionales de diversos ámbitos bien reconocidos científicamente (consultoras de lactancia, fisioterapeutas, psicólogos, nutricionistas, cirujanos, odontólogos, otorrinolaringólogos, foniatras, logopedas, etc.), atrae también a profesiones que pueden no estar reguladas legalmente ni reconocidas en diversos países (osteopatía, quiropráctica, homeopatía, fitoterapia, naturopatía, acupuntura, reflexología, terapia neural, reiki, yoga, apiterapia, musicoterapia, terapia ayurvédica, doulas y, de nuevo, consultoras de lactancia) (véase el punto «1.4.6. Asesoras con formación específica en lactancia»). Al no estar reguladas, estas prácticas pueden ser objeto de utilización por personas con escasa formación en las mismas, una especie de intrusismo difícil de detectar, que puede crear confusión y efectos nocivos sobre madres y lactantes. Varias de estas prácticas, englobadas en lo que se conoce como **terapias alternativas y complementarias**, carecen además de fundamentos teóricos racionales, lo que aumenta el grado de confusión e incertidumbre en el riesgo de efectos no deseados.

La prevalencia del uso de terapias alternativas y complementarias durante la lactancia es alta en determinadas poblaciones y grupos de madres, generalmente de nivel académico medio-alto, pese a la falta de pruebas de su eficacia. Algunas de estas terapias alternativas y complementarias, en especial las herbales, son apoyadas por buena parte de las matronas en determinados países.

La acupuntura de la medicina tradicional china y sus variantes, electroacupuntura, acupresión, digitopuntura, auriculoterapia y terapias relacionadas, como el masaje Tui-Na, se preconizan para aumentar la producción de leche y como tratamiento del estasis lácteo, el dolor y la mastitis. Aplicadas por expertos, carecen de efectos secundarios, aunque no hay pruebas suficientes de eficacia en los ensayos publicados para justificar su uso habitual.

Hay evidencia de grado bajo de que los masajes sobre el pecho, provengan de culturas asiáticas (Tui-Na, Oketani, Gua Sha) o no (masaje mamario terapéutico de la lactancia, masaje pectoral), sean efectivos para reducir el dolor mamario y, en menor medida, para aliviar los síntomas de la congestión mamaria, el conducto obstruido y la mastitis. Hay alguna prueba de que el masaje Tui-Na puede aumentar la producción de leche. Está claro que cualquier masaje no doloroso sobre la mama es capaz de estimular el reflejo fisiológico de producción de leche (véase el punto «2.3. Cómo funciona el pecho. La fisiología»). Pueden verse vídeos de masajes para la lactancia en la página de Breastfeeding Medicine of Northeast Ohio.

No hay pruebas de calidad de que la aplicación de láser de baja potencia sea eficaz en el tratamiento del dolor o lesiones del pezón o para la insuficiencia de leche.

Algunas técnicas de relajación como el entrenamiento autógeno y terapias cognitivoconductuales han mostrado efectos favorables en la iniciación y duración de la lactancia, pese a que algún trabajo antiguo mostró que con técnicas de relajación, además de disminuir los niveles de cortisol, también disminuían los de prolactina.

La autohipnosis, la meditación guiada, el *mindfulness* (atención plena), el masaje de espalda, la reflexología, la aromaterapia, el reiki y la homeopatía no han probado ningún efecto valorable sobre la lactancia.

Las manipulaciones de la quiropráctica, la osteopatía (incluida la terapia craneal y cráneo-sacral) carecen de pruebas científicas de eficacia y apenas tienen trabajos publicados en relación con la lactancia. Muchos las consideran pseudociencias carentes de rigor científico y no están legalizadas en España, mientras que en otros países ofrecen garantía cuando son ejercidas por fisioterapeutas titulados y adecuadamente formados en estas prácticas. Se requieren estudios serios de eficacia y posibles efectos secundarios antes de poder recomendarlas de modo sistemático.

4.8. Instrumentalización y tecnificación. Chupetes, máquinas y artilugios

La tecnificación de la lactancia (véase el punto «4.6. Medicalización de la lactancia») lleva implícita la creación de toda una serie de artilugios, de índole tecnológica más o menos sofisticada, que aseguran la medicalización y pueden favorecer la dependencia de quienes los saben usar.

Un numeroso cortejo de aparatos acompaña a la lactancia

desde hace años, algunos de ellos incluso desde hace siglos: el sacaleches, conocido desde la antigüedad, más para aliviar la congestión mamaria de patricias romanas que no amamantaban a sus hijos que otra cosa, se ha impuesto falsamente como elemento casi imprescindible de una lactancia exitosa, cuando no es así (véase el punto «4.9. Cómo mantener la secreción de leche materna»); las neveras portátiles para conservación de leche materna y toda una serie de útiles para administrarla (vasos, copas, jeringas, sondas, relactadores); las pezoneras, cuyo uso indiscriminado por parte de muchos profesionales no puede sostenerse (véase el punto «5.2.2. Daño en el pezón: inflamación, ampollas y grietas»); tampoco es justificable el uso de extractores de pezón para tratar el pezón plano o invertido (véase el punto «5.2.3. Pezón plano, pezón invertido, umbilicado»); los cojines de lactancia, que pueden suplirse con almohadas y cojines habituales, mucho más baratos y de más largo recorrido doméstico; las básculas de pesaje de precisión; los biberones de ayuda; los galactogogos dietéticos, herbales o farmacológicos (véase el punto «5.3.12. Aumentar la producción de leche con galactogogos»); los fortificantes de leche materna, etc.

Todos ellos precisan de un uso juicioso y dirigido ante problemas específicos, no su empleo habitual. El uso indiscriminado de estos artilugios puede complicar la lactancia de manera innecesaria y crear inseguridad en la madre.

Algunos sueñan con la existencia universal de ecógrafos en las consultas para observar y analizar la toma de pecho, y prescindir de la observación clínica, de la misma manera que algunos médicos de hoy día ya ni preguntan, hacen pruebas.

Otros abogan por hacer complicados y molestos test de manera sistemática (de cribado neonatal) para descartar anquiloglosia, exista o no problema de lactancia, desprecian así peligrosamente los límites de la medicina preventiva y provocan la susceptibilidad e inseguridad de las madres (véase el punto «6.11. Anquiloglosia. Frenillo sublingual corto»).

Han aparecido también aparatos que interpretan la causa del llanto de los lactantes, tiras reactivas para detectar alcohol en leche y pequeños aparatos de uso doméstico para medir la producción de leche de cada pecho.

Toda una serie de mensajería automática, vídeos online, aplicaciones informáticas, consultas a blogs, seguimiento de *influencers*, etc., lo que podríamos llamar tele-lactancia, puede ser de ayuda, pero tiende a aislar aún más a la madre de las redes familiares y sociales, a confinarla en casa, a no favorecer que busque apoyo en sus pares: amigas y familiares con experiencia o, en su frecuente defecto, en grupos de apoyo o talleres de matronas.

Paradójicamente, una tecnología que se proclama de ayuda a las madres en sus lactancias tiende a crear falta de confianza en la propia capacidad de la madre para amamantar, desconfianza, en suma, en su cuerpo lactante. La aplicación a la lactancia de tecnología médica compleja sirve además para reforzar el control médico de la lactancia.

Para cerrar este punto voy a realizar un breve esbozo de una tecnología muy utilizada y de muy antiguo en los lactantes: el chupete.

El **chupete** se ha relacionado con patrones de succión anormales y menor duración de la lactancia, puede confundir al bebé en su agarre del pezón y ocasionar otros problemas, como exposición a tóxicos plásticos y microorganismos y provocar maloclusión dental o deformidades del paladar. Hay escasas pruebas y controversia científica sobre muchos de estos efectos (véase el punto «6.10. Patrón de succión anormal. Disfunción motora oral. Confusión pezón-tetina»). Ante la falta de pruebas fehacientes, la misma OMS/UNICEF ha modificado en 2018 el paso 9 de su iniciativa para mejorar la duración de la lactancia y ha pasado de «No dar chupetes a niños amamantados» a «Aconsejar a las madres sobre el riesgo de su uso» (véase el punto «1.4.2. OMS/UNICEF»).

Por otra parte, es cierto que chupar calma a los bebés, de ahí su amplio uso. Hay pruebas, no claras tampoco, de que su uso disminuiría el riesgo de muerte súbita del lactante en bebés no amamantados.

Existen razones médicas para indicar su uso en unidades

neonatales: recién nacidos prematuros de menos de 32 semanas y/o 1.500 g de peso, con riesgo de hipoglucemia, que precisan estimulación oral para desarrollar el reflejo de succión, especialmente mientras se les alimenta por sonda y para calmar el estrés que sufren cuando no es posible el contacto piel con piel con la madre o un familiar.

En recién nacidos a término hay cierto consenso con escasas pruebas de que es mejor retrasar su uso más allá del mes para evitar una posible confusión con el pezón materno, no usarlo para calmar el hambre o retrasar una toma de pecho, utilizarlo solo como relajante o a la hora de dormir, restringir mucho su uso, no mojarlo en ningún líquido o alimento, limpiarlo frecuentemente, no compartirlo con hermanos u otros bebés y no prolongar su uso mas allá de los seis meses para evitar riesgos infecciosos y de deformidades de la cavidad oral.

4.9. Cómo mantener la secreción de leche materna

La extracción de la leche es un recurso complementario a la lactancia natural que puede ayudar al establecimiento y mantenimiento de la misma cuando existen problemas que impiden o dificultan el amamantamiento directo. La extracción de leche puede ser también imprescindible en determinadas circunstancias. Por uno u otro motivo, en los países ricos muchas madres lactantes utilizan la extracción manual o mecánica de su leche y no siempre están bien aconsejadas en cuanto a sus indicaciones y a la forma técnica de hacerlo.

Las diversas técnicas de extracción se basan en, e intentan remedar, el mismo principio, que logra el establecimiento y mantenimiento de la lactancia: la estimulación del pezón-areola y el vaciamiento regular del pecho, desencadenantes de un mecanismo neuroendocrino por el que en la hipófisis se secreta prolactina y oxitocina, que estimulan, respectivamente, la producción de leche en el alveolo mamario y su eyección (véase el punto «2.3. Cómo funciona el pecho. La fisiología»).

Es importante tener en cuenta que las técnicas de extracción solo logran remedar con mayor o menor efectividad este mecanismo natural de la lactancia, por lo que un lactante sano, bien enganchado al pecho, siempre logra una extracción y vaciado del pecho superiores a la mejor técnica de extracción. La extracción de leche nunca debe servir de guía para saber «cuánta leche tiene la madre» (el amamantamiento directo siempre logra extraer más cantidad de leche) ni constituir una alternativa a la forma natural de la lactancia materna. Es importante esta puntualización en una sociedad tan tecnificada como la nuestra, que nos invita a considerar cualquier técnica como superior a los métodos naturales, máxime en un escenario de pérdida importante de la cultura de la lactancia materna y de falta de confianza en la capacidad natural de la mujer para amamantar. Hay pruebas de que la extracción precoz y regular de leche se asocia a duraciones menores de lactancia.

El objetivo general de la extracción de leche materna es el drenaje del pecho para mantener la producción, evitar problemas de congestión del pecho y poder alimentar con la leche extraída al lactante.

4.9.1. Indicaciones de extracción de leche materna

Son varias las circunstancias en las que está indicada la extracción de leche. Entre ellas:

- Mientras se espera a que se solucionen problemas que impiden o dificultan el agarre directo al pecho, cuando ya se han intentado sin resultado todas las técnicas adecuadas de enganche (véase el punto «3.5.2. El enganche»):
  a. Por problemas del pecho: pezón plano-invertido, congestión mamaria, conducto obstruido, mastitis, pezón muy grande o pezón muy doloroso por grietas, dolor insuperable por exceso de sensibilidad los primeros días.
  b. Por problemas del bebé: anatómicos (labio leporino-

fisura palatina, retrognatia) o funcionales (hipotonía de prematuros, síndrome de Down, problemas neurológicos).

- Para mantener la producción de leche ante separaciones de la madre y el bebé por enfermedad o diversas circunstancias:
  a. Ingreso por prematuro o enfermedad del recién nacido o lactante.
  b. Madre obligada a una separación más o menos larga: hospitalización por enfermedad, un viaje al que no puede llevar a su bebé, el trabajo fuera del hogar, etc.
- Para obtener producción de leche en la preparación de una inducción de lactancia en casos como la adopción (véase el punto «7.9. Relactación e inducción de la lactancia»).
- Para mejorar la producción en algunos casos de relactación y de hipogalactia (véase el punto «5.3.11. La falta de leche. Hipogalactia. Baches de leche»).
- Para desecharla temporalmente mientras se eliminan del cuerpo medicamentos o sustancias que ha tomado la madre y que pueden ser perjudiciales para el lactante.
- Para hacerse una reserva de leche congelada en la nevera y poder dársela posteriormente al lactante: durante la toma de una medicación materna o práctica de una gammagrafía, durante una separación, etc.
- Para donar leche a un banco de leche humana (véase el punto «4.10. Los bancos de leche humana»).

Hay un pequeño porcentaje de madres que no amamantan a su hijos directamente al pecho, sino que, de forma habitual y continuada, se extraen la leche para hacerlo. No están del todo claros sus motivos, que pueden ir desde una forma de resolver un problema de lactancia (dolor, enganche, ansiedad por cuánto toma, etc.), hasta especulaciones de índole emocional o psicológica, como la aceptación del propio cuerpo, traumas pasados o de vergüenza generada por la lactancia directa. Este grupo de madres no es bien conocido, se sabe que es más difícil que mantengan lactancia exclusiva o lactancia prolongada y no hay guías o programas para atenderlas. Hay que tener claro que lo normal y cómodo es amamantar, alimentar directamente del pecho. La extracción de leche materna no debe ser un sustituto del amamantamiento y solo se debe recomendar como método habitual por motivos médicos específicos.

4.9.2. Técnicas de extracción de leche materna

4.9.2.1. Generalidades

Existen dos formas de extraer la leche, manualmente o con una bomba extractora (sacaleches) accionada de forma mecánica o eléctrica. El método elegido dependerá de las propias necesidades y preferencias, según la situación, comodidad, conveniencia y economía de cada madre. Correctamente empleados, no hay diferencias significativas en la cantidad ni calidad de la leche, ni en la concentración de grasas u otros componentes según el método de extracción: manual o con bomba extractora, simple o doble. Tampoco hay diferencias en los efectos secundarios (dolor, grietas, irritación del pezón) entre extracción manual y con sacaleches. La investigación sobre la efectividad de los diversos tipos de sacaleches y su comparación con la extracción manual no es concluyente, al estar muy influida por el conflicto de intereses que supone la financiación de muchos de los estudios por la industria que fabrica y comercializa las bombas extractoras. Parece influir más una adecuada preparación previa a la extracción (véase el punto siguiente, 4.9.2.2.) que el modo de extracción o el tipo de sacaleches. Hay estudios que demuestran mayor duración de la lactancia cuando se practica extracción manual que cuando se emplea un sacaleches.

Todos los métodos de extracción tienen en común lo siguiente:

a. **Higiene**: antes de empezar hay que lavarse bien las manos con agua y jabón, lavar con agua o pasar un paño húmedo por el pecho (sin utilizar jabón, lociones ni alcohol). No es preciso para reducir el riesgo de contaminación exprimirse el pezón con la mano y desechar unas gotas de leche antes de comenzar la extracción. Hay que asegurarse de que todos los utensilios y partes del sacaleches que se emplee estén limpios. Las bombas empleadas **en domicilio** deben desmontarse y hay que lavar las piezas con agua y jabón después de utilizarlas, enjuagarlas, dejarlas secar al aire y protegerlas del polvo hasta nuevo uso. Conviene esterilizar los accesorios una vez por semana, preferentemente con un sistema de vapor para reducir el riesgo de contaminación (véase el punto «7.13. Los colores de la leche»). La esterilización en frío con productos químicos a la larga puede deteriorar los accesorios. Conviene repasar cuidadosamente las instrucciones del fabricante, pues algunas válvulas se pueden deteriorar con la esterilización. En el **medio hospitalario**, todos los accesorios (copas, tubos o recipientes) que entren en contacto con la leche deben ser estériles o preferentemente desechables. Si se esterilizan hay que desmontar la bomba y esterilizar las piezas por separado para evitar que se deformen. Las bombas eléctricas se limpiarán con frecuencia y se tomarán muestras para cultivo de microorganismos.

b. **Práctica**: hay que practicar cualquier método que se use antes de empezar a utilizarlo regularmente. La primera vez que se prueba ha de hacerse con tranquilidad y tanta ayuda como sea posible. Al principio se obtendrá poca cantidad y después irá aumentando cuanto más se practique.
c. **Hora**: las primeras horas de la mañana, entre las 7 y las 13, suelen ser las más productivas para muchas mujeres, porque es cuando están más descansadas, pero puede variar en cada una.
d. **Extraer mientras se amamanta** o al acabar la toma: se consigue más leche si se extrae de un pecho mientras el bebé mama del otro o, una vez la toma acabada, se extrae del pecho del que no ha mamado el bebé.

4.9.2.2. Estimular la venida de la leche. Preparar el pecho

Tanto si se va a extraer la leche de forma manual como con sacaleches, se debe preparar al pecho para facilitar la extracción provocando el reflejo de bajada o de eyección láctea, para lo que seguiremos los siguientes pasos:

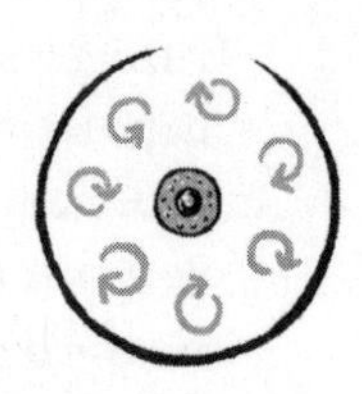

a. **El masaje y el calor** aplicados en el pecho previamente estimulan el reflejo de bajada. El masaje debe realizarse con el pecho descubierto, oprimiendo firmemente el pecho hacia la caja torácica y haciendo un movimiento circular con los dedos en un mismo punto, sin deslizarlos sobre la piel. Este movimiento debe cambiarse, después de unos segundos, hacia otras zonas del pecho.

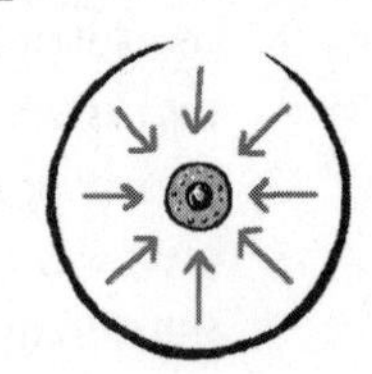

b. **Frotar el pecho** cuidadosamente desde la parte superior hacia el pezón, de modo que produzca un cosquilleo. Este movimiento se debe realizar desde la periferia del pecho hacia el pezón.

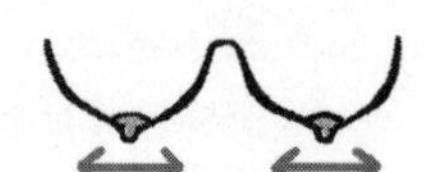

c. **Sacudir** ambos pechos suavemente inclinándose hacia delante.
d. Es importante mantener un **ambiente tranquilo**, con la privacidad adecuada para cada madre, **tener al bebé cerca** o algo que recuerde al hijo (una foto). Siempre que sea posible, se debe abrazar al bebé y tenerlo en contacto piel con piel previo o durante la extracción, puesto que se ha demostrado que mejora la producción de leche. Una música agradable para la madre puede ayudar.

4.9.2.3. Extracción manual

Al principio puede parecer complicado pero, en general, resulta fácil con la práctica. La técnica más generalizada es la **técnica de Chele Marmet**:

1. Colocar el pulgar y los dedos índice y medio formando una letra C a unos 2 o 4 cm por detrás del pezón (no tiene que coincidir forzosamente con el final de la areola).

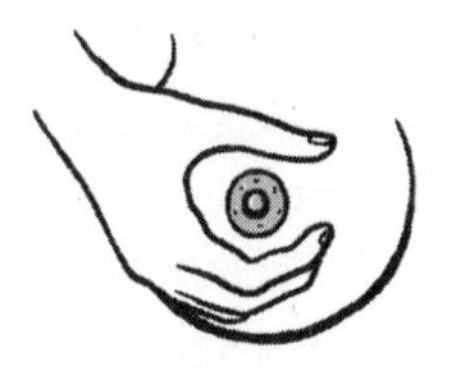

2. Empujar el pecho con los dedos en forma de C hacia atrás (hacia las costillas), sin separarlos. Para pechos grandes o caídos, primero levantarlos y después empujar hacia atrás.
3. Apretar con los dedos índice y medio y el pulgar hacia el pezón-areola, sin deslizar o frotar la piel (apretar pero no deslizar).
4. Aflojar la presión sobre el pezón y el pecho y repetir rítmicamente para vaciar (con los dedos en C, empujar hacia atrás, apretar sobre el pezón-areola y aflojar).
5. Ir rotando la posición de los dedos para vaciar otras partes del pecho. Utilizar alternativamente ambas manos en cada pecho.
6. Evitar apretar el pecho, resbalar los dedos sobre el pecho para no irritar al piel y tirar del pezón hacia fuera para no dañar el pecho por dentro.
7. La duración de una sesión de extracción será de 20 a 30 minutos. Conviene hacer dos o tres ciclos de estimulación-extracción (dos a tres minutos de estimulación seguido de unos cinco o siete minutos de extracción en cada pecho).

4.9.2.4. Bombas extractoras de leche materna. Sacaleches

Elección de un sacaleches:

- Efectividad: debe vaciar el pecho casi tan bien como lo hace el niño, y bastante deprisa. Tiene que estimular la producción de leche.
- Seguridad: fácil de limpiar para que no queden restos de leche donde puedan crecer las bacterias.
- Manejabilidad: fácil de utilizar, montar y transportar (posibilidad de poder llevar y traer al trabajo).

- Comodidad: debe producir una aspiración adecuada, es decir, extraer la cantidad necesaria de leche, y conseguirlo con la aspiración correcta para que no dañe el pecho, es decir, con el mínimo de molestias para la madre. Es preferible que no esté formado por demasiadas piezas.
- Suavidad: no debe ser duro. Debe adecuarse el tamaño de la copa extractora al del pecho de la madre.
- Material adecuado: se recomienda que los recipientes de extracción sean de plástico del tipo polipropileno o de cristal (ambos muestran similar adherencia a sus paredes de componentes grasos, de inmunoglobulina A y de células de la leche). Los de plástico pesan menos y son más manejables. Deben ser de uso alimentario y no contener bisfenol A.

Tipos de sacaleches:

Fundamentalmente van a ser de dos tipos: **mecánicos**, donde la acción del bombeo la realiza la propia madre con la mano, y **eléctricos**, en las que un motor acciona un sistema de vacío para que se produzca la salida de la leche.

Los **sacaleches mecánicos** resultan útiles cuando se requiere un bombeo de los senos a corto plazo u ocasional. Para extracción habitual pueden resultar cansados para la madre. Suelen ser fáciles de utilizar, de transportar y de precio asequible. La mayoría posee un recipiente colector que permite, añadiéndole una tetina, la administración de la leche extraída directamente al niño. Hay varios tipos:

- **Tipo pera, perilla o bocina**: formado por una copa de plástico o cristal acoplada a una perilla aspiradora de goma. La leche se recoge directamente en la copa. Para utilizarlo, la copa se apoya en la areola y se aprieta intermitentemente con la mano la perilla para aspirar la leche. Es de pequeño tamaño, muy económico y útil para extraer pequeñas cantidades de leche, pero fun-

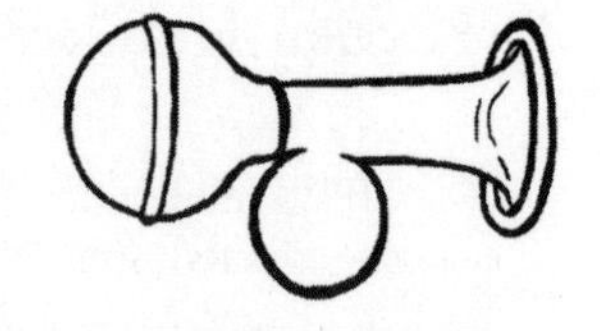

ciona exclusivamente por vacío, por lo que puede resultar traumático. El recipiente debe vaciarse constantemente y la perilla de goma resulta difícil de limpiar y acumula bacterias, con lo que la leche se puede contaminar. No son sacaleches aconsejables.

- **Tipo perilla con recipiente colector**: en este caso, se acopla a la perilla aspiradora una copa de plástico unida a una botella, que puede usarse como biberón adaptándole una tetina. La perilla está provista de una válvula reguladora de flujo y un botón que libera la presión de vacío ejercida sobre la mama. Este sistema se une a la copa mediante un tubo de plástico. Para aspirar la leche, se coloca la copa en el pecho y se aprieta la perilla de manera intermitente. Si la aspiración resulta demasiado fuerte, se puede controlar la intensidad de succión pulsando el botón liberador de presión. A veces no se consigue el vaciado completo de la mama. Al intentar realizarlo puede llegar a ejercerse una presión excesiva. El tubo y la perilla constituyen un reservorio de bacterias, ya que son difíciles de limpiar. Tampoco es un modelo de sacaleches demasiado aconsejable.

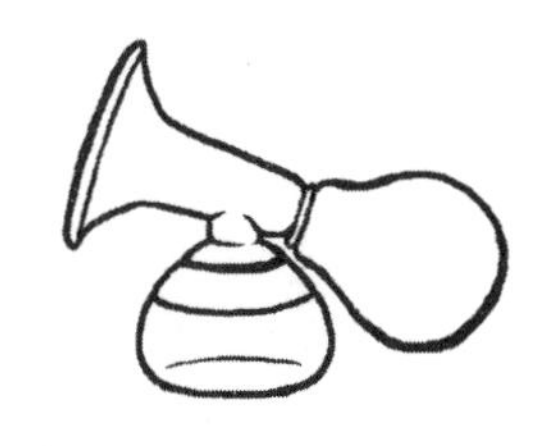

- **Sacaleches de gatillo/palanca**: consta de una copa conectada a una bomba reguladora de vacío y a un sistema de gatillo. La leche extraída se recoge en un recipiente colector tipo biberón adaptable a una tetina. La copa se aplica al pecho y se va apretando el gatillo con la mano de forma rítmica, lo que crea una fuerza de succión que hace que la leche fluya al recipiente. Funciona bien en mujeres con un buen reflejo de eyección. Las madres pueden cansarse de apretar continuamente el gatillo que, en algunos modelos, puede resultar demasiado grande para la mano.

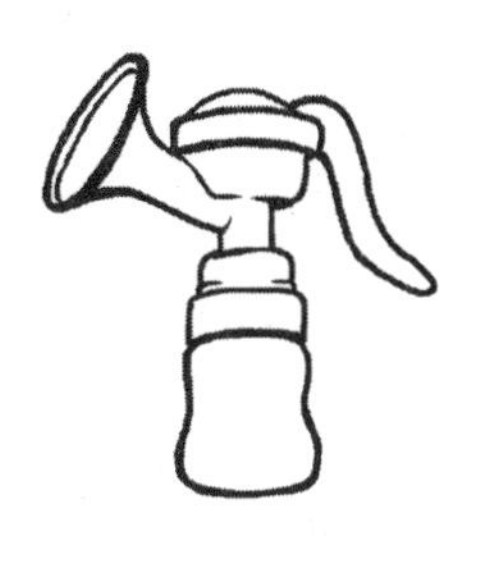

- **Sacaleches tipo jeringuilla**: constan de dos cilindros de plástico que se adaptan tipo émbolo uno dentro del otro. El cilindro interior termina en una copa para el pecho, y en el otro extremo posee una anilla de goma para que el cierre sea hermético. El cilindro exterior recoge la leche, y puede usarse como biberón acoplándole una tetina. La copa se coloca en el pecho sosteniéndola con una mano. Con la otra mano se sujeta el cilindro exterior. El bombeo se consigue creando una fuerza de succión al sacar e introducir rítmicamente el cilindro externo. Permite una eficaz extracción de leche en mujeres con un buen reflejo de eyección.

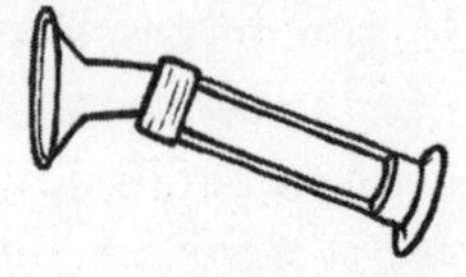

- **Sacaleches tipo cilíndrico con recipiente colector**: al igual que el anterior, consta de un émbolo y un cilindro conectado, por medio de una válvula en la parte inferior, a un recipiente colector, tipo biberón, que recoge la leche que va saliendo, sin que entre en contacto con el sistema de bombeo. La copa se coloca en el pecho y se sujeta con una mano. Con la otra se extrae el émbolo a lo largo del cilindro a intervalos lentos y rítmicos. Permite un bombeo regular intermitente y un buen vaciado de las mamas. La fuerza de succión puede regularse en varias posiciones y el movimiento de la mano y el brazo no resulta cansado para la madre.

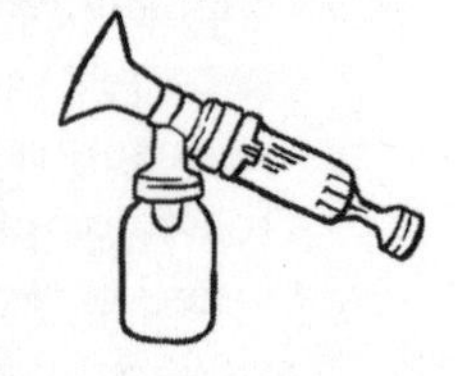

Sacaleches eléctricos: la acción mecánica la realiza un motor eléctrico, a pilas o a corriente alterna. Resultan más cómodos para la madre, salvo por el ruido que hacen, que puede molestar. La madre puede concentrarse en colocar bien la copa, pueden manejarse con una sola mano, lo que permite realizar un masaje con la otra para facilitar la salida de la leche. Son aconsejables cuando se necesita un bombeo frecuente y a largo plazo. Su precio es más elevado que el de los mecánicos. Pueden ser de presión cíclica o de presión negativa constante. Ambos deben poseer un mecanismo que evite las presiones negativas excesivas. Todos constan de una copa extractora, un depósito en forma de biberón, una válvula de extracción y un motor de vacío. En algunos modelos el motor y las pilas están incorporados en la misma copa del sacaleches, formando un todo; en el resto de los modelos, la copa del sacaleches está separada del motor por una sonda flexible de plástico. Antiguamente reservados a uso hospitalario por su tamaño y precio, hoy existen modelos en el mercado muy compactos y más asequibles. Conviene leer atentamente las instrucciones del fabricante para su correcto montaje y funcionamiento.

- **Sacaleches compacto a pilas**: consta de una copa para acoplar el pecho que posee dos conexiones de rosca; una se acopla al sistema de baterías y la otra a un recipiente colector. Entre el sistema de baterías y la rosca existe un filtro impermeable que detiene la aspiración en caso de entrar en contacto con la leche. La copa se coloca en el pecho y se sujeta con una mano. Al accionar el interruptor se crea un movimiento alterno de succión, con lo que la leche pasa directamente al biberón colector. La fuerza de succión realizada es regulable. La extracción resulta más efectiva cuando la lactancia está ya establecida. El gasto que produce en pilas la encarece excesivamente, y cuando las pilas se están descargando el ritmo de aspiración es más lento.

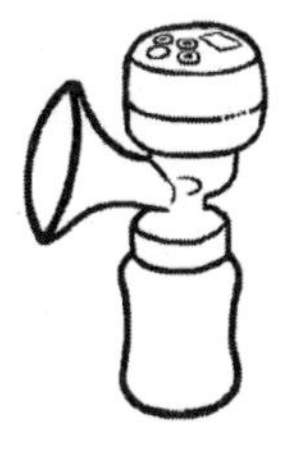

- **Sacaleches de presión negativa constante**: consta de una copa de plástico que se acopla a un biberón y una unidad eléctrica unidos por un tubo de plástico. La copa posee un orificio para liberar la fuerza de succión. Una vez colocada la copa en el pecho, se acciona el interruptor para que comience a funcionar el extractor. El grado de succión puede regularse tapando con un dedo el orificio lateral de la válvula en que se halla la copa.

- **Sacaleches de presión cíclica:** existen varios modelos en el mercado. Todos constan de una copa que se acopla a un recipiente colector y que se conecta, mediante un tubo flexible de material plástico, a un sistema de aspiración consistente en un motor accionado por corriente eléctrica o a pilas. La fuerza de succión se regula mediante un mando. La mayoría de los modelos en el mercado permite además graduar la velocidad de bombeo, simulando el ritmo de succión del bebé. Al ser los de precio más elevado, hay casas comerciales que poseen un sistema de alquiler a domicilio.

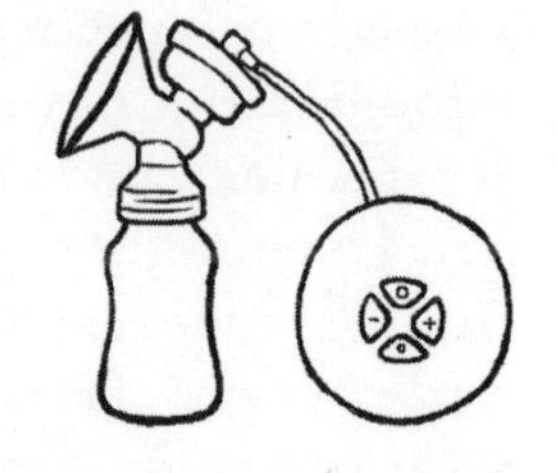

Este tipo de extractores posibilita el bombeo de ambos senos a la vez, conectando dos copas con su recipiente colector al mecanismo extractor, mediante una conexión en «Y» especial. La extracción simultánea de ambos pechos reduce el tiempo de extracción empleado, pero no está bien probado que se incremente la producción de leche. Existen sujetadores o camisetas con orificios que se adaptan al tamaño de las copas y permiten sostener ambas copas al pecho y dejar libres las manos.

4.9.3. Conservación de la leche materna

Una vez extraída la leche, hay que ponerla en recipientes aptos para refrigerar o congelar. Si la madre hizo la extracción fuera del domicilio, en el lugar de trabajo, por ejemplo, conviene disponer de un bolso o maletín-nevera de refrigeración con petaca helada para transportarla.

La leche se trasvasará a recipientes bien limpios de vidrio o de plástico de uso alimentario rígido o en formato de bolsa que venden ex profeso para congelar y almacenar leche materna.

No son adecuados envases de plástico que no estén previstos para uso alimentario. Las bolsas de plástico blando para la conservación de alimentos son menos recomendables, porque son más difíciles de manejar y pueden romperse en el congelador. Si el recipiente es de cristal o de plástico rígido, no hay que llenarlo del todo: es mejor dejar un dedo libre en la parte de arriba, para que al congelarse y expandirse no reviente.

Se puede utilizar el mismo recipiente para guardar la leche recién extraída, durante un período máximo de 24 horas, siempre que se mantenga a una temperatura inferior a 15 °C; si la temperatura es superior, no sobrepasar las doce horas sin congelar (véase más adelante la tabla de tiempos de almacenamiento).

Se puede ir añadiendo leche recién extraída a un frasco no lleno aún de leche ya congelada, a condición de refrigerar primero durante una hora la leche reciente y que esta no sea la mayor cantidad, para evitar que la otra se descongele.

Es mejor congelar separadamente cantidades no mayores de 100 ml para no desperdiciar algo si, una vez descongelada, no se la termina el bebé. Los recipientes se etiquetarán con la fecha de extracción para ir consumiendo la leche más antigua. Ni que decir tiene que antes de manipular leche y contenedores para almacenarla hay que lavarse de nuevo las manos con agua y jabón.

Es mejor usar la leche fresca, no congelada, siempre que sea posible, ya que la congelación destruye las células y altera alguno de los componentes de la leche (véase el punto «4.10. Los bancos de leche humana»).

En domicilio, los **tiempos máximos de conservación** de la leche materna en buen estado y libre de contaminación bacteriana, según el lugar y temperatura de almacenamiento, son los siguientes:

Lugar de almacenamiento	Temperatura de almacenamiento	Tiempo de conservación
Ambiente	25 °C o más	4 horas
	20° a 24 °C	8 horas
	15° a 19 °C	12 horas
	Menos de 15 °C	24 horas
Frigorífico	0° a 4 °C	2 a 4 días (+)
Congelador interior **	−6° a −12 °C	2 semanas
Congelador aparte ***	−10° a −18 °C	3 a 4 meses
Congelador profesional ****	−19° a −24 °C	6 a 12 meses

La **leche descongelada** que no haya llegado a ser utilizada se mantiene bien 4 horas a temperatura ambiente y 24 horas en frigorífico. No hay que volver a congelarla. Si es leche que sobró de una toma y estuvo en contacto con la boca del lactante, hay que desecharla, pues puede contaminarse rápidamente.

4.9.4. Descongelación de la leche materna

Descongelar siempre la leche más antigua según el etiquetado. Dado que hay mínimas o nulas variaciones de los macronutrientes en relación al ritmo circadiano, en general no es preciso tener en cuenta a la hora de administrar una leche almacenada si fue extraída durante el día o por la noche.

Hay varios **métodos** para descongelar la leche almacenada:

- Pasando la leche a la nevera o dejándola a temperatura ambiente si se ha previsto con tiempo suficiente.
- Poniendo el recipiente de leche congelada en un cazo de agua caliente. Se puede calentar al baño María.
- Si se calienta directamente, no hay que dejar que la leche

hierva porque se pierden la mayor parte de sus propiedades inmunitarias.

- Si se utiliza el microondas, conviene ponerlo a potencias bajas y luego agitar para que se mezcle bien la leche y la temperatura sea uniforme.

Una vez descongelada, hay que agitarla bien y probar que la temperatura no sea excesiva vertiendo algunas gotas en una zona sensible de la piel, como el dorso de la mano, la muñeca o el antebrazo.

Pueden darse algunos **problemas** con la descongelación:

- Que aparezca como **cortada** en dos fases. No es realmente un problema: si se agita el frasco para mezclar bien las dos fases, la leche vuelve a su aspecto normal.
- Que tenga un **sabor rancio**. Es debido a una enzima de la propia leche, la lipasa, que sigue actuando aún refrigerada y congelada: provoca una lipólisis, es decir, una especie de digestión o desdoblamiento por hidrólisis de las grasas (triglicéridos) de la leche en ácidos grasos monoglicéridos y diglicéridos, que confieren un sabor rancio a la leche. Cuando ocurre esto, no hay más solución que confiar en que el lactante la acepte. La leche es nutricionalmente apta y muchos bebés toleran bien ese sabor, pero otros no. Algunas mujeres tienen más lipasa en la leche que otras y conviene prevenir este problema, sobre todo si se piensa en almacenar mucha leche, haciendo una prueba de congelación-descongelación: si aparece el sabor rancio, la manera de evitarlo consiste en escaldar la leche un momento, sin que llegue a hervir, antes de congelarla; se pone en un cazo, se calienta hasta que salen las primeras burbujas en los bordes del cazo (esto ocurre a los 60°C, para quien tenga termómetro de alimentos), entonces se enfría y se congela lo más rápidamente posible. Este procedimiento destruye parte de la lipasa y previene el problema del sabor rancio.

4.9.5. Administración de la leche materna extraída

No es raro que los lactantes acepten mal o con extrañeza que sea la misma madre la que administre su leche extraída, pues parecen esperar de ella lo habitual para ellos: el pecho; puede que acepten mejor que sea un familiar quien se la administre. A los lactantes mayores de uno o dos meses puede darse la leche extraída con biberón, aunque algunos lactantes menores de seis meses no aceptan bien el sabor o forma de las tetinas de alimentación. Los mayores de seis meses pueden tomarla en vaso.

En niños menores de dos meses, prematuros y niños que aún no tienen buena técnica de amamantamiento, administrar la leche materna con biberón y tetina puede hacer que confundan el pezón de su madre con la tetina, abran poco la boca y tengan un enganche deficiente al pecho (véase el punto «6.10. Patrón de succión anormal. Disfunción motora oral. Confusión pezón-tetina»). En estos casos es mejor utilizar otras técnicas, sin que haya consenso acerca de la idoneidad de las mismas ni sobre cuál de ellas es la mejor. Las tres primeras utilizan utensilios baratos, fáciles de limpiar y no presentan dificultad para aprender a usarlas:

- **Alimentación con vasito**. El lactante ha de estar en estado de vigilia, no somnoliento. La lengua debe quedar dentro del vasito. No se vierte la leche en la boca del niño, es el lactante el que la bebe a lengüetadas o a sorbos. Conviene limitar la duración de la alimentación a menos de media hora para que no se fatigue.
- **Alimentación con cuchara o copas especiales**. Se vierte la leche, poco a poco, en la boca del bebé.
- **Alimentación con jeringuillas**. Se empuja la leche con el émbolo de la jeringa.
- **Alimentación con sonda naso u orogástrica**. Indicado en grandes prematuros (véase el punto «6.7. Prematuros»).
- **Alimentación con sonda y dedo**. Sonda para alimentación blanda (5F) fijada con esparadrapo al dedo, con el

extremo al final de la yema. Se conecta una jeringa o un reservorio (vaso) al otro extremo del catéter. Se introduce suavemente el dedo en la boca del lactante, con la yema hacia arriba, y se mueve la punta del dedo hasta la unión de los paladares duro y blando para estimular la succión. Este método puede ayudar a corregir una succión desorganizada, porque el adulto puede recompensar los movimientos de succión correctos presionando el émbolo de la jeringa para suministrar pequeñas cantidades de leche coincidentes con los movimientos de succión.

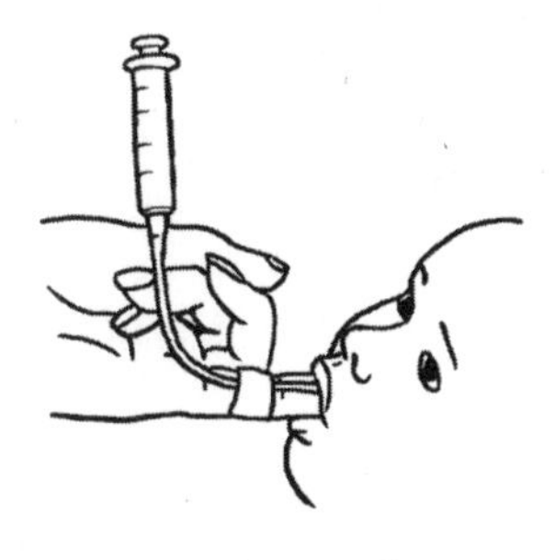

- **Alimentación con sonda al pecho (suplementador).** Similar al anterior, pero con el extremo de la sonda fijado al pecho, al lado del pezón. Proporciona un suplemento apropiado a la vez que estimula la mama para que produzca más leche.

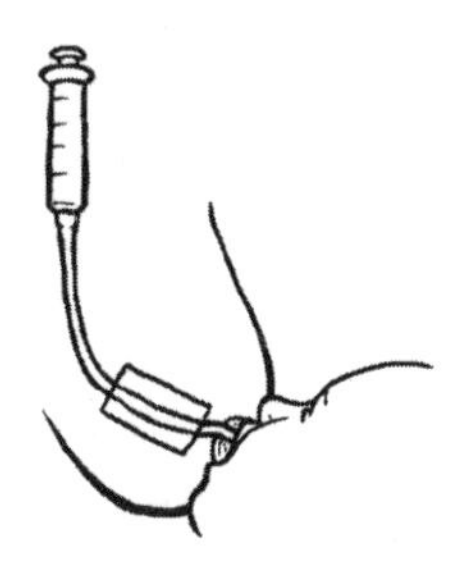

4.9.6. La extracción prenatal de calostro

El masaje del pezón y la excreción de calostro antenatal, en las últimas semanas del embarazo, se aconsejaron como método para «preparar» el pezón y el pecho para la lactancia, hasta que se demostró en los años noventa del pasado siglo que era un procedimiento que no tenía ninguna eficacia y que, realizado de forma exagerada, podía tener efectos negativos (véase el punto «2.8.9. Preparativos durante el embarazo»). Hoy día se vuelve a recomendar con el fin de obtener una reserva de calostro que pueda llegar a emplearse en el período neonatal inmediato.

Aunque hay discusión y falta de pruebas de calidad de los beneficios y riesgos de la **extracción prenatal de calostro,** si se congela y se conserva para poder administrar posteriormente al recién nacido en sustitución de tomas de fórmula láctea ante problemas neonatales que pueden causar hipoglucemia, los beneficios son claros y hay ausencia de riesgos, por lo que actualmente es una práctica que está siendo recomendada por instituciones sanitarias y diversos autores, es bien tolerada por las madres y mejora su confianza.

No se ha demostrado que esta técnica disminuya el número de ingresos neonatales, pero en diversos estudios se ha visto que favorece la lactancia materna exclusiva, acorta el tiempo de la lactogénesis II o «subida de la leche» y permite a las madres familiarizarse con su pecho y con la lactancia. Las madres aprenden la técnica de extracción manual antes del parto, lo que puede traducirse en facilidad para obtener calostro posnatal. No se han observado problemas, salvo que puede causar dolor a la madre si la técnica no es adecuada.

Esta práctica se está recomendando cuando hay probabilidades de que el recién nacido acabe recibiendo suplementos de fórmula artificial por tener algún factor de riesgo de hipoglucemia (véase el punto «6.5. Hipoglucemia en el recién nacido») o por separación de madre y bebé. Esto puede ocurrir en madres con cualquier tipo de diabetes mellitus (tipos 1, 2 o gestacional) o que tengan hipertensión arterial o eclampsia o tomen betabloqueantes. También en casos de cesárea programada. Y en recién nacidos demasiado grandes o demasiado pequeños para su edad gestacional, gemelos o múltiples, con enfermedades o malformaciones que les dificulten la alimentación inicial al pecho (labio leporino, síndrome de Down, por ejemplo) o que les predisponga al ingreso en la unidad neonatal.

Hay mucha variabilidad en cuanto al inicio, frecuencia, duración y métodos de extracción recomendados. Se suele recomendar comenzar a partir de la semana 35-36 de embarazo, realizando entre una y cuatro sesiones diarias de una duración de cinco a veinte minutos cada una.

La técnica es semejante a la de extracción descrita en el punto «4.9.2. Técnicas de extracción de leche materna»: automasaje previo, seguido de extracción manual (no se aconseja el sacaleches debido a la escasa cantidad que se suele obtener). Para recoger las gotas de calostro que van saliendo se puede emplear una cuchara o una pequeña copa de vidrio o frasco de plástico apto para la alimentación. Algunos prefieren recoger directamente el calostro por medio de jeringuillas pequeñas (entre 1 y 5 ml), aplicando la boquilla (sin aguja, claro) en el pezón y extrayendo con el émbolo a medida que las gotas de calostro van saliendo; este método suele necesitar el concurso de otra persona. Las jeringuillas se pueden cerrar con tapón si lo tienen o con el mismo capuchón de la aguja. La leche recogida se congela, sea directamente en estas jeringuillas o, si se recogió con cuchara o vaso que no tiene tapa, aspirando previamente la leche con jeringuillas. Las jeringuillas es mejor ponerlas dentro de una bolsa de plástico para que no queden perdidas en el congelador. No hay que olvidar poner la fecha de recogida en cada recipiente (para más detalles, véanse los puntos «4.9.3. Conservación de la leche materna» y «4.9.4. Descongelación de la leche materna»).

La cantidad media de leche que se llega a extraer en total es de 5,5 ml (RIQ 0 a 22 ml), aunque hay algún caso extremo de hasta casi un litro. Las madres deben saber que es posible no llegar a obtener calostro y que eso no quiere decir que no vayan a tener una producción de leche posnatal adecuada.

El hospital debe estar preparado y familiarizado con esta técnica para poder utilizar bien el calostro que les suministre la madre.

Algunos autores lo recomiendan en caso de imposibilidad anterior de lactancia materna, y otros de forma sistemática. Se requieren más estudios de beneficios y riesgos para poder hacer una recomendación sistemática de este procedimiento.

4.9.7. La «extracción poderosa»

No hay pruebas publicadas de resultados de eficacia y tolerancia por parte de la madre del método llamado «extracción poderosa» (*pumping power*) desarrollado por C. Watson (IBCLC), por lo que no se puede recomendar de modo generalizado. Consiste en la extracción con sacaleches de doble copa diez minutos cada hora durante 24 a 48 horas con pausa de entre cuatro y seis horas nocturna. O bien cinco minutos en cada pecho si no se tiene extractor doble. También se han descrito tiempos distintos de extracción y descanso. No hay ninguna publicación científica original ni estudios que avalen la eficacia de este método, basado en forzar al máximo el mecanismo fisiológico de producción de leche materna. No hay tampoco publicaciones que nos indiquen la tolerancia física y emocional de este ritmo de extracción por parte de la madre. Probablemente otros métodos testados menos estresantes (relajación, musicoterapia) sean capaces de producir más y mejor leche con menos coste físico y emocional para la madre.

4.10. Los bancos de leche humana

Un banco de leche donada es un servicio sanitario que recoge, controla, procesa y almacena leche materna donada por madres seleccionadas, para distribuirla por prescripción médica entre pacientes con problemas de salud específicos, normalmente recién nacidos prematuros y lactantes pequeños cuyas madres no pueden amamantarlos temporal o definitivamente. Ante un déficit o ausencia de leche materna propia la mejor opción es la leche materna de banco.

Los bancos de leche nacieron a principios del siglo XX, los primeros de ellos el de Viena, en 1909, y el de Boston, en 1910. El encarecimiento y engorro del contrato de numerosas nodrizas (y la dificultad de encontrarlas) para amamantar a lactantes pequeños hospitalizados está en el origen de los bancos de leche: era mucho más barato pagar a madres que donasen su leche y recogerla en su domicilio. El auge de la alimentación con fórmulas artificiales de la década de los años cincuenta y sesenta hizo decaer el interés en los bancos de leche. Se pagó a las madres donantes hasta los años ochenta del siglo XX, cuando la epidemia de sida puso en tela de juicio la seguridad de la leche donada (el VIH se transmite por la leche), lo que obligó a adoptar medidas estrictas de seguridad; se dejó de pagar por la donación y se incrementaron los análisis y minuciosidad de todo el proceso para lograr una leche totalmente segura.

Actualmente hay en Europa más de 200 bancos de leche, 15 de ellos en España y otros tantos en Finlandia, Reino Unido y Noruega, casi 40 en Francia e Italia y unos 20 en Alemania. Hay alrededor de una treintena en Estados Unidos y destaca Brasil, que tiene la mayor red de bancos de leche del mundo, con más de 200. Hay unos 100 más en el resto de Latinoamérica y unos 1.000 en todo el mundo. La Asociación Española de Bancos de Leche Humana se fundó en 2008.

La existencia de bancos de leche aumenta el valor social de la lactancia materna y supone un apoyo a la promoción de la misma. Además, un banco de leche presupone una sociedad en la que la lactancia materna esté bien instaurada para tener una base amplia de madres donantes y es un estímulo positivo para las madres que desean amamantar.

El banco de leche tiene lugar propio, con neveras y demás aparatos necesarios dedicados a uso exclusivo del banco. Todo el procesamiento de la leche se realiza en condiciones estériles (lavado, guantes, bata, mascarilla, campana de flujo laminar, etc.). El personal del banco de leche debe tener formación específica en procesos de higiene, control de calidad, extracción, pasteurización, almacenamiento de leche materna y lactancia materna, entre otras disciplinas.

El funcionamiento de un banco de leche pasa por estas fases: selección de las madres donantes, recogida y transporte de la leche al banco, análisis y procesamiento de la leche y dispensación de la misma. El control de calidad debe asegurar la trazabilidad de todo el proceso, desde la madre donante hasta el recién nacido receptor.

¿Qué madres pueden dar leche?

Toda madre sana que esté dispuesta a donar voluntariamente y sin compensación económica excedentes de su leche es candidata para ser donante. La mayor parte de las madres puede tener leche suficiente para su propio bebé y para poder extraerse una cantidad adicional. Esto es explicable por el hecho del funcionamiento a demanda de la lactancia: a mayor demanda, mayor producción. Si al pecho se le estimula de manera adicional a la lactancia del propio bebé mediante extracciones, el pecho se adapta a esa nueva exigencia (véase el punto «2.3. Cómo funciona el pecho. La fisiología»).

La mayor parte de los bancos de leche exige a las madres que desean ser donantes la firma de un consentimiento informado tras una entrevista en la que se aseguren los siguientes requisitos:

- Amamantar sin problemas de suministro de leche a su propio bebé. Algunos bancos exigen que la madre lleve amamantando por lo menos ya tres semanas.
- Que sean negativos los resultados de los análisis de la madre para sífilis, hepatitis B y C y VIH. Según el lugar de origen de la madre, puede ser exigible la realización de pruebas para descartar Chagas y VLHT I y II. No es necesario descartar el citomegalovirus (CMV), ya que la pasteurización lo destruye (véase el punto «5.4. Enfermedades de la madre»).
- No sufrir enfermedades o infecciones crónicas.
- No tomar fármacos regularmente ni fumar, «vapear» nicotina o beber alcohol de modo habitual. No consumir otras drogas de abuso.
- Tener condiciones y capacidad para seguir un procedimiento de extracción de leche de forma higiénica. Tener un congelador adecuado.
- No ser vegetariana estricta (vegana) sin tomar suplementos vitamínicos, por la falta de vitamina B_{12} que puede haber en su leche.
- No tener ni ella ni su pareja conducta sexual de riesgo.
- No tener una enfermedad crónica descompensada o muy invalidante.
- Algunos bancos ponen la fecha límite superior para ser donante en los seis o doce primeros meses de lactancia debido a la menor concentración de proteínas que hay

en la leche (véase el punto «2.4.1. Variaciones en la composición de la leche materna»).

Muchos bancos rechazan de forma temporal la leche de madres que pasan una enfermedad infecciosa aguda, incluida la mastitis, o están tomando medicamentos por esa enfermedad. Hay exclusión temporal si se les ha practicado una transfusión de sangre, un anillado (*piercing*), un tatuaje o acupuntura con agujas no desechables en los últimos seis o doce meses (por si se les ha contagiado alguna enfermedad infecciosa), cuando se han vacunado en el último mes de virus vivos atenuados (poliomielitis, sarampión, rubeola, parotiditis...), si se les ha practicado una gammagrafía, si toman productos de fitoterapia o dosis masivas de vitaminas o si se ha consumido alcohol en las últimas doce horas.

Hay estudios que demuestran la veracidad de las madres donantes entrevistadas en cuanto al consumo de alcohol, tabaco y drogas ilegales.

Los criterios de exclusión de una madre lactante para ser donante deben estar basados en pruebas que garanticen la seguridad de los pacientes que van a tomar esta leche, sin ser tan estrictos que comprometan un abastecimiento adecuado. Muchos bancos de leche aceptan la donación de leche de madres cuyo bebé ha fallecido antes o después del nacimiento (véase el punto «6.15. Muerte del bebé y lactancia»).

Extracción, recogida y procesamiento de la leche

Las madres son instruidas en las normas necesarias para la extracción de leche (véase el punto «4.9.2. Técnicas de extracción de leche materna»), insistiendo en la higiene de manos, pecho y bomba extractora, especialmente en madres que entregan muestras contaminadas. La extracción puede ser manual o con bomba extractora.

En caso de que la leche se extraiga en el domicilio de la madre donante, se pondrá en el frigorífico inmediatamente, se congelará antes de las 24 horas de la extracción y se trasladará en nevera portátil al banco de leche o al centro acreditado más cercano antes del mes. Hay bancos que recogen mediante personal propio o ajeno la leche en domicilio; en otros, son las propias madres las que se encargan de su transporte. Debe haber garantías de que la leche permanezca congelada durante el traslado.

Cuando llega la leche al banco, se etiqueta y se congela; puede mantenerse congelada tres meses a menos de –20 °C y hasta doce meses a –80 °C, aunque esta última opción es muy cara. Antes de pasteurizarla, se descongela a 4 °C y se realizan análisis microbiológicos, o bien se valida la leche por medio de la técnica Dornic de la acidez titulable, que refleja el grado de contaminación bacteriana de la leche. Se desechan muestras con una acidez mayor de 7 ° Dornic y/o aquellas con crecimiento bacteriano mayor de 100.000 ufc/ml de flora saprofita o mayores de 10.000 ufc/ml de *Staphylococcus aureus*. Se valoran el color, el olor y la presencia de impurezas. Si es posible, se analizará la concentración de todos los macronutrientes mediante analizadores automatizados, o al menos de la grasa, mediante el crematocrito. Antes de la pasteurización se admite mezclar leche de la misma madre donante e incluso de diferentes donantes, según el criterio de cada banco de leche.

La pasteurización, realizada por la mayoría de los bancos de leche, consiste en tratar la leche materna donada procurando la inactivación térmica del 100 % de las bacterias patógenas, del 90 % de su flora saprofita y de múltiples virus (VIH, VLHT y CMV, entre otros). Esto se realiza colocando los frascos con la leche al baño maría a una temperatura de 62,5 °C durante 30 minutos (método Holder de pasteurización) en un aparato especial, el pasteurizador, que mantiene la temperatura estable entre 61 °C y 63 °C . Para este procedimiento se utilizan frascos de cristal.

Tras la pasteurización, se procede al enfriado rápido (en menos de veinte minutos) mediante inmersión en agua a 4 °C (agua + hielo). Se analizan, etiquetan y conservan solo las muestras con un contenido microbiológico nulo o inferior a 10 ufc/ml. Tras ello se procederá a su uso en un máximo de 24 horas o a su congelación. De nuevo, la leche pasteurizada puede mantenerse congelada tres meses a menos de –20 °C y hasta doce meses a –80 °C. En los bancos de leche que no pasteurizan (en algunos de países escandinavos) los recuentos bacterianos en la leche deben ser menores de 10.000 ufc/ml.

¿A quién está destinada la leche del banco?

Debido a las propiedades inmunitarias de la leche materna, defensivas contra infecciones y preventivas de la enterocolitis necrotizante del recién nacido prematuro, y a los factores de crecimiento que ayudan a reparar el intestino o zonas infectadas dañadas, cuando una madre, por la causa que fuere (enfermedad grave o fallecimiento) no puede amamantar, se puede recurrir a los servicios del banco de leche si un recién nacido o lactante presenta alguna de las siguientes características:

- Ser prematuro o recién nacido de bajo peso o con retraso de crecimiento intrauterino
- Ser recién nacido y estar infectado, especialmente con infecciones intestinales y/o con riesgo de enterocolitis necrotizante
- Padecer una inmunodeficiencia (déficit congénito de defensas frente a infecciones)
- Intolerancia digestiva con diarrea prolongada
- Tener alguna malformación intestinal congénita, una cardiopatía grave o un error congénito del metabolismo
- Precisar iniciar la alimentación oral tras una cirugía compleja
- Tras un trasplante de órganos o en tratamiento inmunosupresor
- Tener alergia a proteínas de la leche de vaca
- Lactantes adoptados si la madre adoptiva no ha podido tener leche (véase el punto «7.9. Relactación e inducción de la lactancia»)
- Otros casos, a criterio médico. Algunos bancos de Norteamérica venden leche para pacientes con cáncer (véase el punto «2.3.5. Cómo no funciona el pecho. Mitos, ideas falsas y contraproducentes»)

Ante la escasez de leche materna, los bancos de leche tienen unos criterios de prioridad establecidos, en los que constan normalmente los prematuros menores de 28 semanas de gestación, los menores de 1.000 g de peso al nacer y todos aquellos con riesgo de padecer una enterocolitis necrotizante.

Variación en los componentes de la leche materna almacenada tratada por el calor y el frío

Los componentes inmunológicos (defensas frente a infecciones) son estables a temperatura ambiente durante ocho horas, refrigerada a –4 °C, durante tres días, y congelada a –20 °C, durante doce meses. Las células y el microbioma se eliminan tras la pasteurización o congelación.

Cuando se pasteuriza la leche, se pierden el 24 % de la lisozima, el 57 % de la lactoferrina, más del 30 % de la inmunoglobulina A, entre el 40 % y el 70 % de la inmunoglobulina G y la totalidad de la inmunoglobulina M; también se reducen los linfocitos, los factores de crecimiento, la amilasa, la lipasa y la vitamina D. La pasteurización disminuye la concentración de proteínas en un 13 %, la de grasa, en un 25 %, y el contenido calórico de la leche, en un 15 %.

La congelación disminuye también la grasa y las calorías de la leche, además de la concentración de lactosa. Hay poca afectación de oligosacáridos, ácidos grasos y algunas citoquinas y factores de crecimiento. Debido a la disminución de la lipasa, tras la pasteurización hay menos riesgo de que aparezca el sabor rancio descrito en el punto «4.9.4. Descongelación de la leche materna».

Se están estudiando actualmente otros procesos de conservación de la leche y de inactivación bacteriana, distintos de la pasteurización Holder, que alteren menos los componentes de la leche materna donada. También se están ensayando métodos para reconstituir el microbioma destruido en la leche donada tras la congelación y pasteurización.

A pesar de todos estos cambios observados en la leche materna procesada y de que los alimentados con ella tuvieron un menor crecimiento de peso, talla y perímetro cefálico que los alimentados con fórmula artificial, alimentar a prematuros con leche donada de banco tiene ventajas sobre la alimentación con fórmula artificial, porque disminuye el riesgo de padecer enterocolitis necrotizante, diarrea y displasia broncopulmonar y acorta el tiempo necesario para la tolerancia de la nutrición enteral (intestinal) y la retirada de la nutrición parenteral (por vena). Se está estudiando si añadir fortificantes a la leche donada de banco puede mejorar el crecimiento de los prematuros.

Se ha comprobado que los prematuros alimentados con leche de banco tienen un microbioma intestinal más parecido a los alimentados con leche materna fresca que los alimentados con fórmula artificial, lo que podría traducirse en ventajas inmunológicas y de funcionalidad intestinal a largo plazo.

5

Enfermedades y problemas maternos

> Forcejeo [...] con los botones de la blusa, los cierres del sujetador de lactancia, una gasa, una almohadilla. [...] Se requiere pericia para esto: encajar dos partes del cuerpo, acoplar la mandíbula al pecho. Todavía no le he pillado el truco. He visto cómo lo hacen otras madres en los cafés, [...] y yo las miro con disimulo, con envidia, y me pregunto cómo lo hacen, cómo se sacan así el pecho y si algún día lo haré igual de bien.
>
> Maggie O'Farrell
> *Sigo aquí. Diecisiete roces con la muerte*,
> Barcelona, Libros del Asteroide, 2019

Nunca viene mal una buena ayuda cuando se tienen problemas. En estos momentos, y cada vez más, hay personal sanitario y no sanitario con experiencia y conocimientos validados que pueden ayudar con eficacia a las madres. Es más fácil encontrar madres preparadas en grupos de apoyo a la lactancia, monitoras de La Liga de la Leche y consultoras certificadas en lactancia (IBCLC). Hace varias décadas era raro y aún hoy no es generalizado: conviene indagar (matrona, grupo de apoyo local, pediatra) acerca de la capacidad de los profesionales del entorno sanitario en que una madre se mueve (hospital, centro de salud) y, dependiendo de la misma, asegurarse de contactar previamente y de tener el teléfono de algún familiar, amiga o madre de un grupo de apoyo, IBCLC o profesional sanitario que pueda echar un cable. La primera semana es la más crucial: las fuerzas físicas y psíquicas pueden estar mermadas tras el parto; el ánimo y las hormonas, alteradas por la situación, y mucha gente en torno a la madre, que opina con más o menos conocimiento de causa, pueden llegar a confundirla. Si se necesita, una ayuda eficaz y tranquila es fundamental en esos momentos.

Los problemas, si surgen, lo hacen con más frecuencia y son más acuciantes los primeros días, las primeras semanas, de tal manera que el riesgo de dejar la lactancia es mayor en esa época precoz. Estos problemas pueden surgir al poco de nacer, en el hospital, o una vez que la madre está ya en el domicilio. Cuando la lactancia se ha establecido, hay menos posibilidades de que madre o lactante sufran alguna enfermedad o problema que la ponga en peligro.

Entre los problemas precoces destacan el rechazo del pecho, no engancharse bien, el dolor, las grietas y el sangrado del pezón, la excesiva hinchazón del pecho, la preocupación por el aumento de peso, la ictericia del lactante, el llanto y los cólicos, que iremos viendo en los puntos correspondientes.

La madre lactante es un todo inseparable en sus diversas partes. Hay enfermedades sistémicas que pueden afectar a su ánimo o a la producción de leche y condicionar un problema local del pecho, y viceversa, hay problemas locales del pecho o solo del pezón que le afectarán de modo generalizado. Solo por motivos académicos, para poder exponerlo mejor, se divide este capítulo en enfermedades y problemas locales, relacionados con el pecho y el pezón, y enfermedades y problemas generales de la madre.

De su lectura, tan cargada de lesiones, dolor y enfermedades, se podría desprender que la lactancia es algo sumamente dañino para el pecho y para la madre. Nada más lejos de la realidad: a ninguna madre le sucede toda la ristra de problemas que se describen en este capítulo. Son más las lactancias felices y exitosas, y tienen más peso los motivos de alegría para una madre derivados de su lactancia que los problemas que la lactancia puede dar. Por simple sentido de supervivencia evolutiva, suele ser así.

Para entender que, aun en las mejores circunstancias, la frecuencia de problemas es elevada, hay que tener en cuenta que el pecho es el único órgano de la mujer al que se somete a tensiones extremas durante períodos limitados de tiempo de modo brusco y, al menos en la primera lactancia, sin entrenamiento previo. Es comprensible que suela haber más problemas en el período inicial de la lactancia y en la primera lactancia que en meses posteriores o en las siguientes lactancias. Conviene recordar también que la mayor parte de los problemas de la lactancia se previenen con una puesta al pecho precoz (véase el punto «3.2. La primera tetada: precoz»).

5.1. El dolor. Introducción

Un porcentaje elevado de madres que amamantan siente dolor más o menos intenso en algún momento de la lactancia, y esto supone uno de los motivos más frecuentes de abandono no deseado de la misma, sobre el 20 %. La tercera parte de las madres que dejan la lactancia cita el dolor como motivo principal para haberla dejado. Hasta una de cada cinco madres lactantes experimenta dolor que persiste más allá de las dos semanas. En centros especializados en lactancia, el dolor supone algo más de la tercera parte de las consultas.

Pese a estas elevadas frecuencias, el dolor de la lactancia no es un tema nada bien estudiado, de ahí que persista mucha controversia sobre las causas que lo originan y problemas con la efectividad de los tratamientos indicados. Hemos de reconocer que no lo sabemos todo. No hay pruebas científicas de buena calidad sobre cuáles son la causa y el mejor tratamiento de muchas de las entidades que pueden originar dolor mamario. La mayor parte de lo que se sabe depende más de la opinión y el consenso de expertos, incluyendo lo que las propias madres dicen y han dicho en los foros de lactancia. Falta mucho por estudiar y por saber.

Diagnosticar el motivo del dolor no siempre es fácil, y la variabilidad interobservadores puede ser amplia (puede haber diferentes interpretaciones del dolor según el especialista o experto consultado, y según la definición de dolor y escala que se elija para medirlo). Quizá esto explique que en un centro hospitalario australiano especializado en lactancia, tras diagnosticar y tratar de acuerdo al diagnóstico realizado a 432 madres lactantes con dolor en el pezón/pecho, solo mejorase el 57 % de ellas, es decir, que casi la mitad no mejoró: o el diagnóstico no fue correcto o el tratamiento no fue acertado. Las dolencias del pecho no son ni enfermedades raras ni gravísimas en las que ese porcentaje de éxitos no estaría mal; son afecciones comunes en mujeres habitualmente jóvenes y sanas, ¿qué confianza nos ofrecería un médico general que solo curase a la mitad de sus pacientes de dolencias habituales?

Antes de emitir un diagnóstico sobre la causa del dolor es fundamental valorar:

- Las características del dolor: dónde (pezón, pecho), desde cuándo, duración, cuándo (antes, durante, después de la toma), cuánto (intensidad con escala específica, la numérica de 0 a 10 por ejemplo), tipo (quemazón, pinchazos, escozor, picor, presión, continuo, pulsátil), profundo o superficial, cambios de color acompañantes, qué lo empeora, qué lo mejora.
- Los antecedentes de la madre: enfermedades, alergias, cefaleas, depresión, reumatismos, enfermedades de la piel, cirugía previa, infecciones, otros dolores, medicación crónica, lactancias anteriores, uso de jabones, detergentes, lociones, cosméticos, uso de sacaleches...
- El tipo de parto.
- Los antecedentes del lactante: tiempo de gestación, modo de nacimiento, peso al nacer, enfermedades, medicamentos, operaciones, frenillo lingual, antecedentes

de infecciones por hongos en la boca o en la zona del pañal...

- Las características de la lactancia: momento de inicio (precoz o tardío), exclusiva o parcial, con horario o a demanda, de uno o de los dos pechos, producción de leche (poca, mucha), expectativas de la madre...
- Cómo están la madre y su pecho: aspecto general, inflamaciones, grietas, sensibilidad al toque, si sale leche al exprimir, síntomas de depresión materna...
- Cómo está el lactante: tono, actitud (tranquilo, irritable), estado neurológico, peso, paladar, mandíbula (retirada o no), frenillo sublingual, tortícolis, fractura de clavícula...
- La técnica de la lactancia: toma de pecho, postura y enganche... (véase la sección «Anexos I y II: Fichas de evaluación de una toma», al final del capítulo «3. Lo que nos han enseñado las mujeres. El arte de amamantar»), técnica y problemas de la extracción, si es que se realiza habitualmente.

Si hay dificultades diagnósticas y/o fallos del tratamiento, conviene que cada caso sea valorado por más de un experto o profesional acreditado, sin olvidar por ejemplo a especialistas en dermatología, que son los que más experiencia tienen en el caso de lesiones cutáneas.

Entre las causas conocidas de **dolor en el pezón** destacan el enganche incorrecto del bebé al pecho debido a mala técnica o a un frenillo lingual corto del bebé, las grietas, el eczema o dermatitis, la infección, las vesículas o perlas y el vasoespasmo o fenómeno de Raynaud.

Entre las causas conocidas de **dolor en el pecho** destacan la congestión del pecho, la obstrucción de un conducto, la mastitis y el absceso, que, como veremos, forman un continuo, como si fuese la misma entidad de menor a mayor gravedad.

Aparte de los «clásicos» motivos identificados en los párrafos anteriores, como «causas conocidas» y que describiremos en los siguientes puntos, hay bastantes pruebas de que parte del dolor mamario puede estar con cierta frecuencia asociado al estado de ánimo disminuido, a la depresión y al llamado dolor neuropático. En cualquier caso, el dolor puede ser multidimensional y afectar seriamente al estado de ánimo de la madre por causar un estrés psicológico importante.

5.2. Enfermedades y problemas del pezón

5.2.1. Dolor y molestias iniciales en el pezón

Entre el 30 % y el 70 % de las mujeres experimentan dolor o molestias en los pezones en la primera semana de lactancia, con un máximo hacia el tercer día. Estas molestias iniciales suelen desaparecer en pocos días, hacia el séptimo o décimo día, las cifras de dolor bajan a un 50-40 % de las madres en las primeras semanas y a un 20 % a partir de la octava semana. Es normal que la sensible piel del pezón se irrite y resienta al principio mientras la madre y el pecho se «acostumbran» o adaptan al tironeo y demandas del bebé y al nuevo aumentado volumen. A pesar de ello, se ha visto que ningún tipo de pretendida preparación del pecho durante el embarazo sirve para nada.

La sensibilidad del pezón está relacionada con el nivel de estrógenos, de tal manera que, durante el embarazo, la sensibilidad disminuye y, a partir de las 24 horas del parto, al disminuir el nivel de estrógenos con el fin de liberar las hormonas oxitocina y prolactina, la sensibilidad aumenta ostensiblemente, y los primeros días es frecuente que haya molestias no graves debidas a la succión en vacío de los conductos internos de la mama, a la congestión inicial del pecho, con más sangre circulante de lo habitual, y al agarre brusco del pezón en erección.

Puede aliviar estimular el pezón un poco antes de cada toma hasta conseguir unas gotas de leche que disminuyan la congestión y llenen los conductos. También alivia la aplicación de calor local (paños calientes) antes de amamantar, que hace que salga la leche. Calman el dolor la aplicación de frío local (bolsa de guisantes del congelador) y tomar paracetamol o ibuprofeno; los masajes sobre el pecho pueden ser efectivos en la reducción del dolor (véase el punto «4.7. Terapias convencionales, alternativas y complementarias»).

5.2.2. Daño en el pezón: inflamación, ampollas y grietas

Ante estímulos agresivos, el pezón puede sufrir lesiones que van desde un enrojecimiento o eritema, pasando por una inflamación o la aparición de ampollas de succión, hasta una verdadera fisura o grieta de la piel. Durante la primera semana, seis de cada diez madres lactantes pueden presentar algún tipo de daño en el pezón; entre las semanas dos y siete esta cifra baja a tres y dos de cada diez, y luego la cifra baja a menos de una de cada diez.

Las **grietas** o heridas son la principal causa de dolor del pezón. Suelen ocurrir solo en las primeras semanas. Pueden ser bilaterales y hay consenso generalizado entre expertos en que se deben en más del 70 % de los casos a una técnica incorrecta de lactancia: agarre defectuoso del bebé al pecho con insuficiente introducción de pezón y areola en la boca (véase el punto «3.5.2. El enganche»). Con menor frecuencia, se pueden deber a problemas de eczema del pezón, a dermatitis de contacto a alguna sustancia que se esté aplicando la madre, a excesiva limpieza con sustancias irritantes (jabón, alcohol, cremas, lociones), al uso incorrecto de un sacaleches mecánico, a una mordida excesiva del lactante y a un frenillo sublingual corto o una retrognatia (mandíbula corta, retirada) del lactante, que impiden un correcto agarre.

Un mal enganche puede provocar que el lactante no abarque la areola casi en su totalidad y muerda y estire el pezón con sus encías, lo que provoca las grietas. Una succión excesiva de algunos lactantes muy vigorosos puede originar ampollas en el pezón. Los recién nacidos y lactantes que aprietan excesivamente las mandíbulas, atrapando el pezón con las encías y dañándolo, pueden tener un problema de base, ya sea neurológico o un excesivo tono muscular por algún problema al nacer, una fractura de clavícula, una tortícolis congénita, una lesión por fórceps o haber sido alimentados precozmente con tetinas duras o rígidas. Podemos hablar en estos casos de una disfunción oral motora, que en ocasiones puede requerir tratamiento rehabilitador (véase el punto «6.10. Patrón de succión anormal. Disfunción motora oral. Confusión pezón-tetina»).

Las lesiones del pezón, si no se tratan correctamente, pueden provocar el abandono de la lactancia por parte de la madre, ya que el dolor es muy intenso.

Al ser una herida abierta, tocarla duele: el dolor comienza y es máximo al principio de la toma, puede o no ir calmándose poco a poco a lo largo de la toma, y desaparece al soltarse el bebé del pecho. Puede haber sangrado y también infección. El lactante puede vomitar la sangre que ha podido ingerir.

Manejo y tratamientos propuestos:

- Corregir la posición y el enganche procurando que gran parte de la areola se introduzca en la boca, que los labios del bebé estén hacia fuera, etc. (véase el punto «3.5. La postura. El enganche»). Se considera el tratamiento fundamental de las grietas. Puede ser útil cambiar de postura (por ejemplo, a postura en balón de rugby) para que la encía del lactante no presione sobre la grieta.
- Empezar a amamantar por el pecho que no tenga grietas si es el caso, para que luego se enganche con menos fuerza al de la grieta.
- En casos de dolor insoportable, dar el pecho solo del lado sano y extraer del enfermo o, si ambos están afectados, extraerse temporalmente la leche manualmente o con sacaleches para administrarla después.
- Tomar fármacos para el dolor: ibuprofeno, paracetamol...
- Suspender lociones, jabones, colonias y lavados...
- Cortar el frenillo sublingual corto si es la causa.
- Ajustar el tamaño de la copa del sacaleches o disminuir la presión de aspiración del mismo si es la causa (véase el punto «4.9. Cómo mantener la secreción de leche materna»).

- Aplicación local de productos (cremas, parches, líquidos, etc.). No hay trabajos de buena metodología para asegurar qué producto es más eficaz para controlar el dolor y las grietas aplicándolo directamente en el pezón. Hay numerosos y dispersos trabajos que han encontrado beneficios con lanolina altamente purificada, pomadas-ungüentos multiuso (antibiótico-corticoide-antifúngico), parches de hidrogel o de gel de glicerina, aceite de oliva, de aloe vera u otros aceites o jugos de frutas, parches de plata, compresas calientes de agua o de té, etc. Los resultados han sido, según autores, superiores, similares o inferiores a no aplicar nada o aplicar la propia leche materna.
- Si hay signos de infección, puede convenir aplicar pomadas antibióticas como la mupirocina o el ácido fusídico.
- No convienen los protectores desechables que maceran. Son mejores los protectores lavables de algodón o conchas protectoras. Es preferible la exposición del pezón al aire y el secado con aire algo caliente.
- No suele ayudar utilizar pezoneras. Las pezoneras dan una falsa sensación de alivio y solución, cuando lo que suelen lograr es disminuir mucho la cantidad de leche que se produce y desnutrir a los bebés sin que la madre se entere, pues cree que su bebé chupa muy bien y a toda hora (en realidad es su pezón el que no se entera y el reflejo de producción de leche se desencadena poco y mal). Tienen riesgo de irritar el pezón y originar conductos obstruidos y mastitis. Es fácil ponerlas y muy difícil quitarlas, porque a ello se suma que el bebé luego no sabe engancharse bien al pezón desnudo. En general, no son aconsejables.
- Las experiencias de tratamiento con láser han sido de poco valor.

Si no hay ninguna otra alteración del pezón, que veremos en los siguientes puntos, y tras corregir la postura y el enganche mediante los tratamientos que se han propuesto, aún persiste el dolor, hay que pensar en la posibilidad de una succión desorganizada (véase el punto «6.10. Patrón de succión anormal. Disfunción motora oral. Confusión pezón-tetina») o en un dolor neuropático (véase el punto «5.3.7. Dolor neuropático en el pecho»).

5.2.3. Pezón plano, pezón invertido, umbilicado

El pezón puede no protruir y ser plano o incluso invertido o umbilicado, es decir, que el pezón sobresale menos que la piel de la areola, y puede formar una especie de ombligo más o menos profundo. Entre un 2 % y un 10 % de las madres lactantes tienen pezón plano o invertido, uni o bilateral. Puede ser congénito o, más raramente, secundario a infecciones del pezón.

Hay tres grados de gravedad según lo que se consigue hacer «salir» al pezón presionando con la mano sobre la areola. En el grado 1 es fácil hacerlo protruir y tarda en volver a retraerse. En el grado 2 cuesta hacerlo salir, y además se vuelve a retraer hacia dentro al poco. El grado 3 no permite ninguna o muy poca protrusión, si se insiste duele y la retracción es inmediata. En los grados 2 y 3 hay bandas fibrosas en la base del pezón, que lo retraen y causan anomalías en la orientación de los conductos galactóforos en su parte final, de modo que la secreción de leche puede verse dificultada, además de dar problemas de dolor, infecciones e insatisfacción sexual y estética.

Bastantes pezones planos acaban protruyendo espontáneamente durante el embarazo o en los primeros días de lactancia.

Con una buena técnica de lactancia, el pezón plano y el umbilicado de grado 1 no tienen por qué dar problemas, pues el lactante se agarra a buena parte de la areola y es fácil que, tras varias sesiones, el pezón salga normalmente. La madre debe estar bien instruida para que su bebé tenga un buen agarre, y conviene que ofrezca primero el pecho del pezón problemático para que el lactante lo enganche con más ganas.

Se puede recurrir, en caso de imposibilidad de enganche los primeros días, a la extracción manual o con sacaleches de modo temporal, hasta que sea posible un buen agarre.

Las pezoneras no suelen ser efectivas; si se ponen, hay que vigilar la producción de leche y el aumento de peso del lactante. No está probado que los estiramientos con jeringas u otros émbolos o escudos sean de utilidad. Pueden ayudar en el grado 1, pero son inefectivos en los grados 2 y 3, que llegan a precisar tratamiento quirúrgico.

5.2.4. Lesiones dermatológicas: eczema, dermatitis y psoriasis

El eczema en el pezón puede ser parte de una enfermedad dermatológica generalizada de la madre, la dermatitis atópica o alérgica, o ser secundario al contacto con irritantes o sustancias contenidas en cremas, pomadas o lociones que se aplican sobre el pezón y el pecho, y que provocan alergia por contacto. Irritantes son los jabones, el alcohol, las cremas y lociones que contienen numerosos productos que pueden sensibilizar y causar irritación o alergia. No hay que olvidar como posible causa de la alergia los restos de medicamentos o de alguna comida en la boca del lactante mayorcito que toma alimentación complementaria.

En estos casos, la piel de la areola y el pezón está enrojecida, erosionada con exudado o seca y con costras; pueden aparecer brotes de descamación de pequeñas escamas blanquecinas y puede haber mucho picor o dolor o quemazón con tendencia al rascado.

El tratamiento es el de la dermatitis atópica: evitar irritantes o sensibilizantes (perfumes, lociones y jabones de higiene personal y de la ropa, infusiones de manzanilla u otras plantas, lanolina no ultrapura), evitar compresas con plástico y pezoneras, usar ropa interior de algodón, jabones suaves, de avena, antihistamínicos, por vía oral si hay mucho picor, hidratación de la piel y corticoides tópicos de potencia media-baja (V-VI) no más de dos semanas. Si las lesiones y el picor persisten, conviene una valoración por dermatólogo y excluir la enfermedad de Paget (un raro carcinoma del pecho). En casos resistentes, el tratamiento con corticoides orales está justificado.

Las mujeres afectas de **psoriasis** también pueden tener lesiones en el pezón, y más en la lactancia, por el estímulo frecuente del bebé sobre el pezón. Aparecen placas rojizas bien delimitadas en el pezón-areola con descamación fina. El tratamiento debe ser seguido por un dermatólogo que aprecie el valor de la lactancia. Además de corticoides locales y medidas similares a las comentadas en el eczema, se pueden aplicar calcipotriol, un derivado sintético de la vitamina D, y fototerapia con rayos ultravioleta B.

El lactante puede seguir mamando durante el tratamiento del eczema o de la psoriasis.

5.2.5. Infección bacteriana del pezón

Ante un caso de grietas con mal aspecto o secreción de pus con costras o frente a supuestas infecciones por cándidas que no se curan con tratamiento para hongos y/o dolor muy intenso, profundo durante o entre tomas, hay que considerar la posibilidad de una infección por estafilococo áureo, que, como veremos en el punto siguiente, produce síntomas parecidos a los atribuidos a la infección por cándida.

Si es posible, se demuestra su presencia en el cultivo del frotis tomado con escobillón antes de la toma de pecho. Se puede intentar aplicar mupirocina local si la afección no es grave o extensa. Si es extensa o no mejora, se debe tratar con un antibiótico adecuado por vía oral (cefalexina de 500 a 1.000 mg cada ocho horas o cloxacilina de 500 a 1.000 mg cada seis horas) durante dos o tres semanas. Varios autores recomiendan empezar directamente con el antibiótico oral, pues previene mejor la aparición de mastitis y alivia antes el dolor (véase el punto «5.3.3. Mastitis puerperal o de la lactancia»). Si se ha hecho cultivo, conviene guiarse por el antibiograma para la elección del antibiótico adecuado, ya que cada vez hay más cepas de estafilococo áureo resistentes a antibióticos de la familia de la cloxacilina y cefalexina.

Para la correcta toma de cultivos pueden seguirse las normas explicadas en el protocolo número 26 de la ABM, disponible en PDF en internet en español e inglés (buscar «Protocols ABM»).

El lactante puede seguir mamando pese a la infección y a su tratamiento. Conviene limpiar bien diariamente posibles chupetes, sacaleches, sujetadores y todo lo que puede tocar habitualmente el pecho de la madre.

Muy raramente, las glándulas de Montgomery, como otras glándulas sebáceas de la piel, pueden obstruirse e infectarse. Mejoran con compresas calientes y antibióticos tópicos.

5.2.6. Infección por cándida del pezón o intracanalicular (consultable en e-lactancia.org)

Las cándidas, en especial la especie *Candida albicans*, son hongos comensales o saprofitos (que conviven con el huésped) de la piel, boca, intestino y vagina, que se mantienen en pequeña cantidad y sin provocar daño, limitadas por las defensas del huésped y por otras bacterias comensales que las mantienen a raya. Pueden desarrollarse mucho y provocar enfermedad si las defensas del huésped disminuyen o la toma de antibióticos destruye las bacterias limitantes.

Hasta hace unos años, todo dolor profundo, punzante «como agujas» o ardiente, que duraba toda la toma, se extendía entre tomas y persistía durante semanas, era atribuido de modo inmediato a una infección por cándidas del pezón y/o del interior de los canales galactóforos, sin que se hubiesen hecho demasiadas comprobaciones, como la toma de cultivos, para atestiguar la presencia del hongo cándida en el pezón o en la leche. Se hablaba de «síntomas típicos», de una «candidiasis de libro».

Hoy sabemos que con esas características clínicas solo se encuentran cándidas en el cultivo en aproximadamente la cuarta parte de los casos, y que otras causas dan síntomas iguales o muy parecidos, como la infección por estafilococo áureo (del pezón o del inicio de una mastitis) y el dolor neuropático.

A diferencia de las grietas, la infección por cándidas suele ocurrir después de las primeras semanas. La madre puede haber tomado antibióticos días antes o el lactante puede tener manchas blancas en la boca, típicas de candidiasis (llamado muguet, por lo blanco de las flores de ese nombre), o irritación en la zona del pañal, y la propia madre, flujo vaginal por cándidas y afectación en la zona genital de su pareja.

El pezón y la areola pueden estar enrojecidos y brillantes, muy inflamados, y pueden o no apreciarse escamas pequeñas blanquecinas.

Ante un dolor como el que hemos descrito, hay que pensar en infección por estafilococo áureo o por cándida o un dolor neuropático (véase el punto «5.3.7. Dolor neuropático en el pecho»). Hay que asegurarse de que no se trate de un fenómeno de Raynaud (véase el punto «5.2.10. Fenómeno de Raynaud del pezón»). La toma de cultivo es aconsejable; hoy día la técnica de los cultivos para cándida ha mejorado muchísimo.

El tratamiento consiste en antifúngicos tópicos, como nistatina, miconazol o clotrimazol, aplicados antes y después de cada toma y en la boca, el periné y el chupete, si lo hay, del lactante, y en zona genital de madre y pareja. En caso de duda clínica, el miconazol y el clotrimazol tópicos tienen como ventaja que también son eficaces contra el estafilococo áureo. Si no mejora, fluconazol oral, 100 mg cada doce horas. No se deben dar fluconazol y domperidona al mismo tiempo por riesgo de arritmias cardíacas. Estos tratamientos para la cándida deben aplicarse durante entre tres y seis semanas.

Algunos autores clásicos prefieren de primera elección, pese a lo mucho que mancha, aplicar durante una semana una solución acuosa de violeta de genciana a concentración menor del 0,5 % en la boca del lactante, una vez al día antes de una toma. Si el pezón no se tiñe también de genciana, se debe aplicar directamente en el pezón.

Al igual que con la infección bacteriana, el lactante puede seguir mamando pese a la infección y a su tratamiento.

5.2.7. Infección por herpes simple del pezón (consultable en e-lactancia.org)

El Virus del Herpes Simple (VHS) infecta con mucha frecuencia a los humanos por contagio directo entre ellos. El 90 % de la población es portador del virus. El VHS tipo 1 infecta con frecuencia los labios (herpes labial) y la boca, pero también puede hacerlo en la zona genital. El VHS tipo 2 es más frecuente en la zona genital, pero también puede infectar la boca.

La mayor parte de los contagios ocurren durante el momento del parto, por contacto con lesiones genitales. El contagio neonatal en el momento de nacer es más frecuente en caso de infección primaria de la madre, más que en caso de lesiones herpéticas recurrentes (50 % frente a 5 %). Durante el período neonatal la enfermedad puede ser gravísima, al afectar al sistema nervioso central en forma de encefalitis herpética; fuera de este período, no suele tener consecuencias graves.

La enfermedad se manifiesta por brotes de llagas en forma de ampollas o vesículas pequeñas (menores de 1 mm) algo hundidas en la zona elevada central, como si fuera un ombligo, todas sobre una base enrojecida de la piel. Molestan, pican y duelen mucho, las ampollas se rompen y ulceran y acaban curándose en una semana, cuando se forma una costra. Una vez que el VHS ha infectado a un humano, permanece para siempre dentro de su cuerpo, recidivando con cierta frecuencia, a veces coincidiendo con la aparición de una enfermedad febril (son esas lesiones que aparecen periódicamente alrededor de la boca).

El VHS causa una de las infecciones más frecuentes en la boca entre el año y los tres años de vida, la gingivoestomatitis herpética o estomatitis aftosa, entidad muy contagiosa, muy alarmante, pero generalmente benigna. Se han publicado casos de infección inversa: de las lesiones orales de un lactante con gingivoestomatitis herpética al pezón de la madre.

El VHS-1, y con menos frecuencia el VHS-2, pueden infectar el pezón y la areola de la madre lactante por contagio de la pareja (oral o genital) o de un hijo más mayor. Hay lesiones (vesículas y enrojecimiento) en el pezón y areola y el dolor es intenso. Puede haber leve inflamación del pecho y una adenopatía (ganglio) en la axila. Conviene tomar muestras para diagnosticarlo, pues es difícil de diferenciar de la dermatitis o de la infección bacteriana o por cándida.

El tratamiento consiste en Aciclovir por vía oral de 800 mg cada ocho horas durante siete días.

En principio, salvo que el lactante sea el causante de la infección de la madre o haya pasado ya una infección por VHS, no conviene que mame si hay lesiones en el pezón-areola-pecho hasta finalizar el tratamiento, por lo que si la madre desea continuar la lactancia, deberá extraerse regularmente la leche y desecharla.

En casos de herpes simple de otras localizaciones, la lactancia no está contraindicada; hay que adoptar precauciones estándar, como lavado minucioso de manos, y cubrir las lesiones; si es en labios o boca, usar mascarilla y evitar contacto labial. No hay riesgo si el herpes materno es recidivante: el lactante habrá nacido ya con buena tasa de anticuerpos. Aunque el VHS (su ADN) se encuentra con frecuencia en la leche materna, no hay casos bien documentados de transmisión del VHS-1 a través de la leche materna.

5.2.8. Infección por herpes zóster-varicela del pezón (consultable en e-lactancia.org)

Al igual que el Virus del Herpes Simple, el Virus del Herpes Zóster-varicela (VZV), una vez ha infectado al ser humano, generalmente en forma de una varicela, permanece toda su vida en los ganglios nerviosos de la médula espinal del organismo, de forma silente, y solo se reactiva ocasionalmente ante una disminución de las defensas inmunitarias por enfermedad o toma de ciertos medicamentos que deprimen la inmunidad. Cuando se reactiva, no lo hace de forma generalizada, como en la varicela, sino que afecta a una zona de la piel determinada por el territorio de un nervio que sale de la médula espinal, llamado dermatoma, de tal manera que las lesiones, como las vesículas de la varicela, están delimitadas a esa zona, y se extienden en forma de banda desde la columna vertebral hasta la parte anterior del tórax, por lo que pueden afectar, por ejemplo, al pecho. Se le suele llamar **zona** o culebrilla. El zóster puede causar galactorrea (secreción anormal de leche) en el pecho afectado.

No es una entidad frecuente. El lactante puede contagiarse y desarrollar una varicela. El tratamiento es similar al descrito en el herpes simple (aciclovir, valaciclovir), y si el lactante no está vacunado contra la varicela o no la ha pasado, conviene suspender momentáneamente la lactancia y no administrar leche extraída hasta que todas las lesiones se hayan secado.

5.2.9. Punto, vesícula o ampolla blanca en el pezón

Se trata de un punto blanco o blanco-amarillento brillante, del tamaño de una cabeza de alfiler en el pezón, en el poro de salida de un conducto. Es como un comedón o espinilla de la piel, pero de color blanco. Suele ser único. También se llama ampolla o perla de leche. Forma una especie de tapón que obstruye el conducto; puede doler mucho la zona obstruida e hincharse y abombar al dar de mamar. En ocasiones es indoloro.

Pese a que las madres lo refieren con cierta frecuencia, la literatura científica apenas lo nombra, por lo que no se sabe a ciencia cierta si es un tapón de células epiteliales y leche reseca-da o un pequeño quiste de leche por formación de piel en el orificio de salida del conducto. En cualquier caso, el conducto y todo su territorio glandular están obstruidos, y la leche de ese lóbulo mamario no puede fluir.

Tratamiento: si no duele no hay que hacer nada más que amamantar con frecuencia hasta que ceda. En ocasiones cede espontáneamente, quizá al extraerlo el lactante con la succión o al ser arrastrado por la leche del conducto. Se puede intentar extraer presionando con masaje después de haber frotado el pezón con una gasa empapada en agua caliente o aceite de oliva. Conviene humedecer y frotar varias veces al día el pezón afectado. Un buen sacaleches a veces logra extraerlo. En caso de que no ceda, se puede pinchar con una aguja estéril o canalizar y arrastrar con hilo algo rígido de sutura estéril al acabar la toma. Puede recidivar.

Hay que diferenciarlo de la candidiasis y de las ampollas por succión vigorosa del comienzo de la lactancia (son más grandes y abarcan varios poros de salida).

5.2.10. Fenómeno de Raynaud del pezón

El fenómeno de Raynaud consiste en una contracción o estrechamiento reflejo de las arterias finas de partes acras (distales) del cuerpo, como los dedos de manos y pies, nariz, labios, orejas y pezones, que provoca isquemia (dificultad para que la sangre llegue a esas partes, como cuando se pone un torniquete) y hace que cambien del color sonrosado habitual a color pálido-blanquecino y luego a azulado-violáceo. Los nervios detectan esa falta de sangre, que impide respirar y nutrirse a las células, y responden con un dolor agudo punzante importante.

Pueden desencadenar este fenómeno el frío, el estrés, los traumatismos, la nicotina, excitantes como la cafeína y algunos medicamentos. Puede ser un fenómeno aislado o, más raramente, formar parte de alguna enfermedad general, como las enfermedades reumatológicas (artritis, esclerosis, lupus, etc.). Es más frecuente en mujeres que en hombres.

Ocurre con más frecuencia en los dedos de las manos, pero también en cualquiera de los otros sitios distales referidos y, entre ellos, en el pezón de las mujeres, generalmente madres lactantes o embarazadas. Cuando ocurre en el pezón de estas madres suele ser un fenómeno aislado, sin que tenga la mujer antecedentes de que le ocurra en ningún otro sitio, aunque muchas madres refieren sensibilidad y dolor en las manos con la exposición al frío. Hasta un 20 % de las madres lactantes pueden padecerlo en algún momento de la lactancia, con más frecuencia inmediatamente tras el parto o en las primeras semanas, pero puede no ser bien diagnosticado, pues la madre se queja de dolor y a veces no ha observado esos cambios de color, que, tras unos minutos, viran de blancuzco a violáceo y luego, si cesa el estímulo (frío o agarre del lactante), vuelve al color normal. Con cierta frecuencia son diagnosticadas erróneamente de infección por cándida.

Puede ocurrir al descubrirse el pecho y antes, durante y después de la toma. Una zona más o menos extensa y generalmente irregular del pezón se pone blanquecina, de un color cerúleo, y es muy doloroso. Si es muy intenso y frecuente, pueden aparecer úlceras y grietas y confundirse con candidiasis. El dolor empeora al inicio de la toma y es punzante

El tratamiento consiste en evitar tabaco, café, té, medicamentos desencadenantes y la exposición al frío; aplicar calor local y/o duchas calientes y observar la postura y el enganche y la posibilidad de un frenillo sublingual corto y corregirlos si hay anomalías. Si da muchos síntomas, se puede recurrir a la toma por vía oral de un vasodilatador compatible con la lactancia: Nifedipino de 10 a 20 mg cada ocho horas, dos semanas o el tiempo que haga falta, comenzando por dosis bajas e incrementando solo si es preciso; para retirarlo, disminuir progresivamente; puede dar dolor de cabeza, mareos y bajada de tensión arterial como efecto secundario.

5.2.11. Dolor de pezón por dentición del lactante

Entre los seis y los doce meses de edad comienzan a surgir los primeros dientes de leche. Los primeros que suelen hacerlo son los incisivos, los centrales inferiores, seguidos de los centrales y laterales superiores, y finalmente los laterales inferiores. A algunos lactantes les salen antes de los seis meses, y algunos recién nacidos tienen ya algún diente al nacer (diente natal) o les brota durante el primer mes (diente neonatal).

Los **dientes natales y neonatales**, también llamados congénitos, son muy raros (uno entre 1.000 y 4.000 nacimientos), generalmente situados en la encía inferior, en número de dos o uno, pueden ser blandos, amarillentos y movibles por no estar demasiado fijados, y pueden originar llagas en la base de la lengua del bebé (úlcera de Riga-Fede) o en el pezón de la madre, en cuyo caso se pueden intentar limar para suavizarlos o bien extraerlos. Si la sujeción no es buena y son muy móviles, es mejor extraerlos, aunque no hay informes publicados de aspiración al bronquio del diente desprendido. Los incisivos de leche crecerán normalmente si se trataba de un diente supernumerario. En el 90 % de los casos son dientes de leche prematuramente erupcionados, no supernumerarios.

Cuando surgen los dientes de leche y la lactancia continúa, sorprendentemente, es raro que los lactantes **muerdan el pezón** a sus madres, pero cuando esto ocurre, hace mucho daño. La madre puede explicar a su bebé y demostrarle claramente que si muerde le está haciendo daño. Suelen entender cuando se les dice que no y se les riñe suavemente (véase el punto «6.9. Rechazo tardío del amamantamiento. No quiere mamar. Huelga de lactancia»).

5.2.12. Pezón grande o desproporcionado

Ocasionalmente, un pezón puede resultar demasiado grande para la boca del recién nacido, sea porque el pezón es anatómicamente grande o, más frecuentemente, en relación con el tamaño de la boca de un recién nacido prematuro o de bajo peso.

Exprimirse el pecho para extraer leche o hacerlo con un sacaleches para dejarlo más blando y ver si así se puede introducir en la boca es una posible solución. En caso de que no pueda ser, hay que alimentar al lactante con leche materna extraída hasta que este sea capaz de engancharse al pecho, lo que ocurrirá en pocos días o semanas dependiendo de la relación de tamaños boca-pezón.

5.2.13. Sangrado por el pezón, sangre en leche

Cuando un lactante pequeño amamantado vomita sangre, hay que mirar el pezón de su madre, pues generalmente es sangre deglutida de una grieta sangrante. Si el niño está bien y claramente hay grieta, no es preciso practicar análisis para saber si la sangre es del niño o de la madre. El lactante puede hacer melenas (deposiciones rojo-negras, con sangre) si tragó mucha sangre y no vomitó lo suficiente. En este caso solo hay que tratar la grieta. También puede haber sangrado tras un hematoma traumático en el pecho (golpe, masaje vigoroso, frenazo con cinturón de seguridad del coche).

En raras ocasiones se ha visto salir uni o bilateralmente leche de color herrumbroso los últimos días de embarazo o los primeros tras el parto, o vomitar de ese color el lactante sin que existan grietas ni otras lesiones en el pezón. Se ha llamado a esta situación el **fenómeno de las tuberías oxidadas**, y se cree debido a un sangrado interno de los conductos por microtraumatismos causados por ejercicios de estiramiento del pezón para «prepararlo» o por la brusca distensión de todas las estructuras internas de la glándula mamaria con las primeras tomas. Es un proceso benigno, que cede en pocos días, que no contraindica la lactancia y, de persistir, hay que descartar el papiloma intraductal o enfermedad de Paget y otras enfermedades del pecho, como la enfermedad fibroquística (véase el punto «5.3.6. Enfermedad fibroquística. Mamas fibroquísticas»).

5.3. Enfermedades y problemas del pecho

5.3.1. Congestión, plétora del pecho

La congestión, hinchazón, inflamación, estasis o plétora del pecho es un aumento doloroso del tamaño, consistencia y calor de los pechos. Mal llamada «ingurgitación», palabra procedente del inglés o francés *«engorgement»* y que en español tiene otro significado. Los primeros días hay un aumento del tamaño de arterias y venas del pecho y llega más sangre, por lo que los pechos aumentan de volumen y están más calientes. A partir de la subida de la leche, esta se acumula y contribuye al aumento y dureza del pecho, normalmente de ambos, aunque puede ser asimétrico y haber más congestión en uno que en otro. Hay pruebas de escasa calidad que indican que, además de sangre y leche, puede haber acumulación de agua, de líquido intersticial, que se ha ido formando durante el embarazo, o de exceso de líquidos intravenosos durante el parto. Se habla entonces de edema en areola y pezón sobreañadido a la congestión. El edema, incluso fuera del período perinatal, es más frecuente en pechos grandes y puede mejorar con un adecuado sujetador.

La madre nota calor, pesadez y dolor en el pecho. Y, si es muy importante la congestión, puede haber fiebre de grado moderado.

Más de dos terceras partes de las madres notan congestión del pecho en la primera semana, con un máximo del tercer al quinto día, y puede durar o aparecer hasta la segunda semana. También puede aparecer congestión tras interrupciones bruscas de las tomas o de la lactancia, al saltarse tomas nocturnas, si se interrumpe por enfermedad de madre o bebé, ante un acontecimiento social o viaje o en la época del destete.

Una mala técnica de lactancia, con retraso en el inicio de la toma más allá de la primera hora, un mal enganche o la baja frecuencia y los horarios fijos de amamantamiento, predisponen a la congestión. Se ha visto congestión mamaria en pechos con implantes.

La congestión se previene con tomas frecuentes y a demanda. Las madres que amamantan de forma precoz y frecuente desde el primer día pueden tener menos o ninguna molestia por pechos congestionados.

Hay que diferenciarla de la mastitis (casi siempre es de un solo pecho y de solo una zona del mismo, que está enrojecida y caliente y que produce síntomas generales como de gripe) y de la obstrucción canalicular, proceso muy localizado y unilateral. La congestión afecta a ambos pechos y de forma generalizada. En pocas palabras, la congestión serían «pechos hinchados», la obstrucción de un canal sería una zona pequeña muy delimitada del pecho endurecida y a veces roja, y en la mastitis, una parte importante de un pecho está inflamada, roja y caliente, con signos generales de malestar. Las tres pueden dar fiebre, pero solo en la mastitis puede ser alta.

El tratamiento consiste en un vaciado frecuente del pecho, a ser posible por el propio lactante. Puede convenir intentar cambios de posición relativa entre madre y bebé (posturas sentada, acostada, en balón de rugby, etc.), para ir vaciando mejor las diversas partes del pecho (véase el punto «3.5.1. La postura»).

Si el lactante no puede engancharse, se pueden aplicar compresas calientes o sumergir el pecho en agua caliente del baño o con la ducha, que hace brotar la leche fácilmente de modo espontáneo sin tener que ejercer casi o nada de presión y produce gran alivio. Finalmente, se puede hacer vaciado manual o con sacaleches.

El dolor puede tratarse con compresas frías: bolsas de gel refrigerado o bolsas de verduras del congelador, o incluso se preconizan con buenos resultados, aunque escasas pruebas, las hojas de col refrigeradas previamente. La toma de analgésicos-antiinflamatorios del tipo paracetamol o ibuprofeno alivia y es compatible con la lactancia.

Si se demuestra edema en areola o pezón (la presión con un dedo deja una marca deprimida, llamada fóvea, durante bastantes segundos), antes de intentar vaciar con extracción manual o con sacaleches, conviene hacer presión firme y mantenida con los dedos sobre areola-pezón (**compresión areolar**) o un masaje firme desde el pezón hacia el exterior del pecho para lograr un drenaje (linfático) del agua en exceso que causa el edema (**presión inversa suavizante**).

Aunque se han propuesto otros tratamientos, incluidos la acupuntura, la toma de enzimas, compresas de hierbas, masajes especiales, ultrasonidos, etc., no hay pruebas concluyentes de la eficacia o superioridad de ninguno de ellos. Los masajes sobre el pecho pueden ser efectivos en la reducción de la congestión (véase el punto «4.7. Terapias convencionales, alternativas y complementarias»).

5.3.2. Obstrucción canalicular. Conducto obstruido

La mama lactante normal presenta nódulos palpables que varían de tamaño y lugar día a día. Si un nódulo se sigue palpando o viendo en el mismo lugar de forma persistente, suele ser por obstrucción de un conducto galactóforo por un material formado por leche estancada y resecada con sales de calcio y proteínas, que provoca una retención o estasis de leche en la parte distal de ese conducto. Es similar al punto blanco en el pezón, pero más al interior del conducto (véase el punto «5.2.9. Punto, vesícula o ampolla blanca en el pezón»). Es más frecuente en las primeras semanas tras el parto.

La causa puede ser una baja frecuencia de amamantamiento, un manejo inadecuado de la congestión, una mala postura del lactante o una compresión local por el sujetador, el cinturón de seguridad, la posición de la mano y dedos, que impiden un buen vaciado de una zona, o por el uso de pezoneras.

Se observa un bulto en el pecho en forma de cuña o cordón, que puede estar enrojecido y caliente o no, pero que es doloroso a la palpación, y en especial durante la toma. Puede provocar dolor persistente. Es más frecuente en el cuadrante superoexterno de la mama. Raramente puede ocasionar febrícula (fiebre no alta) o síntomas generales. Si hay mucha fiebre o malestar persistente puede estar evolucionando hacia una mastitis o un absceso, en especial si los síntomas no se resuelven antes de tres o cuatro días.

La obstrucción persistente de un conducto puede originar un quiste de retención de leche, llamado **galactocele**, que puede alcanzar un tamaño considerable y llegar a infectarse.

Tratamiento: la extracción frecuente de la leche por el lactante o de modo manual o con un sacaleches, presionando y masajeando la zona del bulto indurado hacia el pezón, suele resolver el problema en pocas sesiones. Puede llegar a salir por el pezón una especie de cordón fino blanquecino, que es lo que causaba la obstrucción. Vale la pena cambiar la postura relativa del lactante respecto al pecho para que vacíe mejor la zona obstruida: hay que recordar que la parte que más se vacía es la correspondiente a la mandíbula inferior del lactante. La toma de analgésicos-antiinflamatorios del tipo paracetamol o ibuprofeno alivia y es compatible con la lactancia.

No hay pruebas de que la toma de lecitina mejore o prevenga la recurrencia de la obstrucción de canales. Un galactocele necesitará aspiraciones repetidas con aguja o catéter finos.

Si un nódulo persiste y no mejora tras el tratamiento expuesto, puede tratarse de una mastitis o una neoplasia: la consulta al especialista, la ecografía y la mamografía son obligadas.

5.3.3. Mastitis puerperal o de la lactancia (consultable en e-lactancia.org)

Es la inflamación en el transcurso de la lactancia de uno o varios lóbulos de la glándula mamaria, acompañada o no de infección. Suele ser unilateral, aunque se han descrito entre un 3 % y un 12 % de afectaciones bilaterales. Es una de las principales causas de abandono evitable de la lactancia materna.

Ocurre en alrededor del 10 % de las lactancias; las posibles cifras superiores provienen de estudios de dudosa metodología. El 95 % de los casos sucede en los tres primeros meses, especialmente entre la segunda y la tercera semana posparto. Tiene una tasa de recurrencia del 4 al 8 %.

Hay dos factores que considerar para que ocurra una mastitis: la estasis o retención de leche, que se considera causa primaria y necesaria, seguida o no de infección o sobrecrecimiento bacteriano posterior y que no siempre ocurre ni es necesaria para el diagnóstico de mastitis. Parece haber una continuidad en la retención de leche, la inflamación, la obstrucción de un conducto y la infección-mastitis, con su máxima expresión en el absceso.

En la leche existen sustancias proinflamatorias como citocinas, factor inhibidor de macrófagos y elementos celulares activados que, si permanecen tiempo en contacto con el epitelio interno de la glándula mamaria, pueden desencadenar una respuesta inflamatoria que puede complicarse de sobreinfección.

Todos aquellos factores que favorezcan un vaciado insuficiente del pecho van a provocar una retención de leche: separación entre la madre y el recién nacido en las primeras 24 horas de vida, horario de tomas rígido, tomas poco frecuentes y limitadas de tiempo, agarre inadecuado del lactante con extracción ineficaz de la leche, interrupción de una toma, excesivo espaciado entre tomas (pausa nocturna larga), que uno de los pechos sea menos preferido para amamantar, destete rápido, obstrucción de los conductos lácteos, bloqueo de poro en el pezón (véase el punto «5.2.9. Punto, vesícula o ampolla blanca en el pezón»), presión sobre el pecho por dedo de la mano, sujetador, ropa ajustada, cinturón de seguridad del coche o dormir bocabajo. Puede ocurrir también por sobreproducción de leche.

La aparición de mastitis se ve favorecida por grietas infectadas en el pezón, congestión o bloqueo de conductos no tratados, poca higiene de manos, falta de limpieza de extractores de leche, uso de pezoneras, enfermedad o estrés-fatiga de la madre y lactante con enfermedad infecciosa o portador nasal de estafilococo áureo.

Los síntomas de la mastitis son dolor mamario y signos inflamatorios locales (calor, tumoración, dolor y enrojecimiento) con un cuadro general de intensidad variable semejante al gripal (fiebre, escalofríos, malestar, cefaleas, náuseas y vómitos). Hasta en el 80 % de los casos hay lesiones locales en el pezón (irritación, grietas).

El diagnóstico es fundamentalmente clínico, basado en la sintomatología. Para algunos autores, la definición de mastitis exige al menos dos signos o síntomas locales en la mama y al menos un síntoma sistémico (fiebre u otro).

El protocolo de mastitis de la Academy of Breastfeeding Medicine (ABM) de 2014 no recomienda realizar cultivos o análisis de leche rutinariamente. Estas pruebas estarían indicadas en casos de mala evolución tras dos días de tratamiento antibiótico correcto, en recidivas, en mastitis de origen hospitalario, en cuadros graves, en madres alérgicas a antibióticos habituales y en poblaciones con alta prevalencia de *Staphylococcus aureus* resistente a antibióticos de grupo de la Meticilina (SARM), los que normalmente son eficaces para tratarlos.

El *Staphylococcus aureus* es el germen predominante en las mastitis. Con menos frecuencia, puede ser causada por estreptococos del grupo B, *Escherichia coli* o *Corynebacterium spp.*

En determinadas poblaciones o países, se está incrementando progresivamente la frecuencia de estafilococos resistentes (SARM).

Estudios bien controlados no encuentran mayor concentración de *Staphylococcus epidermidis* (Estafilococo Coagulasa Negativo), un germen habitual de la piel, ni en mastitis ni en casos de dolor crónico del pecho, pese a que algunos investigadores españoles así lo han pretendido.

Cultivo de leche: Es tal la cantidad de bacterias diferentes que viven en la leche materna normal de mujeres sanas sin infección que es muy difícil interpretar los resultados de un cultivo de leche. Los mismos gérmenes y en similar proporción se encuentran en mujeres sanas que en mujeres con mastitis, a excepción del estafilococo áureo y estreptococos del grupo B, que aparecen en mayor proporción en la leche de mujeres con mastitis (45 % y 21 %, respectivamente). Esta falta de discriminación microbiológica entre infección y no infección explica la dificultad de diagnosticar mastitis basándose exclusivamente en los cultivos de leche.

La presencia de bacterias en la leche no necesariamente indica infección, pero su ausencia tampoco excluye el diagnóstico de mastitis. No hay correlación entre cantidad y tipo de bacterias aisladas en leche y gravedad de los síntomas sistémicos.

Los resultados del cultivo deben interpretarse, pues, dentro del contexto clínico y no aisladamente. No hay pruebas suficientes para establecer el límite mínimo de colonias de un germen para poder diagnosticar mastitis, y hay controversia en la literatura: establecer un límite muy bajo a partir del cual pensemos que sí que hay infección puede llevar a iatrogenia (hacer mal con la medicina) al tener que tratar muchos casos, algunos de los cuales en realidad pueden no tener infección, con lo que estaremos tratando a mujeres sanas y eso aumenta el riesgo de resistencias a antibióticos.

Ecografía mamaria: Se recomienda realizarla en casos de mala evolución para descartar existencia de abscesos, cáncer inflamatorio de mama o cáncer ductal.

Tratamiento de la mastitis

a. Medidas generales para mantener la lactancia

- Apoyo emocional para afrontar el dolor y la incomodidad
- Adecuada nutrición y reposo
- Uso de sujetador no apretado
- Aplicación de calor local brevemente antes de las tomas y compresas frías tras las tomas para reducir edema y dolor

b. Vaciamiento del pecho

La extracción frecuente y efectiva de la leche es fundamental para tratar la mastitis. La leche del pecho enfermo no supone riesgo para el lactante, aunque suele tener más sodio, por lo que el bebé puede rechazar su sabor salado. En caso de prematuridad o bebé inmunodeficiente y coexistencia de estafilococos resistentes (SARM), hay que valorar la posibilidad de continuar la lactancia con extracción y administración tras pasteurización. En caso de rechazo total o si la madre elige no amamantar mientras dure la infección, debe extraerse la leche de forma efectiva. Para asegurar el adecuado vaciamiento de la mama, es recomendable:

- Realizar tomas frecuentes, iniciando la toma por el pecho afecto
- Favorecer la salida de la leche acantonada posicionando la barbilla del lactante sobre la zona afectada
- Masaje de la mama desde la zona bloqueada hasta el pezón. Los masajes sobre el pecho pueden ser efectivos en la reducción del dolor (véase el punto «4.7. Terapias convencionales, alternativas y complementarias»)
- Si el lactante no quiere mamar de ese pecho, recurrir a la extracción manual o con sacaleches

c. Tratamiento del dolor. Analgésicos y antiinflamatorios

De preferencia, el ibuprofeno, que calma el dolor, disminuye la inflamación y facilita la eyección de leche. Su excreción en leche es mínima, con una dosis relativa para el lactante del 0,2 % (véase la sección «Dosis relativa» en el punto «7.10. Medicación y lactancia»).

d. Tratamiento antibiótico

Aunque no existe consenso, en general se recomienda iniciar antibioterapia si persisten los síntomas más de 24-48 horas o ante síntomas graves o que empeoran pese a haber aplicado las medidas generales descritas y un adecuado vaciamiento mamario. En casos graves puede precisarse antibioterapia intravenosa.

Al ser el estafilococo áureo el germen más frecuentemente implicado, estos son los antibióticos indicados durante entre diez y catorce días:

- Cloxacilina de 0,5 a 1 g cada seis horas (pero su bajo nivel de absorción oral hace que sea mejor reservarlo para casos graves y tratamiento intravenoso)
- Una cefalosporina de primera generación: cefadroxilo 1 g cada doce u ocho horas según gravedad, o cefalexina de 0,5 a 1 g cada ocho o seis horas, tan efectivas como la cloxacilina, de mejor biodisponibilidad y más cómodas de administración
- Amoxicilina/clavulánico 875/125 a 1.000/125 mg cada ocho horas (inconveniente para la ecología microbiana por su muy amplio espectro, que destruye la mayoría de las bacterias)

En caso de alergia a estos antibióticos beta-lactámicos o en poblaciones en las que hay más de un 10 % de aislamientos de estafilococos resistentes (SARM) o sospecha de mastitis por SARM (ante la mala evolución de una mastitis pese a un tratamiento adecuado), los antibióticos indicados inicialmente son clindamicina 300-450 mg cada seis horas oral, vancomicina intravenosa (necesidad de ingreso hospitalario), linezolid o cotrimoxazol 800/160 mg cada doce horas oral. Cuando se realice cultivo y antibiograma, estos guiarán la elección del antibiótico.

Puede consultarse la compatibilidad de todos estos antibióticos con la lactancia en www.e-lactancia.org: sus dosis relativas son muy inferiores al 10 %.

Complicaciones de la mastitis

Retrasar el inicio del tratamiento o un tratamiento inadecuado o de corta duración son factores que aumentan el riesgo de complicaciones como **la recidiva** y **el absceso**.

Una de cada diez mastitis puede **recidivar**, sea por tratamiento inadecuado de la mastitis, por ser un estafilococo resistente (SARM) o por alguna enfermedad añadida de la madre. Esto obliga a repasar bien los antecedentes de los factores predisponentes, realizar cultivo con antibiograma (para saber qué antibiótico es el adecuado) y una ecografía.

Se administrará antibioterapia según los resultados del cultivo-antibiograma durante al menos dos semanas, y se intensificará el drenaje del pecho. En casos de recidiva múltiple, puede estar indicada la profilaxis antibiótica continua durante toda la lactancia con una dosis diaria de eritromicina (500 mg) o clindamicina (300 mg).

Otras mastitis de curso crónico, muy poco frecuentes, y menos durante la lactancia, son la granulomatosa y la periductal. La mastitis granulomatosa es una enfermedad inflamatoria benigna de origen desconocido que se caracteriza por la aparición unilateral de una zona indurada inflamada y dolorosa fuera del área de la areola, que puede fistulizar y supurar de modo crónico pese a tratamientos antibióticos. El cultivo y la biopsia son obligados para descartar procesos a los que se asemeja: absceso, tuberculosis o cáncer. En el tratamiento se utilizan antibióticos, corticoides, metotrexato y cirugía. En la mastitis periductal, casi exclusiva de mujeres fumadoras, ocurren abscesos y fístulas en la zona periareolar y secreción de material espeso por el pezón.

5.3.4. Absceso mamario

Es una complicación de la mastitis no o inadecuadamente tratada. Como consecuencia de la infección, se forma una bolsa de pus dentro del pecho, al principio mal definida, como un flemón. La incidencia de **absceso** varía entre 0,5 % y 11 % de las mastitis no resueltas. El agente causal más frecuente es el estafilococo áureo resistente (SARM). Se presenta como un nódulo bien definido, eritematoso (rojizo) y muy doloroso, en el transcurso de una mastitis. La ecografía es diagnóstica y el tratamiento consiste en intensificar la antibioterapia y la extracción del contenido purulento por aspiración con aguja, con sonda fina guiada por ecografía o con drenaje quirúrgico. La lactancia materna puede continuar casi siempre en el pecho afecto, salvo que la incisión para drenar el absceso esté en la areola, muy cerca del pezón. Durante la toma puede ocurrir salida de leche por el orifico de drenaje, que se puede minimizar ocluyéndolo con una gasa; esto puede retrasar el cierre de la herida quirúrgica.

5.3.5. Cáncer de mama (consultable en e-lactancia.org)

El cáncer de mama es el más frecuente en las mujeres del mundo occidental. Puede aparecer también durante el embarazo y a lo largo de toda la lactancia. Cuando aparece durante la gestación y hasta dentro del primer año tras el parto, se llama cáncer gestacional. Debido al aumento del tamaño de las mamas y a que se suele pensar erróneamente que un cáncer es imposible a esa edad joven y con embarazo o lactancia, es frecuente que se retrase su diagnóstico. Los síntomas pueden ser notarse un bulto en el pecho, sangre por el pezón, alteraciones en la forma y orientación del pezón o alteraciones en la piel del pecho. Cualquiera de estos síntomas deben ser vistos por un especialista, y la ecografía y la mamografía son obligatorias.

La enfermedad de Paget es un cáncer de los conductos del pecho (intraductal), unilateral, de crecimiento lento, que tiene al principio síntomas semejantes a los del eczema del pezón (véase el punto «5.2.4. Lesiones dermatológicas: eczema, dermatitis y psoriasis»). Aunque es mucho más frecuente tras la menopausia, debe sospecharse en caso de un eczema o dermatitis con picor que no responde al tratamiento en unas dos o tres semanas, sobre todo si aparecen ulceraciones y hay alguna masa palpable. Debe remitirse a dermatólogo u oncólogo para su diagnóstico y tratamiento.

Las exploraciones necesarias para el diagnóstico, ecografía, mamografía, biopsia y medicina nuclear son compatibles con la lactancia. Durante el tratamiento con quimioterapia, debido a la toxicidad celular de los medicamentos contra el cáncer y a la posibilidad de que puedan pasar a la leche materna y afectar al lactante, no es posible continuar con la lactancia, aunque en ocasiones se puede amamantar de modo intermitente los días que ya se ha eliminado todo el medicamento del cuerpo de la madre. La hormonoterapia preventiva posterior (tamoxifeno) no es compatible con la lactancia.

Cuando ya no exista tumor residual, se puede amamantar, tanto con el pecho sano como con el pecho enfermo si ha habido tratamiento conservador del pecho. La mastectomía radical o total impedirá la lactancia en el futuro por no haber conservación de tejido mamario ni de pezón. Solo en la parcial subcutánea con parte de tejido mamario conservado se puede plantear la lactancia posteriormente.

Según la cirugía o la radioterapia empleada, el pecho afectado puede producir menos leche, pero siempre es posible una lactancia exitosa con un solo pecho. Alrededor de un 50 % de las mujeres cuyo pecho fue irradiado consigue tener leche en ese pecho, pero solo una de cada cuatro logra amamantar del mismo. Puede ser necesaria la extracción manual o mecánica de la leche y la complementación con fórmula.

El pecho que fue irradiado produce menos cantidad de leche, pero es nutricionalmente adecuada, aunque el lactante puede rechazarla por tener más contenido de sodio que la del otro pecho.

Amamantar tras un cáncer de pecho no entraña peligro para la madre ni para el hijo, ya sea del pecho sano o del que resultó afectado. La madre precisará información adecuada y más ayuda y apoyo profesional y familiar. La lactancia se encuentra más dificultada al ser con frecuencia de un solo pecho y haber mucha carga emocional y física y frustración si no se consigue lactancia materna exclusiva.

Prestigiosas sociedades médicas y de oncología apoyan a las madres que desean lactar tras estar curadas de un cáncer de mama. Para ayudarlas son precisos equipos multidisciplinarios de oncólogos y expertos en lactancia.

5.3.6. Enfermedad fibroquística. Mamas fibroquísticas (consultable en e-lactancia.org)

Las mamas fibroquísticas son cambios benignos en el tejido mamario que ocurren en más de la mitad de las mujeres y que consisten en la aparición de quistes, nódulos y engrosamientos múltiples en ambas mamas, que cambian de tamaño con el ciclo menstrual. Pueden producir dolor y aumento de la sensibilidad al tacto, en especial en la parte superoexterna de la mama. Se deben a una proliferación benigna del sistema alveolar de origen hormonal.

Puede haber secreción sanguinolenta o marrón-verdosa por el pezón. Se ha comunicado un caso de vómitos hemáticos en un lactante cuya madre tenía mamas fibroquísticas.

Se puede requerir ecografía y punción-biopsia para el diagnóstico, en especial si hay nódulos mayores de 2 cm. Los antiinflamatorios como ibuprofeno o paracetamol y los anticonceptivos orales que se emplean para el tratamiento son compatibles con la lactancia. Ningún otro tratamiento ni restricción dietética tiene eficacia. La sintomatología puede aparecer durante la lactancia, pero no está influenciada por ella. Las mamas fibroquísticas no contraindican la lactancia materna.

Similares consideraciones pueden hacerse en el caso de los fibroadenomas y adenomas, tumores benignos relativamente frecuentes y situados de preferencia en el cuadrante superoexterno de la mama. Está indicado hacer biopsia con aguja gruesa guiado por ecografía en todo bulto adenomatoso-quístico de más de 2 cm de diámetro.

5.3.7. Dolor neuropático en el pecho

Para entender por qué el dolor mamario puede considerarse de origen neuropático o funcional es preciso describir brevemente el dolor neuropático en general.

Entre un 5 % y un 15 % de la población siente, en algún momento o de modo crónico, dolor en alguna zona del cuerpo sin que haya una causa aparente que lo justifique. Esto es debido a lesión o mal funcionamiento del sistema nervioso periférico (nervios concretos) o central (interpretación errónea en el cerebro de estímulos periféricos). A veces también se le llama dolor funcional. Es más frecuente en mujeres que en hombres. Los pacientes afectados de dolor neuropático tienen síntomas como alodinia (estímulos que no son dolorosos, como tocar simplemente en una zona, les producen dolor), hiperestesia o hiperalgia (notar más dolor del que sería esperable ante un estímulo doloroso), disestesia y parestesia (notar sensaciones raras que no se corresponden con el estímulo, como hormigueo, adormecimiento de la zona, picor, sensación desagradable, quemazón, ardor o pinchazos como con agujas o electricidad).

El dolor neuropático puede asociarse con la depresión y el llamado pensamiento catastrófico ante el dolor (actitud negativa y persistente con magnificación del dolor). Ambas asociaciones tienden a cronificar el dolor y a disminuir la eficacia de los posibles tratamientos. Algunos ejemplos de dolor neuropático son la neuropatía diabética, el síndrome del túnel carpiano (dolor en la muñeca), la neuralgia del trigémino (dolor en la cabeza), el dolor local persistente años después de lesiones traumáticas o quirúrgicas (cicatrices, amputaciones), tras infecciones (herpes zóster), radiación o quimioterapia. El dolor neuropático puede asociarse a esclerosis múltiple y a artrosis de la articulación temporomandibular.

Los tratamientos empleados, sin grandes pruebas clínicas de su eficacia, son antiinflamatorios no esteroideos, antidepresivos, anticonvulsivos, opioides, anestésicos locales y terapias psicológicas, fisioterapia, masaje, cirugía y bloqueos de nervio.

Se ha observado mayor frecuencia de dolor durante la lactancia en mujeres con implantes mamarios, acompañado o no de mayor frecuencia de grietas y/o disminución de la producción de leche (véase el punto «7.4. Mamoplastia de aumento»). En mujeres no lactantes se ha asociado el dolor musculoesquelético en la parte superior del tórax al mayor tamaño de los pechos.

Hay bibliografía suficiente para considerar un dolor persistente en el pecho lactante al que no se encuentra ninguna de las causas objetivas descritas en los puntos anteriores, como un dolor funcional, e intentar tratarlo como tal. Se piensa que es más frecuente que sea así cuando la madre sufre otras enfermedades dolorosas, como migraña, trastornos de la articulación temporomandibular, dolor en las relaciones sexuales, intestino irritable, cistitis intersticial o fibromialgia. Se han propuesto tests clínicos para medir este tipo de dolor y diversos tratamientos, comunes a los utilizados en el dolor neuropático o diferentes y no validados, como antihistamínicos no sedantes, propranolol y probióticos.

Con base en que el dolor musculoesquelético en la zona del pecho en pacientes no lactantes se trata con fisioterapia, se ha propuesto la misma como tratamiento del dolor en el pecho lactante de causa no reconocible. Los masajes sobre el pecho pueden ser efectivos en la reducción del dolor (véase el punto «4.7. Terapias convencionales, alternativas y complementarias»).

5.3.8. Reflejo disfórico de eyección o agitación del amamantamiento

Conocida por **D-MER** por sus siglas en inglés de *Dysphoric - Milk Ejection Reflex*, es una entidad de reciente descripción consistente en la aparición brusca, no deseada, de sentimientos negativos como desánimo, tristeza, depresión, ansiedad, llanto, nostalgia, desesperanza, vacío en el estómago, irritación, ira, temor o pánico y a veces náuseas, que aparecen durante la toma, coinciden con la eyección de leche y desaparecen en pocos segundos o minutos (máximo tres o cinco minutos). En los casos más graves puede haber ideaciones suicidas. Puede ocurrir solo con la primera eyección de cada toma o en todas, y también con eyecciones espontáneas de leche fuera de las tomas o con las extracciones manuales o con sacaleches. Puede aparecer desde el principio de la lactancia y acabar solo con el destete, aunque suele mejorar a partir de los tres meses. Las madres refieren haberlo sufrido en sus anteriores lactancias. Ocurre en mujeres sin síntomas de depresión y con lactancias deseadas. Fuera de los episodios, las madres se sienten bien.

No se sabe con seguridad su frecuencia; un único trabajo encuentra un 10%, pero dentro de una muestra de madres lactantes muy sesgada. El D-MER es motivo de desconcierto, preocupación, de no disfrute de la lactancia y de culpabilidad para las madres, y contribuye a acortar la duración de la lactancia. No se conoce su causa, aunque se relaciona con los bajos niveles de dopamina que hay durante la lactancia; se ha encontrado también asociación con problemas tiroideos y autoinmunes. Existe muy poca bibliografía al respecto y no hay tratamiento eficaz; ningún tratamiento antidepresivo o alternativo está probado. Se han descrito factores agravantes como la falta de sueño, el estrés, los períodos de ayuno entre comidas, los excitantes y las relaciones sexuales. Saber que existe, que no es culpa de la madre, distraerse, descansar, aislarse de los demás durante las tomas y reducir excitantes y estrés podrían ayudar. Hay sitios en internet donde las madres comparten su experiencia.

5.3.9. Aversión y agitación de la lactancia

La autora de un único artículo hasta el momento describe un fenómeno diferente al D-MER, la aversión y agitación de la lactancia (**BAA** por sus siglas en inglés de *Breastfeeding Aversion and Agitation*). Se trata de sentimientos inesperados negativos que asaltan a la madre durante todo el tiempo que el bebé está enganchado al pecho y que solo ceden al acabar la toma. Estos sentimientos son semejantes a los expresados en el D-MER (véase punto anterior), pudiendo añadirse rechazo o repugnancia a amamantar, enfado, picores internos y deseos de quitarse al bebé del pecho, de querer huir de él. Así pues, hay semejanzas con el D-MER, originando los mismos sentimientos de culpa y vergüenza en la madre. La diferencia con el D-MER es que no se inician con la lactancia, sino que suelen aparecer y desencadenarse en lactancias ya bien instauradas ante situaciones como los días previos a la menstruación o la ovulación, durante el nuevo embarazo o con la lactancia en tándem, o cuando el lactante empieza a ser algo mayor o le toca el pecho y los pezones, o por la falta de sueño de la madre o falta de tiempo o deseos de estar sola, sin tanto contacto físico. Puede haber un D-MER asociado.

No hay tampoco investigación al respecto, por lo que se desconoce la frecuencia y el tratamiento. Al igual que en el D-MER, reconocer su existencia como algo normal, desculpabilizarse, relajarse, distraerse o descansar son cosas que pueden ayudar. Se puede hablar con el lactante mayor para acortar las tomas o disminuir su frecuencia o para evitar el manoseo por si eso disminuye los episodios de aversión. Para algunos investigadores la aversión podría ser una forma en que el cuerpo de la mujer avisa de su deseo de destete. Hay sitios en internet donde las madres comparten su experiencia.

5.3.10. El exceso de leche. Hipergalactia

Se conocen desde antiguo los problemas que puede originar una excesiva producción de leche, y existen muchas recetas carentes de validez científica para solucionarla. Consistían en dietas hipocalóricas, el consumo de lentejas y vinagre o la toma o aplicación local sobre el pecho de diversas infusiones de plantas. Como curiosidad, el fenogreco, reputado como galactogogo (véase el punto «5.3.12. Aumentar la producción de leche con galactogogos»), se utilizaba en algunas culturas en emplastos aplicados en el pecho para disminuir su producción. Hay muy poca literatura científica publicada sobre hipergalactia, por lo que no se conocen bien sus causas y poco se sabe sobre su tratamiento.

No hay que confundir hipergalactia, aumento de la producción de leche en una madre lactante, con galactorrea, la secreción anormal de leche de un pecho no lactante, sea de mujer o de hombre.

Una cierta sobreproducción es frecuente las dos primeras semanas, mientras se produce una adaptación entre la oferta y la demanda.

La hipergalactia, que no es infrecuente, podría verse como una bendición, porque ¿qué mejor que tener mucha leche? Pero, si es excesiva y no se sabe manejar bien, da problemas varios, más o menos importantes según la intensidad de la producción y su aceptación por la madre.

La madre puede tener dolor mamario por congestión continua y sentir dolor por el reflejo de eyección, no soportar mucho tiempo sin que el lactante vuelva a vaciar el pecho, tener pérdidas de leche frecuentes, mojar su ropa, sufrir grietas en el pezón por mal agarre debido a la excesiva tensión del pecho; tener más riesgo de mastitis por la inflamación y los drenajes incompletos del pecho y hasta estrías en el pecho.

El lactante puede aumentar de peso por encima de lo máximo normal, tener regurgitaciones frecuentes, deposiciones abundantes, o llanto y atragantamientos frecuentes por el excesivo aporte de leche; a veces, puede estar tomando solo la leche del principio de la toma porque más no puede, con lo que no aumentará bien de peso (la leche del final contiene grasa muy nutritiva) y tendrá muchos gases intestinales (la leche del principio tiene más lactosa que fermenta en el intestino).

La madre puede experimentar dificultades sociales y profesionales. La frustración añadida al ver la incomodidad de su bebé la predispone a dejar la lactancia materna.

Las causas de la sobreproducción no son enfermedades la mayoría de las veces. Puede haber una predisposición natural o familiar de esa madre que tiende a producir mucha leche o deberse a una estimulación excesiva de la lactancia, sea por un lactante que reclama mucho o por la extracción frecuente hecha por la madre aparte de las tomas del lactante.

Si la sobreproducción es exagerada o hay otros síntomas acompañantes en la madre (cefalea, nerviosismo, hipertensión...), conviene excluir alguna enfermedad subyacente que provoque exceso de prolactina, como ciertos tumores hipofisarios benignos, llamados prolactinomas, o una alteración tiroidea (véase el punto «5.4. Enfermedades de la madre») o la toma de ciertos medicamentos que aumentan la secreción de prolactina. Los resultados del análisis de la prolactina no suelen ser aclaratorios debido a la gran variabilidad de su aumento durante la lactancia.

Siempre que la sobreproducción sea una molestia, y asegurándose de que el lactante esté bien alimentado, hay que intentar disminuir la sobreproducción de leche al no extraer leche adicional aparte de las tomas del lactante. Otra medida simple es intentar aumentar el tiempo entre las tomas.

Para evitarle al lactante el flujo inicial fuerte de leche hay que extraerse algo de leche antes de la toma, aunque esto puede a la larga agravar la sobreproducción. También hay madres que optan por extraerse toda la leche «sobrante» tras cada toma para almacenarla y tener una reserva para cuando vuelvan a su trabajo o para darla a un banco de leche (véase el punto «4.10. Los bancos de leche humana»), pero esto puede agravar la sobreproducción.

Se ha propuesto, sin que esté bien estudiada, la llamada «alimentación por bloques horarios», que consiste en, tras hacer un vaciado manual o con extractor lo más completo posible de ambos pechos, comenzar a dar solo de un pecho cada vez alternando en bloques de tres a cuatro horas dejando que el otro descanse: la acumulación del factor inhibidor de la lactancia, FIL (véase el punto «2.3.2. Regulación local. El FIL»), hará que disminuya poco a poco la producción. Hay que vigilar que no aparezcan problemas: si el pecho que no se está dando en un determinado bloque horario causa molestias por congestión, se debe vaciar lo justo para que no duela. Aunque se han aconsejado alargamientos del bloque de hasta doce horas, puede no ser prudente por el riesgo de congestión y mastitis que entraña. Hay que pensarse muy bien este método, en especial alargar demasiado los bloques horarios.

Aunque se basa en muy pocas pruebas, la pseudoefedrina, un medicamento de uso frecuente en catarros respiratorios, a dosis de 30 a 60 mg cada doce horas, y las infusiones de salvia se han propuesto para disminuir la producción de leche; no se debe abusar en dosis ni duración del tratamiento en ninguno de los dos casos. Hay pocas pruebas de que los estrógenos disminuyan la producción de leche, pero pueden probarse, solos o como anticonceptivos combinados con progestágeno, eligiendo una concentración de 20 a 35 microgramos de estradiol.

El uso de cabergolina (dosis de 0,25 mg a repetir a los tres o cinco días si no hay mejoría) o bromocriptina (0,25 mg al día durante tres días), potentes supresores de la producción de prolactina, sería un recurso que emplear a más baja dosis que en el caso de la prolactinoma. La bromocriptina es segura para el lactante porque no se excreta en leche, pero tiene mayor riesgo de efectos secundarios en la madre que la cabergolina (consultables en e-lactancia.org).

5.3.11. La falta de leche. Hipogalactia. Baches de leche

La hipogalactia es una situación en que el lactante amamantado no recibe la suficiente cantidad de leche, sea porque la madre no produce la suficiente o porque el lactante no puede extraerla de modo eficaz.

En muchas publicaciones se define exclusivamente como falta de producción de leche, y se presenta como la principal causa de interrupción de lactancia materna, considerándola responsable del 30 % al 65 % de los ceses de la lactancia.

La lactancia, además de ser un fenómeno biocultural de la humanidad, desde el punto de vista evolutivo, constituye uno de los hechos principales que aseguran la supervivencia de nuestra especie. Imaginar la existencia de uno a dos tercios del total de las mujeres de una población afectas de hipogalactia no es compatible con los mecanismos de selección natural de la teoría darwinista de la evolución.

Equiparar hipogalactia a falta de producción intrínseca de leche es hacerle el juego a la cultura mercantilista de los fabricantes de sucedáneos, minar la confianza de las mujeres, despreciar su capacidad como madres y culpabilizarlas, al atribuir a su «insuficiencia» la causa del problema. Es, en definitiva, corroborar la inseguridad que a las últimas generaciones de mujeres les ha sido transmitida por los erróneos postulados de la llamada «maternidad científica» de mediados del siglo XX, en la que la medida de cantidades precisas de leche que administrar, los horarios rígidos y la no consideración de la capacidad y competencia de madres y bebés constituyeron la norma. En un entorno hostil a la lactancia materna, con desconocimiento profundo de la población y de los profesionales de los mecanismos de producción de leche, es fácil que en el primer mes, en el que se necesita un intenso contacto físico de madre e hijo con succión frecuente a demanda, ocurra el porcentaje mayor de abandonos de lactancia, pretendidamente, por hipogalactia.

Diagnóstico de hipogalactia

Durante el primer mes son precisos cuatro criterios para decidir si existe realmente hipogalactia:

1. Falta de percepción de la madre de subida de leche en el puerperio inmediato (primeros cuatro o cinco días).
2. Pérdida de más del 8 % del peso al nacer, no recuperación del peso al nacer antes de los 20 días y no aumento de al menos 20 g diarios en las primeras seis semanas.
3. No mojar más de tres pañales diarios.
4. Deposiciones escasas, menos de cuatro al día, oscuras o verdosas.

Pasado el primer mes, el diagnóstico va a depender de la curva ponderal del lactante, ya no serán fiables el número de deposiciones, pues hay muchos lactantes con el llamado «estreñimiento fisiológico del lactante amamantado» (véase el punto «6.12. El falso estreñimiento de la lactancia. La disquecia»). El peso se manejará no como un dato aislado, sino en relación con pesos anteriores y dejando suficiente número de días de por medio. Hay que utilizar las curvas de crecimiento de lactante amamantado de la OMS y ser realista en las expectativas (véase el punto «2.6. Crecimiento del lactante amamantado. Curvas de la OMS»).

Que un lactante haga sistemáticamente tomas muy largas es un dato de posible hipogalactia.

El llanto frecuente, los cólicos, la irritabilidad, la demanda frecuente y notarse el pecho blando no son criterios fiables de hipogalactia, y deberían ser desterrados del imaginario colectivo, de madres y de profesionales. Con frecuencia, todos estos síntomas originan en la madre una **percepción de leche insuficiente**, que no responde a una hipogalactia real.

No sirven de nada y son fuente de ansiedad, desconfianza y abandono de lactancia: la doble pesada (pesar antes y después de dar el pecho), ofrecer un biberón de prueba para «ver si se ha quedado con hambre» y extraer la leche para medir la cantidad.

Las causas reconocidas de insuficiente producción de leche se pueden clasificar en problemas de la propia mama (causas anatómicas) y problemas con las hormonas de las que depende la mama para producir la leche (causas funcionales); estas últimas pueden deberse a un fallo hormonal primario (preglandular) o secundario, a la poca o mala estimulación de la función (postglandular).

1. **Hipogalactia anatómica o glandular**
   - Puede haber una falta de formación (hipoplasia mamaria) congénita, bilateral, que es muy rara (mamas tubulares, muy separadas, que se desarrollan poco durante la pubertad y no aumentan durante el embarazo) o una malformación del pecho, como la anomalía de Poland.
   - Puede ser secundaria a radiación o cirugía tras cáncer, a mamoplastias de aumento o de reducción (véanse los puntos «7.4. Mamoplastia de aumento» y «7.5. Mamoplastia de reducción») y a otros problemas por cicatrices tras anillados (*piercings*) en el pezón o cirugía torácica, drenajes de neumotórax o cicatrices tras abscesos, especialmente si las intervenciones se hicieron durante la niñez.
   - Los pechos de las mujeres que no han dado a luz están

menos desarrollados y presentan una hipogalactia anatómica pese a la estimulación (véase el punto «7.9. Relactación e inducción de la lactancia»).

2. **Hipogalactia funcional, preglandular.** Hay una disminución de las hormonas hipofisarias, que mantienen la lactancia por causas que no tienen que ver con la estimulación del pezón-areola. Sus causas pueden ser:
   - **Disminución de la secreción de prolactina** por retención placentaria con persistencia de niveles altos de progesterona, o por síndrome de Sheehan, en el que hay necrosis de la hipófisis secundaria a una isquemia por hemorragia grave intraparto, o por medicación como bromocriptina, cabergolina, ergotamina o pseudoefedrina, o por nuevo embarazo, o por edad avanzada; se han descrito raros casos familiares de falta de prolactina y algún caso de fallo agudo de lactancia tras un pánico desencadenado por accidente o catástrofe.
   - **Disminución de la secreción de oxitocina** por estrés, fatiga, depresión, desinterés o la toma de alcohol u opiáceos...
   - Otras **alteraciones hormonales** pueden hacer que el pecho no realice bien su función: hipotiroidismo, hipertiroidismo, diabetes tipo 1 (retraso en lactogénesis 2) y tipo 2, Síndrome del Ovario Poliquístico (SOP, en el que hay quistes que segregan testosterona y estrógenos, hirsutismo, acné, sobrepeso, resistencia a la insulina e hipoplasia mamaria; la metformina, uno de los tratamientos que se utilizan, es compatible con la lactancia) e insuficiencia luteínica (progesterona insuficiente).
   - **Causas nutricionales** y otras: desnutrición materna grave, deshidratación materna, anemia grave, hipertensión arterial y su medicación (hipotensores, diuréticos) y obesidad (retraso en lactogénesis 2 y baja producción).

3. **Hipogalactia funcional, postglandular.** Hay una disminución de las hormonas hipofisarias, que mantienen la lactancia, por causas que tienen que ver con una deficiente estimulación del pezón-areola y/o una extracción insuficiente, que originan una disminución de la producción de leche. Esto puede ocurrir cuando hay:
   - **Disminución o ausencia de estimulación** debido a separación madre-hijo, inicio tardío de la puesta al pecho, poca frecuencia de amamantamiento, horario rígido o administración de suplementos (fórmula, infusiones, zumos...).
   - **Mala estimulación**: estimulación dolorosa por mal enganche, mala postura y técnica, anquiloglosia (frenillo lingual corto), retrognatia (mandíbula retirada), excesiva congestión, pezón invertido, gigantomastia (volumen excesivo del pecho) o desproporción pezón-boca.
   - **Extracción débil, inefectiva**: enfermedad aguda del lactante, bebé hipotónico (falto de tono muscular), prematuro, con problemas, fisura palatina...

Las causas más frecuentes, que constituyen más del 90 % del total de hipogalactias, son el cansancio materno y una estimulación insuficiente o dolorosa del pecho por parte del lactante.

Manejo de la hipogalactia

Lo primero es asegurarse de que es una verdadera hipogalactia y no una percepción de leche insuficiente por parte de la madre que no cumple, sin embargo, los criterios explicados en el diagnóstico de hipogalactia.

Si no hay hipogalactia (lactante sano, sin criterios diagnósticos, con buen aumento de peso), hay que comprender el significado del cólico (véase el punto «6.8.2. El cólico del lactante»), del llanto, de las llamadas crisis de crecimiento (véase el punto «6.8.3. Crisis de crecimiento acelerado, crisis de lactancia»), de los baches de lactancia u otros motivos por los que se puede llegar falsamente a pensar que no hay suficiente leche, como no notarse el pecho lleno. Podríamos hablar en estos casos de «pseudohipogalactia».

Si hay hipogalactia que cumple los criterios diagnósticos explicados, hay que revisar todos los antecedentes, examinar el pecho, hacer una exploración general del bebé lactante, del tono muscular y de la boca, y una observación de la toma, para poder averiguar adecuadamente la causa, que en el 95 % de los casos tendrá que ver con el estrés o fatiga maternos, con técnicas incorrectas de administración del pecho (inicio tardío, horario fijo, poca frecuencia) o una mala técnica de enganche (postura, problemas del lactante).

En caso de hipogalactia, hay que resolver adecuadamente tres temas:

1. En todas las hipogalactias, incluso las de origen anatómico, se puede conseguir **mejorar la producción láctea** con las siguientes medidas:
   - Estimulación frecuente (ocho o más veces al día) del pezón-areola (puesta del bebé y/o extracción manual o con sacaleches).
   - Técnica, postura y enganche correctos.
   - El uso de galactogogos puede ayudar en todas las ocasiones, sin olvidar que el mejor galactogogo es la puesta al pecho correcta, no dolorosa, eficaz y frecuente, con madre descansada y no estresada (véase el punto «5.3.12. Aumentar la producción de leche con galactogogos»), lo que no siempre es fácil.
   - Evitar medicamentos que disminuyan la prolactina.
   - La mayoría de las causas funcionales preglandulares van a necesitar la consulta a otros especialistas (ginecólogo, endocrinólogo, psiquiatra-psicólogo). Son especialmente preocupantes aquellas que tienen que ver con un nivel bajo en sangre de la globulina transportadora de hormonas sexuales (SHGB), como son el ovario poliquístico, la diabetes y el hipotiroidismo.

2. Es preciso **garantizar un adecuado aporte de leche al lactante**, pues no conviene que se desnutra, y eso además tranquilizará a la madre. Si no consigue extraer suficiente leche tomándola directamente del pecho, hay que ofrecérsela aparte, como suplemento. Si hay leche materna, esa es la primera opción: leche materna extraída, de la propia madre o de banco cuando esto sea posible. Si no se consigue leche materna, se complementará con una fórmula hidrolizada o de inicio. La manera de administrar el suplemento debe evitar provocar el síndrome de la confusión pezón-tetina, en especial si es un bebé menor de cuatro semanas o que tiene problemas de enganche inadecuado: la utilización de vaso, cuchara, jeringa o sonda en el dedo o sonda en el pecho para administrar la leche es preferible a la administración con biberón (véase el punto «4.9.5. Administración de la leche materna extraída»).

3. **Apoyar y tranquilizar a la madre**. Desculpabilizarla, hacerle ver que entra dentro de lo normal el tener problemas en ocasiones. Darle seguridad de que se controla el problema y su bebé está seguro. Procurar que descanse, que tenga ayuda familiar. No confundirla con mensajes distintos. Escuchar mucho lo que diga. Se ha demostrado que uno de los factores más importantes para el éxito de la lactancia es la autoconfianza de la madre. Puede ser de utilidad y tranquilizador considerar las disminuciones de la producción como algo transitorio a lo que podríamos llamar **«baches de leche»** y comprender sus causas (cansancio materno, vuelta al trabajo, enfermedad de la madre o del lactante, inicio de la alimentación complementaria...). Las llamadas crisis de crecimiento se resuelven aumentando el contacto y la frecuencia de las tomas o extracciones (véase el punto «6.8.3. Crisis de crecimiento acelerado, crisis de lactancia»).

5.3.12. Aumentar la producción de leche con galactogogos

> Para hacer subir la leche de una mujer que amamanta a un niño: cuézase en aceite la espina dorsal de una perca del Nilo. Se untará su espalda con esto (P.Eb.836).
> Que la mujer se siente con las piernas cruzadas y coma pan fragante hecho en Soured Durra, mientras frota sus pechos con la planta de adormidera (P.Eb.837).
>
> *Papiro de Ebers*, 1550 a. C.

Los galactogogos o lactogogos (del griego, «productores de leche») son todos aquellos productos o procedimientos a los que se les atribuye la posibilidad de aumentar la producción de leche.

Se utilizan desde la antigüedad más remota y se encuentran en las prácticas de lactancia de sociedades recolectoras cazadoras actuales sin o con poco contacto con la sociedad industrial moderna, luego es de suponer que siempre ha habido una preocupación por la posible insuficiencia de leche de las mujeres. La percepción materna de falta de suficiente leche, sea real o no, es una de la causas más frecuentes de abandono de la lactancia.

No es baladí recordar en un entorno cultural hostil a la lactancia, como es el nuestro actual, que la mayoría de las mujeres produce leche en cantidad adecuada a las necesidades de sus hijos e incluso de sobra: también desde la antigüedad aparecen recetas para disminuir la excesiva producción de leche.

Tanto para saber cómo pueden actuar como para definir sus indicaciones es preciso tener claro el mecanismo de producción de la leche (véase el punto «2.3. Cómo funciona el pecho. La fisiología»), del que se deduce que el mejor galactogogo va a ser una extracción frecuente del pecho con un drenaje eficaz del mismo, sea por el propio bebé o por la madre con extracción manual o mecánica.

Para que el mecanismo neuroendocrino, que asegura la producción de leche, funcione deben concurrir una serie de hechos:

- El sistema endocrino hormonal y metabólico de la madre debe estar íntegro. Aparte de la prolactina y la oxitocina, otras hormonas y sus receptores son necesarios para el buen funcionamiento del sistema: hormonas tiroideas, insulina, glucocorticoides, hormona luteinizante y un cierto equilibrio entre estrógenos y progesterona, por ejemplo. Basta recordar que un resto placentario que secreta cantidades elevadas de progesterona interfiere con la lactogénesis II inicial (subida de la leche).
- El estímulo del pezón y el drenaje del pecho deben ser efectivos, frecuentes y no dolorosos para la madre: se imponen unas técnicas de enganche y posturas adecuadas. No hay pruebas publicadas de resultados de eficacia y tolerancia por parte de la madre del método llamado «extracción poderosa» (véase el punto «4.9.7. La "extracción poderosa"»).
- La madre debe estar descansada y libre de preocupaciones, ya que la oxitocina y la prolactina son inhibidas por las hormonas del estrés y el dolor, el cortisol y las catecolaminas.
- No debe estar tomando medicamentos y sustancias que disminuyan la producción de prolactina. Todo lo que aumenta la cantidad de dopamina disminuye la de prolactina, y viceversa.
- El pecho debe estar bien formado para la lactancia, sin alteraciones anatómicas congénitas o adquiridas (véase el punto «5.3.11. La falta de leche. Hipogalactia. Baches de leche»).
- El lactante debe estar sano, sin problemas que le dificulten mamar o ganar peso.

Tipos de galactogogos

1. Rituales y conjuros religiosos galactogénicos

En muchas culturas hay rituales y creencias en oraciones, súplicas o conjuros de tipo religioso con el fin de tener más leche.

En la cultura cristiana los ejemplos son innumerables, y la mayoría de ellos se relaciona con la Virgen María en forma de las llamadas «Vírgenes de la Leche», repartidas por la geografía mundial cristianizada. Ocasionalmente, también se recurre a algunas santas. Hay lugares de culto donde mujeres en peregrinación solicitan tener más y buena leche o un buen parto (véase el punto «9.2.12. Mitología cristiana»).

Como ejemplos relevantes basta citar:

- La Virgen amamantando de la gruta de Belén, en la que además de rezar una oración suplicatoria se puede beber agua mezclada con polvo de caliza de la gruta donde, según la leyenda, cayó una gota de la leche de María cuando huía a Egipto y convirtió la piedra negra en blanca.
- La Virgen de la Leche y el Buen Parto de la capilla del Nombre de Dios en San Agustín, Florida (Estados Unidos), cuya imagen original fue traída por conquistadores españoles y que es bien conocida de La Liga de la Leche. Una oración y algún exvoto es lo habitual.
- La multitud de leyendas en Bretaña (Francia) sobre las «Fuentes de leche», lugares en vaguadas cerca de capillas, dedicados a la Virgen de la Leche. Durante siglos, madres y nodrizas profesionales han peregrinado a estos lugares para solicitar tener abundante leche. Frotarse piedras del lugar en los senos o mojarlos con agua de la fuente suele ser el procedimiento que acompaña a la súplica a la Virgen. Una leyenda jocosa bretona cuenta que un marido se burló de su mujer por echarse agua en el pecho, pero al hacer él lo mismo le brotó, para su sorpresa, leche de inmediato.
- El culto a santa Águeda, martirizada con el corte de am-

bos pechos, a la que se le solicita sanar enfermedades del pecho y problemas de la lactancia.
- En Japón existen las llamadas «oraciones de leche» en templos budistas o santuarios sintoístas, acompañadas de ofrendas de tabletas *ema* o *koema* o pechos votivos, y las oraciones a la diosa Kishibojin, protectora de la infancia, el parto y la leche abundante.

No hay trabajos científicos que hayan testado la eficacia galactogénica de ninguno de estos rituales.

2. Dietas, alimentos y bebidas galactogogas

La cerveza, desde la antigüedad hasta nuestros días, tiene la reputación de ser galactogoga. Con el nacimiento de la publicidad moderna a finales del siglo XVIII, numerosas empresas cerveceras han utilizado imágenes de nodrizas en su carteles publicitarios. Es posible que el lúpulo o la levadura de la cerveza aumenten algo la prolactina, pero no hay trabajos científicos concluyentes al respecto, y lo que sí está demostrado es que el alcohol, además de sedar y perjudicar el desarrollo neurológico del lactante, disminuye la producción láctea.

Numerosas dietas y diversos alimentos han sido empleados tradicionalmente en muchas culturas como galactogogos. Suelen ser platos ricos en calorías y proteínas en forma de sopas condimentadas con variados productos, como los atoles centroamericanos, las sopas de algas (algunas con exceso de yodo) y pollo de Extremo Oriente, o las de pata de cerdo en Korea. En la primera mitad del siglo XX, se utilizó el Ovomaltine® en Francia.

Apenas hay confirmación científica alguna de su eficacia como galactogogos, con la excepción de los siguientes:

- El *Coleus amboinicus* o *Plectranthus amboinicus*, conocido como orégano cubano, orégano francés, orégano brujo, menta mexicana, tomillo español o **torbangun** en Indonesia, en cuya cocina se emplea como alimento en sopas para aumentar la producción de leche. Un ensayo aleatorizado demuestra un aumento de producción de leche frente a placebo, y más que frente a fenogreco. Dosis: 150 g de hojas de torbangun en sopa, seis días a la semana durante cuatro semanas.

- Dátiles de palma: un ensayo aleatorizado demuestra un aumento de producción de leche frente a placebo, y más que frente a fenogreco en los primeros siete días de vida, aunque a los catorce días no había diferencias en los tres grupos. Dosis: diez dátiles al día (unos 100 g).

3. Galactogogos herbales y otros productos alternativos

Ningún producto alternativo diferente de la fitoterapia (por ejemplo, la homeopatía) tiene ninguna eficacia probada como galactogogo ni como tratamiento.

Una amplia variedad de productos herbales se emplea en muchas culturas desde la antigüedad. Su difundido uso tranquiliza respecto a la seguridad y ausencia de toxicidad, pero hay muy pocas pruebas científicas de su eficacia como galactogogos.

Así, con pocas o ninguna prueba científica de su efecto como galactogogo, tenemos las siguientes plantas: albahaca, alfalfa, algas marinas, anís, avena, cardo bendito, diente de león, hinojo, ixbut maya *(Euphorbia lancifolia)*, jengibre, malvavisco, manzanilla, mijo, moringa, ortiga, satavar *(Asparagus racemosus)*, sauzgatillo (árbol casto) y otras muchas. La mayoría de ellas tiene pocos, uno o ningún trabajo científico que haya testado su eficacia galactogénica. Además, muchos de los trabajos no tienen buena metodología (ausencia de aleatorización, de ciego, de grupo control, uso de mezclas de distintas plantas...) y generalmente los aumentos de producción láctea encontrados son de escasa significación clínica o no se mantienen en el tiempo o no se corresponden con aumento de peso del lactante ni con menores porcentajes de abandono de lactancia. Tampoco está bien explicada la fisiología del mecanismo galactogogo cuando la hay.

Entre las plantas de las que disponemos de trabajos científicos que han estudiado su eficacia como galactogogos y/o que son más populares en este sentido tenemos:

Fenogreco, fenugreco o alholva (*Trigonella foenum-graecum*) (consultable en e-lactancia.org)

- Ampliamente utilizado como galactogogo en numerosas culturas de todo el mundo.
- Pruebas como galactogogo: muchos trabajos de no buena metodología. Un metaanálisis reciente de cuatro ensayos aleatorizados demuestra aumento de producción de leche frente a placebo, aunque menos que el *Coleus amboinicus* y el dátil de palma, y con la salvedad de que no había diferencias al cabo de catorce días.
- Efectos secundarios: ninguno grave en muchos trabajos publicados tomando dosis recomendadas. Algún caso de diarrea y reacciones alérgicas (reactividad cruzada con cacahuete). Orina y sudor con olor a jarabe de arce. Una madre se intoxicó gravemente (gastroenteritis, inflamación hepática) por beber de modo continuado una infusión mezcla de hinojo, fenogreco y galega.
- Se desconoce si se elimina en leche materna.
- Dosis: semillas, polvo o infusión, 1 a 2 gramos tres veces al día durante 7 a 21 días.

Cardo mariano, cardo asnal, cardo borriquero (*Silybum marianum*) (consultable en e-lactancia.org)

- Contiene Silimarina. Utilizado tradicionalmente como protector hepático.
- Pruebas como galactogogo: un ensayo bien hecho (aleatorizado y doble ciego) no encuentra diferencias con placebo; otro trabajo, de peor metodología, no encuentra un aumento claro.
- Desprovisto de toxicidad y efectos secundarios.
- Se desconoce si se elimina en leche materna.
- Dosis: variable según fabricante. Entre uno y dos meses.
- Paradoja: un fabricante de fórmula artificial para lactantes comercializa un producto pretendidamente galactogogo a base de Silimarina.

Galega, Ruda Cabruna (*Galega officinalis*) (consultable en e-lactancia.org)

- Se utiliza desde antiguo para aumentar la producción de leche en animales domésticos, aunque es muy tóxica para las ovejas.
- Pruebas como galactogogo: ninguna de calidad; pocos trabajos y de mezclas de plantas.
- Efectos secundarios: dos recién nacidos y sus madres se intoxicaron gravemente tras beber ellas una media de dos litros diarios de una infusión mezcla de regaliz, hinojo, anís y galega. Hubo otra intoxicación descrita en el apartado del fenogreco.

Precauciones al tomar preparados de plantas:

- Asegurarse de que son de fuente fiable: han ocurrido intoxicaciones por confusión de una planta con otra con propiedades tóxicas, envenenamientos por contener metales pesados que extraen del suelo y toxiinfecciones alimentarias por contaminación con bacterias u hongos.
- No tomar en exceso, seguir las recomendaciones de profesionales expertos en fitoterapia. Los productos «naturales» no son buenos en cualquier cantidad: las plantas contienen sustancias activas de las que se ha obtenido gran parte de nuestra farmacopea tradicional y pueden provocar intoxicaciones o actuar como disruptores endocrinos (contienen fitoestrógenos que pueden confundir a nuestro sistema hormonal) si se consumen en cantidad o tiempo exagerados.

Aun con pocas o ninguna prueba, las infusiones de plantas no deben ser desestimadas sin más, porque muchas mujeres se sienten seguras y bien tomando alguna infusión y las prefieren a los medicamentos y sobre todo a malos consejos y malas prácticas de apoyo a la lactancia. El efecto placebo no es desdeñable si sirve de apoyo a la lactancia.

4. Galactogogos farmacológicos

Numerosos productos farmacológicos se han ensayado para aumentar la producción de leche. Antes de los avances de la moderna farmacología y la comprensión del mecanismo de producción de la leche, los productos comercializados a mediados del siglo XX con este fin eran de composición peregrina, mezcla de azúcares y productos reconstituyentes, cuyas propiedades galactogogas eran nulas. Podemos citar Plasmon® y Moloco® en Italia, Imperial Granum® en Estados Unidos, Heparnovina® y Ceregumil® en España, Lactagol® en Francia, HipofosfoSalud® en Argentina, y tantos otros sin ningún poder galactógeno.

Desde la aparición en la segunda mitad del siglo XX de drogas neurolépticas, como la clorpromazina (1950) y otras como la sulpirida (1964), la metoclopramida (1964) y la domperidona (1974), se observaron sus efectos secundarios, entre los que se hallaba el de producir galactorrea (secreción anormal de leche) por aumento de prolactina, por ser antagonistas de la dopamina. Dada la fisiología de la lactancia (véase el punto «2.3. Cómo funciona el pecho. La fisiología»), todos ellos tienen mayor efectividad dentro de las tres a cuatro primeras semanas de lactancia. Veamos algunos de los más utilizados fuera de indicación o de prospecto:

Metoclopramida (consultable en e-lactancia.org)

- Indicado en tratamiento y prevención de náuseas y vómitos.
- Efectos secundarios: sopor, distonía, discinesia, depresión, diarrea.
- Escasa eliminación en leche materna (DR:* 0,6 % a 4,7 %).
- Pruebas como galactogogo: más de 70 estudios, algunos de buena calidad metodológica, demuestran aumento de prolactina y de producción de leche (entre un 66 % y un

* DR, dosis relativa (véase el punto «7.10. Medicación y lactancia»).

100 % en las primeras semanas) en el 50 % al 85 % de las mujeres.

- Múltiples marcas en presentación de comprimidos de 10 mg.
- Dosis: 10 mg cada ocho o seis horas (un comprimido tres a cuatro veces al día) durante 14 a 21 días. Disminución progresiva.

Domperidona (consultable en e-lactancia.org)

- Indicado en el tratamiento de náuseas y vómitos.
- No atraviesa la barrera hematoencefálica (no llega al cerebro).
- Efectos secundarios: sequedad de boca, cefalea, arritmias por alargamiento QT en pacientes con antecedentes previos de arritmias.
- Escasísima eliminación en leche materna (DR: < 0,1 %).
- Pruebas como galactogogo: al menos cinco estudios de muy buena calidad y otros tantos buenos que demuestran aumento de prolactina y de leche (a veces mayor del 90 % en las primeras semanas).
- Múltiples marcas en presentación de comprimidos de 10 mg.
- Dosis: entre 10 y 20 mg cada ocho horas (uno o dos comprimidos tres veces al día) durante 21 a 28 días. Disminución progresiva.

Sulpirida (consultable en e-lactancia.org)

- Indicado en tratamiento de neurosis, depresión, vértigo, somatizaciones, trastornos psicológicos funcionales.
- Efectos secundarios: sopor, discinesia, hipotensión, fatiga, cefalea, alargamiento QT.
- Se elimina en cantidad moderada-alta en leche materna (DR: 2,4 % a 18 %).
- Pruebas como galactogogo: muchos estudios de muy baja calidad. Tres ensayos aleatorizados con fallos metodológicos en los que hay aumento de peso en lactantes los primeros quince días.

- Múltiples marcas en presentación de cápsulas de 50 mg.
- Dosis: 50-100 mg cada ocho horas (una o dos cápsulas tres veces al día) durante 21 a 28 días. Disminución progresiva.

Otros fármacos que se han empleado como galactogogos, pero cuyo uso con este propósito se ha abandonado, son la hormona de crecimiento, la hormona liberadora de tirotropina, la oxitocina nasal y la clorpromazina.

Indicaciones de prescripción de galactogogos

Solo cuando hayamos asegurado (antecedentes, exploración) que se cumplen las condiciones que aseguran la normal producción de leche, podemos pensar en los galactogogos. Correspondería con las siguientes situaciones:

1. **Separación** forzosa madre-lactante por:
   a. Hospitalización de la madre por enfermedad grave.
   b. Hospitalización del lactante por enfermedad grave.
   c. Prematuros ingresados. A las dos o tres semanas de extracciones sin demasiado o nulo contacto con sus bebés, disminuye la producción de leche.
2. **Relactación** tiempo después de un destete.
3. **Inducción** de lactancia sin embarazo previo o actual por adopción en parejas heterosexuales, lesbianas y personas transgénero (véase los puntos «7.9. Relactación e inducción de la lactancia» y «8.6. Personas LGTBI»).

A modo de resumen

- Los galactogogos se emplean desde tiempo inmemorial.
- La mayoría de ellos (ritos, dietas, plantas) no tienen eficacia comprobada científicamente.
- El mejor galactogogo es una lactancia a demanda frecuente y con técnica correcta en una madre que conserve su autoconfianza y esté apoyada por su entorno.
- Dietas, plantas y fármacos no están exentos de efectos secundarios.

- Solo hay pruebas de la eficacia relativa de alguna planta (fenogreco) y algún fármaco (domperidona, metoclopramida) en los que además el balance riesgo-beneficio estaría equilibrado.
- No utilizar sin antes asegurar que las condiciones para una buena producción láctea se cumplen.
- Utilizar solo en las indicaciones descritas.
- Pese a los dos puntos anteriores, no hay que desdeñar la sensación de tranquilidad que ofrecen a algunas madres con exceso de angustia sobre su producción láctea.
- No utilizar los galactogogos sin control sanitario.

5.4. Enfermedades de la madre

Las enfermedades que puede padecer una mujer, crónicas y anteriores o que debutan durante la lactancia, o agudas durante la misma, pueden entrañar diversos grados de dificultad para amamantar, sea por la afectación que producen, sea por la medicación que precisan. Veremos que pocas van a imposibilitar la lactancia. Muchas de las enfermedades vienen recogidas en www.e-lactancia.org, donde también pueden consultarse las diversas medicaciones necesarias para tratarlas.

5.4.1. Enfermedades maternas que contraindican o dificultan mucho la lactancia (consultables en e-lactancia.org)

- Psicosis

El término «psicosis» engloba una serie de trastornos mentales con ideas delirantes y alucinaciones, como la esquizofrenia, las psicosis secundarias al consumo de drogas y las fases graves de la depresión o el trastorno bipolar. La medicación necesaria y la alteración conductual hacen generalmente impracticable la lactancia. Es necesario muchísimo apoyo y revisión de la medicación en el caso de que la madre y/o el psiquiatra estimen conveniente mantener la lactancia, en cuyo caso la lactancia formará parte del tratamiento psiquiátrico. En las psicosis puerperales se precisan unidades seguras de ingreso conjunto madre-bebé.

- **Sida, VIH**

En países en vías de desarrollo, donde la malnutrición y las infecciones son las principales causas de muerte en los niños, la alimentación con fórmula artificial no suele ser una alternativa segura a la lactancia materna. En general, el riesgo atribuible al contagio del VIH a través de la leche materna en madres no tratadas se sitúa entre el 10 % y el 20 %. El riesgo aumenta con la duración de la lactancia, especialmente después del sexto mes y si la madre ha contraído la enfermedad durante la lactancia. El riesgo también es mayor en la lactancia mixta, porque probablemente la administración de sucedáneos de leche afecte a la integridad de la mucosa intestinal, la cual se convierte en puerta de entrada del virus. La posibilidad de extracción y pasteurización durante 30 minutos a 62 °C destruye el VIH sin destruir las inmunoglobulinas, pero esta posibilidad está al alcance de pocas madres (véanse técnicas sencillas de pasteurización en el punto «8.7.2. Intercambio de leche entre desconocidas. Internet»).

Toda esta situación está cambiando drásticamente dada la gran eficacia de los actuales tratamientos antirretrovirales de alta efectividad, que logran mantener la carga viral nula y evitar el contagio a través de la leche materna. Los últimos datos abogan por condiciones seguras para que las madres afectas de VIH puedan amamantar con seguridad a sus hijos, y pueda ser una alternativa a la fórmula artificial incluso en países desarrollados.

- **Virus Linfotrópico Humano de células T-1, VLHT-1, HTLV-1**

Es un retrovirus humano que causa una infección generalmente asintomática pero al que se asocia, con una frecuencia del 1 % al 10 %, una serie de las enfermedades degenerativas o inmunológicas, como la paraparesia espástica tropical (PET), la leucemia o linfoma de células T, el síndrome de Sjögren, la artritis y uveítis, la sarna noruega, la infestación por *Strongyloides stercoralis*, y una mayor susceptibilidad al desarrollo de infección tuberculosa y otras. De momento, no se conoce tratamiento para el VLHT-1.

La infección es muy prevalente en países del oeste y centro de África, Perú, Caribe, Colombia, Brasil y Japón.

El VLHT-1 se transmite principalmente por la lactancia materna, en especial si la lactancia dura más de doce meses. La transmisión es más frecuente si hay mayor carga viral en la madre y hermanos afectos de VLHT-1. Otros medios de transmisión son el contacto sexual y las transfusiones. La transmisión transplacentaria y durante el parto son muy raras.

La prevención de la transmisión adoptada en algunos países de alta endemicidad es el cribado universal prenatal y la alimentación con fórmula.

Duraciones de lactancia de hasta seis meses no se asocian a mayor transmisión de VLHT-1 que la alimentación con fórmula artificial, por lo que algunos autores plantean una lactancia de máximo seis meses cuando las condiciones socioeconómicas no permitan una alimentación con fórmula en condiciones seguras y sostenibles; en estas situaciones, la recomendación de suspender o no la lactancia materna debe ser cuidadosamente individualizada.

La alimentación con leche materna extraída y congelada a –12 °C durante la noche se ha utilizado para anular la transmisión; la pasteurización también impide la transmisión.

- **Virus Linfotrópico Humano de células T-2, VLHT-2**

Retrovirus frecuente en consumidores de drogas, muy relacionado con el anterior, pero no claramente asociado a ninguna enfermedad concreta. Se transmite por la leche materna.

- **Drogadicción**

Las drogas psicótropas de abuso, además de excretarse en la leche materna y afectar al lactante, pueden alterar el juicio y la conducta e incapacitar a la madre para cuidar de su hijo adecuadamente; ponen en peligro la vida y la salud de ambos. No se recomienda compartir cama con el bebé si se están tomando drogas de abuso por el riesgo añadido de sofocación o muerte súbita del bebé.

La **cocaína** se excreta en leche materna en cantidad que resulta tóxica para el lactante. Aparece en leche hasta 36 horas después de la ingesta y los lactantes amamantados la eliminan por orina hasta 60 horas después. Se ha publicado irritabilidad, tremulaciones, vómitos, diarrea, pupilas dilatadas, taquicardia e hipertensión arterial en lactantes de madres que la tomaban. También da problemas graves la inhalación pasiva de humo de cocaína (crack). Es extremadamente peligrosa para el lactante su aplicación en el pezón de la madre con fines anestésicos, pueden aparecer convulsiones, letargia y coma. Tras un consumo puntual de cocaína conviene esperar 24 horas antes de volver a amamantar.

La **heroína** se concentra en leche materna dos veces y media más que en plasma de la madre. Se excreta en leche en cantidad suficiente para crear adicción en el lactante y hasta puede prevenir un posible síndrome de abstinencia neonatal en el lactante tras cesar bruscamente el aporte por vía placentaria. El amamantamiento por madres adictas a heroína puede ocasionar síntomas de dificultad respiratoria grave con cianosis, sopor, mala alimentación o irritabilidad en el lactante. El desarrollo físico y psicomotor a largo plazo pueden verse disminuidos. Con terapias sustitutorias (metadona, buprenorfina) la lactancia sí que es posible.

El **cannabis.** El cáñamo (*Cannabis sativa*) es una planta rica en cannabinoides, el principal es el delta-9-TetraHidro-Cannabinol (THC), con propiedades psicotrópicas. Otros cannabinoides, carentes de actividad psicoactiva, son cannabidiol (CBD), cannabigerol, cannabinol y el delta-8-tetrahidrocannabinol.

El consumo de los diversos preparados de cannabis puede ser por vía oral, inhalado por vaporización, tópico o en supositorios por vía rectal.

El aceite de cannabis es una sustancia resinosa extraída de la planta *Cannabis* (*sativa* o *indica*). Contiene los principales cannabinoides de la planta, entre ellos el THC y el CBD. Según el método de extracción o fabricación del aceite de cannabis, este puede contener más o menos cantidad de THC.

Hay comercializados varios medicamentos a base de CBD que contienen cantidades variables de THC, para el tratamiento de vómitos durante tratamientos anticancerosos y para tratar el dolor, espasticidad o epilepsia en determinadas enfermedades. La proporción de THC en los diversos productos derivados de la marihuana se ha ido incrementando progresivamente a lo largo de los últimos años.

El THC es liposoluble, se acumula en tejido graso y alcanza en la leche materna hasta 8,4 veces la concentración plasmática, lo que podría ser significativo (DR hasta 8,7 %) al tratarse de una droga psicotrópica. El CBD se excreta en muy pequeña cantidad.

El THC se detecta en leche materna hasta entre tres a seis semanas tras el último consumo. Se ha encontrado THC en cantidad muy superior a la esperada en heces de lactantes cuyas madres fumaban marihuana, lo que sugiere absorción y metabolización posterior, dado que la marihuana se excreta principalmente por heces.

El THC es altamente lipofílico, por lo que se acumula en tejidos grasos, como el cerebro. Los cannabinoides, principalmente el THC, pueden interrumpir el crecimiento neuronal normal en cerebros en desarrollo.

El sistema endocannabinoide del organismo tiene un papel clave en el desarrollo del cerebro durante el embarazo, la lactancia y la adolescencia, y se ve afectado por el aporte externo de THC, por lo que es preocupante la exposición a THC durante el embarazo y la lactancia, ya que puede provocar cambios epigenéticos en el desarrollo cerebral.

Se ha encontrado relación entre la exposición prenatal y durante la lactancia y retraso en el neurodesarrollo, déficit cognitivo, alteraciones conductuales (incluso delictivas), consumo de drogas y trastorno de déficit de atención en la infancia y adolescencia. Un estudio encontró retraso motor al año de edad en lactantes de madres fumadoras de marihuana; el retraso fue dosis-dependiente: mayor cuanto más fumaban y mayor si lo hicieron durante el primer mes.

El consumo materno de cannabis durante la gestación se relaciona con menor peso y perímetro cefálico al nacimiento. El consumo paterno de marihuana se asoció a mayor riesgo de muerte súbita del lactante. No se debe exponer a la inhalación pasiva de humo de cannabis al lactante.

El consumo de cannabis se asocia a menor duración de la lactancia, a mayor consumo de tabaco y a depresión posparto. La alteración del juicio y la conducta y la mayor frecuencia de alteraciones mentales que produce el consumo de cannabis pueden interferir con la capacidad materna de cuidados adecuados.

Diversas sociedades médicas, expertos y consensos de expertos consideran contraindicado el uso de cannabis, tanto de modo recreativo como medicinal, durante el embarazo y la lactancia. Hasta conocer más datos publicados en relación con la lactancia sobre los productos de cannabis de uso medicinal, son preferibles alternativas farmacológicas conocidas más seguras.

Se debe prevenir a las madres que amamantan de los posibles efectos negativos del THC en el desarrollo cerebral y neuroconductual de su bebés a corto y largo plazo, y aconsejarles que eliminen el consumo de marihuana en cualquiera de sus formas durante la lactancia. No se recomienda compartir cama con el bebé si se está consumiendo esta droga debido a riesgo incrementado de asfixia o muerte súbita del lactante.

- **Daño hipofisario, hipopituitarismos y síndrome de Sheehan**

En el síndrome de Sheehan la hipófisis está seriamente dañada o totalmente anulada por una hemorragia grave sucedida durante el parto. No se producen las hormonas hipofisarias y la mujer va a precisar tomar varias hormonas de sustitución de por vida, pero justo la prolactina no ha sido sintetizada para usos comerciales, así que la lactancia es muy improbable. Aunque se ha publicado algún caso de lactancia, es prácticamente imposible por la hipoprolactinemia. Algún autor indica probar con galactogogos (domperidona, sulpirida) u oxitocina nasal nebulizada. Otros trastornos graves hipofisarios secundarios a accidentes o tumores pueden dar el mismo problema.

5.4.2. Enfermedades maternas que requieren apoyo para amamantar (consultables en e-lactancia.org)

- **Artritis reumatoide**

  Enfermedad autoinmune en la que el propio sistema inmunitario ataca por error a células y tejidos, pudiendo dañar sobre todo las articulaciones, pero también el corazón, la piel, los ojos, los pulmones y las arterias y las venas.

  Es más frecuente en mujeres que en hombres. La enfermedad suele cursar en forma de brotes con períodos intermedios sin síntomas. El tabaquismo es un factor desencadenante importante.

  Alrededor de la mitad de las mujeres con artritis reumatoide activa mejora con el embarazo y la mayoría vuelve a recaer en los primeros meses del posparto, lo que dificulta el cuidado de su bebé y la lactancia. Hay menor riesgo de artritis posterior en mujeres que han amamantado. Haber sido amamantado disminuye el riesgo de padecer artritis reumatoide.

  Autores expertos y sociedades médicas de reumatología consultadas no contraindican la lactancia, sino que abogan por elegir cuidadosamente los fármacos antiinflamatorios e inmunosupresores. Ibuprofeno, paracetamol, hidroxicloroquina, corticosteroides, ciclosporina, sulfasalazina y metotrexato a dosis de hasta 25 mg semanales son seguros. Entre los anticuerpos monoclonales contra el factor de necrosis tumoral (anti-TNF), adalimumab, certolizumab e infliximab son seguros durante la lactancia por no excretarse en leche materna. No hay datos hasta la fecha para considerar seguros los inhibidores de la quinasa Janus, como el baricitinib y el tofacitinib.

- **Cáncer**

  Para cualquier tipo de cáncer se puede aplicar lo explicado en el punto «5.3.5. Cáncer de mama». Se ha observado baja producción de leche tras la irradiación de la cabeza debida a un cáncer, leucemia o linfoma ocurrido en la infancia o juventud. La lactancia materna disminuye el riesgo de sufrir ciertos tipos de cáncer, tanto en la madre como en el lactante (véase el punto «2.5. Riesgos de la alimentación con fórmulas modificadas de leche de vaca»).

- **Cardiopatía, enfermedad del corazón**

La mayoría de las enfermedades cardíacas, con la madre compensada por un tratamiento adecuado, no contraindica la lactancia. Habrá que ajustar la dosis y seleccionar bien los fármacos cardiovasculares. Emplear diuréticos a dosis bajas, ya que la glándula mamaria se comporta como un órgano secretor de cerca de un litro de líquidos (leche) al día.

- **Infección por citomegalovirus (CMV)**

El citomegalovirus es un virus de la familia de los herpesvirus. Entre el 30 % y el 100 % de los adultos se infectan a lo largo de la vida. La infección normalmente no da síntomas o los da muy leves, y no requiere tratamiento. Una vez pasada, el virus permanece latente dentro del organismo y puede reactivarse ocasionalmente. Solo la infección congénita intrauterina tiene una elevada frecuencia de gravedad.

El CMV se encuentra en el 50 % al 97 % de muestras de leche de mujeres sanas, pero menos del 20 % de los lactantes se infecta, y solo el 4 % tiene síntomas, en general muy leves, que no requieren tratamiento. Hay descritos casos de infección más grave, pero en menos del 1 % de los recién nacidos a término.

A mayor prematuridad, en especial en menores de 30 semanas y 1.000 g de peso, el CMV adquirido a partir de la leche materna puede ocasionar síntomas más graves que pueden requerir tratamiento con ganciclovir, pero la frecuencia también es muy baja y no deja secuelas neurológicas o de otro tipo a largo plazo, aunque algunos autores han detectado pequeñas diferencias en alguna escala de desarrollo.

Dado que en prematuros se ha publicado algún caso de especial gravedad, algunos autores justifican alimentarlos con leche materna congelada y/o pasteurizada; otros opinan que debe tomarse una decisión individual según las circunstancias clínicas de cada prematuro. La congelación de la leche reduce, pero no elimina, el CMV. La pasteurización sí que elimina la carga viral de la leche.

Hay consenso generalizado en que la lactancia materna no está contraindicada para los lactantes nacidos a término cuya madre es seropositiva para CMV. Para la mayoría de los autores y las sociedades científicas, la leche materna fresca es preferible para la alimentación rutinaria de todos los recién nacidos, incluidos los prematuros, dado que los beneficios de la leche materna superan los riesgos de enfermedad clínica o de secuelas neurológicas y porque el riesgo de enfermedad grave por CMV a través de la leche materna se ha sobrestimado.

- **CoVID-19. Infección por coronavirus 2019-nCoV**

Este nuevo coronavirus (nCoV) aparecido en 2019, pertenece a la familia de los coronavirus, y causa una enfermedad llamada CoVID-19 (del inglés *coronavirus disease* 2019, enfermedad por coronavirus 2019), consistente en un catarro respiratorio similar a los causados durante los meses fríos por los virus de la gripe, los rinovirus, el virus respiratorio sincitial, y otros coronavirus.

Lo habitual es que se trate de un resfriado leve, con tos, mucosidad nasal, dolor de garganta, fiebre y dificultad respiratoria leve. La inmensa mayoría de los niños y las personas jóvenes y sanas padecen una enfermedad leve o son asintomáticos. La enfermedad es particularmente frecuente y muy grave en las personas de edad avanzada y en las que tienen enfermedades crónicas previas (respiratorias, cardiovasculares, diabetes, etc.).

El virus se contagia antes, durante y después del período que el paciente está con síntomas. Dado que los síntomas, al menos iniciales, son los de un resfriado común, es muy difícil e inefectivo aislar a tiempo a una madre con síntomas de catarro de su bebé lactante.

Aunque se ha detectado ocasionalmente el virus en la leche materna, no se ha demostrado contagio por esta vía, por lo que una madre enferma de CoVID-19, siempre que se encuentre bien, puede continuar amamantando. La infección, tanto en la madre como en el lactante, es compatible con la lactancia.

Al amamantar es recomendable el lavado de manos y cubrir la boca y la nariz al toser o estornudar, o ponerse una mascarilla.

Si la madre está muy enferma para amamantar, conviene que se extraiga leche para evitar problemas de congestión mamaria. Esta leche puede tomarla el lactante.

El virus no se transmite por vía placentaria, por lo que el bebé nace libre de infección. La madre positiva a CoVID-19, tras el parto debe usar una mascarilla médica cuando esté cerca de su bebé recién nacido y lavarse bien las manos antes de todo contacto cercano.

- **Depresión**

La depresión posparto es muy frecuente (15 % de las mujeres durante el primer año tras el parto). No tratada, puede tener efectos negativos en la madre y en el lactante (retraso en desarrollo psicomotor y de peso). La lactancia disminuye el riesgo de hospitalización por trastorno afectivo o psiquiátrico en el primer año tras el parto.

Las mujeres que sufren depresión durante el embarazo necesitan más apoyo a la lactancia por tener más riesgo de abandono precoz de la misma. Un destete obligado o brusco puede afectar a la autoestima materna. La mala adaptación al nacer que pueden presentar algunos recién nacidos cuyas madres han tomado determinados antidepresivos durante el embarazo se puede aminorar si son amamantados.

En casos moderados y graves y cuando la psicoterapia es ineficaz o no posible, es más seguro tratar con medicación antidepresiva. La mayoría de los antidepresivos son muy seguros por no pasar a la leche en cantidades apreciables y no dar problemas en los lactantes. Los preferidos son los inhibidores de la recaptación de serotonina, sobre todo sertralina y paroxetina, pero también citalopram, escitalopram, duloxetina, fluoxetina y fluvoxamina. Otros antidepresivos como venlafaxina, moclobemida, amitriptilina, amoxapina, clomipramina, imipramina y nortriptilina son compatibles con la lactancia.

- **Diabetes materna tipo 1 y tipo 2**

Dados los beneficios de la lactancia materna para la madre y el lactante, especialmente en el caso de la diabetes materna, es preciso alentar la lactancia materna y brindar todo el apoyo eficaz posible. Prestigiosas instituciones científicas y diversos autores así lo aconsejan. La lactancia materna disminuye el riesgo de desarrollar diabetes tipo 2, especialmente en mujeres que han tenido diabetes gestacional, y tiene efecto protector, retrasa el inicio de la diabetes y disminuye su frecuencia en la infancia. En ocasiones, la diabetes mellitus materna remite durante la lactancia, por períodos prolongados, de meses o años.

La diabetes materna se asocia a retraso de la subida de la leche (lactogénesis II), a bajos niveles de prolactina y a falta de suministro adecuado de leche. Suele haber mayores dificultades para la lactancia derivadas de complicaciones maternas (cesárea frecuente) y del recién nacido (macrosomía: recién nacido grande, prematuridad, hipoglucemia precoz, hipocalcemia, problemas respiratorios, ictericia, poliglobulia y malformaciones) o con separación precoz madre-lactante frecuente. Por todo ello, hay riesgo de menor prevalencia y duración de la lactancia en la diabetes materna.

Se precisa un control intensivo de la glucemia materna durante el embarazo, un apoyo eficaz y un inicio precoz de la lactancia, evitar las separaciones innecesarias y recurrir si es preciso a la extracción de leche manual o con bomba de modo precoz. El factor más importante para el éxito de la lactancia es el inicio precoz.

La hipoglucemia de las primeras horas del recién nacido puede prevenirse y tratarse con alimentación oral frecuente. La **extracción prenatal de calostro** para administrar al recién nacido y evitar que se alimente con fórmula láctea es una práctica recomendada en caso de diabetes materna y diabetes gestacional (véase el punto «6.5. Hipoglucemia en el recién nacido»).

La madre con diabetes tiene mayor riesgo de grietas, mastitis y candidiasis; hay que prevenirlo con lactancia frecuente, posición adecuada, evitando lavados, desinfectantes o pomadas y administrando un tratamiento enérgico antibiótico de la mastitis.

La leche de la madre con diabetes tiene un porcentaje mayor de glucosa (0,7 mg/cc) que la de mujeres sin diabetes (0,3 mg/cc), pero el contenido calórico total no se ve afectado porque la glucosa es un azúcar muy minoritario en la leche materna.

Las necesidades de insulina o de antidiabéticos orales suelen disminuir hasta en un 30 %, y hay necesidad de incremento calórico diario. Hay que tener en cuenta que la madre puede «perder» por la leche que produce unas 500 a 700 calorías diarias. Se precisan también ajustes de dieta e insulina durante la introducción de alimentación complementaria y el destete. La glucosa materna se utiliza para formar lactosa (glucosa + galactosa) en el pecho materno. Es preciso incrementar el autocontrol de la madre por el riesgo de hipoglucemias, especialmente durante o tras las tomas de pecho. La hipoglucemia inhibe (vía adrenalina) la producción y la eyección de la leche.

Durante la lactancia las pruebas de glucosa en orina mediante tiras reactivas no son fiables por la presencia de lactosuria (lactosa en orina). En las mujeres lactantes, la lactosa que se reabsorbe del pecho y pasa a plasma se elimina por la orina.

Los antidiabéticos orales no sirven en la diabetes tipo 1. La dieta, el ejercicio y la lactancia mejoran las cifras de glucemia. Insulina, acarbosa, glibenclamida o gliburida, glipizida, metformina, miglitol, tolbutamida, exenatida y liraglutida se consideran medicamentos seguros durante la lactancia. La dieta materna no supone problemas para la lactancia ni para el lactante.

- **Discapacidad física y/o psíquica**

Muchas mujeres con algún tipo de discapacidad son madres y, gracias a la mejora de los sistemas de atención sociosanitaria y a los avances médicos, su número es creciente. Estas madres pueden experimentar mayores dificultades para amamantar y hay una casi ausencia de programas específicos de apoyo a la lactancia que las tengan en cuenta.

- **Epilepsia**

La epilepsia en la madre no contraindica la lactancia materna. La Sociedad Española de Neurología, la Academia Americana de Neurología, la Sociedad Americana de Epilepsia y la Academia Americana de Pediatría, entre otras sociedades científicas de peso, apoyan la lactancia en mujeres afectas de epilepsia que toman antiepilépticos.

Muchos fármacos antiepilépticos son compatibles con la lactancia y no causan problemas en los lactantes. Conviene evitar fenobarbital, primidona y etosuximida, que pueden causar excesiva sedación.

Como muchos fármacos antiepilépticos pasan en pequeñas cantidades a la leche, al destetar puede ocurrir un síndrome de abstinencia en lactantes amamantados, por lo que, en caso de destete, este debe ser progresivo.

Al haber tomado las madres antiepilépticos durante el embarazo, hay más riesgo de convulsiones neonatales por descenso brusco de niveles fetales en recién nacidos que no reciben lactancia materna.

Conviene que la madre afecta de epilepsia amamante acostada o acompañada por si sufre una crisis con caída.

- **Esclerosis múltiple**

La esclerosis múltiple (**EM**) afecta tres veces más a mujeres que a hombres durante la edad reproductiva. A mayor tiempo de lactancia, menor riesgo tiene la madre de desarrollar esclerosis múltiple. Se ha observado menor frecuencia de la enfermedad en países con mayor frecuencia de lactancia materna. No haber sido amamantado se asocia con mayor riesgo de aparición de EM en la edad pediátrica.

Tras el embarazo, hay mayor número de recaídas en los primeros meses posparto, se amamante o no. La lactancia materna ni empeora ni previene las exacerbaciones de la enfermedad. Para unos autores, la lactancia materna exclusiva en mujeres afectas de EM disminuye el riesgo de recaídas posparto, mientras que para otros no hay relación.

Las madres afectas de EM necesitan más apoyo a la lactancia, pues se ha constatado menor frecuencia de lactancia en ellas. La lactancia materna debe ser alentada en pacientes con esclerosis múltiple. Las pacientes de EM tienen niveles aumentados de prolactina.

Varios medicamentos utilizados para su tratamiento permiten compatibilizar la lactancia. Los corticoides y el interferón beta son una opción terapéutica segura durante la lactancia. Algunos autores aconsejan un período de espera que varía entre 4, 8 y 24 horas para amamantar tras una megadosis de corticoides.

- **Fibrosis quística, mucoviscidosis materna**

Las mejoras en el tratamiento y manejo de la fibrosis quística (**FQ**) han aumentado la esperanza de vida, y han logrado que los pacientes lleguen a la época reproductiva y, en las mujeres, a diferencia de en los hombres, que la fertilidad esté poco afectada.

La lactancia materna exclusiva o parcial debe ser alentada, teniendo en cuenta las condiciones de salud de cada madre.

Requiere mucho apoyo, vigilancia del peso y estado de salud de la madre, con aporte diario extra de 500 calorías, 11 g de proteínas, 500 mg de calcio, 400 UI de vitamina D y dos litros de agua.

La fisioterapia respiratoria debe tener en cuenta los cambios producidos en las mamas.

La concentración de sodio y otros electrolitos y proteínas en leche materna son normales; los niveles de ácido linoleico, araquidónico y colesterol están levemente disminuidos. Los lactantes crecen adecuadamente con la leche materna.

Prácticamente todos los medicamentos utilizados en el tratamiento de la FQ son compatibles con la lactancia. Datos limitados sobre los potenciadores de la proteína reguladora de la conductancia transmembrana de la fibrosis quística (CFTR en sus siglas en inglés), Ivacaftor, Lumacaftor y Tezacaftor, indican que la excreción en leche es mínima y que se pueden administrar durante la lactancia controlando clínicamente al lactante.

- **Gastroenteritis aguda, diarrea**

La lactancia es perfectamente aceptable en madres afectas de infección gastrointestinal, siempre que su estado clínico lo permita. Los gérmenes, virus o bacterias que causan gastroenterocolitis no se transmiten por la leche.

Se requieren medidas preventivas estándar (lavado de manos, uso de guantes, higiene meticulosa) y de contacto (uso de ropa para evitar contacto directo con zonas cutáneas que puedan estar contaminadas) para prevenir la transmisión de madre a lactante. La madre lactante «pierde» alrededor de un litro de leche por la lactancia; en caso de gastroenteritis debe beber mucho más para evitar la deshidratación.

Los medicamentos utilizados en las pocas afecciones diarreicas que precisan tratamiento farmacológico específico son compatibles con la lactancia.

La leche materna contiene inmunoglobulina A (IgA) y otros elementos defensivos frente a diversas enfermedades infecciosas, por lo que hay mayor riesgo de transmisión al lactante si la madre afecta de gastroenteritis interrumpe la lactancia.

Numerosos estudios han demostrado los beneficios de la lactancia materna para prevenir la morbilidad y mortalidad por gastroenteritis y otras infecciones, tanto en comunidades de países pobres y en desarrollo como en países industrializados.

- **Hiperprolactinemia, prolactinoma**

La hiperprolactinemia o exceso de prolactina, en sí misma, no contraindica la lactancia. Hay experiencias de lactancias prolongadas de 8 a 33 meses sin problemas en casos de prolactinomas (tumores hipofisarios no invasivos). El hipotiroidismo y algunos medicamentos pueden provocar hiperprolactinemia.

Tras el embarazo disminuyen los valores de prolactina, y se normalizan en más de las dos terceras partes de micro y macroprolactinomas. La lactancia materna no aumenta la recurrencia de hiperprolactinemia.

Si el exceso de prolactina precisase medicación, la bromocriptina o la lisurida serían preferibles a la cabergolina por acumularse menos en sangre, pasar menos a leche y absorberlos peor el lactante, aunque pueden ser peor tolerados por la madre.

Hay consenso actual en que los prolactinomas, ni micro ni macro, no contraindican la lactancia materna. Requieren seguimiento clínico y, si hay sospecha de crecimiento tumoral, confirmarlo con pruebas de imagen.

- **Hospitalización de la madre por enfermedad aguda**

Conviene valorar si el lactante puede ingresar con la madre, si no habrá que hacer extracción de leche para darla. No hay que olvidar que la madre puede tener molestias si no se vacía el pecho regularmente.

- **Intervención quirúrgica de la madre**

Puede dar el pecho hasta antes de entrar en quirófano y puede volver a darlo tan pronto como despierte de la anestesia, ya que los anestésicos más habituales son de muy corta vida media y se eliminan rápidamente. Si va a durar muchas horas la intervención, se puede extraer previamente leche (e incluso durante la intervención, para evitarle molestias).

- **Herpes simple tipo 1, VHS-1**

Véase el punto «5.2.7. Infección por herpes simple del pezón».

- **Hipertensión materna**

La hipertensión arterial (HTA) no controlada durante el embarazo aumenta la incidencia de prematuridad y desnutrición intrauterina, lo que puede dar problemas en el establecimiento de la lactancia. No hay diferencias en el contenido de sodio y potasio en el calostro de madres con HTA y sin HTA.

La lactancia puede mejorar la HTA materna: la prolactina es relajante para la madre y el pecho es un órgano de excreción que produce alrededor de un litro al día. Los diuréticos deben ser pautados a menor dosis. La lactancia disminuye el riesgo materno de desarrollar HTA y enfermedad cardiovascular en el futuro.

Una dieta saludable, baja en sal, y el ejercicio son fundamentales en la prevención y tratamiento de la HTA.

El tratamiento farmacológico de la hipertensión comprende los diuréticos y los antihipertensivos. Entre los diuréticos, la acetazolamida, la clorotiazida, hidroclorotiazida y la espironolactona se excretan mínimamente en la leche y son compatibles con la lactancia.

En casi todos los grupos terapéuticos de antihipertensivos hay uno o más de ellos que se consideran compatibles con la lactancia: hidralazina y metildopa, labetalol y propranolol, diltiazem, nifedipino y verapamilo, captopril y enalapril son algunos de ellos.

- **Hipertiroidismo**

Enfermedad que ocurre en uno o dos de cada 1.000 embarazos, y cuya causa más frecuente es la enfermedad de Graves. La tiroiditis posparto, con sus fases clínicas de hiper e hipotiroidismo, es una inflamación de causa autoinmune que ocurre con cierta frecuencia en el primer año tras el parto.

El hipertiroidismo mejora con frecuencia en el tercer trimestre del embarazo, permite reducir o suprimir la medicación y suele agudizarse tras el parto, lo que requiere reinstaurar o reforzar el tratamiento, que es seguro para el lactante tanto si se continúa desde la gestación como si se instaura durante la lactancia. No es preciso monitorizar la función tiroidea del lactante, basta con controlar el adecuado desarrollo físico y psicomotor.

Hay consenso generalizado entre sociedades especializadas en dar tratamiento sin interrumpir la lactancia. Conviene administrar la medicación inmediatamente tras una toma de pecho.

El propiltiouracilo a dosis de hasta 450 mg diarios (750 mg para algunos autores), el carbimazol 50 mg semanales o el metimazol a dosis de hasta 20 o 30 mg diarios no alteran la función tiroidea ni el desarrollo normal del lactante.

Por sus menores efectos secundarios y toxicidad, el metimazol se considera el tratamiento de preferencia para el hipertiroidismo, en especial durante la lactancia.

Los fármacos betabloqueantes son necesarios para controlar el estado de tirotoxicosis; el propranolol o el metoprolol a la dosis mínima suficiente son compatibles con la lactancia.

Los anticuerpos antirreceptores de la hormona estimulante del tiroides (TSH) se pueden encontrar en leche de madres tratadas de tirotoxicosis los dos primeros meses, y pueden causar enfermedad tiroidea transitoria en el lactante, generalmente hipertiroidismo, que puede precisar tratamiento temporal.

La radiactividad del Yodo 131 se concentra en la leche materna y su larga vida media obliga a interrumpir la lactancia tanto en dosis de diagnóstico (gammagrafía) como de tratamiento. Si se requiere, con fines de diagnóstico o control se puede emplear Yodo 123 de vida media de trece horas, suspendiendo la lactancia unos cuatro días, o Tecnecio 99m, que solo requiere interrupción de un día.

- **Enfermedad inflamatoria intestinal (EII)**

En los trastornos agrupados bajo el término «enfermedad inflamatoria intestinal» hay una inflamación crónica del tubo digestivo que se considera de origen autoinmune, en la que el propio sistema inmunitario ataca por error a células del intestino. Factores de riesgo son los antecedentes familiares, el tabaquismo, el consumo de antiinflamatorios no esteroides como ibuprofeno, diclofenaco o naproxeno, o una dieta rica en grasas. No haber sido amamantado aumenta el riesgo de padecer EII.

La EII comprende principalmente dos enfermedades:

1. Colitis ulcerosa. Hay inflamación y úlceras en el intestino grueso (colon) y el recto.
2. Enfermedad de Crohn o ileítis regional. La inflamación y úlceras están al final del intestino delgado, el íleon.

Los síntomas de ambas pueden ser diarrea grave, acuosa y con sangre, dolor abdominal, pérdida de apetito, adelgazamiento, fatiga y fiebre. Puede haber períodos de enfermedad activa y períodos de remisión.

No hay mayor frecuencia de recaídas durante la lactancia, que podría tener un efecto protector durante el primer año tras el parto. Expertos en el tratamiento de esta enfermedad aconsejan la lactancia materna.

La mayor parte de los tratamientos utilizados en la EII son compatibles con la lactancia:

- Antiinflamatorios: corticoesteroides, sulfasalazina, mesalazina, balsalazida y olsalazina.
- Inmunodepresores: azatioprina, mercaptopurina, ciclosporina y bajas dosis de metotrexato.
- Medicamentos «biológicos» como los inhibidores del factor de necrosis tumoral alfa: infliximab, adalimumab, certolizumab y golimumab. Otros tratamientos biológicos: natalizumab, vedolizumab y ustekinumab.
- Antibióticos: ciprofloxacino y metronidazol.
- Antidiarreicos y fibra: plantago o ispágula, metilcelulosa y loperamida.
- Analgésicos: paracetamol.
- Suplementos de hierro, calcio y vitamina D.

- **Lupus**

Enfermedad autoinmune en la que el propio sistema inmunitario ataca por error a células y tejidos y puede dañar las articulaciones, los riñones, el corazón, la piel, los pulmones, los vasos sanguíneos (arterias y venas) y el cerebro. Es más frecuente en mujeres que en hombres y más en mujeres afroamericanas e hispanas. La enfermedad suele cursar en forma de brotes con períodos intermedios sin síntomas.

El lupus materno aumenta el riesgo de prematuridad, de lupus neonatal transitorio y de bloqueo cardíaco congénito en el recién nacido. Las mujeres con lupus tienen tasas más bajas y menor duración de lactancia. Las cifras de lactancia mejoran en mujeres con lupus si la enfermedad es poco activa en el posparto, si el embarazo es a término y si la decisión de amamantar se tomó al principio del embarazo.

La lactancia materna no se asocia con empeoramiento del lupus.

Son tantos los beneficios de la lactancia materna para madre y lactante que autores expertos y sociedades médicas convienen en apoyar a las madres con lupus para que puedan amamantar, así como conocer y difundir la medicación que sea compatible con la lactancia.

Hasta la fecha, los antiinflamatorios no esteroideos (ibuprofeno), las bajas dosis de aspirina, los corticoides, la hidroxicloroquina, la azatioprina, la ciclosporina, las inmunoglobulinas y el tacrolimús han sido utilizados con seguridad durante la lactancia.

- **Mastitis**

  Véase el punto «5.3.3. Mastitis puerperal o de la lactancia».

- **Enfermedad, vértigo de Menière**

  No hay evidencia suficiente sobre la efectividad de muchos de los tratamientos aplicados a esta enfermedad, por lo que se recomienda emplear dosis mínimas y el menor tiempo posible.

  Son compatibles con la lactancia las dietas bajas en sal, el uso moderado de diuréticos (acetazolamida, clortalidona, furosemida, hidroclorotiazida, espironolactona) y de benzodiacepinas ansiolíticas a baja dosis (lorazepam, oxazepam), la betahistina, la hidralazina, el nimodipino, los corticosteroides, el Ginkgo biloba y la instilación intratimpánica de gentamicina. Utilizar los antihistamínicos antivertiginosos esporádicamente y con prudencia.

- **Miastenia gravis**

  No hay más riesgo de complicaciones de la miastenia durante la lactancia, aunque el curso en el puerperio puede ser impredecible y empeorar en caso de infecciones o corta evolución de la enfermedad.

  La lactancia no está contraindicada y es posible. En una serie de 33 madres afectas de miastenia, el 76 % amamantó con éxito; la madre necesitará mucho apoyo y buen control de su enfermedad. Pueden ser necesarias interrupciones parciales con lactancia mixta en caso de cansancio materno extremo.

  La mayoría de los tratamientos para la miastenia gravis (piridostigmina, neostigmina, prednisona, ciclosporina, azatioprina, inmunoglobulina, tacrolimús) son compatibles con la lactancia.

Alrededor de un 30 % de los recién nacidos presenta una miastenia neonatal transitoria por paso transplacentario de anticuerpos antirreceptor de acetilcolina; deben ser tratados y ayudados, pues la hipotonía interfiere con una alimentación satisfactoria.

No hay pruebas concluyentes de que los anticuerpos antirreceptores de acetilcolina se excreten en leche materna en cantidad significativa o de que sean responsables de los casos de miastenia neonatal transitoria.

- **Migraña, jaqueca, hemicránea, cefalea, dolor de cabeza**

La lactancia previene la recurrencia de migraña durante el posparto: el 100 % de las madres que no amamantan tiene una recurrencia en el primer mes, frente a solo el 43 % de las que amamantan.

Para el tratamiento, hay que evitar preparados que sean asociaciones de medicamentos y derivados de la fenazona o del ergot, barbitúricos y sedantes. Son compatibles el ibuprofeno o el paracetamol solos o asociados a bajas dosis de codeína o cafeína, así como el diclofenaco, el ketorolaco y el naproxeno. Entre los triptanes, el sumatriptán es el más seguro.

Para la profilaxis de la migraña son compatibles el propranolol y varios antiepilépticos (gabapentina, valproato) y antidepresivos (verapamilo, amitriptilina).

- **Narcolepsia**

Enfermedad neurológica que cursa con somnolencia excesiva y ataques incontrolables de sueño a cualquier hora del día. El embarazo, parto, lactancia y los cuidados del recién nacido pueden empeorar la somnolencia.

Se recomienda amamantar tumbada en posición horizontal, no bañar al bebé sola ni en bañera y llevarlo más en cochecito que en brazos. El colecho no es prudente.

La medicación más segura durante la lactancia es la fluoxetina, el oxibato sódico y el metilfenidato, más que el armodafinilo y el modafinilo.

- **Otosclerosis**

  Enfermedad que provoca hipoacusia y en la que están implicados factores genéticos y ambientales aún no del todo aclarados: virus como el del sarampión, hormonas como los estrógenos y otros. Es más frecuente entre los caucásicos y en las mujeres en edad fértil.

  Hay controversia sobre si se desencadena o empeora durante el embarazo, pero no se ha encontrado relación con la lactancia. Dado que durante la lactancia hay una leve disminución de estrógenos y esta enfermedad se ha asociado a la presencia de estrógenos, la lactancia podría tener un papel protector.

- **Síndrome del ovario poliquístico**

  La poliquistosis ovárica es una enfermedad con disfunción de hormonas sexuales que puede provocar, entre otros problemas, infertilidad, sobrepeso, obesidad, hipoplasia mamaria, diabetes gestacional y riesgo de aborto.

  Aunque hay controversia, la lactancia puede verse muy dificultada (22 % de fracasos en alguna publicación), en especial si hay hipoplasia mamaria o falta de aumento de las mamas durante el embarazo. La obesidad y la diabetes gestacional también dificultan la lactancia.

  La enfermedad y sus tratamientos son compatibles con la lactancia. Evitar el sobrepeso por medio de una dieta hipocalórica y la práctica de ejercicio es fundamental para mejorar la mayoría de los síntomas de la enfermedad. La metformina ayuda a controlar el sobrepeso y la diabetes y también mejora otros síntomas de la enfermedad y es compatible con la lactancia, pero no ha demostrado que mejore la producción de leche.

  Una técnica correcta de lactancia con tomas frecuentes, la utilización del sacaleches si se precisa para mayor estímulo y la toma de galactogogos como la domperidona pueden ayudar a mejorar la producción de leche. Si es necesario, se puede recurrir a una lactancia parcial.

- **Picadura o mordedura de artrópodos**

  El veneno de artrópodos como los insectos (abejas, avispas,

chinches, mosquitos) y los arácnidos (arañas, escorpiones) es una mezcla compleja de polipéptidos, aminas, enzimas proteolíticas (proteasas, fosfolipasas, hialuronidasa), histamina y otras sustancias.

La mayoría no pueden pasar a leche por su elevado peso molecular. Las que pueden pasar a leche lo harían en cantidades muy pequeñas y, debido a su naturaleza proteica, serían inactivadas en el tracto gastrointestinal del lactante y no se absorberían, salvo en prematuros y período neonatal inmediato, en los que puede haber mayor permeabilidad intestinal.

Se ha comunicado una reacción alérgica leve en un recién nacido de doce días tras mamar una hora después de que la madre fuese picada en el labio por una abeja que le provocó una reacción extensa en la cara.

Los productos, tópicos o sistémicos, que se pueden utilizar para tratar las picaduras de insecto (repelentes, antihistamínicos, adrenalina, corticoides, antiinflamatorios no esteroides, antibióticos, etc.) son compatibles con la lactancia.

Los antivenenos o sueros antivenenos que se pueden aplicar en determinados casos graves son inmunoglobulinas específicas obtenidas de suero de caballos u otros animales o fracciones Fab (faboterapia), que por su gran peso molecular no pasarían a la leche.

Dada la ausencia o bajo riesgo de problemas para el lactante cuando la madre ha sido picada por mosquitos, avispas, abejas, arañas, alacranes u otros artrópodos, no es preciso interrumpir el amamantamiento, salvo que la situación clínica de la madre, que puede ser grave, lo requiera. Solo si la reacción materna es extensa y el lactante menor de un mes puede ser prudente esperar unas tres horas para volver a amamantar.

- **Púrpura trombocitopénica inmune**

En la púrpura trombocitopénica inmune (**PTI**) hay autoanticuerpos del tipo IgG (inmunoglobulina G) contra las plaquetas que durante el embarazo atraviesan la placenta, atacando a las plaquetas fetales y haciendo que el recién nacido pueda desarrollar una PTI transitoria hasta eliminar, en las primeras cuatro o seis semanas de vida, los anticuerpos maternos recibidos. Estos recién nacidos deben ser controlados clínica y analíticamente, ya que pueden presentar una clínica más o menos grave de hemorragias y necesitar tratamiento con transfusión de plaquetas, inmunoglobulina o corticoides.

Son escasas y poco documentadas las publicaciones sobre anticuerpos antiplaquetarios en leche materna, y anecdóticos y no bien probados, los casos de lactantes cuyas cifras de plaquetas no se normalizaron hasta el cese de la lactancia. No se ha podido demostrar una absorción intestinal de estos anticuerpos por parte del lactante.

Se han publicado casos de recién nacidos con PTI en los que la lactancia no afectaba para nada a la cifra de plaquetas.

Diversos expertos y consensos de expertos consideran que no debe contraindicarse la lactancia en caso de PTI materna. Los tratamientos utilizados, corticoides e inmunoglobulinas son compatibles con la lactancia.

- **Reacción alérgica, urticaria, anafilaxia**

Las reacciones alérgicas son provocadas por exceso de histamina, que produce dilatación de vasos sanguíneos, con mayor aporte de sangre, calor, enrojecimiento y picor. Esto es lo que se conoce como urticaria. Si hay demasiada histamina, puede dar síntomas más graves (anafilaxia), con dificultad respiratoria, baja tensión, vómitos, diarrea y colapso.

La histamina es un neurotransmisor neuronal que existe naturalmente en nuestro organismo. Con ciertos estímulos (frío, calor, trauma, vibración, ejercicio intenso, relaciones sexuales, alcohol, picaduras o mordeduras de insectos y otros animales y consumo de ciertos alimentos), unas células llamadas mastocitos eliminan histamina y provocan síntomas más o menos graves de reacción alérgica.

Algunos alimentos son ricos naturalmente en histamina; en otros, la histamina se produce por un proceso de fermentación (quesos, vino, cerveza, yogur) o por contaminación y putrefacción de pescado o carne.

No hay datos publicados sobre la excreción de histamina

en leche materna. La mayor parte de la histamina interna que se libere en una reacción alérgica no está circulando en plasma, ya que se fija en los tejidos que inflama y provoca los síntomas característicos (rubor, picor, etc.). Además, la histamina se elimina rápidamente del plasma y dos veces más rápido en las mujeres. Por todo ello, es improbable que pase a la leche materna en cantidad significativa.

La leche materna tiene el poder de degradar la histamina por contener como factor antiinflamatorio la enzima histaminasa. Es decir, que lo poco que pueda haber pasado a la leche será destruido en la propia leche y no llegará al lactante.

Esta misma enzima, la histaminasa o diaminoxidasa, está presente en el intestino delgado y colon ascendente, por lo que destruye la histamina ingerida e impide normalmente su paso a plasma en cantidad significativa. Los lactantes estarían así protegidos de un posible exceso de histamina en la leche materna, salvo quizá en caso de prematuros y durante el período neonatal, por inmadurez de los sistemas intestinal y renal.

Salvo por el caso publicado que antes mencionábamos, del recién nacido que presentó una reacción alérgica leve después de que la madre fuese picada por una abeja, no hay ninguna publicación que relacione una urticaria u otra reacción alérgica materna con problemas en el lactante.

Autores expertos consideran compatible la lactancia con enfermedades en las que hay gran liberación de histamina: urticaria, mastocitosis e incluso enfermedades o síndromes pruriginosos del embarazo. Algunos consideran prudente esperar a amamantar dos horas tras la exposición o hasta haber tomado un antihistamínico.

Los medicamentos para tratar una reacción alérgica son compatibles con la lactancia: los antihistamínicos que no producen sedación, la adrenalina y, cuando sean precisos, los corticoides.

La reacción alérgica materna provocada por el amamantamiento es una entidad muy rara; no ocasiona problemas en el lactante, pero precisa la administración de antihistamínicos a la madre y, si la reacción es grave (anafilaxia por lactancia), hay que interrumpir la lactancia.

- **Sífilis, lúes materna**

  Enfermedad infecciosa de transmisión sexual o de forma congénita a través de la placenta. No hay ninguna prueba de que la espiroqueta *Treponema pallidum*, causante de la sífilis, se transmita por la leche materna.

  Hay que evitar el contacto con las lesiones cutáneas de la sífilis secundaria e interrumpir la lactancia si las lesiones están en la zona del pecho, hasta que curen. Normalmente, 24 horas después de iniciado el tratamiento con penicilina no se encuentran espiroquetas en las lesiones. Hay que practicar analítica al lactante y administrar tratamiento si lo precisa.

  En el caso de sífilis congénita hay que tratar con penicilina a la madre y al recién nacido. La lactancia materna no está contraindicada.

- **Trasplante de órgano**

  Tras un trasplante se debe tomar medicación inmunosupresora de por vida para evitar que el sistema inmunitario (defensivo) rechace el órgano trasplantado como no propio.

  La persona trasplantada tiene más riesgo de infecciones y más posibilidad de tomar antibióticos.

  La lactancia materna tras el trasplante es perfectamente posible, sin efectos secundarios para los lactantes. La mayoría de los antibióticos y los medicamentos utilizados para prevenir el rechazo del trasplante (azatioprina, ciclosporina, tacrolimús) son compatibles con la lactancia.

- **Tuberculosis materna**

  Infección causada por el bacilo *Mycobacterium tuberculosis*. La OMS y la mayor parte de las sociedades médicas especializadas recomiendan continuar con la lactancia materna en todos los casos de tuberculosis (**TBC**) materna. No hay necesidad de separación madre-lactante salvo en el caso de TBC multirresistente. La madre debe portar una mascarilla los primeros días del tratamiento y al lactante hay que diagnosticarlo y administrarle profilaxis con isoniazida o tratamiento de TBC.

Según la Academia Americana de Pediatría (Red Book 2018-2021):

- La TBC no activa materna sin lesiones pulmonares activas en el pulmón no contraindica la lactancia ni precisa separación.
- La TBC activa con lesiones pulmonares precisa separación e interrupción de la lactancia directa (pero se puede administrar leche materna extraída), hasta quince días después de iniciado el tratamiento o que el análisis de esputo sea negativo (aunque lo más probable es que el lactante ya haya estado expuesto y lo que precisa es diagnóstico y profilaxis con isoniazida o tratamiento simultáneo al de la madre).
- Solo en el raro caso de mastitis tuberculosa están contraindicadas tanto la lactancia materna directa como la administración de leche extraída.

Salvo en casos de mastitis TBC, el *Mycobacterium tuberculosis* no se transmite por la leche materna. La lactancia es posible también en madres tratadas de TBC multirresistente.

Los fármacos para el tratamiento de la TBC son compatibles con la lactancia y pasan en tan pequeña cantidad que no hay que modificar las dosis del tratamiento o profilaxis del lactante.

- **Varicela**

El virus Zóster-Varicela (**VZV**) reside de por vida en las células nerviosas del asta anterior de la médula espinal tras causar la varicela y puede, meses o años después, reactivarse y provocar un zóster, zona o culebrilla (véase el punto «5.2.8. Infección por herpes zóster-varicela del pezón»).

La varicela es contagiosa desde uno a tres días antes de aparecer la erupción, de ahí la inutilidad de aislar al lactante de su madre recién diagnosticada. No están justificadas la separación de madre y lactante ni la interrupción de la lactancia.

El virus de la varicela (su ADN) se ha encontrado en leche materna, pero no ha podido cultivarse ni se ha demostrado fehacientemente la transmisión de la enfermedad a través de la leche materna.

Si la varicela materna aparece desde los cinco días antes del parto (el recién nacido habrá recibido baja tasa de anticuerpos a través de la placenta) hasta los dos después del parto (el recién nacido aún ha podido recibir el virus a través de la placenta), el recién nacido puede sufrir una varicela grave, por lo que algunos autores recomiendan separar a la madre del recién nacido hasta que deje de ser contagiosa (cuando todas las lesiones están en fase de costra y no aparecen otras nuevas, unos cinco o seis días después de iniciada la erupción); otros autores no ven necesaria la separación y recomiendan la administración al recién nacido de una dosis de inmunogammaglobulina antivaricela o, en su defecto, inmunoglobulina estándar o Aciclovir oral, tomar medidas para evitar el contacto con las lesiones y vigilar al recién nacido. En medio hospitalario, está indicado el ingreso conjunto en habitación de aislamiento especial.

La varicela posnatal tras las tres primeras semanas no suele ser grave, especialmente si la madre pasó la varicela en algún momento de su vida, ya que le habrá transmitido anticuerpos por vía transplacentaria durante el embarazo.

La administración de inmunogammaglobulina antivaricela es prioritaria en un lactante con problemas de inmunidad.

Se ha comunicado menor duración de la enfermedad en un adulto y un niño que tomaron leche materna por vía oral.

Las madres lactantes seronegativas para varicela deben ser vacunadas de varicela; el virus de la vacuna de la varicela no se ha encontrado en leche materna.

5.4.3. Enfermedades maternas sin problemas en la lactancia (consultables en e-lactancia.org)

- **Anemia**

La anemia materna hay que prevenirla y tratarla, pero ni la anemia ni su tratamiento contraindican la lactancia.

Hay una alta prevalencia de anemia nutricional en madres lactantes que llega a ser del 47 % en madres de bajo nivel socioeconómico. Durante la gestación y la lactancia hay una transferencia de hierro de madre a hijo que tiende a evitar la deficiencia de hierro infantil.

La pérdida de sangre durante el parto es un factor importante de anemia posparto. El embarazo durante la lactancia incrementa el riesgo de anemia, pero la lactancia prolongada es un factor protector de anemia en las madres lactantes.

La anemia por carencia de hierro aumenta el riesgo de depresión posparto y es un factor de riesgo de abandono precoz de la lactancia.

La anemia perniciosa materna por falta de absorción de vitamina B_{12} o por dietas deficitarias como la vegana puede provocar anemia y síntomas físicos y o neurológicos graves en el lactante (véase el punto «2.8.4. Dietas. Hipocalóricas, vegetarianas, veganas»).

- **Caries materna**

Véase el punto «2.3.5. Cómo no funciona el pecho. Mitos, ideas falsas y contraproducentes».

- **Catarro común, resfriado, constipado**

Son infecciones de las vías respiratorias superiores de origen generalmente vírico. No tienen tratamiento específico y ceden por sí mismos en cinco o diez días.

Los virus que causan resfriado no se transmiten por la leche. El catarro en la madre no contraindica la lactancia materna; puede ser peor interrumpirla, pues el lactante deja de recibir a través de la leche los anticuerpos (defensas) específicos que tiene la leche de la madre contra ese catarro.

No está justificada la separación de madre y lactante. Es importante el lavado de manos para minimizar el riesgo de transmisión.

Para aliviar los síntomas, durante la lactancia son compatibles el ibuprofeno, el paracetamol, así como la acetilcisteína, el dextrometorfano, la triprolidina, la pseudoefedrina y otros mucolíticos, expectorantes y antihistamínicos. Conviene evitar las asociaciones de varios medicamentos y el exceso de pseudoefedrina, que puede reducir la producción de leche (véase el punto «5.3.10. El exceso de leche. Hipergalactia»).

- **Enfermedad de Chagas**

Es una infección de carácter crónico causada por el parásito *Trypanosoma cruzi.*

Trabajos bien realizados contradicen otros más antiguos y de dudosa metodología sobre la transmisión por leche materna.

El carácter anecdótico y poco probado de casos transmitidos en fase aguda o por sangrado del pezón hace que sea mejor y menos alarmante realizar un control serológico del lactante al acabar la lactancia que contraindicarla.

Dados los innegables beneficios globales de la lactancia materna y la falta de pruebas de su transmisión a través de la leche materna, los organismos internacionales especializados no contraindican la lactancia en madres chagásicas.

El Chagas, materno o del lactante, es compatible con la lactancia. Se debe tratar a la madre si hay infección aguda o reciente, y también al recién nacido o lactante si está infectado congénitamente.

Los tratamientos empleados, benznidazol y nifurtimox, son compatibles con la lactancia materna y se utilizan incluso en el tratamiento de recién nacidos y lactantes.

- **Infección por Clamidia**

La infección por *Chlamydia trachomatis* es una infección de transmisión sexual frecuente. Las embarazadas con infección activa no tratada pueden contagiar al recién nacido durante el parto y provocarle infección ocular y neumonía.

No se ha demostrado transmisión a través de la leche materna. Hay presencia de anticuerpos contra Clamidia en leche materna que podrían proteger al lactante.

No es preciso interrumpir la lactancia ni separar al lactante de la madre si esta es diagnosticada de infección por Clamidia.

Los tratamientos de la enfermedad (azitromicina, doxiciclina, eritromicina, levofloxacino, ofloxacino) son compatibles con la lactancia.

- **Fenilcetonuria materna**

Enfermedad congénita autosómica recesiva en la que hay un déficit enzimático que impide la metabolización del aminoácido esencial fenilalanina al aminoácido tirosina, que produce una acumulación de fenilalanina en el organismo que, si no es tratada, daña el sistema nervioso central y ocasiona deficiencia mental.

El tratamiento consiste en restringir de la dieta los alimentos que contienen más fenilalanina, en especial legumbres, soja, carne, pescado, huevos, cereales (salvo arroz y maíz), lácteos y el edulcorante aspartamo. Se aconseja que esta restricción, fundamental en la etapa inicial de la vida, sea de por vida.

Durante el embarazo, las mujeres con fenilcetonuria deben controlar más estrictamente sus niveles de fenilalanina por medio de la dieta para prevenir el síndrome de embriopatía por fenilalanina en sus bebés. La leche de madres con fenilcetonuria controlada con dieta tiene niveles normales de fenilalanina. Las madres lactantes con esta enfermedad pueden amamantar sin problemas a sus bebés sanos que no hayan heredado la enfermedad.

- **Gripe**

Enfermedad causada por cualquiera de los tres tipos de virus de la Influenza, A, B y C. El tipo A tiene varios subtipos: H1N1, H1N2, H2N2, H3N2, H5N1... Es contagiosa un día antes de que aparezcan los síntomas, de ahí la inutilidad de separar a madre y lactante. No está indicado separar tampoco a recién nacidos de sus madres.

La gripe, tanto en la madre como en el lactante, es compatible con la lactancia. La interrupción de la lactancia agrava el riesgo de contagio y la gravedad de la infección en el lactante por dejar de recibir anticuerpos contra la gripe a través de la leche materna.

La mayoría de los tratamientos antivirales empleados en el tratamiento y profilaxis de la gripe (amantadina, oseltamivir, zanamivir) son compatibles con la lactancia, aunque la amantadina podría reducir la producción láctea.

Al amamantar es recomendable el lavado de manos y cubrir boca y nariz al toser o estornudar, o ponerse mascarilla.

- **Hepatitis A**

Aunque se han detectado anticuerpos IgM e IgG y, ocasionalmente, ARN del virus de la hepatitis A en leche materna, no se han registrado casos de transmisión vertical madre-lactante a través de la leche.

Por ello, y dados los beneficios de la lactancia materna, se recomienda que toda madre con hepatitis A continúe con la lactancia. Salvo que la madre se encuentre muy indispuesta, la lactancia puede continuar sin ser interrumpida.

Es de suma importancia tomar las medidas higiénicosanitarias adecuadas para minimizar el riesgo de transmisión fecal-oral al bebé lactante: el lavado de manos debe ser frecuente, en especial las primeras tres a cuatro semanas que hay eliminación de virus.

Si la infección de la madre es reciente (menos de quince días), el lactante debe ser protegido con la vacuna o con inmunoglobulina estándar.

- **Hepatitis B**

Aunque el antígeno de superficie del virus de la hepatitis B (HBsAg) se detecta en leche materna, hay acuerdo generalizado entre sociedades médicas y consensos de expertos en que la hepatitis B materna no se transmite al lactante a través de la leche y, por tanto, no contraindica la lactancia.

Varios medicamentos antivirales utilizados en la hepatitis B son compatibles con la lactancia, aunque algunos autores y las fichas técnicas de esos medicamentos recomiendan suspender el tratamiento mientras se amamanta.

La aceptación entre los profesionales de la compatibilidad de la Hepatitis B y del tratamiento antiviral con la lactancia se ha ido abriendo paso poco a poco a lo largo de los últimos años.

Pese a este consenso abrumador a favor de la compatibilidad, sostenido también por la OMS, incluso en casos de no vacunación, algunos países, como China, tienen muy bajas tasas de lactancia entre las madres portadoras de HB (HBsAg +).

- **Hepatitis C**

Aunque se han detectado anticuerpos y ARN del virus en el calostro, no se ha documentado ningún caso de contagio a través de la leche materna en numerosos estudios realizados, por lo que hay consenso entre autores y sociedades científicas en que no hay que suspender la lactancia en madres con hepatitis C.

La transmisión vertical es independiente de la vía de nacimiento (vaginal o cesárea) y de la lactancia materna.

No hay diferencias en la frecuencia de transmisión a lactantes amamantados respecto a la de los alimentados con leche artificial.

La leche materna inactiva el virus de la hepatitis C.

La frecuencia de transmisión vertical (madre-hijo) de la hepatitis C es de 1 % a 5 %, con más riesgo si coexiste con HIV-sida, drogas de abuso intravenoso y carga viral elevada (más de 105 copias/ml).

- **Hipotiroidismo**

El hipotiroidismo materno puede ser previo al embarazo y parto o secundario a una tiroiditis posparto, y la mayor parte de las veces es transitorio, limitado a unos seis meses. La tiroiditis puede cursar en dos fases, hipertiroidismo seguido de hipotiroidismo, pero casi la mitad de las veces los síntomas son exclusivamente de hipotiroidismo.

Por compartir síntomas comunes, el hipotiroidismo se puede confundir con la depresión posparto, pero no se ha comprobado relación significativa entre ambos. El hipotiroidismo materno puede producir hipogalactia, aunque se han publicado casos de galactorrea (secreción anormal de leche), con o sin hiperprolactinemia, en mujeres afectas de hipotiroidismo.

El tratamiento del hipotiroidismo con hormona sustitutiva es compatible con la lactancia.

La concentración en leche materna de liotironina (T3) es mucho mayor que la de levotiroxina (T4), que suele ser muy baja o indetectable. Por ello y por haber más experiencia, es más recomendable la levotiroxina que la liotironina para el tratamiento del hipotiroidismo, en general y durante la lactancia.

Durante la gestación suelen aumentar las necesidades de tratamiento con hormona tiroidea, mientras que disminuyen bruscamente tras el parto, por lo que hay que volver a la dosis habitual previa al embarazo.

- **Enfermedad de Lyme**

Enfermedad infecciosa causada por distintas especies de espiroquetas del género *Borrelia*. Son transmitidas al ser humano por la picadura de varias especies de garrapatas del género *Ixodes*. Hace falta que la garrapata esté conectada al menos 36 horas para que se transmita la enfermedad.

No está documentado el paso de *Borrelia* a la leche materna. En un estudio se encontró ADN de *Borrelia* en muestras de leche de dos pacientes sintomáticas, pero ninguno de los lactantes contrajo la enfermedad. La presencia de ADN no implica que haya bacterias vivas virulentas.

En otro estudio, en el caso de siete madres con enfermedad de Lyme que amamantaron (cinco de ellas con síntomas), no se encontró ningún efecto nocivo en los lactantes.

La mayoría de los autores y los organismos de Salud consideran la lactancia materna compatible con la enfermedad de Lyme, ya que no hay pruebas de la transmisión de la espiroqueta a través de la leche.

Además, en caso de infección, la madre no será diagnosticada hasta que los síntomas aparezcan, pasados entre siete y catorce días del inicio de la infección, por lo que no tiene sentido interrumpir la lactancia, máxime cuanto que la lactancia fortalece el sistema inmune del bebé.

Aunque el consenso general es que la lactancia debe continuar si una madre tiene la enfermedad de Lyme, algunos autores recomiendan esperar a amamantar tras comenzar o completar el tratamiento.

Cuando se diagnostica en una madre lactante, ambos, lactante y madre, deben ser tratados. La doxiciclina es el tratamiento de elección en la madre, y no está contraindicada en la lactancia. Amoxicilina, cefuroxima o macrólidos pueden ser preferidos en niños.

Otros autores prefieren antibióticos como amoxicilina, cefuroxima, claritromicina y azitromicina en madres lactantes, ya que los niveles de excreción que se han medido en la leche materna son mínimos.

- **Miopía**

No tiene ningún fundamento y es falso que la lactancia materna cause problemas oculares ni al lactante ni a la madre.

Hasta la fecha, no hay ni un solo artículo que relacione la miopía con la lactancia materna entre los 110.716 recogidos sobre miopía o defectos de refracción en la US National Library of Medicine. En un solo trabajo los autores opinan que los cambios oculares posibles en el embarazo pueden persistir durante la lactancia.

Así pues, se trata de un mito urbano, que ocasionalmente es difundido por algunos profesionales, pero no tiene sustento científico probado.

Los niveles de prolactina son similares en personas miopes que en no miopes.

Sí que hay controversia sobre la posible relación del embarazo y el parto (pero no de la lactancia) con defectos de refracción y otras patologías oculares que, en cualquier caso, desaparecen pronto tras el parto. Por otra parte, haber sido amamantado no es un factor protector contra la miopía.

Ningún tipo de miopía en la madre contraindica la lactancia.

- **Infección por el Virus del Papiloma Humano (VPH)**

El Virus del Papiloma Humano (VPH) es uno de los más frecuentes encontrado en adultos, con más de 200 tipos diferentes que, según cuál sea, pueden originar verrugas cutáneas, verrugas anogenitales, papilomatosis laríngea o cáncer genital. La transmisión es por contacto directo de piel y mucosas.

El contagio puede ser debido a transmisión sexual, durante el parto o simplemente por convivencia habitual, no habiendo transmisión sanguínea. Aunque se ha encontrado ADN del VPH en el 1 % de las muestras de calostro, en el 10 % de las muestras de leche materna de la primera semana y en el 30 % de las muestras de leche de los seis meses, no ha aparecido contagio en los lactantes amamantados.

No hay publicaciones que documenten la transmisión de madre a lactante del VPH a través de la leche materna, ni por lesiones del pezón, por lo que la lactancia se considera compatible con cualquier tipo de infección por VPH materna, incluidas las lesiones en el pezón.

A efectos de procesamiento de leche donada para banco de leche, se sabe que la pasteurización Holder inactiva tanto los VPH de alto riesgo oncogénico como los de bajo riesgo.

- **Sarna**

Infestación cutánea por el parásito *Sarcoptes scabei* o arador de la sarna. Es muy contagiosa por contacto directo mantenido. Cuando se diagnostica a la madre o al lactante, lo más probable es que ambos la tengan, por lo que no sirve de nada separarlos.

Los tratamientos maternos con aplicación de permetrina cutánea, benzoato de bencilo o ivermectina oral son compatibles con la lactancia. Una única aplicación de permetrina o una sola dosis de ivermectina son curativas.

Si la sarna es diagnosticada justo en el momento del parto, conviene aislar al recién nacido de la madre durante el primer día mientras hace efecto la dosis del tratamiento, mantener la lactancia por medio de extracción manual o con sacaleches y administrar al recién nacido lo extraído.

- **Síndrome de Sjögren, síndrome de mucosas secas**

Enfermedad inflamatoria autoinmune contra las glándulas salivares, lacrimales y otras productoras de humedad que provoca irritación y sequedad bucal y ocular. Puede afectar también a articulaciones, piel, vagina, pulmón, músculos, hígado o riñón. Puede ser primario o secundario a otras enfermedades inflamatorias autoinmunes como artritis reumatoide, lupus o esclerodermia.

Es mucho más frecuente (90 %) en mujeres. Puede empeorar (10 % de los casos) durante el embarazo y un 5 % de los recién nacidos puede presentar bloqueo cardíaco. Como otras enfermedades inflamatorias autoinmunes, puede acompañarse de fenómeno de Raynaud en manos, pero no precisamente en el pezón (véase el punto «5.2.10. Fenómeno de Raynaud del pezón»).

La glándula mamaria no está afectada. Se ha descrito lactancia normal en mujeres afectas de esta enfermedad, con un 32 % de lactancias a los seis meses y un 8 % al año.

Los tratamientos necesarios son habitualmente tópicos (lágrimas artificiales, lubricantes oculares y vaginales, estimulantes bucales de la salivación) y compatibles con la lactancia. Autores expertos no contraindican la lactancia.

- **Toxoplasmosis**

La toxoplasmosis es una de las infecciones más extendidas del mundo. Está causada por el parásito *Toxoplasma gondii*, que se hospeda en los gatos. El animal infectado, a través de sus deyecciones, contamina agua, frutas y verduras y contagia a otros animales y personas. La infección humana ocurre por el trato con gatos infectados, el consumo de frutas y verduras sin lavar, leche contaminada de cabra y consumo de carnes poco cocidas, entre otros.

La infección cursa habitualmente con síntomas leves incluso en lactantes, salvo en personas inmunodeprimidas y en el caso de la infección congénita durante el embarazo, que es gravísima.

El parásito se transmite por la leche de varios animales, pero nunca se ha podio confirmar el contagio a través de la leche materna. Dada la ausencia de pruebas de su transmisión a través de la leche, la benignidad de la infección posnatal y la presencia de anticuerpos contra el *Toxoplasma* en la leche materna, no hay razón para contraindicar la lactancia en madres que hayan padecido toxoplasmosis en el pasado, durante el embarazo o en el momento de la lactancia.

La medicación para el tratamiento de la toxoplasmosis es habitualmente compatible con la lactancia.

- **Tricomoniasis**

La infección provocada por el protozoo parásito *Trichomonas vaginalis* afecta a entre un 10 % y un 25 % de las mujeres en edad reproductiva. Es una enfermedad de transmisión sexual. Hay factores antiprotozoarios en la leche materna que destruyen el parásito. No se ha publicado su transmisión a través de la leche materna. La enfermedad materna no es peligrosa para el lactante sano.

La enfermedad y su tratamiento son compatibles con la lactancia. Si se administra una megadosis única de metronidazol, algunos autores recomiendan esperar doce horas para amamantar tras la toma del medicamento. El tinidazol es preferible por su menor excreción en leche.

- **Infección urinaria materna**

Alrededor del 3 % de las mujeres puede tener infección del tracto urinario durante el puerperio.

El lavado de manos es una medida preventiva necesaria para evitar el contagio. Una infección urinaria en la madre no contraindica la lactancia materna.

Los tratamientos recomendados de primera elección, nitrofurantoina, TMP/SMX o fosfomicina, o como alternativa, quinolonas o cefalosporinas, son compatibles con la lactancia.

También son compatibles el arándano rojo o las vacunas bacterianas (lisados bacterianos) como preventivo de infección urinaria.

6

Enfermedades y problemas del lactante

Gran parte de los problemas de la lactancia se previenen con una puesta al pecho precoz: un recién nacido que hace su primera toma antes de la primera hora tras el nacimiento tiene menos riesgo de presentar problemas de lactancia posteriores (véase el punto «3.2. La primera tetada: precoz»).

6.1. No se engancha. Rechazo precoz del pecho

El mayor error que se puede cometer cuando un bebé no logra engancharse al pecho o lo rechaza es no buscar la causa y dar un biberón como alternativa. ¿Acaso no busca el pediatra consecuente la causa de que un bebé rechace el biberón o el alimento en general? «Algo le pasa», se dice, e interroga bien a la madre, examina al lactante y hasta solicita análisis para averiguarlo. La misma actitud es la correcta con un lactante que rechace el pecho.

Lo más peliagudo es cuando hay un rechazo precoz, incluso inicial: el bebé que en la maternidad no hay manera de que se enganche, que llora y rechaza el pecho de su madre como si fuese algo malo. Esto desconcierta y apena mucho a estas madres, que no entienden por qué su bebé les rechaza el pecho y llora; pueden llegar a pensar que hacen algo mal, que su leche no es buena o que no tienen bastante. Muchas madres acaban llorando de desconcierto, de frustración, de no esperarse que les pasara eso a ellas, de no entender que la lactancia pudiera ser algo difícil.

La causa más frecuente de rechazo inicial o de dificultades en el enganche al pecho o con la lactancia en general es no haber hecho las cosas bien desde el minuto cero con la madre y el recién nacido. La falta de respeto a la madre durante el parto o cesárea, la cesárea innecesaria, la falta de contacto inmediato y de calidad, la falta de una toma en la primera hora, dar suplementos las primeras horas o días y separar a madre y bebé son factores que van a dificultar en gran medida el establecimiento y persistencia de la lactancia.

Entre las causas de ese rechazo inicial están el excesivo calor de las salas de maternidad, aumentado por el excesivo número de visitas y el excesivo abrigo de los bebés. Esto se agrava al ponerlo al pecho todo vestido: la madre es como un radiador a 37 °C, y allí el bebé acaba por dormirse o llorar.

Tampoco se engancha nada bien el bebé muy excitado, hambriento, sea porque se le ofrece el pecho cada tres horas fijas o porque, con tanta visita, se ha esperado demasiado para darle de mamar y se le ha entretenido con arrumacos, paseos de brazo en brazo y, lo peor para los primeros días, chupetes. Con horario fijo pueden no querer tomar porque están durmiendo o pueden haberse cansado de llorar antes de esas tres horas mal aconsejadas. Un chupete al principio puede hacer confundir a los bebés, que luego van al pezón y no entienden bien que hay que abrir mucho la boca para atrapar el pecho y, si no lo hacen, muerden y pueden causar grietas en el pezón de la madre (véase el punto «4.8. Instrumentalización y tecnificación. Chupetes, máquinas y artilugios»).

La congestión o excesiva hinchazón del pecho hace que los recién nacidos no puedan engancharse al pezón en un pecho tan duro y tenso que no acaba de adaptarse al bocado de su boca. Este problema se agrava con horarios fijos y pocas tomas de lactancia (véase el punto «5.3.1. Congestión, plétora del pecho»).

El aire acondicionado de los hospitales puede resecar mucho la nariz de los bebés, hacer que se obstruya por mucosidades secas e impedirles mamar con comodidad.

Maniobras como obligarlos con la mano en la nuca o tocarles las mejillas para que se dirijan hacia el pezón son totalmente contraproducentes, ya que el reflejo de búsqueda que tienen los recién nacidos hace que «busquen» y se dirijan hacia lo que les está tocando la mejilla o la cabeza (la mano de la madre o de quien está «ayudando») en vez de dirigirse hacia el pezón.

Los bebés prematuros o pequeños pueden ser algo perezosos para mamar y tener dificultades para el agarre del pezón.

Finalmente, un bebé enfermo no suele mamar bien, puede no mostrar interés por el pecho o ser incapaz de engancharlo con la boca.

Las soluciones a este rechazo inicial pasan por averiguar la causa y poner remedio: desabrigar si es preciso, poner piel con piel siempre viene bien, y la postura descrita en el punto «3.5. La postura. El enganche» como «acostada, natural o de Colson» puede resolver la mayoría de las situaciones. Si hay mucha irritabilidad por hambre, exprimirse unas gotas de leche en el pezón o darle un poco de leche extraída antes puede apaciguarlo un poco para que se enganche más tranquilo. Si el bebé ronca o respira mal, unas gotitas de suero fisiológico (agua con sal: 1 litro con 9 g de sal) en la nariz, antes de ponerlo al pecho, pueden solucionar el problema.

La madre debe estar atenta a los **signos precoces de hambre** para ofrecerle el pecho sin tardar, lo que evita llantos e irritabilidades que impiden que mame bien. En la práctica, cuando un recién nacido está despierto, está buscando el pecho de la madre: hociquea, chupa, saca la lengua..., antes de ponerse a llorar.

Si hay una inflamación, con el pecho muy tenso y duro, un poco de calor local, masajes y extracción manual o con sacaleches antes de poner al bebé al pecho facilita que se agarre mejor. En ocasiones, en especial si se han administrado líquidos intravenosos a la madre durante el parto, el tejido del pecho puede retener demasiado líquido y está hinchado, edematizado. En estos casos, intentar extraerse leche, ya sea manual o mecánicamente, no resulta eficaz y puede doler mucho. Es mejor, antes que nada, ejercer una presión firme y mantenida con los dedos de la mano sobre la zona de la areola y dar masajes desde el pecho hacia la axila para intentar drenar el exceso de líquido acumulado en el pecho (véase el punto «5.3.1. Congestión, plétora del pecho»).

Despachar y organizar las demasiadas visitas para que dejen momentos de intimidad y tranquilidad es una buena tarea para la pareja o algún familiar de la madre.

Si se ha descartado que el recién nacido esté enfermo y no hay manera de que se enganche al pecho, se precisa ayuda especializada de alguna persona experta en lactancia. Antes de recurrir a una fórmula artificial es preferible obtener leche materna por medio de extracción manual o con sacaleches y administrarla posteriormente al lactante a cucharaditas o por medio de vasito flexible, cuentagotas, jeringa, sonda puesta en el dedo de la madre o padre (mientras chupan el dedo, absorben la leche que les llega por la sonda pegada al dedo) o sonda pegada al propio pecho de la madre (véase para más detalles el punto «4.9.5. Administración de leche materna extraída»); no hay que sentirse mal por esta solución, que es pasajera y puede salvar una lactancia mientras se soluciona el problema de base. En general, y sobre todo en el caso de recién nacidos prematuros o pequeños, no conviene dar leche extraída con el biberón, porque puede provocar la misma confusión con el pezón que se ha explicado a propósito del chupete (véase el punto «6.10. Patrón de succión anormal. Disfunción motora oral. Confusión pezón-tetina»).

Otras veces, los niños ya enganchados se sueltan, se retiran. Puede ocurrir por atragantamiento de leche: hay ocasiones en que un exceso de oxitocina hace que la leche fluya muy deprisa, como a chorro, y eso atraganta o asusta al lactante, que se retira, aunque solo momentáneamente.

A veces los pequeños lactantes están muy nerviosos sin que sepamos muy bien el porqué; lloran, reniegan, se encogen, se estiran, se cogen y se sueltan..., son los llamados cólicos del lactante (véase el punto «6.8.2. El cólico del lactante»). A veces han comido ya bastante y lo único que necesitan es que los calmen abrazándolos y poniéndolos apretados contra el pecho, mecerlos suavemente y hablarles.

Hay situaciones en las que el pezón se les escapa. Una excesiva congestión del pecho puede ser la causa. Ocurre también por la aplicación de cremas, normalmente innecesarias en el pecho y pezón, que hacen que resbalen sus labios. Un pezón grande puede ser un reto para un bebé pequeño o de boca pequeña. Los lactantes con problemas de poca fuerza o tono muscular (síndrome de Down, problemas neurológicos...) precisarán de posturas especiales que se han comentado en el punto «3.5.1. La postura».

6.2. Mamar de un solo pecho

A veces los lactantes rechazan o tienen predilección por uno de los pechos; conviene averiguar la causa y poner remedio. Puede que un pezón esté más retraído o de diferente tamaño que el otro, que haya una menor habilidad por parte de la madre para sostenerlo con uno u otro brazo o ser una simple «manía» del bebé.

Hay que descartar causas médicas, lo que podrá aclarar el pediatra. El lactante puede estar más dolorido de un lado que del otro debido a una fractura de clavícula o a un hematoma en un músculo del cuello, el esterno-cleido-mastoideo (ambas situaciones suelen darse en partos complicados), a una inflamación del oído o a la inflamación de la zona donde le han puesto la vacuna hace poco. Cualquiera de estos procesos puede ser responsable de ese rechazo unilateral, que se solucionará teniendo cuidado con la postura, intentando otras (el mismo pecho se puede dar en diversas posiciones, como se ha visto en el punto «3.5.1. La postura»), tratando la enfermedad y/o extrayéndose la leche hasta que se arregle el problema.

En ocasiones, un rechazo repentino puede ser indicio de un

problema del pecho que se está incubando, como una inflamación o mastitis. Cuando esto ocurre en un pecho, la leche empieza a ser menos abundante y más salada, por lo que el bebé la rechaza y se convierte en un «círculo vicioso», ya que si ese pecho no se vacía, produce menos leche y cada vez es más salada y es mayor el rechazo. Las observaciones de que un rechazo súbito puede ser un signo premonitorio de un cáncer mamario incipiente son antiguas y muy escasas.

Ya hemos dicho en el punto «3.4. ¿De un solo pecho o de los dos cada vez?» que no es obligatorio dar de mamar de los dos pechos cada vez, que es preferible que «acabe bien» uno, porque la leche más rica en grasa y calorías suele salir más tarde a lo largo de la toma. Las madres conocedoras de esto pueden tener tendencia a esperar a «que acabe» un pecho y luego no darle del otro porque ha pasado demasiado tiempo y se ha quedado dormido, así que acaban dando de un solo pecho en cada toma, dejando el contralateral «lleno», congestionado. No suele ser una buena práctica hacer esto sistemáticamente, pues puede dar problemas de pecho y reducir la producción de leche (véase el tratamiento en el punto «5.3.10. El exceso de leche. Hipergalactia»).

6.3. No aumenta. El control del peso. Suplementos

El hecho de no aumentar o perder peso hay que analizarlo del mismo modo que si se tratase de un lactante que tomase fórmula artificial. Con frecuencia, los bebés de pecho son discriminados por su forma de alimentación: si no aumentan de peso, lo pierden o lloran o rechazan, se hace responsable a la escasez de leche materna o a su pretendida o posible mala calidad; en cambio, cuando ocurre lo mismo tomando una fórmula artificial, se investiga cuál puede ser el problema médico que tiene el niño.

Los recién nacidos normales pierden en los tres o cuatro primeros días parte del peso al nacer debido a que nacen algo hinchados, con excesiva agua en el cuerpo que eliminan por la orina, y a la expulsión del meconio, deposición de color negro, pegajosa, densa y pesada, producto de la digestión del líquido amniótico que han ido deglutiendo dentro de sus madres durante el embarazo.

El porcentaje máximo de peso que pierden tras nacer es inferior al 10 %, o una décima parte del peso inicial; esto supone que un recién nacido de 3.600 g debe perder menos de 360 g, y uno de 4 kg, menos de 400 g; si la pérdida se acerca a esas cifras hay que indagar y controlar qué está pasando. En buena ley, a partir de pérdidas del 8 % son lactantes a vigilar, pero la cifra del 10 % es muy fácil de calcular mentalmente y es el tope a tener en cuenta. Es importante subrayar que una pérdida del 10 % no implica automáticamente añadir suplementos, pero sí la investigación y el control. Más del 20 % de los nacidos sanos amamantados pierde más del 7 % del peso al nacer; a las 48 horas, el 5 % de los nacidos por vía vaginal y el 10 % de los nacidos por cesárea pierden al menos el 10 %. A las 72 horas, el 10 % de los nacidos por vía vaginal y el 25 % de los nacidos por cesárea pierden al menos el 10 %, y se trata de recién nacidos sanos sin problemas.

A partir de la pérdida van ganando peso poco a poco (unos 20 a 30 g al día), de tal manera que la mayoría hacia los diez o quince días ya suele pesar lo mismo que al nacer.

Como hemos visto en el punto «3.6.2. Saber si la lactancia va bien», que la madre note la subida de leche, que el lactante mame ocho o más veces al día, que haga más de tres deposiciones (cada vez más amarillas) y más de tres micciones diarias son señales de lactancia exitosa. Si alguna de estas condiciones no se cumple a partir del día tres, hay que controlar estrechamente el peso y la situación clínica del lactante.

Indicaciones válidas de administrar un suplemento los primeros días

«Mientras sube la leche», «porque con el calor que hace se podría deshidratar», «para prevenir la hipoglucemia», «porque lo pide la madre», «porque llora mucho», «para que la madre descanse o pueda dormir un poco», «para prevenir la aparición o curar las grietas del pezón», «porque la madre está desnutrida o tiene una enfermedad o toma un medicamento» no son razones válidas en sí mismas para administrar un suplemento a un recién nacido sano normal, y hay que combatirlas con una adecuada información. Las pocas indicaciones justificadas de administrar suplementos son las siguientes:

1. **Pérdida importante de peso** (más del 8 % al 10 %) en un recién nacido adormilado, letárgico o con ictericia marcada (color muy amarillento de la piel debido a un exceso en sangre del pigmento bilirrubina) y/o con signos de deshidratación y/o que en los análisis de sangre tenga el sodio elevado y/o la glucemia baja y/o la bilirrubina muy elevada. Según los datos de análisis y la situación clínica puede precisar también la administración de fluidos intravenosos, pero no hay por qué suspender la lactancia materna.
2. **Hipoglucemia sin síntomas** que no mejora con tomas de lactancia materna frecuentes. En el punto «6.5. Hipoglucemia en el recién nacido» veremos como a algunos recién nacidos con determinados factores de riesgo conviene realizarles análisis de la glucosa (el azúcar que tenemos en la sangre) y qué hacer en los casos en que la glucosa sale baja (hipoglucemia).
3. **Enfermedades metabólicas congénitas raras** que tienen indicaciones médicas de administración de determinados suplementos especiales o medicamentos.
4. **Problemas maternos** de suministro adecuado de leche, debidos a un retraso en la subida de la leche más allá del tercer día, a una hipoplasia (escasa formación) congénita de las mamas, a una cirugía o irradiación previa de la mama, a la toma de medicamentos incompatibles con la lactancia por parte de la madre, a indisponibilidad materna por enfermedad grave u hospitalización o a dolor intolerable de la madre al amamantar, incluidos grietas que no curan con corrección de postura o corte

de un frenillo sublingual corto existente (véase el capítulo «5. Enfermedades y problemas maternos»).

¿Qué suplemento administrar?

1. La primera elección es **la leche o el calostro extraídos de la propia madre**. Con esto se pueden resolver varios problemas a la vez, además de alimentar al lactante: aumentar, o al menos no minar, la confianza materna en sí misma, pues es con su propia leche con la que se va a resolver el problema, y lograr que el pecho, que funciona a demanda, siga produciendo leche; un pecho estimulado va a producir leche, un pecho que es menos demandado porque directamente se están ofreciendo al lactante otros productos alimenticios disminuye su producción de leche.
2. Si el calostro o la leche extraída a la madre son insuficientes o la madre no está disponible, la segunda elección es **leche materna donada**, de banco preferiblemente (véase el punto «4.10. Los bancos de leche humana»).
3. Si tampoco lo anterior está disponible, se prefieren las **fórmulas especiales a base de hidrolizado de proteínas** de leche de vaca antes que las fórmulas de inicio habituales. Estas fórmulas hidrolizadas son preferibles por un triple motivo: evitar el contacto precoz con proteínas de vaca (hay pruebas, aunque no enteramente consistentes, de que se evitan alergias y sensibilizaciones posteriores a la leche de vaca), hacer que se expulse el meconio antes, ya que son laxantes, y reforzar la confianza materna, ya que la madre va a percibir que se le está administrando a su bebé de forma temporal una especie de alimento-medicamento muy especial, no una fórmula habitual, y que es esperable que posteriormente con su propia leche se resuelva la situación.
4. Cómo última opción, en caso de no ser posibles las tres anteriores, una **fórmula convencional de inicio**.

Con las opciones 2, 3 y 4 la madre no debe olvidar, siempre que pueda, seguir extrayéndose leche con frecuencia, al menos tantas veces como veces se administre el suplemento.

Cómo administrar los suplementos

Si los suplementos son necesarios en los primeros días, en caso de prematuridad o bajo peso, o se advierte que el lactante no es muy hábil para prenderse bien al pecho, es mejor utilizar sistemas que no interfieran o puedan confundir al lactante con la técnica del enganche al pecho, como es el uso de biberón y tetina. Así pues, en lugar de administrar el suplemento (incluso la propia leche materna extraída) con biberón, se prefieren otros sistemas como la administración con vaso o taza flexible, cucharita, cuentagotas, jeringa o sonda pegada al dedo o al pecho de la madre (véase para detalles el punto «4.9.5. Administración de leche materna extraída»).

Qué volumen de suplemento administrar

El suficiente para nutrir al lactante y no perder la lactancia materna. Si damos poco suplemento el lactante no crecerá bien, y si damos demasiado se corre el riesgo de que el lactante pierda el interés por el pecho y este vaya disminuyendo su producción de leche poco a poco hasta anularla. Aunque es sencillo entender esto, no hay normas claras sobre cuál es la cantidad adecuada de suplemento, así que hay que guiarse por la ganancia de peso, la satisfacción del lactante y los volúmenes teóricos máximos que suelen tomar o tolerar toma a toma, día a día, teniendo en cuenta además que, aunque no se puede calcular bien lo que toman directamente del pecho, conviene que sigan, siempre que se pueda, tomando directamente del pecho.

Pueden ser útiles normas sencillas para la primera semana, como que por cada toma lo máximo que la capacidad de su estómago tolera en mililitros (ml) es el número de días de vida multiplicado por 10, lo que supone que el primer día cada toma no debe exceder los 10 ml y el sexto día, los 60; a partir de ahí, el cálculo para saber la cantidad máxima teórica diaria que un lactante puede tomar consiste en multiplicar su peso en kg por 150: un lactante de 4 kg tomará un total de $4 \times 150 = 600$ ml diarios, y uno de 5 kg, $5 \times 150 = 750$ ml diarios entre leche y suplemento.

Es importante saber también que si un lactante con pecho directo y suplementos aumenta bien y vomita mucho, muy probablemente haya que disminuir poco a poco la cantidad de suplemento hasta dejarlo solo con leche materna tomada directamente.

La administración innecesaria de suplementos suele ser moneda corriente en muchas maternidades de hospitales, sea porque madres indebidamente informadas y con mucha inseguridad ante el llanto de sus bebés y poca confianza en el poder de ellas mismas demandan un suplemento a la mínima o por sistema, o porque profesionales escasamente formados en lactancia y en fisiología neonatal no informan adecuadamente, no apoyan eficazmente y no cambian sus rutinas y protocolos erróneos y contraproducentes para el correcto establecimiento de la lactancia. Así pues, la mejor forma de evitar esos suplementos innecesarios es la educación materna prenatal, el refuerzo de la autoconfianza materna y la formación adecuada de todos los profesionales que trabajan en atención de parto y maternidad.

Además de hacer las cosas bien desde el principio (puesta al pecho en la primera hora, no separación innecesaria madre-bebé), todos, madres y profesionales, deben comprender que los suplementos innecesarios son el arma más eficaz para acabar con la lactancia materna. El uso de suplementos debe estar expresamente indicado en el historial y tras una evaluación de la lactancia por un profesional experimentado. Debe constar en la historia el motivo por el que se administra un suplemento y en el caso de que sea «porque lo pide la madre» o «porque lo piden los padres» deben anotarse las explicaciones e información suministradas por el profesional responsable.

En general, para lactantes sanos amamantados por madres

sanas, conviene guiarse por el normal crecimiento del lactante expresado en las gráficas de peso de la OMS (véase el punto «2.6. Crecimiento del lactante amamantado. Curvas de la OMS»). Si una semana no ha aumentado de peso, no hay por qué inquietarse: el aumento de los bebés no es lineal, hay semanas que aumentan menos y otras que aumentan por las dos; si el bebé está bien, no hay más que esperar un poco. Y sobre todo, ¿tan importante es pesarlos todas las semanas? Normalmente, a un bebé sano, risueño, feliz, no es preciso pesarlo todas las semanas, ya hemos visto que hay más signos de buena salud aparte del peso.

6.4. Recién nacido adormilado

Algunos recién nacidos, con más frecuencia los nacidos antes de las 39 semanas de embarazo, los prematuros y los que pesaron al nacer menos de lo esperable para sus semanas de gestación, duermen casi todo el día y se despiertan pocas veces para mamar. Esta situación puede durar los primeros tres o cinco días tras nacer. Al comer pocas veces, estimulan poco el pecho materno, que acaba produciendo menos leche de la que debiera, y pueden perder demasiado peso, deshidratarse o tener ictericia importante; en suma, corren el riesgo de necesitar un ingreso hospitalario.

No es preocupante si la madre se nota subida de leche y el recién nacido no está perdiendo más peso del debido, mama ocho o más veces al día y hace deposiciones que cada día son más verde-amarillentas, en lugar de negras, y además orina varias veces al día. En caso contrario, es preciso asegurarse de que no tiene ninguna enfermedad, de que mama con técnica correcta, y hacer lo posible para que se despierte más veces y tome más leche. Para ello, conviene desabrigarlos un poco o desnudarlos del todo y ponerlos en contacto piel con piel con la madre en medio de ambos pechos, mejor en posición de Colson (véase el punto «3.5. La postura. El enganche»), masajearles las plantas de los pies, cambiarles el pañal, rascarles suavemente la espalda y/o exprimirles algo de leche del pecho en la boca.

Si todo lo anterior falla o no resulta muy efectivo, conviene que la madre se extraiga leche del pecho para administrársela al pequeño dormilón hasta que esté más animado a tomar el pecho, lo que no suele tardar más de una semana (véase el punto «4.9.5. Administración de leche materna extraída»).

6.5. Hipoglucemia en el recién nacido

La glucosa es el azúcar del que las células del organismo extraen la energía necesaria para funcionar adecuadamente. La mayor parte de la glucosa es utilizada por el cerebro.

Durante el embarazo, la glucosa llega al bebé a través de la placenta, y tras el nacimiento proviene de la leche, cuyo azúcar, la lactosa, se desdobla en el organismo en galactosa y glucosa. Posteriormente se obtiene de los hidratos de carbono de la alimentación. La glucosa también es producida y almacenada en el hígado.

Los humanos necesitamos mantener niveles de glucosa en sangre (glucemia) por encima de ciertos niveles según la edad, de lo contrario, tenemos síntomas de desmayo, cansancio, dificultad para pensar, sopor o irritabilidad. En adultos la glucemia debe ser mayor de 70 mg/dl (3,9 mmol/l), en lactantes, mayor de 60 mg/dl, y en recién nacidos, mayor de 40 o 50 mg/dl, aunque son normales cifras inferiores en las primeras horas y hasta el tercer día de vida.

Definición

Hipoglucemia es el nivel por debajo de lo normal del valor de la glucosa en sangre. Hablamos de hipoglucemia neonatal cuando los valores de glucemia son inferiores a las siguientes cifras, según las horas de vida:

- 28 mg/dl (1.6 mmol/l) de 0 a 2 horas
- 40 mg/dl (2.2/mmol/l) de 3 a 47 horas
- 48 mg/dl (2.7 mmol/l) de 48 a 72 horas

Hay pues unas cifras muy bajas en las primeras horas de vida, que van subiendo paulatinamente. Esto es lo normal en los mamíferos y es bien tolerado por los recién nacidos.

Causas y factores de riesgo

El aumento de las necesidades de consumo de glucosa (hijos de madre diabética, estrés por infección u otros problemas), la falta de aporte de alimento (retraso en el inicio de la lactancia y escasas dosis de alimentación) y la poca producción o falta de reservas (prematuros, desnutridos dentro del útero) son las causas de una hipoglucemia. Los recién nacidos con riesgo de padecer hipoglucemia son:

- Hijos de madre diabética
- Grandes para la edad gestacional, con peso por encima del percentil más alto de las tablas de referencia, si son hijos de madre diabética
- Pequeños para la edad gestacional, con peso por debajo del percentil más bajo de las tablas de referencia; es el llamado retraso de crecimiento intrauterino
- Bajo peso al nacer (menos de 2.500 g)
- Prematuros
- Gemelo discordante, aquel que pesa más de un 10 % menos que el otro gemelo
- Los que tienen problemas perinatales: estrés por sufrimiento al nacer, hipoxia, frío, poliglobulia (exceso de glóbulos rojos en la sangre), infección, problemas respiratorios, etc.
- Los que presentan malformaciones o errores metabólicos congénitos
- Aquellos con tratamientos maternos durante el parto o en días anteriores al mismo

Síntomas

Los síntomas son inespecíficos, pueden corresponder a cualquier otra enfermedad del recién nacido. Pueden aparecer:

- Irritabilidad, llanto, temblores, convulsiones
- Letargo, apatía, hipotonía
- Rechazo de la alimentación
- Hipotermia (temperatura más baja de lo normal)
- Respiración irregular, dificultad respiratoria, taquipnea (respiración rápida) o apnea (paro de la respiración)
- Cianosis (color azulado de la piel)
- Coma

En presencia de estos síntomas, se debe confirmar el diagnóstico por medio de un análisis de glucosa realizado con tiras reactivas y confirmado en el laboratorio.

Prevención

Hay que realizar controles periódicos de la glucemia a los recién nacidos que tienen algún factor de riesgo; de los grandes para la edad gestacional, solo hay que controlar a aquellos que son hijos de madres diabéticas o los de madres que no se realizaron controles de glucemia durante el embarazo.

No es una buena práctica realizar controles sistemáticos en recién nacidos sanos sin factores de riesgo: solo provoca ansiedad maternofamiliar y actuaciones y tratamientos innecesarios.

La mejor prevención de la hipoglucemia es el amamantamiento temprano y exclusivo, comenzando dentro de los 30 a 60 primeros minutos de vida, siguiendo con administración a demanda frecuente (más de ocho veces al día los primeros días) y facilitando el contacto piel con piel entre madre y bebé. En los recién nacidos sanos sin factores de riesgo hay que respetar el primer día las ocho a doce horas que suelen dormir tras el período de dos a tres horas de alerta inicial.

La complementación con fórmula artificial a modo de rutina es innecesaria.

Haber realizado una extracción prenatal de calostro para poder administrarlo en las primeras horas en caso de necesidad es una buena práctica de prevención y tratamiento de la hipoglucemia neonatal (véase el punto «4.9.6. La extracción prenatal de calostro»).

Tratamiento

1. Recién nacidos sin síntomas pero con glucemia baja para su edad:
   - Administrar leche materna cada una o dos horas, sea por toma directa o, caso de que no tome bien el pecho, 1 a 5 ml por kilo de peso (5 a 20 ml en total) de leche extraída, leche donada de banco o una fórmula hidrolizada, por boca o, si el recién nacido no está enfermo, por sonda. Hay controversia sobre si masajear en el carrillo 200 a 400 mg/kg de gel de dextrosa al 40 % puede ser de ayuda.
   - Control de glucemia antes de las siguientes tomas hasta obtener niveles normales.
2. Recién nacidos que presentan síntomas o cuya glucemia es inferior a 20 - 25 mg/dl, o aquellos sin síntomas que no mejoran su glucemia a pesar de la alimentación oral:
   - Administración de glucosa intravenosa hasta que la glucemia sea mayor de 45 mg/dl (>2,5 mmol/l).
   - Hay que seguir fomentando las tomas de lactancia materna frecuentes de forma directa o extraída y administrada.

6.6. Ictericia por no lactancia. Ictericia por lactancia (consultable en e-lactancia.org)

La ictericia es el color amarillo de la piel y mucosas. Se produce por el aumento de la concentración del nivel de bilirrubina en la sangre, llamado hiperbilirrubinemia.

La bilirrubina es un pigmento amarillento que proviene de la degradación de la hemoglobina de los glóbulos rojos (hematíes) de la sangre.

Las células del sistema fagocítico mononuclear (SFM), antiguamente llamado sistema retículo endotelial (SER), monocitos y macrófagos del bazo, ganglios linfáticos, mé-dula ósea e hígado, se encargan de renovar la población de hematíes y destruir los que ya son «viejos», de más de 120 días.

La hemoglobina, el pigmento rojo de los hematíes, es trasformada en bilirrubina insoluble (también llamada libre, indirecta o no conjugada) que circula por la sangre unida a proteínas (albúmina) hasta ser captada por el hígado y convertida en bilirrubina soluble (llamada directa o conjugada), que se elimina por la bilis hacia el intestino.

En el intestino la bilirrubina es transformada por los microbios de la flora intestinal en urobilinógeno, que en su mayor parte (80 %) se oxida a estercobilina y da color a las heces, con las que se elimina. Otra parte (20 %) del urobilinógeno y de la bilirrubina libre del intestino se reabsorben y pasan a sangre como bilirrubina libre, cuya concentración en sangre aumenta hasta que es eliminada como urobilina por la orina, a la que da el color amarillento.

La bilirrubina es un antioxidante natural que, en cantidades moderadas, protege al recién nacido del estrés oxidativo secundario a las concentraciones de oxígeno mucho mayores que las que tenía en el medio intrauterino. La bilirrubina disminuye el riesgo de enfermedades asociadas a estrés oxidativo, como son la retinopatía de la prematuridad, la hemorragia cerebral intraventricular, la enterocolitis necrotizante y la sepsis (infección generalizada) bacteriana y fúngica.

Pero dado que en el período neonatal inmediato (primera semana y, sobre todo, en prematuros y recién nacidos con problemas infecciosos u otros) la barrera protectora de las meninges no está bien formada, concentraciones muy elevadas de bilirrubina insoluble (normalmente mayores de 20 mg/dl) atraviesan esta barrera y pueden dañar irremediablemente partes del cerebro.

Así pues, una concentración plasmática moderada de bilirrubina es protectora por sus efectos antioxidantes, pero concentraciones elevadas son neurotóxicas.

El exceso de bilirrubina en sangre (hiperbilirrubinemia) puede provocar letargia, anorexia y, en casos extremos, kernicterus, un cuadro neurológico grave provocado por el depósito de bilirrubina en las células cerebrales, especialmente del tálamo, hipocampo, núcleos estriados, cerebelo y de pares craneales, que conduce a la muerte o supervivencia con secuelas neurológicas generalmente graves.

Las cifras de bilirrubina normales varían según las horas y días de vida. Cuantas más horas hayan transcurrido desde el nacimiento, mejor se toleran cifras más altas. Si hay factores de riesgo asociados, se consideran normales cifras inferiores a las de recién nacidos sin factores de riesgo (véanse tablas al final de este capítulo).

¿Porqué es importante hablar de ictericia en relación con la lactancia materna?

- Porque la ictericia es una de las primeras causas de intervención médica agresiva al recién nacido, por la práctica de análisis y de ingreso neonatal, lo que condiciona ansiedad materna, separación de la madre y el recién nacido y riesgo de pérdida de la lactancia materna.
- Porque se ha acusado a la lactancia materna de provocar ictericia y se ha recomendado como tratamiento la supresión transitoria de la misma, lo que suele llevar a la pérdida definitiva del amamantamiento. Es cierto que la ictericia es más frecuente y más acusada en los lactantes amamantados, pero no tiene por qué ser patológica.

Hay distintos **tipos de ictericia** en el período del recién nacido y del lactante pequeño:

- Ictericia fisiológica o normal
- Ictericias patológicas o anormales:
  - Ictericia precoz por alimentación insuficiente
  - Ictericia patológica por distintas enfermedades
- Ictericia tardía asociada a la lactancia o ictericia prolongada

Ictericia fisiológica

Es la ictericia normal de los recién nacidos. La bilirrubina normal en el plasma del adulto es menor de 1 mg/dl (17 micromol/l), mientras que los recién nacidos normales pueden llegar a tener entre 2 y 12 mg/dl (34 a 204 micromol/l). A partir de 3 mg/dl (51 micromol/l) se puede apreciar un tinte amarillento en la piel, y mucho más en las conjuntivas. Como muchos recién nacidos normales tienen cifras mayores de 3 mg/dl de bilirrubina, se les ve un tinte amarillento de la piel.

Hay más bilirrubina en los recién nacidos porque:

- Hay un exceso de destrucción de hematíes, ya que nacemos con un número mayor de hematíes, que además tienen menor vida media.
- El hígado es inmaduro, no capta tan bien la bilirrubina y la transforma menos eficientemente.
- La escasez de flora intestinal hace que haya bilirrubina sin transformar en urobilinógeno y que se reabsorba en el intestino.

La ictericia neonatal aparece en el 60 % de los nacidos a término y en el 80 % de los prematuros sin que padezcan ninguna enfermedad. Comienza al segundo o tercer día de vida y desaparece al final de la primera semana. El pico máximo de bilirrubina no suele pasar de los 15 mg/dl y ocurre entre el tercer y el quinto día.

«Fisiológico» quiere decir normal, por lo que la ictericia fisiológica no precisa ningún tratamiento. Ya hemos hablado del papel antioxidante de la bilirrubina.

En algunos países y centros hospitalarios se ha adoptado como norma realizar análisis de bilirrubina a todos los recién nacidos. Este monitoreo sistemático puede conducir a un exceso de análisis, de tratamientos y de ingresos hospitalarios innecesarios.

Ictericia por alimentación insuficiente. Ictericia por inanición

Se sabe que en adultos normales el ayuno aumenta discretamente los niveles de bilirrubina en sangre en 1 o 2 mg/dl, y se cree que se debe a que disminuye la eliminación fecal de bilirrubina y aumenta la reabsorción intestinal de la misma, con mayor paso a sangre de la bilirrubina intestinal.

En los recién nacidos esto es más evidente. Si hay una alimentación insuficiente, el recién nacido, que está eliminando grandes cantidades de bilirrubina por la bilis hacia el intestino, va a reabsorber más bilirrubina, y aumenta su concentración en sangre hasta llegar a cifras que pueden ser peligrosas. Además, al comer menos, hay más riesgo de estreñimiento y el meconio, que contiene gran cantidad de bilirrubina, como no se elimina adecuadamente, va a contribuir a una mayor absorción de la bilirrubina.

Esta alimentación insuficiente ocurre con mayor frecuencia cuando hay un mal manejo de la lactancia materna.

Factores de riesgo

Una historia familiar de ictericia neonatal, madres primerizas, con diabetes u obesidad, nacimientos por cesárea, nacidos antes de tiempo, en especial por debajo de las 38 semanas de gestación, desnutridos intraútero (bajo peso al nacer para su edad de gestación), con cefalohematoma (colección de sangre en el cuero cabelludo) y el origen asiático son factores que suponen más riesgo de sufrir este tipo de ictericia.

Datos clínicos

Se trata de recién nacidos con ictericia. El color amarillento va progresando día a día desde la cabeza hacia los pies. Se ven con mal estado general, apáticos, decaídos o a veces con irritabilidad. Hay pérdida de peso importante, normalmente mayor del 10 % del peso al nacer, y signos de deshidratación. Hacen menos de cuatro o cinco deposiciones diarias y estas son de color negro o verdoso incluso más allá del cuarto día, y muy pocas micciones (menos de cuatro o cinco) y que contienen uratos (un pigmento de color rojo-ladrillo que algunos confunden con sangre). Es fácil constatar que el bebé no está comiendo suficientemente, sea porque la primera toma de pecho la hizo tarde, porque se le ofrece el pecho menos de ocho veces al día o el bebé no lo quiere tomar por dormir mucho o porque la madre no ha tenido aún la subida de leche.

Diagnóstico diferencial

Es preciso diferenciar la ictericia por lactancia materna insuficiente de enfermedades graves que causan o empeoran la ictericia: incompatibilidad Rh, incompatibilidad ABO, anemias hemolíticas, obstrucción gastrointestinal (íleo meconial, Hirschprung, atresia duodenal, estenosis hipertrófica de píloro), hipotiroidismo, defectos de conjugación hepática de la bilirrubina (Crigler-Najjar, Lucey-Discroll, galactosemia) e infecciones. La hipoglucemia, la hipotermia y algunos fármacos empeoran la ictericia. Toda ictericia que empiece el primer día de vida es extremadamente grave y no se debe a alimentación insuficiente.

Prevención

Las siguientes medidas son útiles para evitar la aparición de una ictericia por alimentación insuficiente:

- Inicio temprano de la lactancia, en la primera hora, y más en caso de cesárea.
- Tomas frecuentes, más de ocho y hasta doce en 24 horas. Se deben dejar libres las primeras diez o doce horas que suelen dormir tras el período de alerta inicial, pero vigilar o acortar esas horas en recién nacidos con factores de riesgo. No esperar a que el bebé llore, ofrecer el pecho ante las señales precoces de hambre del bebé (véase el punto «3.3. Horario: a demanda. Duración de las tomas»).
- Lactancia materna exclusiva. Dar solo leche materna, no otros líquidos, ni soluciones de glucosa, ni fórmula artificial.
- Contacto piel con piel precoz y continuo.
- Técnica correcta: posición y enganche.
- Vigilar bien a los recién nacidos con factores de riesgo.

Si todo esto falla, persiste la ingesta insuficiente de leche y se están alcanzando cifras de bilirrubina que se aproximan a los valores admitidos internacionalmente como normales, hay que aportar complementos de leche materna propia extraída, leche donada de banco o una fórmula hidrolizada.

Tratamientos empleados

Diversos tratamientos se han empleado para reducir los niveles de bilirrubinemia y evitar el kernicterus:

- El primero en utilizarse, alrededor de 1940, fue la llamada **exsanguinotransfusión** o transfusión de intercambio, consistente en realizar un lavado total de la sangre, mediante un proceso sofisticado, largo y con riesgo de graves complicaciones, que supone ir sacando por el cordón umbilical cantidades fijas de la sangre del recién nacido al mismo tiempo que se reintroducen esas mismas cantidades con sangre compatible de otra persona hasta recambiar unas dos veces el volumen de sangre del recién nacido. La exsanguinotransfusión para mantener niveles inferiores a 20 mg/dl de bilirrubina se convirtió en el cuidado estándar de la ictericia neonatal.
- Más tarde, en la década de 1950, se descubrió que la luz solar o luz de características similares a la solar aplicada sobre la piel logra convertir la bilirrubina insoluble en isómeros solubles en agua que se excretan bien por bilis y riñón, de forma que disminuye la cantidad de bilirrubina circulante. Nace la llamada **fototerapia**, que consiste en la exposición de los recién nacidos ictéricos, lo más desnudos posible, a la luz emitida por lámparas fluorescentes, halógenas, LED o mantas de fibra óptica durante unas horas o días.

Con la aparición de la fototerapia, el tratamiento devino mucho menos agresivo y se estableció indicación de la misma en 15 mg/dl, 5 mg por debajo de la indicación de exsanguinotransfusión, con la esperanza de no tener que llegar a realizarla, pero la escasa agresividad de este tratamiento, comparado con la exsanguinotransfusión, hizo que la tendencia fuese indicarla muy por debajo de estos niveles, con lo que durante treinta años se estuvo utilizando en muchos recién nacidos, por lo demás, sanos, a partir de cifras de 12 y hasta 10 mg/dl de bilirrubina.

De hecho, la fototerapia se convirtió en la intervención médica más frecuente en recién nacidos, pese a no estar exenta de riesgos, ya que se ha demostrado que, además de causar diarrea e inestabilidad térmica, acorta la duración de la lactancia materna, dificulta la vinculación maternofilial, crea ansiedad familiar y provoca más visitas a urgencias durante los meses siguientes.

En 1992, dos de los mayores expertos en el tratamiento de ictericia neonatal, los pediatras Newman y Maisels, advirtieron que el kernicterus ocurre casi exclusivamente en niños muy enfermos (sepsis, incompatibilidad del Rh, grandes prematuros, asfixia, meningitis, etc.), mientras que los niños a término, sanos, sin otros problemas, tienen bajo riesgo de neurotoxicidad por bilirrubina, y tan solo aparece kernicterus en 1 de cada 200.000 recién nacidos sanos con bilirrubina mayor de 35 mg/dl (600µmol/l). Era, pues, necesario revisar las cifras de bilirrubina que se utilizaban para poner fototerapia y para hacer una exsanguinotransfusión, ya que ni una ni otra estaban exentas de riesgo y se estaba haciendo un uso excesivo de ambas, en especial de la fototerapia.

Newman y Maisels recomendaron subir el umbral de las cifras de indicación de fototerapia de 15 mg/dl a 18–22 mg/dl, y las de exsanguinotransfusión, de 20 mg/dl a 25–29 mg/dl. Con estas nuevas recomendaciones, el porcentaje de niños hospitalizados disminuye de modo drástico, con lo que aumentan los éxitos de amamantamientos iniciados.

En las siguientes dos tablas vienen recogidas las cifras a partir de la cuales está indicado hoy día en la mayoría de las instituciones pediátricas el inicio de fototerapia o practicar una exsanguinotransfusión.

Las cifras de bilirrubina máxima total normal (mg/dl) a

partir de las que se indica administrar **fototerapia**, según horas de vida y factores de riesgo, son las siguientes:

Horas de vida	12	24	36	48	60	72	84	96	108
Bajo riesgo (bil. en mg/dl)	9	12	14	15	17	18	19	20	21
Riesgo moderado (bil. en mg/dl)	8	10	11	13	14	15	16	17	18
Alto riesgo (bil. en mg/dl)	6	8	9	11	12	13	14	14	15

Bajo riesgo: recién nacidos de 38 o más semanas sin factores de riesgo.
Riesgo moderado: recién nacidos de 38 o más semanas con factores de riesgo o menores de 38 semanas sin factores de riesgo.
Alto riesgo: menores de 38 semanas con factores de riesgo.
Factores de riesgo: enfermedad hemolítica isoinmune, déficit de glucosa-6-fosfato-deshidorgenasa, asfixia, letargia, hipotermia, infección, acidosis, hipoalbuminemia.

Las cifras de bilirrubina máxima total normal (mg/dl) a partir de las que se indica hacer **exsanguinotransfusión**, según horas de vida y factores de riesgo, son las siguientes:

Horas de vida	12	24	36	48	60	72	84	96	108
Bajo riesgo (bil. en mg/dl)	18	19	21	22	23	24	24	25	25
Riesgo moderado (bil. en mg/dl)	15	17	18	19	20	21	22	22	22
Alto riesgo (bil. en mg/dl)	13	15	16	17	18	18	19	19	19

Además, se deberá hacer un **buen uso de la fototerapia**, que estará basado en:

- No utilizarla por debajo de los niveles que marcan las guías clínicas habituales.
- No administrar fluidos intravenosos de rutina.
- Siempre que sea posible, no separar al bebé de la madre, plantearse el ingreso conjunto, la utilización de la fototerapia en planta de maternidad en la habitación de la madre o hasta en domicilio, y utilizar las mantas de fibra óptica, más manejables y que permiten tener al recién nacido en brazos.
- No suspender la lactancia.
- Saber que las interrupciones periódicas de unos 30 minutos para amamantar no disminuyen su eficacia.

Ictericia por lactancia materna. Ictericia prolongada

Durante años se ha observado que algunos niños amamantados tenían una hiperbilirrubinemia que comenzaba desde los primeros días de vida, que se confundía con la ictericia fisiológica, pero que persistía más allá de la primera semana, muchas veces hasta la segunda o tercera, y ocasionalmente durante los tres primeros meses.

Estos lactantes, que tienen cifras de bilirrubina normalmente superiores a 15 mg/dl, se ven amarillentos pero sanos, ganan peso adecuadamente, hacen más de ocho tomas diarias de pecho y realizan numerosas deposiciones de color amarillento (más de ocho al día) y micciones (más de seis al día) de color amarillo claro.

Pronto se vio que, si se suspendía la lactancia durante 24 a 48 horas, disminuían drásticamente las cifras de bilirrubina y los lactantes dejaban de estar amarillos, por lo que suspender la lactancia materna se convirtió en el tratamiento estándar de este tipo de ictericia.

Se han publicado multitud de trabajos que intentan explicar este fenómeno, y que lo atribuyen a la existencia en la leche materna de exceso de alguna enzima que facilitaría la reabsorción intestinal de bilirrubina o de metabolitos del pregnandiol o ácidos grasos de cadena larga no esterificados, que retrasarían la conjugación en el hígado, o bien a la falta en leche materna de poder antioxidante, de factor epidérmico o de determinadas bifidobacterias. Las conclusiones globales de estos trabajos no han sido consistentes y la causa de la ictericia prolongada o por lactancia materna permanece sin aclarar.

La mayor parte de las observaciones se realizaron en una época en que las recomendaciones sobre lactancia materna eran de inicio no precoz y horario rígido y podría haber menos frecuencia de ictericia prolongada con lactancia materna a demanda.

Hay que diferenciar este tipo de ictericia de enfermedades que también causan ictericia: afecciones hepáticas (hepatitis, atresia de vías biliares), hipotiroidismo, anemias, hemolíticas inmunes o no, síndrome de Gilbert (frecuente), síndrome de Crigler-Najar (rarísimo) e infecciones (sepsis, infección urinaria).

Todos los expertos están de acuerdo en que los lactantes con ictericia prolongada por lactancia materna no presentan ningún síntoma de enfermedad, y no se ha descrito en ellos la existencia de kernicterus; los niveles de bilirrubina disminuyen gradualmente a lo largo de semanas o meses aunque no se suspenda la lactancia materna.

Por todo ello, no es preciso retirar la lactancia materna ante un niño con ictericia prolongada. Si la hiperbilirrubinemia es mayor de 22 mg/dl y hay mucha ansiedad familiar, se puede ofrecer un ingreso corto conjunto de madre y niño para fototerapia doble y lactancia materna a demanda y frecuente.

6.7. Prematuros (consultable en e-lactancia.org)

Introducción

Por debajo de la semana número 37 de gestación se considera al recién nacido (RN) prematuro. Hoy día, alrededor del 10 % de los RN son prematuros (5 % a 18 %, según países).

Conforme ha avanzado técnicamente la neonatología (subespecialidad de la pediatría nacida a finales del siglo XIX que trata del cuidado médico de los recién nacidos) se ha ido consiguiendo supervivencia y menos secuelas en RN de cada vez menos semanas de gestación. Si hace treinta años no se tomaba ninguna actitud activa por debajo de las 26-28 semanas de gestación y los 700 g de peso, hoy día se intenta hacer progresar, según los medios técnicos de cada país, a RN de 24 semanas y unos 400 g de peso.

La mayor parte de las enfermedades, secuelas y peor tasa de mortalidad afectan a RN de menos de 32 semanas de gestación («muy pretérminos») y, sobre todo, a los de menos de 28 semanas, llamados «pretérminos extremos».

En el mundo, entre un 5 % y un 18 % de los nacimientos ocurren antes de la semana 37 de gestación. Cuando no se pueden saber con seguridad las semanas de gestación, nos da una buena orientación el peso. Se llama RN de bajo peso al nacer a los menores de 2.500 g, de muy bajo peso a los menores de 1.500 g y de extremadamente bajo peso a los menores de 1.000 g. La OMS maneja cifras de un 16 % de los recién nacidos en el mundo con bajo peso al nacer.

Los RN que pesan entre 2.000 y 2.500 g tienen buen tono muscular y se parecen mucho a los RN a término, solo que más pequeños.

Los RN de entre 1.500 y 2.000 g tienen menos tono, pero si se les estimula responden bien, y muchos de ellos, sobre todo si tienen más de 33-34 semanas de gestación, pueden llegar a mamar.

Los menores de 1.500 g tienen muy poco tono y fuerza muscular, no tienen posturas en flexión sino en extensión y presentan escasa movilidad.

Los recién nacidos prematuros tienen falta de madurez de todos los órganos y sistemas, pulmones, intestino, riñón o hígado, entre otros, y esto los pone en mayor riesgo de enfermedad, secuelas y muerte. Debido a la inmadurez neurológica pueden verse afectadas sus funciones intelectuales y motoras.

Los factores de riesgo de prematuridad son múltiples: pobreza, desnutrición, edad materna menor de 18 años o mayor de 35 años, poco espaciamiento entre embarazos, haber tenido anteriormente un prematuro, tabaco, alcohol, cocaína, estrés, enfermedades maternas que pueden condicionar una inducción prematura del parto, como obesidad, hipertensión, diabetes, asma o cardiopatía, embarazos múltiples (técnicas de reproducción asistida), eclampsia, malformaciones uterinas, placenta previa y las infecciones urinarias.

Prematuros y lactancia materna

Los prematuros son los recién nacidos a los que la neonatología más ha tardado en dejar alimentarse con leche materna.

La pérdida general de la práctica de la lactancia materna en los últimos ciento cincuenta años ha afectado especialmente a los prematuros. En ello han influido las mismas causas generales, históricas, de la pérdida de la cultura de la lactancia materna explicadas en el primer capítulo de este libro. Pero han tenido también mucho que ver otros fenómenos: la falta de consideración hasta finales del siglo XIX de los prematuros como seres merecedores de cuidados, la invención de la incubadora y la concepción de las unidades neonatales descritas en el punto «4.5. Métodos de cuidados neonatales».

En la década de 1990 surgen voces dentro de la neonatología que abogan por que la alimentación con leche materna predominante sea el método de elección en todos los servicios de neonatología, dado que «se han observado menor morbilidad y estancias hospitalarias más cortas asociadas a alimentación con leche materna predominante».

Hoy, en 2020, hay mucha experiencia exitosa acumulada de más de 25 años de alimentación de prematuros con leche de sus madres, y que se muestra superior para la supervivencia del prematuro que cuando se le alimenta con una fórmula artificial.

Alimentar a bebés prematuros con leche materna cumple los siguientes objetivos:

- Devolver a la madre el papel que tiene en la crianza de su hijo.
- Acercarse a las curvas de crecimiento intrauterino (de 16 a 20 g por kg al día).

- Reducir la morbilidad (tasa de enfermedades) neonatal, porque:
  - A corto plazo mejora la tolerancia alimentaria, y reduce la incidencia de enterocolitis necrotizante, de infecciones hospitalarias y de retinopatía del prematuro.
  - A largo plazo mejora el desarrollo psicomotor y la evolución cognitiva, reduce los índices de alergia y la incidencia de enfermedades cardiovasculares del adulto.

Los prematuros alimentados con fórmulas artificiales están en situación de deficiencia inmunológica y tienen un riesgo entre tres y veinte veces mayor de padecer enterocolitis necrotizante.

Por las mismas razones por las que la lactancia materna es la forma de alimentación más beneficiosa para los nacidos a término, los prematuros la necesitan aún más. La leche materna es especialmente importante para los nacidos antes de tiempo; directa del pecho o extraída y administrada, es la primera elección para alimentar a prematuros. La leche donada de banco es la segunda opción (véase el punto «4.10. Los bancos de leche humana»).

Características de la leche de madre de prematuro

Durante las dos a cuatro primeras semanas, la leche de una madre que ha tenido un parto prematuro tiene una composición algo diferente de la leche materna de una madre con parto a término, puede llegar casi al doble de proteínas y de sodio. Esta característica, que posiblemente se debe al mayor paso de componentes del plasma por la vía paracelular (entre las células del alveolo mamario) que ocurre durante el embarazo (véase el punto «2.3.4. ¿Cómo trabaja el lactocito del alveolo?») conviene bien al prematuro, pues sus necesidades de proteínas para crecer están aumentadas respecto al recién nacido a término.

Administración de leche al prematuro

No existe una pauta unificada común de alimentación con leche materna de los prematuros, pero todo servicio de neonatología que se precie debe tener un protocolo, en especial para el manejo de los grandes prematuros. Existe variabilidad entre unas unidades y otras debido a la falta de pruebas científicas convincentes en algunos detalles. Lo que aquí se expone forma parte del consenso mayoritario.

Al igual que los nacidos a término, en los que está indicado un inicio de alimentación precoz, en los prematuros, y sobre todo en los más extremos, la alimentación precoz es una urgencia nutricional, pues tienen más riesgo de hipoglucemia, de alteraciones tróficas en el intestino y de desnutrición a corto y largo plazo.

La forma de administrar leche al prematuro va a depender de su madurez gestacional, que condiciona si tienen o no un buen reflejo de succión y una coordinación succión-deglución adecuada. Esto suele ocurrir a partir de las 33-34 semanas de gestación y determina si tienen que tomar por sonda o pueden hacerlo directamente del pecho.

Los **nacidos antes de las 32 semanas y/o con pesos menores de 1.500 g** no son capaces inicialmente de tomar por boca por sí mismos, por lo que la leche materna se les administra por medio de sondas naso u orogástricas (sondas introducidas por la nariz o la boca que llegan hasta el estómago). Su estómago e intestino no van a tolerar los grandes volúmenes que les son precisos para crecer adecuadamente, sobre todo los primeros días de vida, así que muchos de ellos necesitan un complemento en forma de lo que se llama nutrición parenteral, es decir, la administración por vena de soluciones alimenticias que completan lo que se les puede dar por sonda naso u orogástrica (**nutrición enteral** o intestinal). Estos aportes por vía venosa se inician en las primeras horas de vida y se suelen mantener hasta que pueden tolerar por vía intestinal la casi totalidad de sus necesidades nutricionales (unos 120 ml de leche por kilo de peso al día).

En todos los casos conviene que tomen desde las primeras

horas de vida pequeñas cantidades de calostro/leche materna por sonda orogástrica (de 5 a 20 ml de leche por kilo de peso y día), lo que se llama **nutrición enteral mínima** o **nutrición enteral trófica precoz**, que va a estimular el desarrollo de la pared gastrointestinal y la secreción de enzimas digestivas, evitar la atrofia de las vellosidades y mejorar la tolerancia alimenticia. A partir de unos días de vida van tomando cantidades cada vez mayores según tolerancia, desde unos 50 ml por kilo hacia el tercer día hasta alcanzar los 150-180 ml por kilo a partir de los quince días. La cantidad aportada de nutrición enteral se disminuye o suspende en caso de que aparezcan signos de intolerancia (distensión abdominal, vómitos) o si hay mala situación clínica por infección o choque.

Va tomando fuerza la recomendación de administrar directamente en boca del prematuro gotas de calostro fresco materno varias veces al día desde el primer día y durante los primeros días. En la práctica, se administran 0,2 ml en dos dosis (0,1 ml en el interior de cada mejilla) cada dos o cuatro horas hasta que alcanzan las 32 semanas de edad gestacional corregida. Es lo que se conoce como **terapia orofaríngea con leche de la propia madre** (OPT-MOM, por sus siglas en inglés) y se hace como un complemento de terapia inmunológica a la nutrición enteral. Aunque aún hay pocas pruebas, estas apuntan a que con esta terapia los prematuros reciben cantidades importantes de factor de crecimiento epitelial y de lactoferrina (mayor que la que recibían con la exposición intraútero al líquido amniótico), y consiguen mayor nivel de inmunoglobulinas en plasma, con menor riesgo de enterocolitis necrotizante y otras infecciones.

La leche de madres de prematuros, por su mayor contenido proteico, suele ser suficiente para nutrir correctamente durante las dos primeras semanas de vida a todos los prematuros; a partir de esos primeros quince días, los prematuros que más necesitan crecer, los menores de 1.500 g o de 32 semanas de gestación, van a necesitar más proteínas y otros micronutrientes que los que la leche de sus madres les aporta normalmente. Sería preciso que tolerasen grandes cantidades diarias de leche materna (200 ml por kilo de peso) para alcanzar a suplir esas necesidades; en caso contrario, se precisan modificaciones, adiciones o ajustes en la lactancia para compensarlo.

Los grandes prematuros no toleran inicialmente estas grandes cantidades, y en la mayor parte de las unidades se realizan modificaciones en la lactancia a fin de conseguir mayor aporte de proteínas, calorías y otros elementos como calcio, fósforo y vitamina D. Para modificar la leche materna se puede mezclar con leche guardada de los primeros días, más rica en proteínas, con leche del principio de una toma (más rica en proteínas) o con leche del final de una toma (más rica en grasas), o añadiendo tomas complementarias de fórmula especial de prematuros (con mayor concentración de proteínas); pero la mayor parte de los servicios emplea leche materna a la que se añaden directamente concentrados en polvo (llamados «fortificantes») extraídos de leche de vaca o de mujer. Se añade la cantidad necesaria para que la leche materna tenga unos 2 g de proteínas y 80 calorías por 100 ml de leche, en lugar del 1 g y 70 calorías habituales (véase el punto «2.4.3. Leche madura. Lactogénesis III»).

Estos añadidos a la leche materna solo están indicados en prematuros menores de 32 semanas y/o menores de 1.500 g mientras toman leche materna extraída; se inician cuando ya toleran cantidades apreciables de leche por sonda (unos 80 ml por kilo de peso al día), y cesan una vez que son capaces de tomar por boca directamente del pecho.

La administración por sonda al estómago se puede hacer por bolos intermitentes, ya sea dejándola caer por gravedad desde una jeringa abierta o por medio de emboladas intermitentes. En caso de que no tolere estos bolos, se hace por perfusión continua, moviendo periódicamente la jeringa para que la parte grasa de la leche no se quede pegada a las paredes de la jeringa y la sonda. Conviene estimular durante la administración de leche por sonda el reflejo de succión con una tetina o incluso con el pecho «vacío» tras la extracción, porque ayuda a madurar la instauración y coordinación de los reflejos de succión y deglución.

A partir de las 33–34 semanas de gestación, bien sea al nacer o alcanzadas extrauterinamente, se integran adecuadamente los reflejos de coordinación, succión y deglución, y los prematuros pueden alimentarse directamente del pecho, lo que estimula más la producción de leche. El método canguro ayuda mucho a la producción de leche y a realizar tomas frecuentes (véase el punto «4.5.3. Método de cuidados madre-canguro (MMC)»).

Algunos prematuros con reflejo de succión, sobre todo los menores de 1.500 g, hacen tomas interminables (de una hora o más) por alternar períodos de succión con otros de letargo, por lo que acaban estancándose sus curvas ponderales. Algunas posibles soluciones a este problema son:

- Tomar directamente del pecho un máximo de 30 minutos y complementar por jeringa o sonda con la mitad del volumen calculado para cada toma con leche materna recién extraída.
- Método madre-canguro 24 horas al día y permitir la lactancia materna a demanda.

Cuando pasan unas dos semanas tras nacer, los prematuros más mayores también se benefician de la leche materna almacenada de los primeros días.

Un concepto erróneo que ha dificultado el hecho de alimentar a prematuros y niños enfermos al pecho de sus madres es pensar que la lactancia materna es dificultosa para ellos, que los prematuros se cansan más, respiran peor y se oxigenan menos. Experiencias hechas en fisiología de la alimentación a pecho y a biberón demuestran todo lo contrario: el patrón de succión-deglución-respiración es mejor cuando son amamantados que cuando son alimentados con biberón. Con biberón el flujo de leche es más rápido y no controlable, con lo que los movimientos deglutorios son más frecuentes y no integrados en la respiración: hay una alternancia de degluciones con respiraciones. Al pecho, la respiración se integra en los períodos de succión.

De hecho, el problema no es la incoordinación, sino la hipotonía y el cansancio de los prematuros más pequeños, que hacen que se duerman al pecho, se enganchen poco y se alimenten escasamente.

Extracción y almacenamiento de leche materna de madres de prematuros

(Para todo este apartado, *véase también* el punto «4.9. Cómo mantener la secreción de leche materna».)

Muchos prematuros, debido a su inmadurez o a su peso (por debajo de 36 semanas y por debajo de 2.000 g), van a ser ingresados en el hospital y separados de sus madres. Es necesario que la madre comience a extraerse leche precozmente si no va a poder amamantar directamente, ya sea por las características del recién nacido (muy prematuro, con problemas respiratorios, etc.) o por los protocolos de atención de la unidad neonatal (aún existen unidades neonatales que impiden o dificultan la entrada de madres y familiares a la unidad).

Conviene comenzar lo antes posible después del parto, idealmente antes de las seis horas, previo lavado de manos y uñas durante un minuto con agua y jabón, sin lavar el pecho (es suficiente con la higiene diaria). Sabemos que son mejores los sacaleches de doble bomba, que estimulan los dos pechos a la vez y consiguen mayor volumen de leche en menos tiempo. Hay discordancia en la literatura sobre si la extracción manual experta es igual de eficaz que un extractor de bomba doble. Para este caso, la madre debe hacerse experta en extracción manual, en la unidad debe haber personal entrenado en dicha técnica y también sacaleches de doble bomba.

Para lograr tener suficiente leche es mejor que la extracción sea delante del recién nacido, al lado de la incubadora y cada tres horas como máximo, un mínimo de ocho veces al día, de quince a veinte minutos por sesión y sin descuidar al menos una extracción nocturna.

Los primeros dos o tres días es normal obtener solo gotitas, y a partir de entonces se puede tener leche medible. La mayoría de las madres tiene leche en más cantidad que la necesaria las primeras dos o tres semanas, por lo que hay que aprender a almacenarla.

En las primeras horas, en especial tras una cesárea, mientras la madre no pueda desplazarse, la enfermera o auxiliar encargada del niño irá periódicamente a buscar la leche y animar a la madre. Se debe recoger toda la que se saque, aunque sea una cantidad mínima.

Hay que guardar la leche de cada extracción en su recipiente, etiquetado con nombre y apellidos del recién nacido, fecha y hora de recogida. Ponerla en el frigorífico, a menos que sea administrada en el término de una hora, donde se podrá conservar 48 horas. En caso de que no vaya a ser utilizada, congelarla. Descongelar cuando vaya a ser utilizada a temperatura ambiente o al baño maría (no en microondas). No se precisan controles bacteriológicos. Hay que evitar administrar la leche con biberón; mejor por sonda, jeringa, taza o cucharita.

Hay que tener en cuenta que la madre está cansada tras el parto (a veces dificultoso o por cesárea), trastornada por adelanto del parto, angustiada por no tener a su hijo por ser demasiado pequeño o estar enfermo y agobiada por la responsabilidad de tener leche. Por ello, las unidades de neonatología deben extremar sus cuidados de trato y atención psicológica y acercamiento a la madre (la incorporación de personal especializado en psicología clínica sería preceptiva en estas unidades) para conseguir que la experiencia sea gratificante, ya que se ha observado que la situación de prematuridad, añadida a las exigencias a la madre impuestas o solicitadas y autoimpuestas para conseguir leche, constituye una fuente de dolor y angustia, puede crear conflictos en la pareja y sentimientos de culpa, las madres pueden sentirse «utilizadas» y se les puede hacer más patente la ausencia del hijo.

Métodos para aumentar la producción de leche y aminorar el malestar físico y emocional de las madres:

No farmacológicos:

- Extracción al lado de la cuna o incubadora.

- Método canguro (véase el punto «4.5.3. Método de cuidados madre-canguro (MMC)»).
- Succión directa al pecho, incluso en prematuros menores de 32 semanas (posible succión de mama ya vaciada).
- Apoyo profesional: palabras de aliento. Lo que más valoran las madres no son las explicaciones científicas, sino que los profesionales sanitarios valoren lo importante que es la leche de ellas para sus hijos y elogien el esfuerzo que hacen.
- Hacerlas partícipes del cuidado de sus hijos con graduación progresiva desde el primer día; animarlas a tocarlo, acariciarlo, tomarlo en brazos, hablarle, tomarle la temperatura, darle de mamar, cambiar pañales, vestirlo, etiquetar los recipientes de su leche, etc.
- Alojamiento (no ingreso) de la madre conjunto o en habitación cercana, según circunstancias clínicas y arquitectónicas.
- Evitar la doble pesada; basta el peso diario para decidir si hay que dar aportes adicionales de leche materna propia o de banco.

Farmacológicos: con frecuencia, a las dos o tres semanas puede haber disminución de la producción. Si falla lo anterior, se puede intentar durante 14 a 28 días un galactogogo como la domperidona, la metoclopramida o el fenogreco (véase el punto «5.3.12. Aumentar la producción de leche con galactogogos»).

Alta hospitalaria y seguimiento del lactante prematuro

En torno a los 2 kg de peso, si toman adecuadamente y aumentan unos 20 g diarios y no presentan problemas médicos susceptibles de atención hospitalaria, los bebés prematuros pueden ser cuidados en domicilio con controles ambulatorios periódicos.

Puede ser útil antes del alta hospitalaria hacer que la madre pase al menos un día entero con su bebé en el hospital y comprobar que todo funciona bien.

Se debe poner en contacto con su pediatra o médico de atención primaria antes de los tres a cinco días tras el alta hospitalaria, y deben hacerse revisiones frecuentes controlando el crecimiento y desarrollo. Si existen, es beneficioso ponerse en contacto con grupos de apoyo de la localidad. El programa de seguimiento sanitario debe durar mínimo dos años e idealmente hasta los siete años.

Tras el alta, también la leche materna es la mejor opción nutricional y de salud para los recién nacidos prematuros, pese a que se ha constatado un aumento menor de peso que en los alimentados con fórmula adaptada para prematuros.

Si aumentan por debajo de los 20 g diarios pueden recibir aportes complementarios, preferentemente de leche materna extraída o, en su defecto, alguna toma diaria de fórmula especial de prematuros.

Conviene hacer mucho contacto piel con piel (véase el punto «4.5.3. Método de cuidados madre-canguro (MMC)») para tener mayor producción de leche y procurar que el lactante mame con más frecuencia.

Los prematuros necesitan suplementos diarios de vitamina D y de hierro (sulfato ferroso) desde los 15-30 días hasta los 6-12 meses de edad.

La alimentación complementaria se iniciará a los seis meses de edad corregida (seis meses más las semanas que le faltaron para nacer a término, con 40 semanas).

6.8. El llanto en el lactante (consultable en e-lactancia.org)

La mayoría de los lactantes, unos más y otros menos, lloran en algún momento. En una cultura de inseguridad y desconfianza en la lactancia materna, ese llanto tiende a interpretarse como debido a problemas con el suministro de leche materna y a ser un factor de riesgo de pérdida de la lactancia materna por adición innecesaria de fórmulas lácteas artificiales.

La mayor parte de las veces el llanto no va a obedecer a ninguna enfermedad o problema grave. Conviene intentar distinguir la posible causa de su llanto, desde hambre o sed, calor, frío, molestias en el periné o zona del pañal por irritación de las deposiciones o causas más preocupantes, que pueden incluir una enfermedad (véase el apartado «Diagnóstico diferencial» en el punto «6.8.2. El cólico del lactante»).

Es importante que la madre y los familiares comprendan bien que los lactantes pueden llorar, y a veces con frecuencia, para que no sufran ansiedad innecesaria y realicen un exceso de visitas médicas, incluidos los servicios de urgencia, que pueden ser peligrosos para personas poco o nada enfermas. Descartado que sea un problema grave, no quiere ello decir que haya que dejar llorar al lactante sin tomarlo en brazos e intentar calmarlo.

Repasaremos tres causas frecuentes y problemáticas para la continuación de la lactancia: el llanto e irritabilidad del recién nacido, el cólico del lactante y las llamadas «crisis de crecimiento».

6.8.1. Recién nacido llorón

Lo que más suele calmar al recién nacido que está inquieto o llora es ponerlo en el pecho de su madre y que esta le hable suavemente. Pero algunos recién nacidos lloran mucho en los primeros días, con períodos de mucha irritabilidad, que puede acentuarse al ponerlos al pecho; lo rechazan y lloran aún más. La causa de este comportamiento no siempre se puede aclarar. A veces puede ocurrir tras un parto particularmente difícil, o cuando es un recién nacido con retraso de peso intrauterino, lo que indica que no lo estaba pasando bien en las últimas semanas previas al parto o, más raramente, tener algún problema neurológico o deberse a recién nacidos que requieren más flujo de leche del que suele haber los primeros días, o que tienen problemas para mamar correctamente por lo que se puede llamar confusión tetina-pezón o disfunción oral motora (véase el punto «6.10. Patrón de succión anormal. Disfunción motora oral. Confusión pezón-tetina»). Abrigarlos mucho u ofrecerles el pecho con horario fijo puede ser también motivo de lloros, pero muchas veces no se sabe el porqué de esta irritabilidad.

Este rechazo casi sistemático del pecho, con arqueamiento hacia atrás y más llanto cuando se le intenta acercar al pecho, puede desconcertar y angustiar a las madres (incluso a sanitarios avezados). Requiere, desde luego, una exploración pediátrica para descartar una enfermedad. Una vez descartada esta, conviene intentar calmarlos sin forzarlos a mamar; de nuevo, la posición de Colson puede ser una buena estrategia (véase el punto «3.5.1. La postura»). Puede intentarse también exprimir algo de leche en el propio pezón o administrarle algo de leche extraída para ver si se calma (véase el punto «4.9.5. Administración de leche materna extraída»).

6.8.2. El cólico del lactante (consultable en e-lactancia.org)

Muchos lactantes, entre la primera semana y el tercer mes de vida, tienen episodios frecuentes de llanto, a veces inconsolable, que les puede durar varias horas, y empezar y acabar de modo brusco. Suelen ocurrir al atardecer o al entrar la noche, de ahí el nombre de «cólico vespertino» y, por lo demás, se trata de lactantes sanos. Durante el episodio de llanto puede dar la sensación de que el pequeño lactante tiene algo grave. En algunos países de Latinoamérica lo llaman, muy expresivamente, «la hora loca».

En 1954, el pediatra Wessel definió el cólico como un fenómeno que acontece en un lactante sano, con desarrollo normal, consistente en episodios de llanto difíciles de calmar, durante tres o más horas al día, tres o más días a la semana, en los cuales el bebé se agita, flexiona los miembros inferiores, su rostro se pone rojo, su abdomen, duro, y puede expulsar ventosidades. Los episodios son limitados, con inicio y final más o menos bruscos. Se inician en la primera a segunda semana de vida y suelen desaparecer de forma espontánea alrededor de los tres a cuatro meses de edad. Todas estas características forman los llamados «criterios de Wessel» para definir el cólico del lactante.

En 2016, los llamados «criterios de ROMA IV sobre trastornos digestivos funcionales» ratifican estos criterios diagnósticos, y definen el cólico del lactante como un trastorno conductual de etiología desconocida no causado por dolor abdominal.

Fuera del ámbito médico, el término «cólico del lactante» se utiliza para definir episodios de llanto considerados «excesivos».

Se ha publicado que hasta un 80 % de las madres considera que sus bebés tienen cólico por llorar de forma excesiva, aunque si se aplicaran los criterios de Wessel para definir el cólico, solo lo cumple hasta un 20 % de los lactantes. Según la definición que se emplee al hacer un estudio, la frecuencia publicada puede ser muy variada, entre el 10 % y el 80 % de los lactantes sanos, y las implicaciones diagnósticas y la elección de los tratamientos pueden ser también muy distintas.

¿Qué causa tienen los cólicos?

Sigue sin aclararse la causa de los cólicos del lactante. Ni siquiera está claro que sean una expresión de dolor abdominal. Los siguientes fenómenos han sido implicados como causa, con muy pocas pruebas concluyentes de que tengan algo que ver con el cólico del lactante:

- Alergia a proteínas de leche de vaca (incluso a través de la leche materna).
- Exceso de gases abdominales.
- Exceso de estímulos externos.
- Temperamento del bebé, interrelación entre el bebé y los padres y cómo viven ellos el llanto de su hijo, cuáles son las expectativas que tienen formadas sobre la vida con un hijo y su propia tolerancia a la aparición de problemas.
- Tipo de alimentación: lactancia materna o con fórmula.
- «Exceso» de alimentación, lactantes muy comedores y que van bien o muy bien de peso.
- Prematuridad.
- Nicotina, tabaquismo materno durante el embarazo.
- Depresión materna.
- Antecedentes familiares de migraña. Se ha asociado el

cólico en la infancia con mayor frecuencia de migraña en la vida adulta.
- Limitación de la duración de la mamada a diez o menos minutos de cada pecho, que hace que el lactante no obtenga la leche final, rica en grasas, lo que compensa con la obtención de mayor cantidad de leche inicial, con menos grasas y calorías y más lactosa, que le ocasionaría hambre frecuente (llanto) y cólicos por el flato producido por el exceso de lactosa y el volumen ingerido (véase el punto «2.4.1. Variaciones en la composición de la leche materna»).
- Alteraciones en la composición de la flora intestinal-microbiota del lactante.

Hay expertos que piensan que el llanto frecuente de los primeros meses tiene una clara función evolutiva y de supervivencia de especie: se trata de obtener mayor frecuencia de alimentos y cuidados. Este tipo de llanto tan frecuente desaparece varios meses después, lo que sugiere un patrón madurativo normal.

Síntomas de alarma

Los siguientes datos indicarían que el llanto no es debido a cólico del lactante y sería preciso hacer una exploración minuciosa y quizá exploraciones complementarias, analíticas o de imagen:

- Un grito extremadamente agudo o excesivo podría corresponder a una enfermedad neurológica o a un maltrato, pero no es un síntoma objetivo ya que hay lactantes que en el transcurso de un episodio de cólico lloran de manera impresionante.
- Falta de ritmo diurno. Casi todos los lactantes con cólicos tienen su «hora loca», más generalmente por la tarde-noche. No son infrecuentes las consultas a los servicios de urgencias a primeras horas de la noche. Un llanto a lo largo de todo el día es sospechoso de una enfermedad.

- Persistir tras los cuatro meses de edad. Casi todos los cólicos del lactante han cedido al tercer mes.
- Regurgitaciones abundantes, vómitos, diarrea, pérdida o no ganancia de peso. El cólico no afecta al desarrollo del lactante. Si esto ocurre hay que buscar una enfermedad subyacente.
- Exploración anormal, fiebre o enfermedad. Un lactante puede llorar por una otitis, una inflamación de garganta, una obstrucción nasal o una infección urinaria.
- Ingestión materna de drogas que lleguen al lactante a través de su leche o directamente por descuido. Varias drogas de abuso provocan irritabilidad.
- Ansiedad grave y/o depresión parental.

Diagnóstico diferencial

Así pues, aunque suele estar bastante claro por sus características, antes de diagnosticar un llanto como cólico debemos asegurarnos de que no estamos ante:

- Un reflujo gastroesofágico. Habrá vómito-regurgitación y llanto por dolor de la acidez durante los episodios de reflujo. Puede haber arqueamiento de la columna hacia atrás y movimiento anómalos del cuello, lo que se conoce como síndrome de Sandifer, que parece pero no es una epilepsia.
- Una intolerancia secundaria a la lactosa. Se requiere una gastroenteritis aguda previa.
- Una invaginación intestinal. El intestino se ha retorcido internamente sobre sí mismo, obstruye el riego sanguíneo en una zona y provoca un dolor agudo intensísimo que deja pálido al lactante, que no tiene mucha fuerza para llorar. Puede haber sangre en heces.
- Una infección urinaria. Hay mala alimentación y posiblemente fiebre.
- Un torniquete de pelo o hilo en dedo. Antes de diagnosticar un cólico en un lactante pequeño que llora hay que explorar minuciosamente todos los dedos de pies y manos en

busca de un posible torniquete que se forma espontáneamente con el cabello de la madre o con fibras de hilo de los vestidos y compromete el flujo sanguíneo en algún dedo.
- Una hernia inguinal. Explorar la existencia de bulto en la zona inguinal-escrotal.
- Un cuerpo extraño ocular. Es raro, pero puede ocurrir con hermanos mayores que, jugando, sin querer, hayan hecho saltar alguna esquirla al ojo del pequeño.
- Un problema neurológico grave. Sospechar si son llantos muy agudos que no siguen un patrón de periodicidad diurna.
- Un maltrato infantil. Algunos vecinos han confundido el cólico con un maltrato por parte de los padres. Y viceversa, lo que se pensaban llantos por cólico pueden esconder un maltrato.

Implicaciones del cólico en la lactancia

El problema es el temor e inseguridad que ese llanto excesivo origina. Los padres y el pediatra se pueden poner muy nerviosos, pensar que el niño pasa hambre, empezar a dar biberones o infusiones de plantas y, de esta forma, estropear la lactancia materna; o que le pasa algo grave, empezar a hacer análisis y recibir tratamientos innecesarios.

Al niño de pecho que llora hay que darle, al menos, las mismas oportunidades que al que toma fórmula artificial: anamnesis, exploración y elaboración de un diagnóstico de presunción con las exploraciones complementarias que precise; lo que es simplista y erróneo es atribuir el origen de su llanto sin más a la lactancia materna y suspenderla o torpedearla con complementos innecesarios de fórmula.

Tratamiento del cólico

Es arriesgado elegir un tratamiento cuando no se conoce bien su causa. Algo que no es enfermedad, y que cede espontáneamente en poco tiempo, no necesita tratamiento, o en cualquier caso lo que se instaure como tratamiento no debe ser ni más arriesgado ni más caro que la evolución natural.

Conviene tranquilizarse, tratar de calmar al bebé y sosegar a los padres. Muchas veces, con el convencimiento de que entra dentro de lo normal, que no es una enfermedad y puede ser hasta signo de buena salud si el niño es buen comedor y aumenta muy bien, los cólicos remiten o disminuyen. Pero no se ha podido comprobar que procurar un ambiente tranquilo, sin estímulos en casa ni ruido alguno, sea efectivo para disminuir los cólicos.

Si el lactante está tomando lactancia materna, no hay que dar ninguna otra cosa (infusiones, medicamentos...), pues no mejoran los cólicos y ponen en riesgo la continuidad de la lactancia. No sirven de nada y está demostrado que no tienen ningún efecto, ni cambiar a fórmulas de leche sin lactosa o a base de soja, ni darle medicamentos contra el flato (simeticona), ni productos de homeopatía, ni infusiones calmantes o digestivas (hinojo, tila, manzanilla, anís, etc.), ni siquiera como granulados liofilizados. La administración de fórmulas artificiales o de infusiones puede interferir gravemente con la continuidad de la lactancia materna. Suspender la lactancia materna, además de ser un error, no mejora desde luego los cólicos. No hay pruebas de que amamantar cada vez de un solo pecho mejore los cólicos.

Tampoco hay datos que avalen la eficacia de técnicas de fisioterapia, masajes, manipulación espinal, craneal, cráneo-sacral, osteopatía, quiropraxia o acupuntura.

Aunque bastantes pediatras hemos observado cómo los bebés con cólico se han calmado en el trayecto al servicio de urgencias viniendo en el coche familiar, no hay pruebas publicadas de la eficacia de las vibraciones de un coche o lavadora, ni de aparatos que produzcan vibraciones en la cuna o ruidos diversos, como el de los latidos del corazón, el ruido blanco o de nieve.

Los medicamentos sedantes, anticolinérgicos-antiespasmódicos, son peligrosos por el alto riesgo de toxicidad que tienen en lactantes de tan corta edad.

No hay pruebas que avalen que la madre lactante evite tomar determinados alimentos para disminuir el cólico. Solo si hay historia familiar de intolerancia a la leche, si a la madre no le sienta bien la leche y no la bebe o, al contrario, bebe más de medio litro de leche al día, puede valer la pena a modo de prueba suspender la leche a la madre lactante durante una semana para ver si nota alguna mejoría y seguir o no en función de los resultados.

Algunos bebés con lactancia artificial que tienen cólicos muy exagerados y que incluso llegan a no querer comer o vomitar mucho pueden tener una verdadera alergia o intolerancia a las proteínas de leche de vaca, lo que hay que demostrar mediante las pruebas convenientes; si es así, pueden mejorar con hidrolizados de caseína. Hay que tener en cuenta que la alergia a la leche de vaca afecta a entre el 0,5 % y el 2 % de los lactantes, una cifra muy inferior a lo que se pretende en determinados medios y países, en los que hay un sobrediagnóstico médico claro que se salda con la sustitución innecesaria por fórmulas especiales y, lo que es peor, con la retirada de la lactancia materna o la obligación a la madre a llevar dietas de múltiple exclusión de alimentos que pueden ser peligrosas para su salud.

Se ha visto que responder pronto al llanto de los bebés, alimentarlos a demanda, llevarlos en brazos o sujetos contra el cuerpo con mochilas o bandoleras y acunarlos sin ajetreo o sacudidas bruscas puede disminuir la duración diaria del llanto, pero no totalmente, ni reducir el número de episodios. En cualquier caso, dejar llorar hasta que se le pase sin hacerle caso no mejora para nada el cólico y es una opción cruel en sí misma.

El llanto se puede aminorar al tomar al bebé en brazos, al ponerlo en contacto piel con piel, cuando oye voces conocidas. No se ha publicado ningún trabajo que relacione el número de horas de acarreo con el llamado «malcrío», y tampoco está aclarada la definición de «malcriar», por lo que no parece justificado aconsejar a las madres que no tomen en brazos «demasiado» a sus hijos.

Un trabajo muy interesante comparó tres grupos de familias con ideas diferentes de crianza: padres «estrictos» que mantienen contacto físico con sus hijos una media de siete horas diarias (cinco de acarreo diurno y dos de colecho nocturno), padres más «afectivos» con una media de nueve horas de contacto físico (seis diurnas y tres nocturnas) y familias partidarias de un estilo de vida que se llama «crianza con apego», que mantienen una media de quince horas diarias de contacto físico (siete de acarreo diurno y ocho de colecho nocturno). Se demostró que había pocas variaciones en la duración total de episodios de llanto según el estilo de crianza, aunque en el grupo «estrictos» los bebés lloraban media hora más de media al día que los de los otros grupos, pero no había ninguna diferencia de tiempo en cuanto al llanto de los bebés de familias «afectuosas» y los de familias que practicaban la «crianza con apego». Es decir, que tomarlos en brazos todo el día, como algunos pretenden, tampoco es una solución al cólico del lactante. No por mucho acarrear se consiguen mejores resultados. La mayoría de los bebés están encantados con ser tomados en brazos y conviene hacerlo todo el tiempo que la familia quiera y pueda, sin que sea una obligación por fines que no se han podido demostrar.

Mención especial merecen los estudios sobre la eficacia de los probióticos, en concreto, el *Lactobacillus reuteri* (LR). Mientras que un estudio bien diseñado, aleatorio y doble ciego con 127 pacientes en Australia (Sung, 2014, que no menciona ningún conflicto de interés en sus trabajos) encuentra que los lactantes, tanto los alimentados con lactancia materna como los que no, tratados con ese probiótico, lloran más que los tratados con placebo, otros estudios con menos pacientes en Italia (Savino, 2007 y 2010) encuentran que tratando con LR pueden mejorar uno de cada dos o cuatro pacientes con cólico. Savino no menciona ningún conflicto de interés en sus trabajos.

Sin embargo, en 2018, Sung, Savino y otros autores publicaron un metaanálisis de varios de sus propios estudios y concluyeron que tratando durante 21 días con LR, uno de cada cuatro lactantes amamantados puede beneficiarse y que no hay datos de eficacia para los alimentados con fórmula artificial. En este trabajo de 2018, todos los autores tienen claros conflictos de interés: el trabajo está financiado por una asociación internacional para el desarrollo de probióticos, y los autores reciben dinero de una o varias empresas de alimentos infantiles y farmacéuticas que comercializan probióticos, lo que cuestiona la validez del estudio.

Conclusiones

- El cólico del lactante no es una enfermedad, ocurre en lactantes sanos.
- No se conoce la causa y no hay un tratamiento conocido. La mayoría de los estudios de eficacia de diversos tratamientos tiene sesgos y otros problemas metodológicos que disminuyen la confianza en los hallazgos obtenidos.
- La lactancia materna no empeora el cólico ni es causa de él, por lo que suspenderla es un error.
- A la espera de pruebas de eficacia de algún otro procedimiento, responder pronto al llanto, tomarlos en brazos, acunarlos, hablarles, cantarles y acompañarlos durante el cólico es la opción menos invasiva, menos onerosa y menos peligrosa que se conoce.

6.8.3. Crisis de crecimiento acelerado. Crisis de lactancia

Aunque vienen amplia y profusamente descritas en blogs, páginas y libros de divulgación de lactancia, maternidad y crianza, no hay datos publicados en cantidad ni calidad suficiente para estar seguros de la existencia de las llamadas «crisis de crecimiento acelerado».

El llanto, inquietud y aumento de la frecuencia y tiempo de demanda repentinos en un lactante que llevaba ya una buena temporada muy acoplado con su madre a unas tomas de pecho determinadas y «tranquilas» es interpretado en estos medios como crisis de crecimiento acelerado, lo que supone que el lactante necesita tomar más alimento y el consejo habitual es incrementar la frecuencia de las tomas, hacer más contacto piel con piel, aprovechar las tomas nocturnas, etc., y explicar a la madre que no es que se haya quedado sin o con poca leche, sino que su bebé está creciendo más esos días y necesita que el pecho, por medio de una mayor demanda, adapte su producción a las nuevas necesidades del lactante.

Los períodos descritos en estos medios son variables en tiempo y número, pero parecen coincidir en que ocurren a la segunda o tercera semana, a las seis semanas y a los tres meses de vida; algunas veces hablan de cada mes o mes y medio, y otras encontramos también descritos estos períodos a los cuatro, seis, nueve, doce y hasta veinticuatro meses.

En buena ley, no hay pruebas de que esos períodos de inquietud existan o que ocurran en todos los bebés, y tampoco de la explicación dada.

Es cierto que el crecimiento no es lineal; no se crece en talla o peso todos los días ni lo mismo, pero no está probado que se crezca más o mucho más en las semanas o meses que se indican tradicionalmente en medios de divulgación de crianza, basta con comprobar las tablas de crecimiento de la OMS. Es razonable, pero no probado, pensar que cuando se crece se tiene más hambre.

También es acertado que cuando un lactante parece querer tomar más pecho, lo que hay que hacer es ofrecerle más el pecho y más veces, de esta manera aumentará la producción de leche. Ofrecer suplementos de fórmula artificial hace que a la madre se le quiebre la confianza en su capacidad de alimentar correctamente a su bebé y posibilita que su producción de leche se vea mermada.

Así pues, cierta o no, dada la dificultad de explicar médicamente los diversos llantos, inquietudes y cambiantes patrones de amamantamiento de muchos lactantes sanos, ¡bienvenida sea la explicación popular de algunos comportamientos de los lactantes como «crisis de crecimiento»!

6.9. Rechazo tardío del amamantamiento. No quiere mamar. Huelga de lactancia

En raras ocasiones puede ocurrir que un lactante que lleva ya meses o años mamando adecuadamente de un día para el otro no quiera mamar más: es el llamado rechazo tardío o huelga de lactancia. Podría tratarse de un destete espontáneo del lactante, pero hay que saber que, aunque puede ocurrir, el destete no suele ser brusco (suele durar un mes o más y estar precedido de un período de desinterés progresivo en el pecho), es muy raro que ocurra antes del año y es fácil que sea interrumpido por la propia madre al hacer que el lactante vuelva a aceptar ser amamantado. Si un lactante de entre seis y doce meses persiste en no querer mamar pese a los esfuerza de su madre, puede ser conveniente descartar alguna enfermedad del lactante si tampoco quiere comer nada más, o solo ocurre con el pecho de la madre. Hay literatura muy limitada en la que se atribuye el rechazo súbito a un herpes zóster en el pecho de la madre días antes de que aparezca.

A veces, la causa del rechazo puede ser de índole psicológica: una separación por vuelta al trabajo o viaje, una conversación o disputa familiar subida de tono, gritos o agitación repentina materna o riña por haber sido mordida en el pezón por el lactante, cambio de domicilio, presencia de extraños y hasta el cambio de perfume o marca de desodorante pueden desconcertar al bebé sobre la actitud o identidad de la madre y, a partir de ahí, hacer que deje de mamar.

No hay mucha literatura científica sobre este tipo de rechazo, y tampoco sobre razones para el rechazo como la menstruación, un nuevo embarazo (véase el capítulo «7. Situaciones especiales»), cambios en la dieta o la toma de algún medicamento por parte de la madre.

Si se sospecha la huelga de lactancia y la madre quiere revertir la situación, con paciencia, mimos, tomas nocturnas ofreciendo el pecho cuando el lactante duerme y mucha piel con piel, se puede conseguir fácilmente. No hay que forzar y, sobre todo, el bebé no debe pasar hambre por no querer mamar.

6.10. Patrón de succión anormal. Disfunción motora oral. Confusión pezón-tetina

Se ha descrito el mecanismo de succión normal en el punto «2.3.3. Reflejos infantiles» como una serie de movimientos integrados de la mandíbula y la lengua que comprimen el pezón-areola de modo periódico, realizando compresiones y creando un vacío moderado que ayuda a extraer la leche del pecho. Pese a la realización de controles ecográficos y de presión de succión negativa que se han realizado de modo experimental, no queda claro qué es más importante para la extracción de leche del pecho, si la presión negativa de succión o los movimientos periódicos de mandíbula y lengua.

Todo patrón de movimientos de succión que se aparte del considerado normal, fisiológico, puede causar dolor en el pezón a la madre, además de ser menos eficaz para la extracción de leche debido en parte a su ineficiencia y en parte al dolor provocado que inhibe el reflejo de producción y eyección de leche.

Una succión desorganizada puede dar lugar a una presión negativa de succión excesiva, a una presión maxilomandibular excesiva, a posición inadecuada de la lengua o movimientos desorganizados de la misma o a un enganche inadecuado que atrape el pezón entre las encías, pese a todo intento experto de corrección. Estas succiones desorganizadas pueden observarse en bebés con problemas neurológicos, en prematuros tras muchos días de sonda naso u orogástrica, en alteraciones anatómicas como la retrognatia o la anquiloglosia (véase el punto «6.11. Anquiloglosia. Frenillo sublingual corto») y en lactantes que han probado tetinas de biberón o chupetes.

Se sabe que un parto traumático, intervenido, afecta al resultado de la lactancia y dificulta su inicio y mantenimiento, pero se cree que depende más de la situación resentida materna que de pretendidas deformaciones causadas en la arquitectura craneofacial del lactante debido a fórceps, vacuum u otros partos dificultosos o situaciones de tortícolis congénita o fracturas de clavícula invocadas desde el mundo de la fonoaudiología, la fisioterapia o la osteopatía, ya que, aunque parecen de sentido común, no hay constancia clara en la literatura científica.

Se han medido presiones negativas anormalmente altas durante el amamantamiento en lactantes de madres que experimentan dolor persistente en el pezón, pese a que la postura y el enganche son correctos y que el lactante no tiene ningún problema neurológico ni anatómico. Las madres de estos lactantes se extraían leche y administraban biberones con más frecuencia que madres sin dolor persistente, sin que pueda establecerse una relación de causalidad, ya que es precisamente el dolor el que conduce a estas prácticas como medio de solucionar el problema.

Se ha propuesto la medición del vacío intraoral y del movimiento de la lengua por control ecográfico en mujeres con dolor persistente en las que se han descartado o corregido otras causas, pero en el momento actual estas prácticas están poco desarrolladas, poco validadas y no constituyen una herramienta clínica factible de modo generalizado.

Desde disciplinas como la fonoaudiología, la logopedia y la odontología, fundamentalmente latinoamericanas y más concretamente brasileñas, se ha impuesto para este tipo de problemática el término «disfunción motora oral», que parece acertado aunque no está sustentado en literatura de calidad y cantidad suficientes como para poder considerarse una entidad en sí misma, se trata más bien de un cajón de sastre para denominar cualquier tipo de agarre anómalo. Desde estas mismas disciplinas y desde la osteopatía, se han propuesto también exploraciones diagnósticas y tratamientos rehabilitadores complejos, en ocasiones derivados de tratamientos de lactantes con afectación neurológica, no validados tampoco por la literatura y solo al alcance de personal especializado, del que en la mayoría de los países y las instituciones se carece.

También hay contradicción en las pruebas sobre el llamado **síndrome de la confusión pezón-tetina**. Se cree que el uso temprano de chupetes o tetinas, en fases en que los procesos de fijación-impronta se establecen, puede hacer que los recién nacidos o lactantes muy pequeños queden con una huella primal de fijación o impronta, que también se ve en otros mamíferos e incluso aves, de tal manera que adaptan sus movimientos masticatorios y de succión a tetinas y chupetes, muy diferentes a los necesarios para el agarre del pezón-areola, y son posteriormente incapaces de reproducir movimientos eficaces de succión en el pezón materno. Esto es lo que se conoce como síndrome de confusión del pezón. Una vez que un lactante «sepa» mamar adecuadamente, no produzca daño a la madre y gane peso, se supone que ha realizado una buena impronta con el pecho y ya es más difícil que por darle posteriormente un chupete vaya a tener algún tipo de confusión. Es más, se ha visto que bastantes lactantes amamantados rechazan los chupetes y los biberones. El paso 9 de la IHAN (véase el punto «1.4.2. OMS/UNICEF») advierte del riesgo de usar tetinas y chupetes en niños alimentados al pecho por haberse visto en varios trabajos más problemas en el inicio y menor duración de lactancia en lactantes con uso temprano del chupete, debido en parte al síndrome de confusión del pezón y en parte a que estos lactantes, al estar entretenidos con un chupete, mamarían menos veces y harían disminuir la producción de leche. Sin embargo, esta relación negativa entre el uso de chupetes y la lactancia no ha podido ser demostrada en otros trabajos.

Algunos bebés muy demandantes que maman y aumentan bien de peso pueden calmarse un rato con un chupete realizando succión no nutritiva y dejando descansar a la madre; si es el caso, a partir del mes no habría riesgo de originar un síndrome de confusión del pezón por ofrecer un chupete, si bien el dedo índice bien limpio de un adulto puede ser de superior eficacia para calmar a este tipo de bebés; de preferencia, que no sea el dedo de la madre, para que el lactante no le busque el pecho por el olfato. Pueden verse en el punto «4.8. Instrumentalización y tecnificación. Chupetes, máquinas y artilugios» las situaciones en que el uso del chupete estaría justificado.

Posiblemente los mejores tests para explorar una toma y resolver problemas corrigiendo postura y agarre sigan siendo los descritos en los anexos del punto «3.6.1. Datos de una toma correcta». Explorar con el dedo índice (yema hacia el paladar) la succión para ver la posición de la lengua y la presión ejercida de masticación y de succión-presión, y tratar de corregir anomalías masajeando los labios y el interior de la boca y recolocando la lengua es útil y requiere experiencia por parte del que lo realiza.

En cualquier caso, mientras persista el dolor en la madre y no se resuelva por medios habituales de corrección del enganche, hay que recurrir a la extracción de leche materna y a su administración posterior por medio de copa o, mejor, con el método sonda-dedo, que puede servir para reeducar el agarre anómalo (véase el punto «4.9.5. Administración de la leche materna extraída»).

6.11. Anquiloglosia. Frenillo sublingual corto

Definición

La Real Academia de la Lengua Española define el frenillo lingual como una «Membrana que sujeta la lengua por la línea media de la parte inferior, y que, cuando se desarrolla demasiado, impide mamar o hablar con soltura».

La anquiloglosia o frenillo sublingual corto es una anomalía congénita caracterizada por un frenillo sublingual anormalmente corto que se extiende desde la línea media de la cara inferior de la lengua a la base del suelo de la boca (con posible extensión a la encía inferior), y que puede restringir en mayor o menor grado la movilidad de la lengua, según su longitud, elasticidad y punto de inserción en la lengua.

O sea, que todos tenemos un frenillo bajo la lengua que sirve para evitar movimientos excesivos de la lengua hacia atrás; cuando es muy corto y no deja mover bien la lengua hacia arriba o hacia fuera, se llama en medicina «anquiloglosia», que en griego quiere decir «lengua sujeta o atada».

A veces, la anquiloglosia puede ser parte de una enfermedad con otras malformaciones, pero lo más habitual es que sea un hallazgo aislado. Puede tener un componente hereditario.

El frenillo lingual solo sería problemático cuando por ser

tan corto pudiera ocasionar problemas para comer, especialmente para mamar, o para pronunciar determinados sonidos. El movimiento limitado de la lengua puede dificultar conseguir un agarre profundo del pezón-areola y asociarse a dolor del pezón materno. Varios factores como la producción de leche, la técnica de la madre y el tamaño y elasticidad del pezón pueden aumentar o disminuir el efecto de un frenillo corto sobre los pezones de la madre. No todos los lactantes con anquiloglosia causan problemas en la lactancia.

Historia

Pretender, como hacen algunos, que el corte del frenillo sublingual (frenectomía) viene nombrado en el Antiguo y en el Nuevo Testamento y que Yahvé y Jesucristo fueron los que primero lo practicaron es exagerar. Una lectura atenta de ambos textos (Éxodo 4:10-16 y San Marcos 7:32-35) demuestra que ni Yahvé tocó la boca de Moisés ni Jesucristo cortó el frenillo del sordomudo.

Aristóteles (s. III a. C.) es el primero en atribuir problemas del habla al frenillo corto. Celso (s. I d. C.) cree también que si la lengua está unida a su base habrá problemas del habla y que, a veces, se pueden resolver con una frenectomía. Galeno (s. II d. C.) también cree que un frenillo excesivo puede dar problemas del habla, pero se opone a su corte. El cirujano bizantino Pablo de Egina (s. VII d. C.) describe la técnica de la frenectomía y la indica para prevenir posibles problemas del habla. Avicena (s. XI d. C.) describe su propio método.

En 1473, el médico alemán Bartholomaeus Metlinger sugirió que las parteras debían agarrar la lengua del recién nacido con los dedos manchados de miel y desgarrar el frenillo con las uñas afiladas.

En la Edad Media, la frenectomía, mayoritariamente practicada por comadronas, era disputada por cirujanos. A lo largo del siglo XV las matronas pasaron de tenerlo prohibido a realizarlo ampliamente.

La prestigiosa matrona francesa Louise Bourgeois Boursier (siglos XVI-XVII) abogaba por explorarlo al nacer y, si era necesario cortarlo, recomendaba no hacerlo con la uña por el riesgo de hemorragia e infección, sino por cirujano experto, como se hizo con Luis XIII, rey de Francia, en su segundo día de vida.

En 1620, el cirujano Padoban clama contra la frenectomía universal practicada por matronas con la uña (generalmente del dedo meñique) negando que el frenillo pudiera dar problemas del habla. Finalmente, los cirujanos acabaron inventando el instrumental que ha llegado a nuestros días: la sonda acanalada de Petit en 1774 y las tijeras curvadas romas de Schmitt en 1804.

En 1752, la matrona alemana Justine Siegmundin sienta indicaciones para la frenectomía: no poder protruir la lengua y no poder abarcar el pezón, y reconoce que tiene una frecuencia menor del 1 % de los recién nacidos.

Rosentein, un pionero de la pediatría, advierte en 1791 de que solo uno entre diez recién nacidos que la matrona pretende que tienen frenillo lo tiene en realidad, y sentencia: «Frecuentemente los padres son engañados; por lucro, avaricia e ignorancia se abusa de esta ayuda y se desata lo que no está atado».

En la literatura científica anglosajona las referencias son escasas, las primeras, desde el comienzo del siglo XVIII, recomiendan la exploración sistemática con el dedo por parte de la comadrona, pues se le atribuyen dificultades de alimentación y futuros problemas del habla. En el siglo XIX decae el interés por el frenillo lingual.

Tampoco en la literatura científica española hay muchas menciones al frenillo antes del siglo XVIII. En 1607, Fragoso advierte de que si es muy corto puede dificultar la lactancia y el habla, y afirma que hay que cortarlo fuera del período neonatal. En el siglo XVIII se reconoce la posibilidad de problemas con la lactancia y se propone el corte quirúrgico describiéndose bien la técnica y sus posibles complicaciones y advirtiendo contra el excesivo celo de matronas y nodrizas, que lo cortaban con la uña.

En los años cuarenta y cincuenta del siglo XX se le volvieron a atribuir problemas en el futuro desarrollo del habla, por lo que se examinaba sistemáticamente al nacer y se cortaba. Este y el aspecto estético eran los principales motivos por los que seguíamos cortando en España los frenillos neonatales durante los años setenta y ochenta, y así se enseñaba a los residentes de pediatría. Antes de los años ochenta no hay artículos en la literatura científica corriente que relacionen la anquiloglosia con problemas en la alimentación inicial. Bien es cierto que durante esos años las tasas de lactancia eran bajas.

En 1989, la editorial del *Journal of Human Lactation*, revista oficial de la Asociación Internacional de Consultoras de Lactancia, ILCA, por sus siglas en inglés (véase el punto «1.4.6. Asesoras con formación específica en lactancia»), hace una llamada a sus lectoras para que envíen casos, revisiones y opiniones con objeto de publicar un número extraordinario sobre anquiloglosia que aparece en 1990 y relanza de modo notorio la idea de que la anquiloglosia puede dificultar la lactancia.

Desde 1990 hay un aumento extraordinario de las publicaciones que relacionan la anquiloglosia con problemas del amamantamiento y recomiendan su escisión temprana para solucionarlos. Pero, de más de 500 artículos indexados desde entonces, muy pocos son ensayos clínicos aleatorios que puedan aportar buenas pruebas de esta relación.

Prevalencia

La frecuencia, según autores, puede ser tan baja como 0,5 % y tan alta como 15 %, o incluso del 99,5 %, pues algunos autores consideran que el frenillo sublingual es un hallazgo anatómico normal. Es dos a tres veces más frecuente en niños que en niñas.

Los diagnósticos de anquiloglosia se han multiplicado por más de 10 entre 1997 y la actualidad, sobre todo en países industrializados y entre clases acomodadas.

El tema del frenillo es el segundo más discutido en los foros de lactancia de internet utilizados por madres.

Diagnóstico

Estas disparidades en la frecuencia del frenillo son debidas a enormes controversias en su diagnóstico por falta de criterios diagnósticos validados. Y es que la mayoría de las pruebas ideadas para diagnosticarlos incluyen aspectos subjetivos que van a depender de la experiencia o creencias del propio examinador: lo que para uno es, para otro puede no serlo, y viceversa. Hay distintas pruebas para diagnosticarlo: el test de **Hazelbaker** de 1993, rediseñado en 2010 (cinco criterios anatómicos y siete de funcionalidad de la lengua), la clasificación anatómica de **Coryllos** (frenillos anteriores y posteriores según dónde empiece el frenillo en relación con la punta de la lengua), el test anatómico de **Griffiths**, con tres criterios (forma de punta de lengua, grosor del frenillo y porcentaje de alcance del frenillo), el test funcional de **Amir** (simplificación del de Hazelbaker), el funcional de **Bristol** de 2015, con cuatro criterios (aspecto de la punta de la lengua, punto de inserción inferior del frenillo, elevación de la lengua llorando y protrusión de la lengua), algunos complejísimos, como el brasileño de **Martinelli** o de la **Lengüita** de 2013, y otros que utilizan criterios clínicos más simples como «frenillo anormalmente corto o ancho o fibroso», «frenillo menor de 1 cm», «frenillo de inserción anómala», etc.

Muchos autores expertos demuestran que la herramienta de Hazelbaker, la pionera y más utilizada para la valoración de la función del frenillo lingual, no es fiable ni como método de diagnóstico ni para seleccionar los que mejorarán con una frenectomía. En este test, la concordancia interobservador es moderada, es decir, que la proporción en que dos observadores están de acuerdo en el diagnóstico es mucho menor del 100 %.

En 2004, Coryllos crea su clasificación anatómica de frenillos, dos anteriores (tipo 1 y tipo 2, de inserción en la punta y cerca de la punta de la lengua, que son los que siempre se habían diagnosticado, incluso por la madre desde el primer día), y dos de tipo posterior, tipos 3 y 4, que crean controversia, pues, en especial el tipo 4, son difíciles de diagnosticar, y hay amplia variabilidad interobservadores, a veces indistinguibles de una lengua normal, y numerosos autores, entre ellos la propia Dra. Hazelbaker, que son escépticos en cuanto a su existencia. La variabilidad entre observadores para el Coryllos es tan enorme, incluso cuando todos los exploradores han sido entrenados a la vez y de modo uniforme, que las proporciones de tipos de frenillo 1 a 4 varían tanto que unos encuentran proporciones de frenillo posterior tan elevadas como el 46 % para el tipo 3 y 53 % para el tipo 4, mientras que para otros el 14 % serían de tipo 3 y solo el 2 % de tipo 4.

La variabilidad entre diversos test es también amplia; en 2020, en un mismo grupo de más de 800 recién nacidos se diagnosticó frenillo en un 2,6 % utilizando el test de Bristol, y en un 13 % utilizando el test de Martinelli.

Para añadir más polémica, en los últimos años, las publicaciones convencidas de la necesidad de practicar frenectomía para resolver los problemas de lactancia añaden el diagnóstico de **frenillo labial superior** como causa coadyuvante o aislada a los problemas de lactancia causados por la anquiloglosia.

Síntomas. Frenillo sublingual como causa de problemas

De la alimentación temprana (lactancia)

La anquiloglosia causa problemas en la lactancia en porcentajes muy variables según los autores, varía entre un 13 % y un 67 %. Algunos autores incluso niegan la asociación entre problemas de lactancia y anquiloglosia. Respecto a la clasificación de Coryllos, autores serios y muy implicados en la lactancia y en la anquiloglosia proponen, ante la ausencia de pruebas, abandonar las clasificaciones numéricas del frenillo y poner muy en duda que un frenillo posterior sea el causante de problemas de la lactancia y deba cortarse.

Un frenillo corto que impide a la lengua abarcar bien el pezón por abajo y realizar movimientos adecuados ondulatorios de expresión (o extracción) de la leche puede originar síntomas derivados de ese mal enganche y de la forma de succión anómala que origina: dolor y lesiones en el pezón en la madre y escasa transferencia de leche, con falta de aumento de peso, tomas muy largas y repetidas, etc.

De la pronunciación del habla

Hasta 1991, al frenillo lingual corto se le atribuían casi exclusivamente problemas de articulación del habla y de maloclusión dental; sin embargo, no hay pruebas fidedignas de que la frenectomía prevenga futuros problemas del habla, y las opiniones serias están muy divididas entre autores que no encuentran relación entre anquiloglosia y problemas del habla y otros que sí.

A este respecto, recuerdo que cuando era residente de pediatría a finales de los setenta me enseñaron a cortar cualquier frenillo que descubriese en la planta de maternidad (yo o la madre). Para la madre, era una cuestión de estética, de cómo quedaba deformada la lengua con frenillo; la razón que me daban mis profesores (residentes mayores o pediatras de plantilla) era que con el frenillo, de mayores, no podrían pronunciar bien el sonido «r». Yo les creí hasta el día en que reflexioné que no todos los franceses ni todos los chinos tienen corto el frenillo sublingual y que ni cortándoselo pronuncian esa consonante como en otros idiomas.

Otros pretendidos problemas

No hay ningún fundamento para pretender, como hacen algunos, que el frenillo sublingual corto provoque aerofagia o reflujo gastroesofágico y toda una retahíla de males que, sin pruebas, se le atribuyen: malformaciones craneo-orofaciales, catarros, otitis, mal desarrollo escolar, problemas dentales, psicológicos, cefalea, escoliosis, ronquidos, apneas, problemas para establecer relaciones, besar, chupar helados, etc.

Tratamiento

Al igual que el diagnóstico, la incidencia de la frenectomía (corte del frenillo) sublingual ha aumentado de modo exponencial en los países de elevada renta en la última década.

Hay mucha variabilidad en el tratamiento propuesto. Algunos sugieren cortar todo frenillo que exista, otros, solo los que den problemas con la lactancia, y otros, solo los que sigan dando problemas tras haber corregido la posición y enganche de las tomas. La indicación estaría basada en la existencia de dificultades con la lactancia, no en la mera existencia de anquiloglosia.

La frenectomía es un procedimiento de bajo riesgo que probablemente es beneficioso tras una selección cuidadosa de los pacientes. Están bien descritas varias técnica para el tratamiento quirúrgico de la anquiloglosia: corte con tijeras, láser, y Z-plastia. Puede realizarse con o sin anestesia, dependiendo del método de corte y de la edad del lactante. En recién nacidos y lactantes muy pequeños, los anestésicos tópicos como tetracaína o benzocaína son generalmente inefectivos, e incluso contraproducentes para controlar el dolor asociado a frenectomía.

En mi práctica pude constatar que, por debajo de los dos meses de edad, lo menos traumático para el lactante es, tras haberle dado de mamar, sujetarlo bien sobre la camilla, levantar la lengua, exponer el frenillo con la sonda acanalada y dar un corte limpio con unas tijeras de punta roma; tras el corte, secar la poca sangre que debe de haber con una gasa y volver a ponerlo inmediatamente al pecho de la madre. El procedimiento, en manos expertas, no dura más de un minuto. Si el lactante es mayor o se van a emplear otras técnicas quirúrgicas, es prudente remitir a cirujanos especializados, y probablemente la anestesia tenga que ser general.

En cuanto a cuándo practicar una frenectomía, las opiniones varían según distintos autores y escuelas: desde inmediatamente a antes de las cuatro semanas de vida. Parece de sentido común que, si hay frenillo constatable y este causa problemas a la madre y/o al lactante, pese a una buena técnica de lactancia, lo mejor sea cortarlo lo antes posible.

La frenectomía es un procedimiento generalmente seguro cuando es realizado por profesionales expertos, pero no está exento de complicaciones: 2 % de hemorragias, 3 % de empeoramiento de problemas de lactancia y 6 % de reintervenciones.

Hay que asegurarse de que el lactante no padece ni hay antecedentes familiares de ninguna enfermedad hematológica que predisponga a hemorragias y de que ha recibido la profilaxis al nacer con vitamina K.

En general, los estudios sobre la eficacia de la frenectomía son escasos o de poca calidad, y suelen tener sesgo de autor: los publicados por profesionales que cortan el frenillo son los que presentan los resultados más favorables.

Muchos trabajos originales, ensayos de casos y controles, estudios de cohortes, series de casos o revisiones encuentran mejoras en la lactancia tras la frenectomía, pero otros muchos no encuentran mejoras objetivas en la lactancia ni en la ganancia de peso, aunque sí en la autoconfianza materna. No todas las madres mejoran sus problemas de lactancia tras una frenectomía.

Según una revisión Cochrane reciente, la frenectomía redujo el dolor del pezón de las madres lactantes a corto plazo, pero los investigadores no encontraron un efecto positivo consistente en la lactancia materna. Ningún estudio pudo informar de si la frenectomía condujo a una lactancia exitosa a largo plazo.

Puede que las mejoras referidas tras la frenectomía no siempre tengan relación causa-efecto y se deban a otros factores como el efecto placebo (es muy difícil enmascarar a doble ciego este tipo de intervenciones), al seguimiento y apoyo del equipo, y a que tanto el aumento de autoeficacia materna respecto a la lactancia como la disminución del dolor de pezón y el incremento de transferencia de leche son factores que mejoran con el paso de los días. Intervenciones no quirúrgicas mejoran la autoeficacia materna.

En un estudio de 2015, de 177 casos de dolor de pezón que fueron atribuidos a anquiloglosia, se practicó frenectomía en 62, en los que mejoró el dolor de pezón en el 69 %, y no se practicó en 115, de los que mejoró un 56 %.

No hay evidencia confiable de que los diagnósticos y tratamientos de frenillo sublingual posterior y frenillo labial superior sean significativos o útiles en los problemas de la lactancia.

Controversias

El gran aumento temporal y las variaciones geográficas y socioeconómicas significativas en las tasas de anquiloglosia y frenectomía indican un sesgo de sospecha diagnóstica, y que posiblemente estemos asistiendo al uso creciente de un procedimiento quirúrgico potencialmente innecesario para los lactantes.

Toda una serie de publicaciones divulgativas sin sustento bibliográfico científico, basadas en la opinión del experto y las miríadas de observaciones sobre el tema, que están inundando los blogs y sitios web de internet han podido contribuir a la difusión y sobredimensionamiento entre madres y profesionales del frenillo sublingual como causa de problemas de la lactancia y otros.

Hay profesionales enormemente entusiastas que lo basan todo casi prácticamente en su experiencia personal y en la herramienta de Hazelbaker, y otros mucho más críticos. Varios autores expertos han comprobado que la frenectomía puede mejorar la lactancia en frenillos anteriores de tipo 1 o 2 y que en los tipos 3 o 4 el apoyo profesional y el paso del tiempo son tan eficaces como la frenectomía.

La creencia de que el frenillo corto es causa de dificultades en la lactancia es sostenida por el 99 % de las consultoras de lactancia, por el 30 % de los otorrinolaringólogos (ORL), el 10 % de los pediatras y muy pocos cirujanos expertos. Esto origina gran frustración y angustia en las madres que tienen un problema de lactancia a las que se les ha diagnosticado como causa un frenillo corto y se enfrentan a la dificultad de la escasez de profesionales sanitarios que estén dispuestos a cortarlo.

En el momento actual no tenemos pruebas suficientes sobre qué tipo de frenillo da problemas de lactancia, cuál hay que cortar, cuándo y cómo hacerlo.

El sobretratamiento (exceso de tratamientos) es un serio problema en la provisión de atención médica en países ricos. Los bebés con lactancia materna merecen la mejor ciencia posible para no recibir intervenciones quirúrgicas innecesarias cuando surgen problemas con la lactancia. Siempre debemos tener presente el principio médico *primum non nocere* («lo primero es no dañar»).

Las escalas de ayuda al juicio clínico deben ser sencillas, claras y lo menos intrusivas posible para los pacientes. El juicio clínico no puede ser sustituido por escalas numéricas reduccionistas.

En mi opinión, el hecho de que un test para descartar anquiloglosia se haya incluido por ley en 2014 en Brasil como un programa de cribado universal obligatorio, y que algunos lo vean como una panacea universal, es un error desde el punto de vista de la Salud Pública y la Medicina Preventiva. Solo deben incluirse en programas de cribado neonatal aquellos que, con un test rápido, fiable y de bajo coste que se pueda aplicar al 100 % de la población, detecten de manera confiable, con un mínimo de falsos negativos y falsos positivos, una enfermedad bien definida, que debe ser grave y tener un tratamiento eficaz, claro y que se pueda instaurar lo más pronto posible. El cribado de frenillo sublingual no cumple prácticamente ninguno de estos requisitos, y se sabe que un exceso de Medicina Preventiva, mal aplicada, tiene consecuencias negativas para la salud de la población (exceso de intervenciones, ansiedad en las familias, etc.).

Según la evidencia actual, no hay justificación para buscar activamente el frenillo de la lengua durante el examen de rutina, pero cuando las madres tienen dificultades en la lactancia materna, debe considerarse como una de las varias causas posibles.

Conclusiones

La mayoría de los lactantes con anquiloglosia son asintomáticos y no tienen problemas para mamar. No se puede recomendar la frenectomía sistemática para todo frenillo lingual diagnosticado, solo si hay asociación significativa con problemas de la lactancia hay que pensar en ello.

Todos los problemas de lactancia no se pueden reducir a un marco etiológico simplista de la anquiloglosia.

El diagnóstico debe basarse principalmente en la observación y el análisis de las dificultades de alimentación, en lugar de la forma estática de la lengua. Hay que ser particularmente cauteloso en hacer este diagnóstico en los dos o tres primeros días, antes de que la lactancia se establezca.

El frenillo lingual corto existe, no es frecuente, posiblemente sea inferior al 5 % de los nacidos, no es la causa más habitual de dolor o problemas al amamantar, pero sí es una causa más. No es prudente, epidemiológicamente hablando, buscarlo de manera activa, sino en el contexto de un problema de lactancia. Si ninguna otra causa es la responsable del problema de lactancia y el diagnóstico está bien hecho y no se resuelve de otra manera, hay que cortarlo.

En resumen, aplicaría a la anquiloglosia lo que dicen los gallegos de las brujas: «Haberlas, haylas», pero ni hay tantas ni todas son problemáticas.

6.12. El falso estreñimiento de la lactancia. La disquecia

La mayoría de los lactantes amamantados que toman suficiente leche para crecer bien realiza numerosas deposiciones durante el primer mes. Hemos visto en el punto «3.6.2. Saber si la lactancia va bien» que la primera semana es normal que hagan aproximadamente tantas deposiciones como días de vida tienen, y que a partir de entonces pasen a hacer tantas como tomas realizan por tener un reflejo gastrocólico muy exacerbado (al llenarse el estómago, el colon es estimulado y tiende a evacuar). Algunos lactantes incluso realizan dos deposiciones, una tras cada pecho que la madre les ofrece en cada toma.

El número de deposiciones diarias constituye en las primeras semanas de vida un indicador de la marcha de la lactancia: muchas deposiciones indican una buena transferencia de leche al lactante, y al revés, hacer pocas deposiciones puede ser señal de que el lactante no esté tomando suficiente leche.

Esta copiosa actividad suele verse mermada en muchos lactantes a partir del mes, momento en que empieza a disminuir el número de deposiciones, que pasan de una al día a una cada dos, tres y hasta siete o diez días, sin que ello suponga que la lactancia materna vaya mal. Estas deposiciones, cuando las hacen, suelen ser blando-líquidas y de abundante volumen. Es el falso estreñimiento de la lactancia, así llamado porque en el verdadero estreñimiento, que se da más en lactantes alimentados con fórmulas lácteas, además de haber poco número de deposiciones, estas son de consistencia dura, lo que puede llegar a provocar dolor y fisuras anales.

A pesar de que el día que hacen la deposición parecen padecer y hacer mucha fuerza, este falso estreñimiento de la lactancia no requiere ningún tratamiento, por más días que hayan pasado desde la anterior deposición.

Esta situación de hacer cada varios días suele durar unas semanas; luego, la mayoría de los lactantes amamantados realiza una o varias deposiciones diarias.

Algunos lactantes sanos menores de seis meses pueden presentar llanto importante mientras realizan esfuerzos para defecar durante más de cinco minutos, antes de poder hacer una deposición que acaba siendo blanda y completamente normal. Esto se conoce como **disquecia**, y se debe a una descoordinación entre los músculos abdominales y los del suelo pélvico. Es un problema transitorio, de maduración de funciones, se considera normal, cede por sí solo y no requiere tratamiento.

6.13. Lactancia y alergia alimentaria

La lactancia materna disminuye los riesgos del lactante de padecer en el futuro varias enfermedades alérgicas como el asma, con menor grado de evidencia, el eczema alérgico o dermatitis atópica, y la alergia alimentaria (véase el punto «2.5. Riesgos de la alimentación con fórmulas modificadas de leche de vaca»). La protección es mayor aún cuando hay antecedentes familiares de alergia.

Durante los primeros días de vida, cuando el intestino puede ser permeable a grandes moléculas, la exposición a proteínas de leche de vaca a través de fórmulas artificiales dadas al bebé lactante predispone a la sensibilización y aumento del riesgo de alergia posterior a la leche de vaca, incluso a la aparición de cuadros graves de choque por anafilaxia. Se sugiere, aun con pruebas no claras, que si en estos primeros días de vida hay que dar un suplemento a un lactante amamantado, si no puede ser de leche materna propia o donada, se haga con una fórmula especial de hidrolizado de proteínas de leche de vaca.

Las proteínas de la dieta se digieren en el intestino desdoblándose en los diversos aminoácidos que las forman, que son absorbidos uno a uno y posteriormente utilizados en el organismo para formar proteínas propias, ya humanas. Se sabe que muy pequeñas cantidades de proteínas de los alimentos se absorben íntegramente sin modificar y acaban detectándose en la leche materna, aunque en concentraciones bajísimas, mil veces inferiores a las de las proteínas habituales de la leche. Estas proteínas proceden de leche de vaca (caseína, alfa-lactoalbúmina o beta-lactoglobulina), del huevo (ovoalbúmina), del cacahuete, del trigo (gluten), de la soja y de otros alimentos ingeridos por la madre.

Ni que decir tiene que el riesgo de alergia en lactantes por la toma directa de fórmulas derivadas de la leche de vaca o de alimentos, en la época de la alimentación complementaria, va a ser mucho mayor que en lactantes amamantados que solo reciben a través de la leche materna pequeñas cantidades de proteínas de la alimentación materna. Menos de un 2 % de los lactantes amamantados presenta algún tipo de alergia alimentaria y en la mitad de los casos se debe a proteínas de la leche de vaca.

Las proteínas no humanas presentes en la leche son las que pueden sensibilizar el sistema inmune del lactante y causar reacciones alérgicas, que pueden ser de tipo inmediato, mediadas por inmunoglobulina E (IgE), y de tipo tardío (alergia no mediada por IgE).

La reacción alérgica de tipo inmediato suele consistir en un cuadro más o menos grave en el que antes de las dos horas tras ingerir un alimento puede aparecer eczema alrededor de la boca o en toda la piel en forma de urticaria, vómitos, diarrea, palidez, dificultad respiratoria, alteraciones del ritmo cardíaco, desvanecimiento y colapso, que se conoce como anafilaxia. Las pruebas habituales de alergia (prick y medición de IgE específica) son positivas.

Las reacciones alérgicas tardías, no mediadas por IgE, que antes se solían llamar intolerancias, pueden manifestarse como una enterocolitis aguda o subaguda, una enteropatía crónica o una proctocolitis hemorrágica del lactante. Algunos casos de reflujo gastroesofágico, de estreñimiento, de cólicos del lactante (véase el punto «6.8.2. El cólico del lactante») y de hemosiderosis pulmonar podrían entrar dentro de esta categoría. Las pruebas habituales de alergia son negativas, salvo en un pequeño porcentaje de enterocolitis aguda. Un caso especial y que persiste de por vida es la **celiaquía** o alergia al gluten.

La **enterocolitis aguda y subaguda** y la **enteropatía crónica** por proteínas alimentarias son procesos graves desencadenados en lactantes alimentados con fórmula artificial, ausentes en lactantes amamantados de forma exclusiva. Sus síntomas son vómitos, diarrea persistente, falta de crecimiento y afectación del estado general. La causa más frecuente es la fórmula artificial, pero puede deberse también a la introducción de otros alimentos lácteos y soja, cereales, huevo, pescado o pollo. El tratamiento consiste en excluir de la dieta del lactante el alimento causante, pero no hay que hacer dieta de exclusión a la madre lactante.

La **proctocolitis hemorrágica del lactante** es la forma más frecuente de reacción alérgica tardía a alimentos en lactantes amamantados. Se trata de lactantes generalmente menores de tres a seis meses, con buen estado general y buena ganancia de peso, que presentan deposiciones con sangre roja y, a veces, mucosidad. La proteína más frecuentemente implicada es la de la leche de vaca. El tratamiento consiste en excluir de la dieta materna la leche de vaca y derivados lácteos, y los síntomas suelen mejorar en unos tres o cuatro días, aunque pueden tardar hasta cuatro semanas. Si no hay mejoría, se puede probar a excluir también soja, huevo, maíz o trigo. En países en los que la alergia a frutos secos, en especial al cacahuete, es frecuente, se debe probar también a excluirlos de la dieta materna. A las cuatro semanas se puede hacer una prueba de provocación para ver si reaparecen los síntomas y, si eso es así, la exclusión debe durar para la madre lactante y en la alimentación complementaria del lactante entre seis y doce meses. La mayoría de los lactantes que han tenido proctocolitis hemorrágica toleran la leche de vaca antes del año de edad.

Mientras que el diagnóstico y el tratamiento de la alergia alimentaria ya diagnosticada se basa en excluir de la dieta las proteínas sospechosas o seguras de causar la alergia, no hay ninguna base para realizar dietas de exclusión de alimentos de modo preventivo, existan o no antecedentes de alergia alimentaria, incluido el gluten, u otros factores de riesgo alérgico en la familia. Las dietas de exclusión de alimentos en madres durante el embarazo o durante la lactancia no previenen la aparición de síntomas alérgicos ni de celiaquía en sus hijos lactantes y tienen riesgos nutricionales tanto para la madre como para el lactante. Tampoco es de ninguna utilidad la toma de suplementos en forma de probióticos, de omega-3 y aceites de pescado.

Si la reacción alérgica le ocurre a un lactante amamantado al darle leche de vaca o derivados (incluida una fórmula para lactante) u otro alimento en el transcurso de la introducción de alimentación complementaria, no es preciso suprimir la leche de vaca o el alimento en cuestión de la dieta de la madre lactante.

La recomendación actual para la prevención a largo plazo de la alergia alimentaria es amamantar de forma exclusiva durante seis meses y continuar amamantando mientras se introducen los alimentos complementarios a partir entonces, incluso los considerados de riesgo alérgico (productos lácteos, huevo, trigo...) entre los seis y los nueve meses, en especial si hay mayor riesgo por antecedentes de alergia alimentaria; hay alguna prueba de que introducir alimentos con potencial alergénico mientras se toma todavía leche materna disminuye los riesgos de desarrollar una alergia posteriormente (véase el punto «2.7.2. Destete. Alimentación complementaria: cuándo, qué, cuánto y cómo»).

Hasta una cuarta parte de los pacientes con dermatitis atópica tiene también síntomas de alergia alimentaria, y aunque en el contexto de una alergia alimentaria pueden aparecer síntomas cutáneos (urticaria, eczema) y pulmonares (rinitis, asma), dos enfermedades frecuentes en la infancia como el asma y la dermatitis o eczema atópico (alérgico) poco o nada tienen que ver con la alimentación, y es muy raro que se beneficien de una dieta de exclusión.

6.14. Otras enfermedades y problemas del lactante

Varias enfermedades que puede padecer un lactante pueden entrañar diversos grados de dificultad para amamantar. Muy pocas van a imposibilitar la lactancia. Muchas de ellas vienen recogidas y se pueden consultar en www.e-lactancia.org.

6.14.1. Enfermedades que contraindican la lactancia

- **Intolerancia a la lactosa congénita**

Enfermedad muy rara y extremadamente grave, de herencia autosómica recesiva.

La ausencia congénita de lactasa intestinal impide hidrolizar la lactosa de la leche y aparece un cuadro diarreico gravísimo desde los primeros días de vida.

El tratamiento consiste en una dieta exenta de lactosa y, por tanto, no se puede amamantar. Hay un caso publicado de alimentación de un lactante afecto de esta enfermedad con leche de banco hidrolizada con lactasa añadida: 900 unidades de actividad de lactasa en 200 ml de leche. La lactancia no está contraindicada en la intolerancia transitoria secundaria a una gastroenteritis.

- **Galactosemia clásica. Galactosemia tipo Duarte**

Enfermedad metabólica congénita de herencia autosómica recesiva, por falta o disminución de alguna de las tres enzimas que metabolizan la galactosa y la transforman en glucosa. La lactosa, el azúcar de la leche de los mamíferos, es un disacárido (azúcar doble) formado por la unión de los monosacáridos galactosa y glucosa. Al descomponerse la lactosa de la leche, si la galactosa no puede metabolizarse, se acumula en el hígado, el cerebro, los riñones y otros órganos, y causa ictericia, pérdida de peso, vómitos, síntomas cerebrales, hepáticos, oculares graves (cataratas) y sepsis en el período neonatal inmediato, con fallecimiento o graves secuelas de por vida. La lactancia materna está contraindicada en la galactosemia clásica (déficit casi total de la enzima transferasa); se precisa una leche especial sin lactosa. Los pacientes con la variante de galactosemia tipo Duarte (déficit parcial de la enzima transferasa) o con la forma de déficit periférico de la enzima epimerasa pueden ser amamantados, aunque precisan controles analíticos y seguimiento nutricional.

6.14.2. Enfermedades que requieren apoyo para amamantar

- **Diabetes mellitus del lactante**

El alimento de mayor calidad y más beneficioso para la salud a corto y largo plazo que puede recibir un lactante o niño es la leche materna. Esto es aún más cierto cuando sufre una enfermedad, como la diabetes mellitus tipo 1 (DM1). La lactancia materna debe ser alentada en estos casos.

A efectos prácticos de cálculo de dosis de insulina, la leche materna contiene 7 g de hidratos de carbono (HC), lactosa, en su mayor parte, y 70 calorías por 100 ml. Los lactantes con lactancia materna exclusiva toman una media de 120 a 150 ml de leche por kilo de peso corporal al día. Otros datos que tener en cuenta son que las madres producen en el primer mes un promedio de 700 ml de leche diarios (49 g de HC), y alcanzan al sexto mes los 900 ml (63 g de HC).

En lactantes pequeños, en especial los menores de uno o dos años, puede resultar frustrante y generador de culpabilidad para todos (madre, familia y médicos) e ineficaz terapéuticamente basar el manejo de la DM1 en controlar exhaustivamente la ingestión diaria de alimentos, en particular de la leche materna (dobles pesadas, fórmulas para calcular la dosis, extracción y administración medida...). Un enfoque más basado en controlar muy frecuentemente la glucemia y administrar insulina de acción rápida según los datos obtenidos puede dar mejores resultados. La lactancia puede y debe seguir siendo a demanda. Las tomas nocturnas son muy útiles para evitar episodios de hipoglucemia.

Se precisa un asesoramiento regular por pediatras diestros en endocrinología pediátrica y nutricionistas y unos padres perfectamente instruidos en el conocimiento y manejo de la diabetes.

Un adecuado manejo del lactante con DM1 pasa por adaptar el protocolo al respecto publicado por la ABM.

- **Síndrome de Down**

El síndrome de Down es una de las anomalías cromosómicas más comunes entre recién nacidos.

La lactancia materna es muy recomendable para los bebés con síndrome de Down, ya que les aporta prevención para infecciones y enfermedad celíaca, para maloclusión con mordida cruzada y abierta y para leucemia aguda, y les facilita el desarrollo del habla y el lenguaje.

Los bebés con síndrome de Down no tienen inevitablemente problemas de alimentación inicial y pueden ser amamantados con éxito, pero se ha constatado menor frecuencia de lactancia materna entre bebés con síndrome de Down que en la población general de recién nacidos, especialmente si son muy pequeños, tienen pobre succión y malformación cardíaca o son ingresados y apartados de sus madres.

La autoconfianza y perseverancia materna, junto con el apoyo activo a la lactancia, la instrucción y la colaboración entre los miembros del equipo de atención médica y los especialistas en lactancia son esenciales para el éxito de la lactancia materna, y debe convertirse en un punto relevante de supervisión de la salud de los niños con síndrome de Down.

Las niñas y los niños con síndrome de Down crecen más lentamente y menos que los niños sin esta anomalía cromosómica. Hay gráficas de crecimiento específicas para niñas y niños con síndrome de Down.

- **Fenilcetonuria**

Enfermedad congénita autosómica recesiva en la que hay un déficit enzimático que impide la metabolización del aminoácido esencial fenilalanina (FA) al aminoácido tirosina, lo que produce una acumulación de fenilalanina en el organismo que, si no se trata, daña el sistema nervioso central y ocasiona deficiencia mental. El tratamiento consiste en restringir de la dieta los alimentos que contienen más FA, en especial legumbres, soja, carne, pescado, huevos, cereales (menos arroz y maíz), lácteos y el edulcorante aspartamo. Se aconseja que esta restricción, fundamental en la etapa inicial del bebé, se mantenga de por vida.

La leche materna tiene baja concentración de fenilalanina (29-64 mg/dl), menor que la leche de fórmula, por lo que la lactancia materna, complementada con fórmulas especiales libres de FA, se considera hoy un método indicado de alimentación para lactantes afectos de fenilcetonuria. Más de la mitad de la dieta puede ser leche materna. Las madres deben manejar bien las técnicas de extracción y almacenamiento de leche materna (véase el punto «4.9. Cómo mantener la secreción de leche materna») y no deben tomar aspartamo.

El control y seguimiento debe hacerse por personal especializado.

Ocho de diez grandes centros europeos que tratan lactantes con fenilcetonuria fomentan la lactancia materna dentro del procedimiento dietético.

La lactancia materna mejora el neurodesarrollo en escolares afectos de fenilcetonuria.

- **Fibrosis quística, mucoviscidosis lactante**

En pacientes afectos de fibrosis quística (FQ) debe recomendarse lactancia materna exclusiva durante los primeros seis meses; la lactancia prolongada es beneficiosa para pacientes con FQ y protege del deterioro de la función pulmonar. La lactancia materna exclusiva por más de seis meses se asocia con menor gravedad de la enfermedad y menor uso de antibióticos intravenosos en pacientes con FQ.

Consensos y protocolos europeos y estadounidenses de gastroenterología y nutrición recomiendan la lactancia materna como fuente principal de nutrición durante el primer año de vida en pacientes con fibrosis quística.

Hay que dosificar bien y utilizar preparados modernos de enzimas pancreáticas para evitar irritaciones de la boca del lactante y de los pezones de la madre. Son necesarias indicaciones específicas de complementación con vitamina K, sodio y terapia de reemplazo de enzimas pancreáticas a lactantes exclusivamente amamantados.

- **Fisura palatina. Labio leporino**

La fisura palatina es una malformación en la que el paladar está fisurado y falta en una parte más o menos grande, lo que permite la comunicación entre la boca y la cavidad nasal. El labio leporino es una interrupción o hendidura del labio superior desde la nariz a la boca, con lo que la cavidad bucal está comunicada con el exterior.

Según los países, entre uno y tres de cada mil recién nacidos nace con una de estas malformaciones, y en la mitad de los casos coexisten las dos a la vez. En un 30 % de los casos forma parte de un síndrome polimalformativo que puede ensombrecer el pronóstico.

El problema respecto a la lactancia es que se precisa un vacío y sellado del pecho en la boca del lactante y al haber esas comunicaciones, entra aire, no se puede hacer vacío, el pecho se le escapa al lactante y este no puede mamar; la leche tomada puede escaparse por la nariz. Las dificultades para amamantar hacen que haya menos tasas de lactancia y menos duraderas en caso de fisura palatina y/o de labio leporino.

La información debe suministrarse a la madre y a la familia lo antes posible, prenatalmente si se conoce el diagnóstico. Es muy conveniente el asesoramiento de una persona experta en lactancia y evaluar cada caso específicamente, sobre todo si hay malformaciones asociadas. Los padres pueden recibir ayuda de asociaciones locales de afectados.

La madre debe saber que la lactancia también es lo mejor para su bebé con fisura palatina y/o labio leporino y que, con mayor o menor dificultad y aplicando ciertas técnicas, puede ser posible. Estos bebés tienen más frecuencia de otitis media y alteraciones de la musculatura orofacial, que se previenen y corrigen bien con la lactancia materna. El impacto emocional que supone para la madre y la familia un bebé con esta malformación hace aún más conveniente la lactancia materna.

En el labio leporino sin fisura palatina, puede ocurrir que el propio pecho selle el defecto e impida la entrada de aire para permitir el amamantamiento. En cambio, cuando hay fisura palatina el amamantamiento directo del pecho es muy ineficiente y con frecuencia no se puede realizar sin determinadas ayudas. También es más complicado si la fisura del labio es doble, bilateral.

Los cambios de postura son de ayuda en estos casos (véase el punto «3.5. La postura. El enganche»). En el labio leporino una postura que «pegue» el labio superior al pecho (cambios de sentada clásica a «invertida», o la propia madre tapando con un dedo la fisura labial) pueden permitir un amamantamiento eficaz. En caso de fisura labial doble, una posición que se puede intentar para sellar ambos defectos es la postura del caballito. Sostener la barbilla del bebé con la mano para pegarla al pecho es también un buen recurso.

Mantener al bebé en postura semivertical es conveniente para disminuir las regurgitaciones de leche por la nariz. Posiblemente así también disminuya el riesgo de infecciones del oído medio por paso de leche al oído desde la nariz.

El ordeño manual del pecho directamente en la boca del bebé puede compensar la falta de agarre correcto.

Si los cambios posturales y el ordeño se muestran insuficientes, hay que recurrir en todas o algunas tomas a la extracción y administración de leche materna con vaso, cucharas o tetinas especiales (Haberman) o sonda (véase el punto «4.9.5. Administración de la leche materna extraída»). La leche de la propia madre siempre es preferible a una fórmula artificial.

Las prótesis que ocluyen provisionalmente el defecto del paladar de modo previo a la corrección quirúrgica no siempre mejoran la técnica de amamantamiento.

A las pocas horas de la cirugía reparadora, que se suele realizar entre los tres y seis meses para el labio leporino y los seis y doce meses para la fisura del paladar, se puede volver a poner al bebé al pecho. Los lactantes lloran menos alimentados directamente al pecho o con biberón que con cuchara o jeringa, y eso protege la herida quirúrgica. Puede ocurrir que el lactante tarde en aprender a mamar correctamente algunos días tras la operación.

Puede ser muy instructivo leer las experiencias de madres y guías para madres de bebés con labio leporino/fisura palatina (La Liga de la Leche, Intermountain HealthCare, vídeo en varios idiomas: «Mauro, yes he can»).

- **Gemelos y múltiples**

A pesar de que una madre puede producir suficiente leche para más de un bebé, las tasas de lactancia materna en mujeres que dan a luz a más de un bebé son más bajas que con nacimiento único.

Las dificultades de amamantar a más de un bebé y el destete prematuro son debidas a factores añadidos como son posibles cesárea, prematuridad, bajo peso o ingreso neonatal prolongado, dificultades en la coordinación de las necesidades de los bebés, aumento del tiempo dedicado a la lactancia, preocupación, estrés y cansancio maternos y falta de apoyo familiar y profesional. En algunos países, la menor duración de la lactancia en gemelos está asociada a bajo nivel socioeconómico y al tabaquismo.

El factor más influyente para conseguir lactancia materna exclusiva en gemelos es la autoeficacia materna, que además aumenta la confianza de la madre en poder hacerlo. Educar en autoeficacia a las madres de múltiples sería una tarea efectiva por parte del personal sanitario y las asesoras de lactancia.

Las madres deben saber que se puede producir suficiente leche para más de un bebé. La producción de leche en estos casos puede multiplicarse por dos o tres, y alcanzar más de dos litros diarios. Madres con mastectomía unilateral y madres adoptivas han podio amamantar a sus hijos gemelos.

Las madres de gemelos o múltiples necesitan apoyo eficaz por parte de los profesionales sanitarios y de la familia. Son muy necesarios los planes para los horarios de amamantamiento, las horas de sueño y la intendencia doméstica que incluyan a la pareja y otros familiares.

La postura invertida o en «balón de rugby» puede ser útil para amamantar simultáneamente y disminuir los tiempos maternos dedicados a la lactancia. El cojín de lactancia y la extracción de leche para ser administrada por otra persona pueden ser de utilidad (véase el punto «3.5.1. La postura»).

En caso de prematuridad o bajo peso y de ingreso neonatal, la extracción precoz y frecuente de leche y el contacto piel con piel (véase el punto «4.5.3. Método de cuidados madre-canguro (MMC)») lo más continuo posible son indispensables.

Si con todo no se obtiene suficiente suministro de leche, la lactancia parcial (mixta) se debe valorar, pues es más beneficiosa que no dar lactancia materna.

Alternar el pecho en cada gemelo es más aconsejable que tener un pecho dedicado a cada uno, ya que un pecho puede producir menos leche que el otro, bien de entrada o bien porque uno de los gemelos estimule menos el pecho.

La **extracción prenatal de calostro** para administrar a los recién nacidos y evitar que se les administre fórmula láctea puede ser útil en casos de embarazo gemelar o múltiple (véase el punto «6.5. Hipoglucemia en el recién nacido»).

El apoyo profesional y la educación sobre lactancia materna mejoran la duración de la lactancia en recién nacidos a término sanos de parto único. Aunque no hay pruebas de calidad sobre la efectividad de estas acciones en madres de gemelos o múltiples, hay guías y planes de educación prenatal muy detallados para familias que esperan gemelos (La Liga de la Leche de Euskadi, Clínica Mayo).

Madres experimentadas que han amamantado a gemelos aconsejan a futuras madres de gemelos como fundamental lo siguiente: descansar y dormir, obtener ayuda y apoyo, cuidarse a sí mismas, tener una buena alimentación e ingesta adecuada de líquidos y evitar el estrés.

Puede ser muy instructivo leer las experiencias de madres de bebés múltiples (La Liga de la Leche Int, blog Somosmúltiples).

- **Hipotiroidismo congénito**

Los lactantes hipotiroideos pueden tener dificultades de alimentación por problemas de succión y deglución debido a retraso neurológico y macroglosia (lengua grande). En consecuencia y por la dificultad para aumentar de peso, tienen más riesgo de que se suspenda la lactancia materna.

El tratamiento consiste en la administración oral diaria de hormona tiroidea sintética, levotiroxina (LT4), ya sea en forma de tabletas trituradas o de las nuevas formas líquidas. La absorción intestinal de la hormona tiroidea disminuye discretamente con el calcio de la leche, por lo que se suele recomendar administrarla en ayunas, media hora antes de la primera toma de alimento, pero esta recomendación no es aplicable a lactantes pequeños amamantados. Hay que tener en cuenta que la leche de vaca contiene 1.300 mg/l de calcio frente a los 330 mg/l de la leche materna. Además, la dosis a administrar de LT4 aumenta o disminuye en función de los resultados analíticos de TSH y T4 del lactante.

Diversas sociedades médicas, expertos y consensos de expertos en endocrinología pediátrica recomiendan mezclar la LT4 con agua o leche materna para su administración. Son preferibles los preparados líquidos de LT4, que no disminuyen su absorción con la toma conjunta de alimentos.

- **Hospitalización del lactante**

La hospitalización del lactante es un factor de riesgo de cese total o parcial de la lactancia materna exclusiva.

Las causas de este riesgo son el impacto emocional y fatiga que causa en madre y bebé, la situación clínica más o menos grave del lactante, la desinformación materna y familiar y, sobre todo, las prácticas hospitalarias poco favorables a la lactancia materna (administración rutinaria de biberones, dificultad para la permanencia adecuada y cómoda de la madre, ausencia de protocolo específico) y la falta de conocimientos sobre lactancia del personal sanitario.

La compañía de la madre y la lactancia materna aminoran la ansiedad que el ambiente hospitalario causa en el bebé. Amamantar produce analgesia en prácticas invasivas como accesos venosos, análisis, sondajes, etc. Muchas veces, lo único que toleran los niños enfermos es el pecho de la madre, y rechazan el resto de los alimentos. La leche materna les aporta factores inmunitarios defensivos que los ayudan a combatir una infección y factores protectores del intestino, lo que acorta la duración de la hospitalización. En estos casos en especial, la leche materna es tanto alimento como medicamento.

> Los niños hospitalizados tienen derecho a estar acompañados de sus padres o de la persona que los sustituya el máximo tiempo posible durante su permanencia en el hospital, no como espectadores pasivos sino como elementos activos de la vida hospitalaria.
>
> *Carta europea de los niños hospitalizados*,
> Parlamento Europeo, 1986

Pero hay mucha variabilidad entre hospitales en las prácticas respecto a los ingresos de lactantes amamantados, y algunas no son las más adecuadas.

Debe facilitarse la estancia conjunta de la madre en la misma habitación o, si la situación clínica no lo permite, facilitarle una habitación próxima y comodidades para que esté en situación de amamantar o poderse extraer leche para su bebé.

La formación en lactancia debe constar en el currículum de todo el personal sanitario que trabaje en unidades pediátricas.

Es deseable que el hospital tenga personal instruido en extracción manual o mecánica de leche materna y ofrezca los medios adecuados a la madre. En caso contrario, la madre deberá tener conocimientos y medios propios para la extracción. La leche materna extraída debe ser etiquetada con fecha antes de congelarla y almacenarla (véase el punto «4.9. Cómo mantener la secreción de leche materna»).

Conviene que todo el personal (médicos, enfermeras) sepan que la madre está amamantando al niño ingresado y el tipo de lactancia, exclusiva o parcial-mixta. Siempre que la enfermedad del lactante ingresado permita la alimentación por boca, la lactancia materna directa o con leche materna extraída y administrada es la mejor opción.

Si la madre no puede amamantar, ya sea por impedimento del hospital para el ingreso conjunto o por la situación clínica del bebé, conviene que se extraiga leche frecuentemente para evitar problemas en el pecho (retención, mastitis), mantener la producción y tener leche disponible para su bebé, congelándola si es preciso.

En general, pocas enfermedades del lactante hospitalizado impiden la lactancia, o solo de modo temporal hasta que la situación clínica mejore. Es preciso hacer una valoración individual según la enfermedad y, día a día, según la evolución.

Las enfermedades respiratorias (bronquiolitis, neumonía), salvo dificultad respiratoria extrema, van a permitir el amamantamiento con tomas cortas y pausas frecuentes o la administración de leche materna por sonda nasogástrica.

Durante la hospitalización, la madre puede notar disminución de la producción de leche. Lo normal es que a la vuelta a casa y cuando el bebé esté curado consigan recuperar la lactancia anterior a la hospitalización.

Es instructiva la lectura de folletos y guías de diversos hospitales y sociedades pediátricas (véase bibliografía).

- **Intervención quirúrgica. Ayuno preoperatorio**

Si un lactante amamantado requiere una intervención quirúrgica con anestesia general, regional (epidural) o que precise algún tipo de sedación, hay riesgo de aspiración pulmonar de contenido gástrico si no se hace un tiempo de ayuno previo a la anestesia.

Las tomas de líquidos claros (agua, soluciones azucaradas, zumos, infusiones) y de leche materna se digieren en dos a tres horas, y no afectan a la acidez y cantidad de líquido que queda en el estómago una vez pasado este tiempo, por lo que no interfieren con la anestesia.

Los niños, sobre todo los muy pequeños, llegan mucho más tranquilos a quirófano si no se les obliga a ayunos prolongados.

Si el lactante va a ser intervenido quirúrgicamente, puede tomar pecho y/o líquidos claros hasta entre dos horas y media y cuatro horas antes de la anestesia. Tiempos mayores en ayunas no son necesarios.

Las sociedades de anestesiología consideran suficientes ayunos mínimos en lactantes amamantados de cuatro horas (algún autor preconiza tres horas), incluso en recién nacidos prematuros.

Estas cuatro horas pueden ser difíciles de soportar para lactantes muy pequeños y recién nacidos, y causarles llanto e irritabilidad por hambre. Una toma hasta dos horas antes de una solución de líquido claro (agua, solución de agua con azúcar y electrolitos, zumo sin pulpa, infusión), seguida del uso de un chupete o el consuelo de un familiar distinto de la madre (para que no intente buscar el pecho materno) hasta el momento de la anestesia puede ayudar a mitigar el problema. Varias sociedades pediátricas aconsejan la toma de líquidos claros hasta una hora antes de la anestesia.

Tiempos mínimos de ayuno recomendados:

- Líquido claros: 1 a 2 horas
- Leche materna: 4 horas
- Fórmula artificial: 6 horas
- Leche de animal: 6 horas
- Sólidos ligeros: 6 horas

Si el procedimiento quirúrgico no requiere sedación ni anestesia general, no es preciso ningún tipo de ayuno y la toma de pecho simultánea al procedimiento puede servir de analgesia.

Las reprogramaciones y cambios o retrasos en el horario quirúrgico son la causa más frecuente de ayuno prolongado de modo innecesario, junto con la falta de guías de ayuno preoperatorio específicas.

La mayoría de las intervenciones quirúrgicas permite el amamantamiento en cuanto el bebé esté despierto, aunque se precisa una valoración individual según el tipo de operación y de enfermedad; mientras no pueda ser amamantado, conviene que la madre se extraiga y almacene leche (véase el punto «4.9. Cómo mantener la secreción de leche materna»).

- **Prematuros**

  Véase el punto «6.7. Prematuros».

6.14.3. Enfermedades sin problemas en la lactancia

- **Caries del lactante**

  Véase el punto «2.3.5. Cómo no funciona el pecho. Mitos, ideas falsas y contraproducentes».

- **Catarro respiratorio, gripe en el lactante** (consultable en e-lactancia.org)

  Los catarros respiratorios y la gripe son causados por diversos virus. Son contagiosos uno o varios días antes de que aparezcan los síntomas, de ahí la inutilidad de separar a madre y lactante. No está indicado separar tampoco a recién nacidos de sus madres con gripe.

  La gripe y otros catarros respiratorios, tanto en la madre como en el lactante, son compatibles con la lactancia. La interrupción de la lactancia agrava el riesgo de contagio y la gravedad de la infección en el lactante por interrumpir el paso de anticuerpos (defensas) a través de la leche (véase «Gripe» en el punto «5.4.3. Enfermedades maternas sin problemas en la lactancia»).

  El lactante acatarrado mamará mejor si se le despejan bien las fosas nasales de mucosidades por medio de aspiraciones y lavados con suero fisiológico.

- **Cólico del lactante**
  Véase el punto «6.8.2. El cólico del lactante».

- **La gastroenteritis del lactante**
  Diversas sociedades médicas, expertos y consensos de expertos consideran que no hay que suspender la lactancia en caso de gastroenteritis en el lactante. La lactancia materna exclusiva protege el intestino del lactante de la inflamación y del daño epitelial causado por infecciones por rotavirus y otros virus.

  La lactancia materna disminuye el riesgo de padecer una gastroenteritis, por lo que las gastroenteritis en lactantes alimentados con lactancia materna exclusiva son poco frecuentes, incluso más allá del período de lactancia, y tanto en países en desarrollo como desarrollados.

- **Ictericia neonatal o prolongada**
  Véase el punto «6.6. Ictericia por no lactancia. Ictericia por lactancia».

6.15. Muerte del bebé y lactancia

> A veces vemos a dos esposos yendo, después de seis meses, a derramar lágrimas sobre la tumba de un hijo, y a la madre verter allí la leche de sus pechos.
>
> GUILLAUME THOMAS FRANÇOIS RAYNAL, 1777.
> (Véase el punto «9.2.13.2. Lactancia tras la muerte del lactante».)

Con el progreso socioeconómico, la mejor accesibilidad a los servicios sanitarios y los avances de la medicina, la muerte de bebés es un hecho que, año a año, disminuye de frecuencia. No obstante, continúa ocurriendo. La muerte puede aparecer durante el embarazo, en forma de aborto o parto prematuro, en el momento de nacer o durante el período de lactancia y más allá. La pérdida de un hijo es una tragedia personal y única para la madre y la familia que exige unos desafíos físicos y emocionales especiales.

No voy a entrar aquí a analizar las causas de esta mortalidad tan terriblemente temprana, ni las acciones que son más adecuadas, ni el necesario acompañamiento que requerirá la madre y el resto de la familia para afrontar el duelo. Ya comenté en un libro anterior, *Tú eres la mejor madre del mundo*, lo mal preparados que suelen estar los servicios sanitarios para ayudar a las familias en este sentido, y que, si el proceso de duelo no se puede realizar sola o acompañada por la pareja y la familia, es bueno recurrir a ayuda especializada de profesionales o grupos de apoyo específicos. Afortunadamente, están apareciendo guías y protocolos en hospitales e incluso de rango comunitario para formar a los profesionales en este proceso y dejar de negar u ocultar un duelo de los más escondidos hasta ahora: el perinatal.

En este punto trato las implicaciones que la muerte del bebé tiene en la lactancia, ya establecida o por establecer, puesto que el pecho va a producir leche independientemente de la muerte del bebé. Alguien ha llamado a la leche que produce una madre después de perder a su bebé «las lágrimas blancas».

Sabemos que la «subida de la leche» ocurre a los dos o tres días tras el parto sin que intervenga la succión o estimulación por parte del recién nacido (véase el punto «2.3. Cómo funciona el pecho. La fisiología»), es decir, que una madre cuyo bebé nazca muerto o fallezca durante el parto o poco después va a verse sorprendida por la llegada de leche a sus pechos. Y esto es así aun tras embarazos muy cortos: a partir de las trece semanas de gestación se ha documentado subida de leche. Y la producción de leche, en una lactancia ya establecida, no se interrumpe de modo súbito. La madre puede resentirse de ello y notar congestión y dolor en el pecho. Y todo ello, muchas veces, pese a la toma de medicación dirigida a inhibir la lactancia.

Ante la muerte de un hijo y una lactancia que se va a establecer o ya está establecida, las madres deciden entre diversas posibilidades. Aunque la más frecuente es la supresión de la lactancia, otras formas de actuar son posibles y las madres las están realizando. Conviene, pues, que los médicos encargados no tomen decisiones sin preguntar a la madre y que esta les comunique su intención respecto a la lactancia.

Hay que tener en cuenta que las hormonas de la lactancia pueden ayudar a mitigar emocionalmente el dolor por la pérdida del hijo. A unas madres mantener la lactancia las puede ayudar y a otras, generarles más dolor o sentimientos de culpa; son ellas las que van a decidir, y unas y otras tienen derecho a información y apoyo eficaz adecuado para evitar complicaciones médicas que se pueden dar en ambas opciones, como congestión y mastitis.

Si la madre opta por suspender la lactancia por ser para ella un recuerdo muy doloroso de su pérdida, puede elegir entre métodos farmacológicos (cabergolina, bromocriptina), que inhiben la secreción de prolactina, o simplemente esperar unos días a que por la no extracción de leche, poco a poco, esta vaya mermando su producción hasta desaparecer (véase el punto «2.3.2. Regulación local. El FIL»). Es posible que, con medicación o sin medicación, se necesite extraer leche para aliviar la congestión mamaria; es recomendable en estos casos extraerse la suficiente para aliviar el dolor, pero evitar extracciones prolongadas o frecuentes que harán que se produzca más leche. En lactancias establecidas, es recomendable ir disminuyendo poco a poco el número de extracciones diarias. Duchas con agua caliente también hacen que salga leche y disminuya la congestión. Para el dolor ayudan los paños fríos locales y medicamentos como el ibuprofeno o el paracetamol. Siempre se ha recomendado mantener los pechos algo apretados, y puede que con un sujetador ajustado baste, pues cada vez hay más pruebas de que el vendaje compresivo de los pechos puede dar complicaciones como una mastitis. La pseudoefedrina, las infusiones de salvia y los estrógenos de píldoras anticonceptivas pueden ayudar a disminuir la producción de leche (véase el punto «5.3.10. El exceso de leche. Hipergalactia»).

Hay madres que, tras la muerte de su bebé, deciden extraerse leche periódicamente, ya sea para seguir produciendo leche o para hacer que se establezca la lactancia. Los motivos para continuar o establecer una lactancia tras la muerte de un hijo son variados.

La madre puede querer amamantar a un hermano mayor al que ya estaba amamantando o amamantar al gemelo del bebé fallecido.

También puede ver la lactancia como una forma de conectarse o recordar mejor a su bebé fallecido o como la manera de ayudar a otros bebes vivos a través del suyo, algo similar a lo que sucede en la donación de órganos. La lactancia puede ser de gran valor y dar significado a madres en período de duelo.

Con la continuación de su lactancia, la madre puede pretender simplemente hacer una lactancia corta, de semanas, extrayéndose leche con el ritmo suficiente para evitar congestión, hacer un destete pausado fisiológico y prolongar la despedida de su hijo.

Otras madres pueden desear continuar extrayendo su leche por razones altruistas, como la donación de leche. Cada vez hay más bancos de leche que aceptan leche donada de madres que han perdido un hijo (véase el punto «4.10. Los bancos de leche humana»).

Hay muchas razones profundas en las madres que prolongan la lactancia y no son excluyentes con las anteriores.

Los proveedores de salud, matronas, médicos, obstetras, pediatras, enfermeras y las consultoras de lactancia deben saber exponer a la madre las posibles vías existentes en cuanto a la lactancia tras la pérdida de un bebé, respetar la decisión materna, asesorarla para que el proceso resulte acorde a sus aspiraciones y animarla a buscar apoyo emocional.

7
Situaciones especiales

En este capítulo reviso una serie de hechos saludables y circunstancias o situaciones más o menos corrientes que le pueden acontecer a una madre y que pueden ser objeto de duda sobre cómo pueden afectar a la lactancia o al lactante. La mayoría de ellas están incluidas para su consulta en www.e-lactancia.org.

7.1. Deporte, ejercicio materno

(Véase el punto «2.8.6. Ejercicio, deporte».)

7.2. Nuevo embarazo

Según las poblaciones y las culturas, entre un 5 % y un 50 % de las mujeres que quedan embarazadas mientras aún amamantan sigue amamantando durante el embarazo.

No se han encontrado diferencias en la duración del embarazo, en el peso del recién nacido, en su crecimiento posterior ni en la tasa de aborto espontáneo entre mujeres embarazadas sanas y bien nutridas que continúan amamantando y las que no.

Un estudio retrospectivo con muchas limitaciones demostró mayor riesgo de aborto espontáneo con lactancia materna exclusiva durante el embarazo pero no con lactancia junto con alimentación complementaria, lo que podría ser explicable en realidad por el menor espaciamiento entre embarazos.

Las necesidades nutricionales, energéticas, de minerales y vitaminas son muy altas en el embarazo, y más en la lactancia, por eso se ha publicado menor aumento de peso, disminución de los niveles de hemoglobina y otros problemas en mujeres que amamantan durante el embarazo, en especial en poblaciones desfavorecidas económicamente.

Si se asegura el aporte dietético extra necesario, la lactancia se considera compatible y sin riesgos en un nuevo embarazo.

Aunque se ha utilizado la estimulación del pezón para provocar la maduración del cuello uterino e inducir el parto, no hay pruebas de que la oxitocina liberada durante el amamantamiento pueda inducir un parto prematuro o un aborto espontáneo, debido a que el pico de oxitocina no es suficiente y a que los receptores uterinos de oxitocina no están completos hasta el final del embarazo.

Los posibles cambios de sabor en la leche, una mayor sensibilidad en el pecho, una sensación de rechazo de la mujer a seguir amamantando, una disminución de la producción de leche y un destete espontáneo del lactante son factores implicados en la mayor parte de los casos de destete ocurridos durante el embarazo.

De seguir lactando durante todo el embarazo, el pecho vuelve a producir calostro hacia el momento del parto y puerperio inmediato.

7.3. Técnicas de reproducción asistida

En los tratamientos de reproducción asistida para la infertilidad hay que tener en cuenta dos temas:

a. Los posibles efectos que puede tener el tratamiento en el lactante o en la lactancia: Las diversas técnicas utilizadas en el proceso de reproducción asistida, inseminación intrauterina, fertilización *in vitro*, recogida de óvulos, transferencia de gametos o embriones, etc., son procedimientos fisicomecánicos que no pueden provocar alteraciones en la lactancia ni en el lactante. Además, los posibles anestésicos que se utilizan para aplicarlas son compatibles con la lactancia.

Sin embargo, dos de las técnicas de reproducción asistida utilizan medicamentos para estimular la ovulación de modo controlado (clomifeno, letrozol, hormonas foliculoestimulantes y luteinizantes y gonadotropinas) y para favorecer el proceso de anidación (progesterona y estrógenos).

Muchos de estos medicamentos están de forma natural en el organismo, son de alto peso molecular y de naturaleza proteica, por lo que no pueden pasar a la leche materna en cantidad significativa y no se absorben en el intestino del lactante por ser digeridos. No se ha comprobado que disminuyan la producción de leche.

En general, estos medicamentos no interfieren con la lactancia y no afectan al lactante, que en estos casos ya suele ser mayor de seis meses e incluso de uno o dos años.

b. La posible interferencia de la lactancia con el tratamiento de reproducción asistida: una lactancia materna, sobre todo frecuente, podría tener un efecto negativo sobre la ovulación. Esta es la causa principal por la que los servicios de reproducción asistida recomiendan suspender la lactancia antes de iniciar un tratamiento que, además, suele ser costoso desde el punto de vista emocional y, muchas veces, económico.

   El estímulo sobre el pecho tiene que ser muy frecuente para que esto ocurra, y la lactancia, en la situación de un lactante mayor, ya no suele ser exclusiva ni tan frecuente.

   Hasta la fecha no hay pruebas publicadas que indiquen que la lactancia interfiera con los tratamientos de infertilidad. En los últimos diez años tres madres nos refirieron haber seguido amamantando mientras seguían un tratamiento de infertilidad que incluyó estimulación ovárica, sin problemas para la lactancia o el lactante y con un embarazo exitoso.

Por otra parte, se ha observado menor frecuencia y duración de lactancia en madres que concibieron mediante técnicas de reproducción asistida (TRA), en parte secundario a la frecuente asociación con cesárea, embarazo múltiple y prematuridad.

7.4. Mamoplastia de aumento

Tras la cirugía de aumento de mama con implantes de silicona o salinos hay mayor riesgo de dolor y lactancia insuficiente, por lo que la incidencia de lactancia materna exclusiva es menor. Los factores implicados son múltiples:

a. Según el tipo de cirugía realizada para colocar el implante, puede haber pérdida de sensibilidad y de capacidad eréctil de areola-pezón e interrupción del reflejo neuroendocrino por corte de las ramas laterales y mediales del cuarto nervio intercostal o de las terminaciones nerviosas del complejo areola-pezón, con lo que puede disminuir la producción de leche.
b. Dolor de pecho por presión del implante o por la contractura capsular. Hay más riesgo de dolor y lactancia insuficiente con implantes retroglandulares que con los retromusculares, y con implantes de mayor tamaño.
c. Posible mayor incidencia de verdadera hipoplasia mamaria entre las mujeres con implantes mamarios (véase el punto «5.3.11. La falta de leche. Hipogalactia. Baches de leche»).

Complicaciones raras son la galactorrea (secreción anormal de leche), que suele ser transitoria y tratable, el galactocele, la rotación de la prótesis, el seroma y la excesiva congestión posparto.

La mayor parte de los implantes mamarios contiene silicona, que es un polímero de átomos de silicio-oxigeno-metilo de elevado peso molecular, lo que hace prácticamente imposible tanto el paso a leche en cantidad significativa como la posterior absorción intestinal por parte del lactante. Esto los hace seguros para la lactancia incluso en caso de rotura o defectos de fabricación (como el caso de las Poly Implant Prothèse, PIP, en Francia en 2010). Tras análisis exhaustivos de la silicona de dichas prótesis, se demostró ausencia de riesgo para la salud.

Los niveles de silicio en sangre y leche de mujeres con implantes (55 ng/ml) son similares a los de mujeres sin implantes (51 ng/ml), trece veces más bajos que los encontrados en leche de vaca (709 ng/ml) y 80 veces más bajos que los de las fórmulas comerciales infantiles (4.403 ng/ml).

Las inyecciones de hidrogel de poliacrilamida (PAAG) que se han empleado para aumentar el volumen del pecho en algunos países son desaconsejables por presentar demasiadas complicaciones dentro y fuera de la lactancia.

La preparación materna y el apoyo competente a madres lactantes portadoras de implantes mamarios pueden paliar los problemas de lactancia observados.

7.5. Mamoplastia de reducción

La cirugía de reducción mamaria que conserva el pedículo (integridad de conexiones del pezón) es la que más garantías tiene de preservar la inervación y, por tanto, la sensibilidad del pezón, así como la integridad de los conductos galactóforos. Con todo, hay hasta cinco veces más riesgo de lactancia insuficiente entre mujeres sometidas a este tipo de cirugía, más de la mitad refiere sensibilidad disminuida en el pezón y dificultades para la lactancia, y la duración media de lactancia materna es mucho menor que en mujeres no intervenidas.

No hay diferencias significativas entre las múltiples técnicas de conservación del pedículo para ofrecer mejores resultados funcionales en cuanto a la lactancia: pedículo superior, pedículo inferior o bipediculada, con diversas orientaciones de la cicatriz.

La técnica de injerto libre del pezón-areola es la que más dificulta la posibilidad de lactancia materna, al haber cortado inervación y conductos glandulares. Se ha observado que, con el paso de los años, puede haber reinervaciones y recanalizaciones parciales, por lo que no hay que desaconsejar de entrada la lactancia materna, aunque difícilmente podrá ser exclusiva, ya que se ha perdido mucha sensibilidad del pezón, que asegura el funcionamiento del reflejo neuroendocrino de producción de leche. La salida normal de calostro al final del embarazo y la obtención por expresión (o extracción) de leche no aseguran una buena lactancia, pues no dependen de este reflejo neuroendocrino (indican solo la posible recanalización de conductos).

7.6. Menstruación

Con lactancia exclusiva de administración frecuente es usual la falta de menstruación (véase el punto «2.8.8. Contracepción»).

Con la aparición de la menstruación algunas madres pueden notar mayor sensibilidad en pecho y pezones. Además, se han descrito otros problemas relacionados con la menstruación (véase el punto «5.3.9. Aversión y agitación de la lactancia»).

Hay cambios leves en la composición de la leche durante dos días unos seis días antes de la ovulación y durante otros dos días unos seis días después de la ovulación: el sodio y el cloro doblan su concentración y disminuye levemente la de lactosa y potasio. Estos cambios pueden afectar al sabor y explicar el rechazo que algunos lactantes pueden tener durante esos días, aunque no hay apenas literatura publicada al respecto.

7.7. Relaciones sexuales

Véanse los puntos «2.8.7. Sexualidad» y «2.8.8. Contracepción».

7.8. Sequedad vaginal, hipoestrogenismo en la lactancia

La insuficiente lubricación vaginal produce molestias urinarias, prurito vaginal y dolor durante las relaciones sexuales (dispareunia). La causa más frecuente es el déficit de estrógenos, que produce una atrofia o hipotrofia transitoria o permanente de la pared vaginal.

Además de en la lactancia y la menopausia, puede ocurrir en enfermedades como la esclerosis múltiple, la diabetes, el síndrome de Sjögren, la endometriosis, la depresión, el estrés, algunos medicamentos anticancerosos y hormonales y tras la radioterapia pélvica.

Conviene evitar jabones y perfumes irritantes. Los tratamientos empleados, sean de tipo no hormonal (lubricantes a base de agua o humectantes vaginales no hormonales de aplicación tópica como cremas, geles u óvulos), o estrógenos tópicos o sistémicos, son compatibles con la lactancia materna.

Los estrógenos orales tienen muy baja absorción oral (menor del 10 %). Se puede minimizar la absorción vaginal de estrógenos utilizando dosis bajas o mínimas o determinados preparados. Los estrógenos tienen una elevada fijación a proteínas plasmáticas (98 %) por lo que no se excretan en leche materna en cantidad significativa.

7.9. Relactación e inducción de la lactancia

A pesar de las recomendaciones actuales de mantener la lactancia materna exclusiva durante los primeros seis meses para luego continuarla complementada con alimentos sólidos hasta por lo menos dos años, muchas mujeres la interrumpen precozmente, por mal manejo de problemas durante la lactancia, por deseo o circunstancias de la madre, por prescripción facultativa o por consejo de amigas o familiares. En ocasiones, madres no biológicas adoptan un bebé al que deciden amamantar. Una madre que decide volver a lactar puede producir leche suficiente para lograr lactancia exclusiva. Las madres no biológicas que inducen una lactancia lo logran en diferente proporción.

Relactación: es el proceso de volver a amamantar al hijo biológico tras una interrupción más o menos prolongada de la lactancia. Una madre puede reconsiderar no haber iniciado la lactancia o haberla interrumpido en cualquier momento, precoz o tardíamente, por el motivo que sea. Puede ocurrir en madres separadas de sus hijos por prematuridad, enfermedad y hospitalización del bebé o enfermedad y hospitalización de la madre. En estas situaciones en las que es posible preservar la lactancia, es importante la prevención, porque siempre será más fácil mantener la producción mediante la extracción manual o con sacaleches mientras dura la separación o el problema que tener que hacer luego una relactación.

Lactancia inducida: consiste en amamantar a un hijo no biológico sin embarazo previo reciente. El principal motivo para la lactancia inducida es la adopción. Una madre que amamante al hijo adoptado le va a aportar mayor protección biológica y va a reforzar el vínculo entre ambos. En el tercer mundo puede salvarle la vida. Otros motivos emergentes para hacer una inducción son la pareja lesbiana madre no biológica, las mujeres transexuales y la madre «legal» en una gestación subrogada. Varias sociedades médicas y pediátricas de prestigio abogan por la inducción de lactancia en los casos de adopción.

Los factores de éxito para la relactación y lactancia inducida son los siguientes:

- Que sea la madre la que lo desee, sin presiones externas.
- Que sus motivos sean por mejorar la salud o reforzar el vínculo, sin que sea por culpabilidad al haber interrumpido o no iniciado.
- Que el tiempo de interrupción haya sido corto (mejor días o semanas que meses).
- Que haya habido lactancia previa.
- Que se establezca una técnica correcta.

- Que haya apoyo de la familia, la comunidad y los profesionales sanitarios.
- Que el lactante tenga disposición para mamar.
- Que el lactante tenga menos de tres meses.
- Que no se hayan usado tetinas durante el período de no lactancia.

De todos estos factores, los imprescindibles y más importantes son el interés o deseo autónomo de la madre y que el bebé quiera mamar, y es de mucha ayuda el apoyo del entorno familiar y sanitario.

Las bases fisiológicas de la relactación o la lactancia inducida son las mismas que las de la lactancia habitual: el estímulo frecuente sobre el pezón-areola (succión del bebé, expresión manual o con sacaleches) desencadena el reflejo hormonal doble que hace que la hipófisis secrete prolactina y oxitocina, y se produzca y eyecte la leche (véase el punto «2.3. Cómo funciona el pecho. La fisiología»).

La técnica de la relactación y la lactancia inducida consiste en una técnica de lactancia correcta (tomas frecuentes con buenas postura y enganche). En la inducción conviene empezar al menos un mes antes con extracción frecuente manual o con sacaleches, a ser posible, de doble copa. Conviene recordar que las tomas nocturnas, el contacto piel con piel, la ausencia de estrés en la madre y una buena confianza en sí misma mejoran la producción de leche.

Hay que evitar posibles inhibidores de la producción láctea, como estrógenos, pseudoefedrina, nicotina y, sobre todo, la fatiga materna. Puede ayudar el uso de galactogogos (véase el punto «5.3.12. Aumentar la producción de leche con galactogogos»).

En la inducción puede ser útil remedar los cambios hormonales del embarazo y favorecer el crecimiento de los alveolos mamarios mediante la administración previa de una tanda hormonal (un anticonceptivo estrógeno-progestágeno), seguida de su interrupción brusca e inicio de estimulación mecánica (extracción manual o con sacaleches) frecuente del pecho unas semanas antes de la adopción, junto con el uso de galactogogos.

Mientras se obtiene suficiente leche propia, el lactante debe ser alimentado con leche donada o fórmula para lactantes. Es mejor administrar la leche con métodos que no interfieran con la succión al pecho: por expresión, con vaso, jeringa o mediante un suplementador (véase el punto «4.9.5. Administración de la leche materna extraída»).

Tiempo para producir leche, cantidad y composición. El inicio en la producción de leche ocurre siempre a partir de los dos a siete días, y puede conseguirse prácticamente siempre una lactancia parcial entre los cuatro y los veintiocho días. La lactancia completa, que a veces nunca se consigue porque precisa de suplementos, ocurre hacia los siete a sesenta días de haber iniciado el procedimiento.

La composición de la leche que se produce es la misma que en la lactancia habitual, salvo que no se produce calostro en la lactancia inducida. Algunos autores constatan algo menos de grasa en la relactación y la lactancia inducida.

Antes de abordar un proceso de relactación o de inducción, hay que tener presente la posibilidad de resultados no tan buenos como los deseados y evitar culpabilizarse por ello. La vinculación emocional de madre y bebé, más que el aspecto nutritivo, es muchas veces el principal beneficio de la lactancia materna inducida.

7.10. Medicación y lactancia

Los beneficios de la lactancia materna para el lactante y la madre, su familia, el sistema sanitario y la sociedad en general están muy bien documentados en múltiples publicaciones. Suprimir la lactancia sin un motivo importante supone un riesgo innecesario para la salud.

Mas del 90 % de las mujeres toma medicamentos o productos de fitoterapia durante el período de lactancia, y es frecuente que dejen de dar el pecho por este motivo, pese a no estar fundamentado su peligro real más que en un pequeñísimo porcentaje de productos. En el Vademécum, que reproduce el prospecto del medicamento, en general, la recomendación es suspender la lactancia o no tomar el medicamento en caso de lactancia sin argumentar nada o, como mucho, que el medicamento pasa a la leche. Además, suele unir los apartados «Embarazo» y «Lactancia», cuando nada tiene que ver el potencial malformativo de un medicamento con un posible efecto secundario a un lactante y la información no se corresponde con la de autores y entidades de prestigio. Como veremos, el mensaje debería ser que, entre lactancia y medicamentos, casi siempre es posible una compatibilidad.

Casi todo lo que se suele prescribir es compatible con la lactancia y esta, para la mujer y para el lactante, está por encima de la necesidad de muchos medicamentos o remedios que son perfectamente evitables o sustituibles. Los profesionales sanitarios, con unos conocimientos básicos de farmacología y pediatría y la utilización de buenas guías, pueden asesorar adecuadamente a mujeres que lactan y que deben tomar remedios para algún padecimiento o por alguna enfermedad.

Vamos a ver algunos datos de **farmacocinética de la lactancia**, es decir, de cómo un fármaco o cualquier sustancia entra, se distribuye y se elimina de nuestro organismo, con especial atención a cómo puede llegar a entrar en la leche materna:

1. **Paso a sangre materna.** Para llegar a la leche materna, una sustancia debe haber llegado primero a la sangre, al plasma, pues la leche es un filtrado del plasma sanguíneo elaborado por el lactocito alveolar mamario. Toda medicación tópica (de aplicación local, como cremas, ungüentos, colirios, gotas óticas, etc., no se absorbe, o lo hace en cantidades despreciables, no llega al plasma y, por tanto, tampoco a la leche. Hay fármacos que no se absorben, como los medicamentos inhalados para el asma, antiácidos y antiparasitarios, algunos antibióticos y bastantes más fármacos.

2. **Paso a leche materna.** Si el medicamento ha llegado a la sangre, no por eso va a pasar sin más a la leche: hay una serie de características de las diversas sustancias que impiden o dificultan el paso a través del lactocito alveolar a la leche materna. Entre ellas cabe destacar el **peso molecular elevado**: las moléculas muy grandes (de peso molecular superior a 500 o 1.000 daltons), el **alto porcentaje de fijación a proteínas**: las sustancias por encima del 85 % de fijación a las proteínas del plasma y el **volumen de distribución amplio** de la sustancia en el organismo.. En cambio, la **liposolubilidad** (capacidad de disolución en grasas) de una sustancia facilita su concentración en leche materna. Podemos encontrar muchas de estas características en las fichas técnicas de los medicamentos y en páginas especializadas como www.e-lactancia.org.
3. Pero todo lo que llega a la sangre acaba por eliminarse, generalmente a través del riñón, que consigue en plazos fijos reducir la concentración de una sustancia en plasma a la mitad; es lo que se llama **semivida de eliminación** o tiempo medio de eliminación. Hay sustancias de las que en una hora el riñón elimina la mitad de lo que hay en plasma, y otras pueden necesitar cinco minutos, cuatro horas o cinco días. Esos plazos son fijos y diferentes para cada sustancia: con la que tenga una semivida de eliminación de una hora, cada hora el riñón bajará su concentración a la mitad, con aquella cuya semivida de eliminación sea de cuatro días, cada cuatro días el riñón bajará la concentración a la mitad. Así, podemos deducir dos cosas:
   a. Son preferibles en la lactancia los medicamentos de eliminación rápida.
   b. Se sabe que pasadas tres semividas de eliminación se ha eliminado del organismo el 90 % del medicamento, tras cinco semividas, el 97 %, y tras siete semividas, apenas queda un 1 % del fármaco en el organismo. Según los meses de lactancia y lo peligroso de una sustancia podemos minimizar su paso desde sangre a le-

che esperando a amamantar el tiempo necesario para que el organismo quede más o menos «lavado» de esa sustancia. En la mayoría de los fármacos no valdrá la pena, pero en los que son muy agresivos, como los del tratamiento del cáncer, convendrá esperar hasta siete semividas para volver a amamantar.

4. Suponiendo que un fármaco ya ha pasado a leche y que el lactante va a tomar leche con ese fármaco, no siempre va a llegar este al plasma del lactante: hay muchos fármacos que no se absorben nada o nada bien por el intestino (**biodisponibilidad oral** baja o nula); son fármacos que han tenido que inyectarle a la madre porque por boca no se absorben, han pasado a leche, pero el lactante no los absorberá. Esto pasa con varios antibióticos, por ejemplo, puede que la madre fuera tratada de una infección con gentamicina inyectada y que la gentamicina pasara a leche, pero esa gentamicina se queda en el intestino del lactante, por donde se elimina sin absorberse.
5. Finalmente, hay que ver cuán tóxico o cuántos efectos secundaros tiene el medicamento que toma la madre. Habrá mucho menos peligro con medicamentos bien tolerados, con pocos efectos secundarios o de uso pediátrico. Muchos medicamentos de los adultos son utilizados también en lactantes y recién nacidos.

Solo de una tercera parte de los medicamentos comercializados se ha llegado a medir y publicar qué cantidad pasa a la leche. Cuando encontramos este tipo de publicación tenemos datos muy seguros sobre la cantidad que pasa a la leche; la mayoría de las veces son cantidades muy pequeñas que no pueden llegar a dañar al lactante. Sabemos cuánto toma el lactante a través de la leche de su madre. La relación entre lo que toma el lactante y lo que toma la madre ajustado al peso de ambos se llama **dosis relativa** (DR). Si lo que toma el lactante no llega al 10 % de lo que toma la madre o al 10 % de la dosis habitual para el lactante, se considera que ese medicamento no es peligroso durante la lactancia.

Podemos ver la compatibilidad de la lactancia con una serie de medicamentos de uso más o menos corriente:

- El paracetamol o el ibuprofeno no causan ningún problema en la lactancia.
- Si es necesario un antibiótico, casi todos los habituales como, por ejemplo, penicilinas, cefalosporinas, azitromicina o claritromicina son compatibles con la lactancia. Si es necesaria una quinolona, priorizar el norfloxacino o el ciprofloxacino.
- Casi todas las hormonas, incluidos los corticoides, la insulina y la tiroxina, son compatibles con la lactancia; en algunos casos conviene evitar los estrógenos, pues pueden provocar disminución en la producción de leche. Si se han de usar anticonceptivos, los mejores son los mecánicos (preservativo, DIU), las píldoras con progestágenos y el método MELA (véase el punto «2.8.8. Contracepción»).
- Prácticamente todos los medicamentos antitiroideos, antiepilépticos, antirreumáticos, fármacos para la enfermedad inflamatoria intestinal y varios inmunosupresores, a las dosis habituales, son compatibles con la lactancia.
- Todos los procedimientos odontológicos, incluida la anestesia local, el blanqueo de dientes y la prescripción de antibióticos y antiinflamatorios, también son compatibles con la lactancia.
- Las ecografías, las radiografías, los TAC y las Resonancias Nucleares Magnéticas (RNM) son compatibles con la lactancia, aunque sea con contrastes. Muchos de los contrastes empleados en estas exploraciones son yodados, pero el yodo está fijado a la molécula del contraste y no puede liberarse, por lo que se comporta como material inerte. La lactancia no debe suspenderse por una mamografía, pero puede dificultar su interpretación, en cuyo caso se puede recurrir a la ecografía. Antes de practicarla conviene vaciar bien el pecho (dando de mamar)

para disminuir las molestias de la exploración y facilitar su interpretación.

- En cambio, hay que consultar cuidadosamente cuánto tiempo se debe dejar de amamantar si lo que se va a practicar es una prueba con isótopos radiactivos (gammagrafía); en este caso, conviene haber tomado la precaución de extraer leche previamente para disponer de una reserva necesaria en días posteriores.

Una página web de sencillo manejo, en español e inglés, www.e-lactancia.org, ayuda a tomar decisiones acertadas sobre la compatibilidad de más de 28.000 términos con la lactancia materna, incluyendo medicamentos, plantas y enfermedades de la madre y del lactante. Si tras consultar esta página persisten las dudas, se puede remitir una consulta al correo electrónico elactancia.org@gmail.com.

7.11. Fitoterapia. Plantas medicinales y productos a base de plantas

La confusa y poco contrastada información, junto con el ambiguo marco legal de comercialización de los productos herbales, hace particularmente difícil responder a consultas de lactancia en las que están implicadas las infusiones. Su consumo ha crecido espectacularmente en los últimos años. La mayoría contiene principios farmacológicamente activos y existe la dificultad añadida de falta de estandarización de su composición, multiplicidad de nombres vulgares para los mismos, posibilidad de confusión de productos diferentes y falta de buenas fuentes de información.

El uso crónico o abuso de plantas con pretendidas propiedades galactogogas además de no lograr aumentar la producción de leche, puede llegar a ser perjudicial para la salud de la madre. Muy pocas plantas han demostrado propiedades galactogogas.

Otras plantas contienen productos tóxicos y, tomadas en

cantidad o tiempo suficiente, podrían dañar al lactante, cuando no a la madre: es el caso de alfalfa, amapola, anís estrellado, anís verde, artemisa, boj, boldo, caulófilo, cornezuelo, efedra, eucalipto, fucus, hinojo, hisopo, kava, nuez moscada o salvia, algunas de las cuales han visto restringida su comercialización en diversos países.

Para más detalles, véase el apartado «Galactogogos herbales», dentro del punto «5.3.12. Aumentar la producción de leche con galactogogos».

7.12. Contaminantes y leche materna

La aprensión justificada a la contaminación ambiental, las informaciones difundidas sobre la existencia de contaminantes en la leche materna y el esoterismo de los diversos controles, indicadores y terminología específica para los no iniciados en temas medioambientales pueden crear confusión y miedo a amamantar.

Muchos contaminantes ambientales, en especial los pesticidas orgánicos, se acumulan en tejidos grasos y se eliminan por la leche, pero no hay estudios que demuestren un incremento en los riesgos para la salud del bebé debido a la contaminación química encontrada habitualmente en la leche de la madre. Por otra parte, hallamos los mismos contaminantes ya sea en el polvo de los preparados para lactante o en el agua para su reconstitución, y no solo hay suficiente bibliografía que demuestre el incremento en los riesgos para la salud de los niños alimentados con dichos preparados en vez de con leche materna, sino que se ha comprobado el efecto beneficioso de la misma para el desarrollo intelectual en lactantes amamantados en una zona contaminada en que hubo exposición prenatal y por lactancia a productos organoclorados.

Según la OMS, los beneficios comprobados de la lactancia materna tienen más peso que el riesgo no comprobado derivado de bajos niveles de contaminantes ambientales en leche humana, en muchos casos inferiores a los de leche de vaca u otros alimentos. La elección informada se basa en la evaluación de los riesgos conocidos y por conocer de la alimentación artificial frente a los riesgos potenciales pero no demostrados de la contaminación química de la leche materna.

El hecho de que se use leche materna para monitorizar niveles de contaminación es una estrategia que responde a la comodidad y adecuación de la muestra, y no a la preocupación intrínseca por la calidad de la misma leche. En efecto, es más cómodo analizar leche materna que hacer biopsias de grasa subcutánea a individuos de una población para medir los niveles de contaminación. Esta estrategia, que es mal interpretada y vivida por la población, en especial cuando se airea de manera periódica en la prensa no especializada, debería cambiar radicalmente buscando otro tipo de muestras, como ya se está haciendo con el meconio, pues contribuye inadvertidamente a desprestigiar la lactancia materna.

Para lo concerniente a madres lactantes laboralmente expuestas a productos químicos véase el punto «8.2.2. El marco legal».

7.13. Los colores de la leche

El calostro tiene un color amarillento-anaranjado debido a los betacarotenos que contiene (véase el punto «2.4.2. Calostro y leche de transición. Lactogénesis I y II»). Los betacarotenos son pigmentos precursores de la vitamina A, muy abundantes en frutas y verduras, en especial las de color amarillo anaranjado.

La leche madura normal puede presentar tonos blancos, amarillos, azules claros e incluso azul-verdosos, dependiendo de pequeñas variaciones en la composición a lo largo de la toma, es blanco-azulado o azul-verdoso al principio de la toma debido al predominio de lactosa y sustancias hidrosolubles. Conforme avanza la toma, el aumento de micelas de caseína le confiere un color blanco-opaco, y al final de la toma se torna más amarillenta por los glóbulos de grasa.

La mayor parte de los cambios de color en la leche se creen debidos, aunque con poca constatación publicada, a pigmentos naturales o añadidos en alimentos, medicamentos y productos herbales tomados por la madre. Algunas coloraciones pueden deberse a sangrado o infecciones.

- La leche de **color rojo** denota casi siempre presencia de sangre. Si es rojo-rosáceo o rojo brillante puede ser debida a heridas o grietas sangrantes en el pezón (véase el punto «5.2.2. Daño en el pezón: inflamación, ampollas y grietas»). Si el color es rojo oscuro, como herrumbroso, se debe a un sangrado interno, generalmente de tipo benigno y transitorio, el llamado «síndrome de las tuberías oxidadas»; de persistir, es preciso descartar procesos graves (véase el punto «5.2.13. Sangrado por el pezón, sangre en leche»). No hay problema para seguir amamantando.
- La leche de **color rosa** puede deberse a la toma de refrescos, zumos o gelatinas en los que se encuentran diversos colorantes artificiales de este color o similar. La remolacha y el antibiótico rifamicina pueden dar una coloración rosa-anaranjada. No hay problema para seguir amamantando.
- El **color rosa brillante** es típico de infección o contaminación por algunas cepas de la bacteria *Serratia marcescens*, productoras de un pigmento del mismo color, la prodigiosina. El color rosa debido a colonización por serratia aparece a las pocas horas de extraer la leche, al multiplicarse la bacteria, sea en recipientes de almacenamiento, en compresas o ropa en contacto con el pecho. La serratia puede cultivarse en leche y contaminar sacaleches y recipientes de almacenamiento de la leche materna. Si no hay signos inflamatorios en la madre y el lactante es sano, inmunocompetente y no prematuro o solo hay contaminación de recipientes, no es preciso interrumpir la lactancia ni hacer tratamiento antibiótico.

- La clofazimina, un antibiótico indicado en el tratamiento de la lepra, también tiñe la leche de **color rosa** y da un color rojizo al lactante, reversible pocos meses después de finalizar el tratamiento. No hay problema para seguir amamantando.
- Se ha observado **color verde** de la leche tras la toma por parte de la madre de refrescos de color verdoso, algas, espirulina, preparados multivitamínicos con o sin minerales, medicación con ferritina-hierro, el anestésico propofol (un caso posible) y en leche materna con bajo contenido en lactosa y caseína. No hay problema para seguir amamantando.
- La leche de **color negro** se ha visto tras la ingestión materna del antibiótico minociclina. No hay problema para seguir amamantando, aunque hay alternativas antibióticas más seguras para el lactante si el tratamiento debe prolongarse más de una semana (consúltese en e-lactancia.org).

8

Amamantar en una sociedad compleja

8.1. La elección del tipo de alimentación

En general, en los países desarrollados, la alimentación de lactantes con fórmulas lácteas artificiales cumple criterios razonables de factibilidad, sostenibilidad y seguridad, y es culturalmente aceptada (está disponible, a un precio que la familia puede pagar, se prepara en condiciones higiénicas y técnicas correctas, y no está mal vista). Eso hace que un determinado porcentaje de madres, por diversos motivos, opten por este tipo de alimentación, ya sea desde el principio o tras dejar de dar pecho. En medios con un nivel económico y cultural que dificulten los criterios expuestos, es una temeridad no fomentar entre las familias el amamantamiento. Se expone a continuación lo que sabemos sobre la elección que toma una madre y sus motivaciones.

8.1.1. Una decisión arraigada y multifactorial

La decisión del tipo de lactancia es un tema vital muy profundo en la biografía de las mujeres, tomada frecuentemente con mucha anterioridad al nacimiento del hijo. En 1999 entrevistamos en institutos de educación de la zona de Alicante a 620 mujeres de entre 14 y 19 años, y el 53 % de ellas ya tenía pensado cómo alimentarían a sus futuros hijos, el 88 % se decantaba por la lactancia materna. El 40 % de las de 14 y 15 años y el 60 % de las de entre 16 y 19 años tenían tomada una decisión. En mayor o menor porcentaje, esto se corrobora con estudios realizados en diferentes países y en distintas culturas. La intención futura de lactancia se puede modular con intervenciones en el medio escolar.

La decisión por el tipo de lactancia va muy ligada a aspectos familiares, sociales, culturales y de información en el medio en que vive la mujer, a su origen étnico, a su preocupación por la imagen corporal y a su opinión sobre el hecho de amamantar en público, entre otras. Decidir amamantar a los futuros hijos está directamente relacionado con el hecho de haber sido o no amamantada ella misma en la infancia, con haber visto dar el pecho en su entorno familiar y social, con creer que la lactancia materna es una opción saludable y mejor que la alimentación con fórmula, y con tener una imagen estética favorable a la lactancia. La apreciación del propio cuerpo y la opinión del padre o de la pareja son también factores de peso.

Hay pruebas publicadas de que las abuelas tienen una gran capacidad de influencia en la decisión del tipo de lactancia y en su mantenimiento. Los programas de apoyo y promoción de la lactancia materna deben dirigirse también a las abuelas y los abuelos.

Así pues, nos encontramos con una decisión de profunda raigambre en el espíritu de las madres y, además, de origen multifactorial. Comete un error quien intenta convencer de dar el pecho a una madre que eligió no hacerlo, sin tener en cuenta lo violento que puede ser inmiscuirse en decisiones tomadas tiempo atrás y muy arraigadas en ella. Una decisión que tiene que ver más con factores personales, familiares y socioculturales que con el mundo de bondades y ventajas que vendemos los profesionales sanitarios y las personas que trabajan con madres lactantes, y que hay que aprender a entenderla y saber respetarla. Una cosa es informar y otra, muy distinta, forzar voluntades.

8.1.2. Cuando no se puede amamantar por el tiempo deseado

Algunos estudios demuestran que hasta el 70% de las madres puede tener algún tipo de dificultad para amamantar, especialmente durante el primer mes. Los problemas más frecuentes descritos son grietas en el pezón, dolor, fatiga y percepción de insuficiente leche. Por estos y otros motivos, bastantes madres amamantan por menos tiempo del que tenían planeado, de tal manera que el objetivo de la OMS de que los lactantes tomen lactancia materna exclusiva los primeros seis meses está aún lejos de alcanzarse.

Los principales factores asociados al cese de lactancia materna exclusiva y al cese total de la misma son:

- De la madre: la separación conyugal, la depresión, la obesidad, el tabaquismo, el menor nivel de estudios, la percepción de insuficiente leche, la falta de autoconfianza y la creencia de que el bebé no aumenta de peso bien.
- Del embarazo y parto: no haber recibido instrucción prenatal sobre lactancia, el embarazo mediante técnicas de reproducción asistida y la cesárea.
- De la lactancia: el dolor, las grietas, la mastitis y la fatiga materna.
- De las rutinas sanitarias: la separación madre-bebé, el retraso en la primera toma, la introducción precoz de suplementos de fórmula artificial, la utilización de pezoneras, el uso habitual del chupete en el primer mes y comenzar con la alimentación complementaria antes de los seis meses.
- Otros: la falta de apoyo de la pareja y/o familiar, la falta de preparación y efectividad de los profesionales en temas de lactancia, y la reincorporación al trabajo fuera del hogar.

Varios de estos factores pueden estar imbricados entre sí, por ejemplo: en caso de cesárea, es más fácil que haya una separación entre madre y bebé y que se demore el inicio de la lactancia.

Pese a que las causas del cese de la lactancia son tan dispares y que varias de ellas son debidas a técnicas erróneas fomentadas desde el ámbito sanitario o no tienen objetivamente su origen en la madre, muchas madres se atribuyen la responsabilidad, con tintes de culpa, a sí mismas.

La mayoría de las veces, hay que buscar la razón de no poder continuar con la lactancia fuera de la madre: mensajes contradictorios, prácticas hospitalarias y ambulatorias contrarias al buen funcionamiento de la lactancia y falta de apoyo eficaz de los profesionales para ayudarlas a solventar las dificultades que hayan tenido.

La lactancia materna se preconiza desde principios del siglo XX como «lo natural», término que lleva implícito el hecho de que toda madre debe poder hacerlo, ya que es «natural», es decir, fácil.

Los mensajes que llegan a la madre son variados y algunos de ellos, contradictorios. Frente al de la lactancia como un proceso natural está el de la lactancia como un problema o dificultad: muchos expertos les advierten de que pueden tener multitud de complicaciones que ellos están capacitados para solucionar. Un tercer mensaje les explica que la lactancia materna es la mejor opción de salud para sus bebés. La retahíla de riesgos para la salud e incluso para la vida del lactante no amamantado resulta coercitiva para que amamantar sea su única opción, porque ¿qué madre no quiere lo mejor para su hijo?

Los mensajes opuestos —lo natural frente a lo problemático— crean confusión e inseguridad en muchas madres. Los mensajes restrictivos —natural y lo mejor para el bebé— ocasionan ansiedad por poder salir airosas, sin fallar en algo que se acaba viviendo como una prueba que superar.

En un contexto social y sanitario en el que la lactancia materna se promueve como lo natural y como la opción más saludable para los lactantes, las mujeres que acaban no pudiendo amamantar por diversos motivos creen que han fallado como madres y experimentan emociones negativas diversas: desconcierto, fracaso, incomprensión, dificultad para expresar lo que sienten, culpabilidad, aislamiento y rechazo o enojo contra los que las han conducido a una sensación que viven como un fracaso. La culpa puede acompañar a estas madres durante años. Llegar a odiar la lactancia materna es también una consecuencia.

Las madres se sorprenden, y muchas de sus parejas aún más, cuando experimentan dificultades para amamantar. Si era tan natural, ¿cómo es posible que esté causando dolor o problemas? Una vez que comprueban y aceptan que esto ha sucedido, constatan con frecuencia la ausencia de apoyo eficaz o la disparidad de recomendaciones que reciben por parte de los profesionales sanitarios. Esto causa desasosiego y es un motivo más para el cese de la lactancia.

La indiscriminada difusión sobre investigaciones en el campo de la lactancia acerca de nuevos diagnósticos, problemas y avances terapéuticos, no siempre bien comprobados, puede contribuir a aumentar la incertidumbre y confusión entre las madres.

Es difícil que una madre pueda establecer una relación tranquila con su bebé si tiene un dolor en el pecho insuperable o si está pensando que si el bebé llora es porque ella no tiene suficiente leche y le hace pasar hambre. A veces, cuando ya se ha intentado todo, dejar de amamantar es la única vía para establecer relaciones tranquilas y de cariño con el bebé. Las pruebas de que la lactancia materna facilita la relación entre madre y bebé y de que mejora la vinculación son escasas y no concluyentes; darlas como probadas y difundirlas entre la población, sin matices, crea sentimientos de culpa extra entre las madres que deciden dejar de amamantar.

Una vez tomada la decisión, aún tienen que resolver cómo alimentar al bebé a partir de ese momento. Algunas madres optarán por extraerse leche un tiempo y dársela con biberón, otras pasarán directamente a administrar una leche de fórmula. Aprender a dar el biberón con la misma cercanía que al amamantar es conveniente para una buena vinculación. Las madres necesitan asesoramiento y apoyo en este proceso.

Es preciso aprender a escuchar el discurso de las madres que dejan de amamantar. Muchas se han quejado de inseguridad, dificultades técnicas y de percibir intolerancia o reprobación en aquellos que las estaban ayudando con sus lactancias. Para ellas fue importante que sus parejas las apoyaran en su decisión de dejar la lactancia.

Las madres que, queriendo amamantar, no lo consiguen, o no por el tiempo que habían estimado hacerlo, necesitan apoyo especializado. Es esencial que los profesionales sanitarios y las asesoras y consultoras de lactancia nos apeemos del discurso acusador y excluyente de la lactancia materna y aprendamos a acompañar y cuidar también a las madres que dejan de amamantar. Es seguro que han intentado hacer lo que creen mejor para sus hijos y han considerado que su decisión de abandonar la lactancia materna era necesaria para la salud y el bienestar del niño. En este sentido, no son pocos los grupos de apoyo a la lactancia que, con inteligencia y sensibilidad, han sabido acoger a estas madres, y han cambiado su denominación o su actividad por la de «grupo de apoyo a la crianza». Segregar a las madres que no amamantan de las que sí lo hacen es otra forma de discriminación.

Vale la pena recordar la definición de lactancia materna de las antropólogas Stuart-Macadam y Dettwyler: «La lactancia es un proceso biológico determinado por la cultura» (véase la cita inicial del punto «1. Conociendo nuestros orígenes»). Pues bien, además de fallar el aspecto cultural en su acepción de técnica eficaz transmitida y aprendida, la lactancia, como el resto de los procesos biológicos, puede dar problemas que hay que aprender a resolver (véase el punto «5. Enfermedades y problemas maternos»). Amamantar se preconiza como la mejor opción, pero no se ponen los medios para solventar las posibles dificultades, muchas de ellas derivadas justamente de la difusión de unas prácticas que la dificultan. Hay falta de apoyo eficaz entre los profesionales para resolver los problemas de lactancia y falta de apoyo en la decisión de abandono, de ayuda a las madres para tomar esa decisión cuando es preciso.

8.2. Conciliación y vuelta al trabajo

> Mirad, yo no puedo llevarme a mi hija. El trabajo no lo permite. Con una criatura no hay dónde colocarse. Además, que no tardaré mucho en volver. ¿Queréis guardarme a mi niña?
>
> VÍCTOR HUGO (1802-1885)
> *Los miserables* (1862)

8.2.1. Introducción

Desde un punto de vista económico, amamantar es un trabajo de mujer, pero no se considera como tal y acaba interfiriendo con la vida laboral y la carrera profesional de las mujeres. El trabajo de lactancia, como tantos de los realizados por mujeres, ha sido devaluado no solo en el lenguaje («es lo mismo pecho que biberón», «no podrás hacerlo», «pasará hambre», «tu leche no es buena»...), sino también en el hecho que supone el auge de la alimentación artificial de bebés a lo largo del siglo XX, en detrimento y con total desprecio de lo que había sido el modo ancestral y seguro de alimentación inicial de nuestra especie, llevado a cabo por la mujer.

Se ha constatado que el trabajo remunerado disminuye la duración de la lactancia en general y de la exclusiva en particular. Los factores que más negativamente influyen son el mayor número de horas de trabajo, las peores condiciones laborales, la turnicidad y la falta de facilidades para la lactancia en el medio laboral.

Contrariamente a lo que a veces se piensa en el mundo empresarial, se ha constatado que las madres que amamantan a sus hijos tienen menor absentismo laboral y rinden mejor en su puesto de trabajo que las que no, dado que los lactantes amamantados al pecho enferman con mucha menos frecuencia que los alimentados con fórmula.

Puede ser de utilidad que el médico de la madre o el pediatra de su hijo le redacte una nota personal, dirigida al empresario, en la que se expliquen los beneficios de la lactancia prolongada y la necesidad para mantenerla de realizar extracción de leche materna en horario laboral y de un lugar adecuado para realizarla.

Ante la dificultad de conciliar la vida laboral con la necesidad de amamantar y/o de criar con tranquilidad a sus hijos, hay mujeres que optan, porque sus condiciones socioeconómicas se lo permiten, por no buscar un empleo remunerado, abandonar uno previo o pedir una excedencia. Pero no es esta la opción mayoritaria: muchas mujeres necesitan un empleo, les gusta su trabajo o ambicionan una vida profesional normalizada.

8.2.2. El marco legal

La Organización Internacional del Trabajo (OIT) reconoce que las madres no deben ser discriminadas en el mercado laboral y para ello establece una serie de recomendaciones que podemos resumir así: derecho a 18 semanas de licencia de maternidad con el 100% de salario, a prestaciones médicas (ginecólogo, matrona, revisiones y análisis), a unas instalaciones higiénicas en el lugar de trabajo para facilitar la lactancia, a pausas diarias o a una reducción diaria del tiempo de trabajo y a protección contra el despido durante el período de lactancia. Establece la obligación de la empresa de valorar el riesgo que supone un trabajo específico para la madre, el lactante o la lactancia, eliminar el riesgo, adaptar las condiciones de trabajo, trasladar a la trabajadora lactante a otro puesto de trabajo o conceder una licencia remunerada. La trabajadora lactante tiene derecho a no hacer trabajos penosos, de carga o esfuerzo físico y a no permanecer muchas horas en la misma postura.

Menos de la quinta parte de los países del mundo ha ratificado los convenios recomendados por la OIT, y aun en los que están ratificados, véase España, no se cumplen en todos los estratos del mundo laboral. Las situaciones de inmigración, pobreza, exclusión social y trabajos no declarados están particularmente desprotegidas. Incluso en el caso de las trabajadoras autónomas, las distintas autonomías o regiones de los países y los diferentes convenios laborales pueden tener situaciones de diferente protección.

Hay estudios que demuestran lo evidente: que el permiso de maternidad remunerado favorece la lactancia materna exclusiva y la duración general de la lactancia.

La licencia o permiso de maternidad es de 18 o más semanas en el 20 % de los países del mundo, de 14 a 17 semanas en el 30 %, de 12 a 13 semanas en el 35 % y de menos o nada en el resto de los países. En cuanto a la remuneración, el 60 % de los países no remunera durante el permiso maternal o lo hace con menos de los dos tercios del salario, y solo un 30 % lo remunera al 100 %. En Europa, únicamente Albania, Bosnia, Bulgaria, Croacia, Eslovaquia, Irlanda, Montenegro, Macedonia, Noruega, Polonia, el Reino Unido, República Checa y Suecia tienen permisos de duración de seis o más meses, aunque no siempre remunerados al 100 %.

Así pues, más de la mitad de las mujeres del mundo están desprotegidas respecto a la lactancia y la crianza de sus hijos, pues son raras las licencias de seis o más meses que facilitarían la duración de amamantamiento exclusivo recomendado por las autoridades sanitarias.

En el momento actual, muchas mujeres que desean amamantar y estar con sus hijos más tiempo no tienen ningún amparo, o muy escaso, del cuerpo social en el que viven, pierden escalafón en el trabajo o incluso son despedidas, por lo que muchas de ellas tienen que dejar a sus hijos en manos ajenas y volver al trabajo remunerado.

La Ley de Prevención de Riesgos Laborales protege en España mucho mejor a la mujer embarazada que a la madre lactante. El reconocimiento del riesgo para la lactancia por exposición o manipulación de sustancias tóxicas, o por trabajo excesivo, trabajo nocturno o a turnos, ha de solicitarse y debe dictaminarlo un médico, normalmente el de la mutua de la empresa, quien finalmente decidirá la cuestión. No hay una articulación legal clara, por lo que muchas veces el resultado final es muy variable dependiendo del convenio, del sindicato, del trabajo de los abogados y del talante del empresario.

Las madres laboralmente expuestas a productos químicos pueden amamantar si se cumplen las leyes de ventilación de dependencias y demás estrategias y controles que respeten los Valores Límite Umbral o Ambiental o VLA (TLV en inglés, por sus siglas de Threshold Limit Value) de cada sustancia peligrosa, y no es preciso analizar la leche salvo exposición extraordinaria. En nuestro país, se contempla y legisla la conveniencia de cambio de puesto de trabajo, dentro de la misma empresa, a mujeres lactantes en el caso de exposición a contaminantes ambientales y radiaciones ionizantes, si bien con menos claridad que en el caso del embarazo.

Según la normativa internacional (INSHT 2017 y 2008, Reglamento CE 2008), todos los productos potencialmente contaminantes o dañinos para la salud deben ir etiquetados con una ficha de seguridad en la que consten los códigos de las llamadas «frases de riesgo» (antiguas frases R, actualmente frases H de «*hazard*», peligro) o de prudencia (frases P).

Los códigos y frases que tienen que ver específicamente con la lactancia son dos:

- H362 (ant. R64): «Puede perjudicar a los niños alimentados con leche materna».
- P263: «Evitar el contacto durante el embarazo y la lactancia».

Otras seis frases que se deben considerar durante la lactancia tienen relación con el poder cancerígeno, mutágeno o acumulativo de un producto:

- H350 (ant.R45 y R49): «Puede causar cáncer».
- H351 (ant. R40): «Posibles efectos cancerígenos».
- H370 (ant. R39): «Provoca daños en los órganos».

- H371 (ant. R68): «Puede provocar daños en los órganos».
- H372 (ant. R48): «Provoca daños en los órganos tras exposiciones prolongadas o repetidas».
- H373 (ant. R33): «Puede provocar daños en los órganos tras exposiciones prolongadas o repetidas».

Si aparece cualquiera de estos códigos en la ficha de seguridad de un producto industrial, es preciso apartar a la madre lactante de su puesto de trabajo.

Para los productos químicos en los que no consten estos códigos, las empresas deben cumplir las exigencias legales de valores máximos de exposición ambiental (VLA) para cada producto y hacer que la trabajadora cumpla las normas aconsejadas de prudencia (guantes, lavado de manos, cambio de ropa, etc.) facilitándoselo.

Además, según la normativa europea vigente (Reglamento CE 2008), cuando un producto es carcinógeno o mutágeno, las madres lactantes trabajadoras no deben estar expuestas a mezclas con límites de concentración superiores a 0,3 %.

En el momento de escribir este libro, España tiene un permiso laboral por nacimiento o adopción (de un menor de 6 años) de 16 semanas remuneradas al 100 % (en caso de gemelos o múltiples, dos semanas más por cada recién nacido extra), siempre que se esté afiliada a la Seguridad Social y se haya cotizado un tiempo mínimo según la edad de la trabajadora. Si no se ha cotizado el tiempo suficiente, hay derecho a otros tipos de subsidios. Al reincorporarse al trabajo, hay una hora diaria de licencia de trabajo por cada niño nacido (dos horas si son gemelos), repartida o no en dos pausas, o existe la posibilidad de acortar la jornada en media hora hasta que el bebé tenga nueve meses. En caso de hospitalización del recién nacido, el permiso se amplía durante el período de hospitalización hasta un máximo de 13 semanas. El padre o pareja legal tiene también un permiso que ha aumentado de 5 a 12 semanas en los últimos dos años y que se equiparará al de las madres en 2021.

Madre o padre pueden solicitar una excedencia no remunerada hasta los 3 años de edad del hijo, con derecho a cómputo de antigüedad y con reserva del mismo puesto de trabajo durante el primer año. Tienen también derecho los 12 primeros años a reducción de la jornada laboral (y del sueldo) entre un octavo y la mitad del tiempo diario de trabajo.

En España y muchos otros países, para poder mantener la lactancia materna exclusiva seis meses, dado que la ley no ampara a la madre durante este tiempo, es preciso contemplar las posibles medidas que pueden retrasar lo máximo posible la incorporación al trabajo y, por otra parte, aprender a dominar técnicas de extracción y almacenamiento de leche materna para mantener su producción.

8.2.3. Cómo retrasar la incorporación al trabajo

Cada día es más frecuente la incorporación de las madres al trabajo remunerado fuera del hogar. Experiencias realizadas en muchos países nos muestran que las madres trabajadoras mantienen la lactancia a pesar de las condiciones adversas que esto entraña. Aunque resulta particularmente sacrificado para ellas y para sus bebés, el proceso puede resultar gratificante con el consiguiente beneficio para ambos. Es preciso, para poder seguir amamantando, tener una visión realista, tomar en cuenta las circunstancias del entorno de cada madre y velar por el cumplimiento de la legislación en materia de protección de la madre lactante trabajadora en cada país.

Varias de las acciones que se pueden realizar para intentar retrasar legalmente la incorporación al trabajo y acercarse a los seis meses o aminorar su impacto sobre la lactancia son estas:

- No disfrutar de las pausas de una hora diaria y acumularlas para obtener, según convenio y negociaciones con el empresario, unas 12 a 16 jornadas laborales libres más, lo que son unas 2 a 3 semanas más que acumular al permiso por maternidad.
- Solicitar el período de vacaciones anual al finalizar el período de licencia maternal. Consultar si quedan vaca-

ciones o días de libre disposición por disfrutar del año anterior.

- Solicitar trabajo a tiempo parcial o la excedencia al finalizar el período de licencia por maternidad si la situación económica lo permite.
- Ver las posibilidades de teletrabajo o trabajo en domicilio.
- Ver las posibilidades de horario laboral flexible.
- Facilitar el acceso al bebé: que un familiar pueda llevarlo al trabajo en la hora de pausa por lactancia o buscar una guardería cerca de la empresa.

8.2.4. Mantenimiento de la producción de leche*

Mantener la lactancia y evitar la aparición de problemas en el pecho, mientras se está trabajando, requiere el vaciamiento periódico de la mama, al menos cinco veces al día. La empresa debe dar facilidades a la madre lactante para extraerse leche en condiciones: una sala limpia, con lavabo, nevera y acceso a la red eléctrica es conveniente para una recolección y almacenamiento en condiciones óptimas de la leche extraída.

La madre debe aprender a dominar la técnica de extracción y almacenamiento de leche materna, y tener una neverita portátil para llevarla a casa debidamente refrigerada y disponer de leche de reserva.

La familia debe estar concienciada y saber cómo descongelar y administrar la leche materna almacenada. No es preciso congelar la que se extrajo la madre el día anterior si se va a utilizar en menos de 24 horas, basta con refrigerarla en el frigorífico.

Siempre conviene dar de mamar antes de ir al trabajo y nada más volver del mismo. Según la edad de los lactantes, los hay que no quieren tomar leche mientras no está la madre. Una vez que llega ella a casa, hacen muchas tomas, especialmente nocturnas, para compensar, con lo que el colecho pue-

* Para todo este apartado, *véase también* el punto «4.9. Cómo mantener la secreción de leche materna»).

de ser un buen aliado para la comodidad de la madre (véase el punto «3.7. Dormir juntos. "Colecho" y lactancia materna»). A los mayores de seis meses se les puede dar la alimentación complementaria mientras la madre está en el trabajo.

Si por cualquier motivo no se consigue tener leche propia extraída, una lactancia parcial, mixta, con uso de fórmula artificial durante las horas de trabajo es preferible a nada de lactancia materna.

No hay que empezar a dar al bebé biberones de leche artificial unos días o semanas antes de comenzar a trabajar para que se «acostumbre» o para «prepararlo». Sí que hay que entrenar unos días o semanas antes la extracción y la conservación de leche o la preparación de biberones, pero el lactante puede mamar como habitualmente hasta el día previo al trabajo.

Se ha constatado que la extracción habitual de leche materna se asocia a una menor frecuencia de lactancia materna exclusiva y que acorta la duración de la lactancia, por lo que hay que ser críticos con las políticas que fomentan la extracción habitual de leche materna desde el período neonatal inmediato y con las que basan únicamente en la extracción toda la protección de la lactancia en el mundo laboral.

8.3. Importancia de la pareja

> Al final, el vínculo con el padre lo hace el dedicarle tiempo, porque con la madre ya lo tiene de serie prácticamente.
>
> David, padre de Elsa, 2013.

Hay suficiente conocimiento publicado para poder asegurar que la implicación del padre o pareja de la madre en los planes de lactancia y el apoyo que puede brindarle aumentan la frecuencia de lactancia materna exclusiva y la duración de la misma. Las madres aprecian el apoyo de sus parejas por encima del de profesionales sanitarios, y tienden a amamantar durante más tiempo si su pareja prefiere la lactancia materna. Un padre o pareja no implicado puede constituir un escollo para la misma desalentando a la madre y haciéndole perder seguridad. Es preciso involucrar a los padres o parejas de las madres lactantes en los planes de educación prenatal de la lactancia. Cuantos más conocimientos sobre lactancia tengan las parejas de las madres lactantes, más posibilidades habrá de que desempeñen un papel primordial de apoyo. Los padres deben estar plenamente integrados en las campañas de promoción de la lactancia materna.

Pero, de nuevo, topamos con la concepción misógina y patriarcal muy arraigada en la sociedad en que vivimos, que dificulta o impide en mayor o menor medida esa implicación de las parejas masculinas de las madres lactantes (véase el punto «4.2. La misoginia»). Desde muy antiguo, los padres no se preocupaban de la crianza de los hijos hasta que estos no eran algo mayorcitos. El humanista valenciano Luis Vives nos recuerda en *Del socorro de los pobres* (1525) que los niños deben ser criados por las madres hasta los 6 años. Los hombres carecen de referencias masculinas del modelo de cuidados, tradicionalmente asignado a y realizado por las mujeres.

La pareja, habitualmente un padre, hombre al que nuestra sociedad suele maleducar desde pequeño en una cultura de desigualdad, si no participa durante el embarazo en las actividades sanitarias y formativas que recibe la madre, se va a sentir desplazado, en desventaja e inútil, y acabará por serlo. Conviene, pues, integrarlo en los planes de cuidado maternoinfantil desde el principio. Su apoyo durante el parto es también esencial para la madre.

Diversos factores hacen que los padres tengan dificultad para integrarse en un modelo de equipo con la madre para la crianza y la lactancia, lo que puede ser un obstáculo importante para las mismas. Algunos de los que deben superar son la falta de un modelo de paternidad distinto del patriarcal-autoritario, que les hace sentirse excluidos, inseguros o avergonzados al ensayar un modelo distinto, el hecho de no entender las nuevas necesidades sexuales de su pareja (véase el punto «2.8.7. Sexualidad») y sentir una posible rivalidad afectiva y sexual con el lactante, tanto por el tiempo que la madre le dedica a este como por la utilización nutricia de sus pechos. Se ha observado, además, dificultad por su parte para aceptar el papel secundario que la lactancia les otorga en su relación de pareja e incapacidad para ayudar en dificultades de la lactancia. Además, es frecuente la incomodidad o rechazo que muchos de ellos sienten ante la posibilidad de que su pareja amamante en público. Los celos por no ser ya el más cuidado y por sentirse desplazado para cuidar no son tampoco raros. A no pocos hombres la lactancia se les hace larga.

Los padres o parejas de las madres se implican más en la lactancia y en la crianza si la sociedad en la que viven, su familia y amigos, aprueban el hecho de su participación en los cuidados de su hijo. Otros factores importantes para su participación son haber entendido los beneficios de la lactancia materna para su hijo y los riesgos de la alimentación artificial, haber adquirido buenos conocimientos sobre la técnica de la lactancia materna, saber cómo resolver dificultades y conocer la importancia del contacto piel con piel.

Los componentes más importantes de la lactancia son la madre y el bebé. El padre, criado en una sociedad de valores machistas, puede tener dificultades para aceptar un papel secundario. Cuantas más competencias adquiera en lactancia y mejor entienda el especial valor de apoyo que tiene, mejor se sentirá y más fácilmente aceptará participar en un equipo en el que su papel secundario es, sin embargo, primordial para que la lactancia funcione y la madre y el bebé estén bien.

Lo único que no puede hacer nadie aparte de la madre es amamantar. Teniendo en cuenta el limitado tiempo que tienen las madres ante la demanda del bebé, en especial al principio, y el agotamiento y las molestias tras el esfuerzo que supone haber dado a luz, las tareas que su pareja debe asumir son innumerables: acompañarla, procurar que esté cómoda y que no le falte agua o comida mientras amamanta, apoyarla emocionalmente en su decisión, tranquilizarla en sus incertidumbres, confortarla en sus problemas, buscar ayuda si es preciso, ocuparse del sacaleches y del almacenamiento de la leche extraída, si es el caso, abrazarla, respetar y comprender la sexualidad de la lactancia, ser tierno y cariñoso, contener las habitualmente excesivas visitas, evitar comentarios desafortunados de familiares o amigos respecto a su capacidad de lactancia, realizar el papeleo burocrático de los primeros días y las actividades propias del hogar (compra, limpieza, comida, etc.) y ocuparse de los otros hijos si los hay.

Lograr que otros familiares o amigos colaboren en algo de la intendencia doméstica puede ser todo un logro. Si las posibilidades económicas lo permiten, una ayuda pagada es de mucha utilidad (véase el punto «2.8.5. Descanso. Sueño»).

En cuanto al bebé, toda una serie de acciones las debe realizar la pareja: baño, higiene y cambio de pañales, piel con piel contra el pecho, que no es preciso que esté depilado, acunar, pasear, abrazar y tranquilizar al bebé, hablarle, cantarle y jugar con él. Todo ello va a compensar las escasas oportunidades de vinculación que tienen los padres con sus bebés a través de la alimentación, especialmente al principio. No se precisa, ni mucho menos, como pretenden algunos padres, dar biberones (ni siquiera de leche materna extraída) para establecer vínculos sólidos con sus hijos.

Es la propia cultura patriarcal, en la que son también educadas las mujeres, la que hace que, en ocasiones, sea la propia madre la que tiende a excluir a su pareja masculina de los cuidados del bebé. Esto no es bueno ni para ella, que puede terminar agotada, ni para el padre, que tiende a desentenderse y perder vinculación con la diada madre-bebé.

Las parejas de madres lactantes también pueden agotarse y precisar la ayuda que podrían encontrar en familiares, amigos y grupos de apoyo a la lactancia. Están surgiendo grupos específicos de apoyo entre «padres lactantes».

Gran parte de la fuerza del apego, de la vinculación, es carga hormonal: los mediadores bioquímicos que actúan en el cerebro, y que van preparándose durante el embarazo, culminan durante el parto y se refuerzan con la lactancia. Otros componentes, no menos importantes, del apego, son la voluntad cerebral y la convención social. Aunque hombres y mujeres tienen bastantes de las mismas hormonas, a los hombres, su biología no les acompaña en ello y se vinculan a través del amor a sus parejas y de vivir juntos la gestación del retoño común, pero necesitan refuerzos conscientes, volitivos, responsables y recompensados. Es importante que la pareja participe desde el principio, durante el embarazo y el parto, y que, posteriormente, sea una parte importante en el mantenimiento de la lactancia y la crianza del bebé.

Aunque los permisos paternales no son ni generalizados ni de duración adecuada en todos los países, los padres que trabajan gozan de una buena oportunidad de cambiar el tiempo dedicado a su ocio y aficiones por tiempo de paternidad, para no perdérsela y apoyar eficazmente a su pareja. Los padres deben ser conscientes del importante papel que juegan en el apoyo y mantenimiento de la lactancia de sus parejas. Además, y después de alargar los permisos de maternidad de las madres, los gobiernos deben procurar permisos equivalentes para los padres.

Es esencial una ruptura con la cultura controladora y competitiva del patriarcado para generar otra de cuidados, en la que el hombre esté plenamente integrado y adaptado al trabajo en equipo, y donde se reconozca en su contribución al mismo. Afortunadamente, cada vez son más los hombres que están acercándose a esto y creando modelos de masculinidad inéditos hasta ahora: hombres competentes en el cuidado y toma de decisiones sobre la salud de sus hijos. Según el instituto Promundo, organización que trabaja para involucrar a hombres y niños en la igualdad de género, en los últimos 30 años se está incrementando de modo significativo el tiempo que los padres pasan con sus hijos.

Cuando la madre ha decidido no amamantar o ha agotado sus posibilidades de hacerlo de modo placentero y no doloroso para ella, el padre debe respetar también su decisión y compartir el tipo de alimentación elegido (véase el punto «8.1. La elección del tipo de alimentación»).

8.4. Cuando no hay pareja. La familia monoparental

No siempre hay pareja para compartir la maternidad. Por circunstancias no deseadas o por elección propia, numerosas mujeres viven su maternidad sin pareja. En España hay una tendencia creciente desde hace años: en 2018, el Instituto Nacional de Estadística contabilizó 1.878.500 familias monoparentales (alrededor del 10 % del total de los hogares españoles), y las mujeres eran, en el 82 % de los casos, la persona de referencia.

Las familias monoparentales tienen mucho más difícil la conciliación, encontrar trabajo, la educación y una vivienda digna para ellas y sus hijos. Son más vulnerables, tienen mayor índice de pobreza y peor salud, más frecuencia de depresión, pueden experimentar rechazo social y, al menos en España, no existe una política estatal desarrollada de protección familiar específica que les asegure servicios y prestaciones semejantes a los de otros tipos de familias protegidas. Se sabe que las estrictas condiciones para que las madres solteras reciban prestaciones sociales por parte del Estado pueden afectar negativamente a su salud mental.

Es preciso legislar para que las familias monoparentales tengan prestaciones y beneficios fiscales semejantes a los de otros tipos de familias protegidas. La organización Save the Children pide que, para disminuir el riesgo de pobreza infantil, su protección sea equiparada a la de las familias numerosas. Hay madres y grupos organizados de madres solteras que están reclamando el derecho al permiso de paternidad.

Mantener la lactancia en estas circunstancias va a requerir un apoyo extra del que muchas veces se carece. El tipo de ayuda y apoyo convenientes para una familia con un solo adulto de referencia se puede buscar, aunque no siempre encontrar, en otros familiares, amigos o personas contratadas.

8.5. Separación de la pareja

8.5.1. La separación y el inicio y duración de la lactancia

Ya hemos visto que la elección de la lactancia materna y la duración de la misma están influenciadas por el estado civil y la presencia del padre del bebé (véanse los puntos «8.1. La elección del tipo de alimentación» y «8.4. Cuando no hay pareja. La familia monoparental»).

En varios estudios se ha comprobado que los hijos de padres o parejas separadas son menos amamantados y por menos tiempo, lo que se atribuye al estrés materno derivado de la separación. Cuando esta ocurre durante el embarazo, se constata menor tasa de inicio de lactancia materna.

Un estudio realizado en Bélgica en 79.701 lactantes de entre siete y once meses encontró cerca de un 7% de padres separados. Los hijos de las parejas separadas tenían mayor exposición al humo de tabaco, peor cumplimiento del calendario de vacunaciones y menor frecuencia y duración de la lactancia materna.

Las madres que han tenido una separación reciente de su pareja, o que están separadas mientras amamantan, necesitan más apoyo por parte de los profesionales y asesoras específicas de lactancia.

8.5.2. La lactancia como factor de conflicto en la separación

Tras haber obtenido la acreditación de OMS/UNICEF de la Iniciativa Hospital Amigo de los Niños (IHAN) (véase el punto «1.4.2. OMS/UNICEF») en 1999 para el hospital Marina Alta (Denia, Alicante), en el que estaba entonces trabajando como jefe de servicio, empezamos a recibir consultas de madres lactantes solicitándonos un informe en el que expusiésemos los beneficios y el funcionamiento de la lactancia para que sus abogados lo pudiesen aportar al juez que estaba tramitando su separación o divorcio, con el fin de adaptar las condiciones de visita y custodia a su situación de lactancia. En ocasiones, eran madres de bebés muy pequeños, para las que se iba a hacer muy complicado el amamantamiento si la pareja ejercía el derecho de custodia nocturna o de varias horas o días seguidos. Otras veces, se trataba de madres de bebés o niños mayorcitos para los que podría caber algún tipo de arreglo más fácil.

Pronto comprendimos que el progresivo auge de la lactancia materna hacía que un número mayor de madres estuviese dando pecho, y que esto podía ser utilizado por ambas partes como un factor más de conflicto en caso de separación, especialmente cuando esta no ocurría de modo amigable.

Ante la repetición de este tipo de consultas, redacté un escrito estándar con un mínimo de explicaciones y recomendaciones para el juez, abogados, madre y pareja o cónyuge, que constituyó el embrión de algunas de las recomendaciones oficiales que se han venido empleando en los juicios por separación en España.

La lactancia es, pues, un dato importante a la hora de valorar, ya sea de común acuerdo o impuesto en el juzgado, los arreglos de visitas y de custodia. Dado el incremento de la cifra de divorcios en muchos países, y el hecho de que un importante porcentaje de ellos no ocurre de forma amistosa, importa mucho que ambas partes sean conscientes de las consecuencias nefastas a corto y largo plazo de utilizar a los hijos y, en este caso, a la lactancia como medio de chantaje emocional.

En numerosos países, entre ellos España, cuando los progenitores no han solucionado de mutuo acuerdo el régimen de visitas para el que no tiene la custodia, normalmente, el padre, la ley le reconoce el derecho de visita, y lo más habitual es que, por sentencia judicial, se le conceda la custodia o acompañamiento los fines de semana alternos y la mitad de los períodos de vacaciones, con la excepción del caso de los «niños en período de lactancia», en el que se suelen sustituir los fines de semana completos por varias tardes al mes. Pero como la ley no aclara cuál es el «período de lactancia» ni tiene conocimientos sobre esta, lo más fácil es que la jueza o juez se acoja a la definición de la legislación jurídica laboral del permiso de lactancia de cada país para calcular ese período (en España, de nueve meses).

Para evitar esta limitación y esgrimir la lactancia materna de modo adecuado para poder modificar el régimen de custodia y visitas, hay que razonar, ante el padre o pareja y el equipo mediador o el juzgado, que una lactancia de dos o más años no debería parecer nada extraño, teniendo en cuenta lo siguiente:

- La OMS y la mayoría de las asociaciones pediátricas del mundo recomiendan y fomentan la lactancia materna exclusiva los seis primeros meses de vida, y de forma complementaria durante dos o más años.
- La Cumbre Mundial en Favor de la Infancia (Nueva York, septiembre de 1990), propone «alentar a que todas las mujeres amamanten de forma exclusiva durante cuatro a seis meses, y continúen amamantando, junto con alimentos complementarios, hasta bien avanzado el segundo año».*
- Las resoluciones de la Asamblea Mundial de la Salud, WHA 47.5, de 1994, y WHA 49.15, de 1996, instan a los Estados Miembros a que «se apoye a las madres en su decisión de amamantar a sus hijos, eliminando los obstáculos y previniendo las dificultades con que puedan tropezar en los servicios de salud, en el lugar de trabajo o en la comunidad», y subrayan la necesidad de aplicar la «Declaración de Innocenti», en la que se reconoce el derecho de todas las mujeres a amamantar a sus hijos durante dos o más años.
- Todas estas recomendaciones y resoluciones obedecen a los importantes efectos beneficiosos de la lactancia para la salud del hijo (y de la madre) y a los riesgos para la salud de ambos que entraña una alimentación con fórmulas lácteas artificiales (véase el punto «2.5. Riesgos de la alimentación con fórmulas modificadas de leche de vaca»). La falta de lactancia materna aumenta el riesgo

* *First Call for Children: World Declaration and Plan of Action from the World Summit for Children*. Apéndice: «Goals for children and development 1990s». II. B. (vi), p. 33.

inmediato de padecer infecciones respiratorias (catarros, bronquitis, neumonías) y gastrointestinales, así como el de muerte súbita del lactante, meningitis y otitis, entre otras patologías. Posteriormente, hay mayor probabilidad de padecer leucemia, linfomas, obesidad, diabetes y enfermedades cardiovasculares, entre otras enfermedades. Las madres que no amamantan o lo hacen por períodos cortos tienen mayor riesgo de cáncer de mama y de ovario, de diabetes y de enfermedad cardiovascular. Todos estos riesgos disminuyen más cuanto mayor es la duración de la lactancia.

- Nutricionalmente, la leche materna continúa siendo el elemento más importante en la dieta del bebé hasta los doce meses de edad y, después, la lactancia sigue siendo importante en su salud nutricional y emocional.
- Son cada vez más numerosas las madres que defienden su derecho a lactancias de dos o más años, ahora llamadas «prolongadas», pero que hace unos decenios eran la norma (véase el punto «8.8.2. Lactancia "prolongada"»).

Además, hay que argumentar claramente ante el juez o la jueza, si no han sido madre o amamantado, el particular funcionamiento «a demanda» de la lactancia (véase el punto «2.3. Cómo funciona el pecho. La fisiología»), que hace que no sea algo de «quita y pon», que no se puede interrumpir durante 12 o 24 horas para luego reemprenderla, ya que ello perjudica al pecho de la madre (ingurgitación, riesgo de mastitis) y pone en peligro la continuidad de la lactancia. Hay que advertir también de que muchos bebés pueden padecer consecuencias emocionales al verse privados de repente de su madre, ya que, aparte de alimento, buscan consuelo, especialmente nocturno, en el pecho de su madre, pues hacen tomas cortas pero numerosas a lo largo del día o de la noche.

Al menos los primeros dos meses los bebés necesitan acceso irrestricto al pecho materno para establecer un suministro de leche adecuado y desarrollar correctamente sus competencias para mamar. Durante este tiempo inicial, la administración de biberones, incluso de leche materna extraída, puede resultar negativa para la continuidad de la lactancia. Muchos bebés no aceptan la leche de su madre más que tomada directamente del pecho. Una madre que no lo desee no puede verse obligada a extraerse leche.

La madre debe comprender también la especial importancia de la vinculación de los hijos comunes con el padre y no intentar privarle de todo contacto esgrimiendo la lactancia como argumento. Para no perjudicar al hijo ni que nadie pueda pensar que la lactancia se está empleando como arma contra el excónyuge, conviene negociar el cambio de los tiempos correspondientes a fines de semana o vacaciones por períodos equivalentes más cortos. Puede haber un intercambio de tiempos de noches por tardes o cualquier tipo de arreglo en común o dictaminado en el juzgado que, respetando la lactancia, permita también las horas que todo padre debe pasar con sus hijos. Hasta que el lactante cumpla al menos dos años de edad, es más aconsejable que el padre tenga un régimen de visitas amplio, pero sin pernocta, con, por ejemplo, cuatro módulos semanales de visitas de dos a cuatro horas, según la edad, y lo devuelva para dormir con la madre. El tipo de arreglo de atención compartida puede variar según las familias y cambiar con el tiempo.

La prioritaria protección del niño es la que obliga tanto a proteger a la madre lactante como a asegurar el derecho de vinculación con el padre, otorgándole el tiempo suficiente.

8.6. Personas LGTBI. Mujeres y hombres transgénero

Las personas pertenecientes a la comunidad LGTBI (lesbianas, gais, transexuales, bisexuales e intersexuales) deben tener asegurados los mismos derechos que el resto de los individuos. Aun en países en los que se ha avanzado legislativa y socialmente en ese sentido, las personas LGTBI, por diversos motivos, subutilizan los servicios medicosanitarios y no siempre son bien atendidos, por falta de formación o trato discriminatorio, homófobo, del personal sanitario.

Las personas LGTBI tienen necesidades especiales en el caso de la lactancia y hay muy poca información y formación para atenderlas adecuadamente.

Algunas parejas de mujeres (lesbianas/bisexuales) desean que la madre que no gestó pueda amamantar también. Pueden conseguirlo mediante una inducción de la lactancia (véase el punto «7.9. Relactación e inducción de la lactancia»). Hay bastante experiencia publicada al respecto en parejas heterosexuales que adoptan, pero muy poca en el caso de parejas de mujeres, aunque el proceso técnico es el mismo. No hay que asumir que todas las madres no gestantes inducirán una lactancia; muchas no lo desean, lo ha hecho un 13 % según algunos estudios publicados, en los que se vio además que los profesionales sanitarios les informaron poco o nada sobre lactancia inducida y tuvieron que obtener ellas mismas información al respecto por otros cauces. Las parejas mujeres de las madres lactantes resultaron esenciales en el apoyo a la lactancia de su pareja. La frecuencia y duración de la lactancia en estas familias han resultado ser superiores a la media para la misma época en parejas heterosexuales. Hay poco conocimiento sobre cómo manejar el suministro de leche por parte de dos madres simultáneamente, y sobre si puede haber interferencias en la producción de leche de la madre gestante.

No se conocen casos de parejas gais en que uno de los dos padres desee amamantar o haya amamantado al bebé adoptado. Podrían llegar a hacerlo, al igual que las mujeres transgénero, por medio de una inducción de lactancia. Los padres gais pueden sentirse presionados en un contexto social en que toda la información que les llega es que la leche materna es lo mejor para sus hijos. Se conocen casos en los que la madre gestante suministraba su leche extraída, asumiendo en el proceso una mayor dificultad para cortar la vinculación con el bebé gestado. Algunas parejas gais recurren a madres amigas o a servicios de pago para que sus hijos sean amamantados o poder administrarles leche materna. No obstante, el intercambio informal de leche no es siempre la mejor opción (véase el punto «8.7. Lactancia compartida. Intercambio informal de leche»). Hay que tener en cuenta las implicaciones médicas, psicológicas y legales de buscar a toda costa leche humana para los hijos. No siempre va a poder ser lo mejor.

Hay varios casos publicados que permiten asegurar que la lactancia es posible en mujeres transexuales o transgénero (personas a las que se asignó sexo masculino al nacer, pero que se identifican y viven como mujeres). Aparte de la medicación que pueden estar tomando de base (una combinación de espironolactona, para disminuir la producción y bloquear los efectos de la testosterona, de progesterona y de un estrógeno, el estradiol, que neutraliza también la testosterona y aumenta el tamaño de las mamas), si desean amamantar deberán seguir un procedimiento de inducción de la lactancia (véase el punto «7.9. Relactación e inducción de la lactancia»). Está descrita una lactancia materna exclusiva durante seis semanas y parcial hasta un mínimo de seis meses en una mujer transgénero, y hay numerosos casos narrados en la literatura informal. La espironolactona y el estradiol se excretan en cantidad no significativa en leche materna, por lo que se consideran compatibles con la lactancia (consultables en e-lactancia.org). Si la pareja de la mujer transgénero que amamanta gestó al bebé y quiere amamantar, de nuevo hay que considerar cómo manejar el suministro de leche por parte de dos personas simultáneamente y si puede haber interferencias en la producción de leche de la persona gestante, que es la que normalmente producirá más leche.

Los hombres transexuales o transgénero (personas a las que se asignó sexo femenino al nacer, pero que se identifican y viven como hombres) pueden o no estar tomando testosterona para anular la menstruación y la ovulación y desarrollar características físicas masculinas. También pueden o no haberse hecho intervenir quirúrgicamente para obtener una masculinización del tórax y, según la cantidad de tejido funcional que queda tras la operación y el tipo de intervención realizado sobre el pezón, su capacidad de dar el pecho y de producir leche será muy variable. Pueden haber conservado el útero y los ovarios y quedar embarazados. Deben dejar de tomar testosterona durante el embarazo y la lactancia. Aproximadamente la mitad no da el pecho por experimentar una disforia de género importante al hacerlo. Para los que sí lo desean, y según el tejido mamario funcional que tengan, puede serles de ayuda la toma de galactogogos.

En todas las situaciones descritas en este punto, puede ser de utilidad el uso de un suplementador conectado al pezón que contenga leche materna de la pareja o donada, o una fórmula artificial (véase el punto «4.9.5. Administración de la leche materna extraída»).

Es necesaria una educación en la diversidad de género para los profesionales de la salud, incluido el uso apropiado del lenguaje. Los encuentros negativos en la atención médica son una de las causas del rechazo o retraso en la atención sanitaria de las personas LGTBI.

8.7. Lactancia compartida. Intercambio informal de leche

Voy a hablar aquí de temas relacionados con el intercambio informal de leche materna: de la lactancia cruzada entre pares, realizada solidariamente y de modo más o menos directo con personas más o menos conocidas, del intercambio de leche materna entre personas desconocidas, facilitado frecuentemente a través de internet, y del posicionamiento oficial de las organizaciones sanitarias al respecto, mayoritariamente en contra y estigmatizador.

La lactancia compartida de modo formal, regulado, ya la he tratado en otros capítulos de este libro, al hablar de lactancia mercenaria (véase el punto «1.1. Aproximación a la historia de la lactancia. Las nodrizas») y de la donación no remunerada de leche para bancos de leche humana (véase el punto «4.10. Los bancos de leche humana»).

8.7.1. Lactancia cruzada, lactancia solidaria

Probablemente, amamantar o donar leche materna a un bebé no gestado, hijo de un familiar, una familia amiga o de la propia comunidad, de modo no remunerado, sea una actividad tan antigua o incluso anterior a la lactancia mercenaria y entra dentro del campo de interés de la sociología, la psicología social, la ética y la antropología, además del de la medicina.

A diferencia de la lactancia mercenaria, en la que hay una relación contractual remunerada entre personas de distinta posición social, la lactancia compartida suele ser producto de un arreglo informal entre madres de similar o igual posición social, sin intercambio monetario, ante una necesidad surgida y, aunque no hay obligación legal de devolver el favor, suele haber cierto grado de reciprocidad. Obviamente, ambos tipos de lactancia, mercenaria y compartida, implican que la madre que amamanta al bebé de otra madre está amamantando también al propio o tiene una lactancia reciente.

Amamantar de modo cruzado a los bebés en un grupo de madres emparentadas o amigas mientras unas trabajan o descansan, amamantar temporalmente al bebé de una madre enferma, familiar, amiga o conocida, y amamantar definitivamente a un bebé tras el fallecimiento de su madre son algunas de las formas de lactancia compartida, que implican un arreglo informal entre pares en el que hay un consentimiento mutuo y reciprocidad, dentro de lo que se podría considerar una economía de intercambio de regalos.

Se dan casos de madres que amamantan incidentalmente y sin consentimiento al bebé de otra madre por diversas circunstancias. Son conocidos los casos de bebés amamantados por madres que los encuentran en circunstancias dramáticas, de abandono o catástrofe (véase el punto «9.2.14.2. Lactancia solidaria»), y también cuando, accidentalmente, una madre amamanta al bebé de una amiga o familiar para calmarlo mientras la madre se ha ausentado momentáneamente. Estos casos de lactancia no consentida pueden vivirse mal por parte de las madres de los bebés que han sido amamantados por otra madre, y tener implicaciones legales pese a la buena voluntad de la madre que amamantó.

Hasta la aparición del virus del sida (véase el punto «5.4.1. Enfermedades maternas que contraindican o dificultan mucho la lactancia»), la lactancia compartida no era mal aceptada por la medicina oficial. Actualmente, desde el punto de vista médico-legal y desde posiciones ortodoxas de la concepción de la lactancia, compartirla entre pares está totalmente desaconsejado por las autoridades sanitarias. Esto hace que sea difícil conocer su verdadera prevalencia, pues se sospecha que hay una infradeclaración en las encuestas realizadas. Aun así, en determinadas culturas o países (por ejemplo, Brasil) se han encontrado cifras de cerca del 40 % de lactancia compartida, que es más frecuente entre madres adolescentes, primíparas y de bajo nivel socioeconómico y educativo. La mitad de las lactancias se compartía entre familiares, un tercio entre amigas y menos del 10% ocurría entre desconocidas. Los motivos más frecuentes para compartir lactancia fueron estar cuidando del bebé, tener poca leche una de las madres o estar trabajando o enferma.

Tales proporciones de lactancia compartida hacen aconsejable que, en lugar de ser estigmatizada sin más, merezca ser atendida y estudiada por las autoridades sanitarias, valorando el riesgo y el beneficio de la misma y procurando aportarle seguridad, ya que es una práctica cultural que puede estar beneficiando a madres en dificultad que se apoyan mutuamente y a bebés que, así, reciben leche materna. Culturalmente, compartir leche materna forma parte del sistema de cuidados y relaciones entre mujeres, basado en valores éticos de generosidad, bondad y confianza entre pares.

La lactancia cruzada, solidaria, descrita en este punto tiene lugar con más frecuencia en países en desarrollo y en grupos de mujeres migrantes dentro de países desarrollados. Ocasionalmente, ocurre entre madres nativas de países desarrollados, generalmente entre madres de la misma familia, entre amigas y conocidas, y en grupos de apoyo a la lactancia.

8.7.2. Intercambio de leche entre desconocidas. Internet

Compartir leche fuera de los bancos de leche, utilizando redes establecidas, sobre todo en internet, es una práctica emergente en países desarrollados. A medida que ha aumentado el conocimiento general sobre la lactancia materna como el modo óptimo de alimentación de los bebés, está aumentando el deseo de las familias de alimentar a sus hijos con leche materna. En internet hay plataformas, grupos de Facebook, redes privadas y blogs que conectan a madres que quieren donar o vender su leche con otras madres y otras personas, no madres, que quieren adquirirla. En estos sitios web se anuncian también madres que se ofrecen como nodrizas para amamantar directamente. Otra forma de compartir leche es directamente entre los miembros de una comunidad laica o religiosa por medio de relaciones directas o redes de internet muy locales.

Los grandes beneficios de la lactancia materna, descubiertos y avalados por la ciencia, y difundidos desde todas las instituciones sanitaras, han calado entre la población general y, en estos momentos, en determinados medios, se está llegando a considerar la leche materna como un «superalimento», no solo para lactantes sanos y recién nacidos prematuros o enfermos, sino también para adultos enfermos, personas con cáncer e incluso para culturistas y atletas. Esta consideración le está confiriendo un valor económico a la leche materna, a la que se denomina «oro líquido», y establece un comercio que, además de predisponer al fraude, pone en peligro el intercambio solidario, por donación, relativamente seguro, entre pares y la donación a bancos de leche.

Se han analizado las características y razones que tienen las madres para compartir su leche en lugar de donarla a un banco de leche. Son madres que aprecian el valor de la leche materna muy por encima del de las fórmulas artificiales, que suelen extraerse con frecuencia para tener una buena reserva para su propio hijo y que acaban teniendo un exceso de leche almacenada. Tienen, además, un alto sentido de la generosidad. Hay madres que prefieren poder ponerle cara a las personas a las que dan su leche, conocerlas, frente al anonimato obligado de los bancos de leche.

Un factor que tener en cuenta es el escaso conocimiento de la población general sobre los bancos de leche humana. Actualmente, hay mucha información en internet y en grupos de apoyo a la lactancia y la crianza sobre el intercambio de leche, mientras que los bancos de leche humana no han desarrollado campañas de información-divulgación a la población, de tal manera que poca gente conoce bien qué son y para qué sirven. Los profesionales sanitarios no están informando adecuadamente sobre los bancos de leche. Muchas personas no saben ni siquiera de su existencia, y otras dudan de sus métodos de financiación o ven dificultoso el sistema y horarios de recogida, así como los requisitos exigidos para ser donante: entrevista, análisis, etc.

Hay madres de lactantes sanos que desean que sus hijos se críen con leche materna, pero o no pueden amamantar o tienen miedo de no tener bastante leche y, ante la imposibilidad de conseguir leche de banco, debido a que la escasez de reservas hace que la prioridad sean los prematuros y los lactantes enfermos, deciden buscar un suministro de leche de modo informal. El hecho de conseguirlo reduce la ansiedad que sienten. Además, algunas madres prefieren el uso de leche fresca, no pasteurizada.

Las madres que buscan leche son mujeres con nivel de estudios medio-alto y posición económica holgada. Se ha visto que la mayoría de las donantes y receptoras son responsables, tratan de informarse y siguen buenas prácticas de manipulación y almacenamiento. Muy pocas madres buscan la leche para sus hijos a través de internet: priman el conocimiento y la entrevista personal con la madre donante.

Frente a la desautorización absoluta de las autoridades sanitarias de esta práctica, algunos aducen que hay más riesgos para la salud alimentando a los bebés con fórmulas lácteas artificiales que con leche donada por madres de modo controlado. De hecho, no se han publicado hasta ahora casos de lactantes que enfermen por haber tomado leche materna donada de modo informal. En lugar de desalentar universalmente el intercambio de leche humana entre pares, debe facilitarse un diálogo abierto sobre los pros y contras de esta práctica, mejorar la seguridad del proceso y mitigar el riesgo.

Estigmatizando sin más estas prácticas se niega la posibilidad de hablarlas y de poder mejorar su seguridad. Donantes y receptoras merecen ser informadas de la existencia de bancos de leche, pero también sobre las mejores prácticas de lactancia compartida de modo informal, y ser instruidas sobre normas higiénicas, técnicas de extracción, de manipulación y de almacenamiento (véase el punto «4.9. Cómo mantener la secreción de leche materna»).

La seguridad puede mejorar aprendiendo prácticas de pasteurización de la leche recibida, semejantes a las utilizadas en los bancos de leche humana. La pasteurización disminuye la calidad de algunos de los componentes de la leche materna, pero asegura la ausencia de bacterias y virus (véase el punto «4.10. Los bancos de leche humana»). Hay varias técnicas sencillas de pasteurización (Flash y Pretoria) que se pueden realizar con utensilios domésticos (un fogón, un cazo y un bote de cristal), y también se venden pequeños aparatos de pasteurización Holder a precios bastante asequibles para una familia.

Las muestras de leche materna conseguidas a través de internet pueden llegar descongeladas o con temperaturas no adecuadas y con un contaje de bacterias elevado. Pagar por la leche materna tiene el riesgo añadido de adulteración con agua, leche de vaca y otras sustancias. El anonimato de internet y el pago aumentan la incertidumbre en los antecedentes de la madre donante en cuanto a su estado de salud, analíticas, prácticas de riesgo y consumo de sustancias de abuso.

8.7.3. Posicionamiento oficial

No hay legislación que regule específicamente el intercambio de leche materna. Las asociaciones de bancos de leche humana y la mayoría de las sociedades sanitarias desaconsejan firmemente el intercambio informal de leche humana, debido al riesgo de contaminación bacteriana por prácticas no adecuadas de extracción, almacenamiento y envío de la leche, a la posibilidad de que la madre donante sea portadora de microorganismos transmisibles por la leche o de que sea consumidora de medicamentos, tabaco, alcohol u otras drogas. Todo ello entraña riesgos para la salud del lactante receptor.

Estas sociedades recomiendan realizar la donación a los bancos de leche, e informar adecuadamente a las posibles madres donantes de la importancia y seguridad de los servicios que prestan estas instituciones (véase el punto «4.10. Los bancos de leche humana»).

Pero es preciso aconsejar a madres que, a pesar de los riesgos y por no poder obtenerla de un banco de leche humana, la buscan por medios informales. Deben elegir cuidadosamente a sus donantes, que han de ser mujeres sanas, sin enfermedades crónicas, que no consuman fármacos, tabaco, alcohol ni otras drogas, que sean negativas para las pruebas del VIH (y VLHT y Chagas, según el origen materno) y que no tengan conductas sexuales de riesgo. Si han tomado algún medicamento, este debe ser compatible con la lactancia o deben esperar para extraerse la leche el tiempo necesario para su eliminación (véase el punto «7.10. Medicación y lactancia» o consúltese www.e-lactancia.org). De preferencia, las donantes serán mujeres de la misma familia, amigas o conocidas de un grupo de apoyo a la lactancia. Se desaconsejan las donantes anónimas, las donaciones por internet y el pago por la leche recibida.

8.8. Lactancias estigmatizadas

8.8.1. Lactancia materna en público

La lactancia materna en público es, junto con la lactancia prolongada (véase el punto «2.7. Hasta cuándo amamantar. Alimentación complementaria»), compartir lactancia (véase el punto «8.7. Lactancia compartida. Intercambio informal de leche») y compartir cama (véase el punto «3.7. Dormir juntos. "Colecho" y lactancia materna»), una práctica estigmatizada en la mayoría de las sociedades de corte occidental.

Muchas madres se sienten molestas amamantando en público debido a la incomodidad que sienten ante la mirada ajena; el doble aspecto nutricio y erótico del pecho de la mujer predispone a ello (véase el punto «1.4.4. Lucha contra la ambigüedad sociocultural hacia el pecho femenino»). Además, se han encontrado porcentajes elevados de personas que se sienten incómodas al ver a una madre dando el pecho en espacios públicos.

Es preciso luchar contra esta percepción, pues es posible que sea un factor limitante para la duración de la lactancia materna. No solo se deben difundir imágenes de lactancia de modo habitual, sino que los medios de comunicación han de ser cuidadosos y presentar la lactancia materna como la norma, y los poderes públicos deben legislar claramente para que en los espacios públicos, parques, comercios, restaurantes o museos se pueda amamantar libremente.

8.8.2. Lactancia materna «prolongada»

Hablar de lactancia materna «prolongada» es hacer una apreciación sociocultural, cambiante con las épocas y las culturas e, incluso, en los diferentes individuos, lo que impide definir una edad concreta a partir de la que se considera prolongada. En cualquier caso, la leche materna no pierde sus propiedades beneficiosas a lo largo de la lactancia, ya dure esta meses o años (véase el punto «1.2. Duración de la lactancia»).

A mayor duración de la lactancia, mayores son los beneficios para madre y bebé (véase el punto «2.5. Riesgos de la alimentación con fórmulas modificadas de leche de vaca»). Cada vez más madres están amamantando por tiempo superior a épocas anteriores y ocultándolo menos, lo que contribuye a disminuir la estigmatización social de la lactancia materna pretendidamente prolongada y a aumentar la edad a partir de la cual es considerada así. Son precisas políticas de salud que tiendan a normalizarla, a aumentar su conocimiento entre los profesionales y en la población general. Es necesario difundir imágenes tanto de la lactancia materna en edades mayores del año y dos años como de la lactancia en espacios públicos.

9

De lo íntimo a lo cultural: manifestaciones culturales de la lactancia

Introducción

La lactancia es un fenómeno biocultural de la humanidad gracias al cual se transmiten amor, alimento y sabiduría de generación en generación. Aun siendo un fenómeno biológico fundamental para la supervivencia de la especie, se encuentra enormemente mediatizada por la cultura desde tiempo inmemorial.

La lactancia inspira y transmite arte. Esa mezcla de instinto y cultura ha suscitado el interés de artistas y artesanos a lo largo de la historia. Y en los últimos 150 años, con mayor o menor asiduidad, según modas y el valor atribuido a la lactancia en cada sociedad, la publicidad, la filatelia y la fotografía han reflejado el tema en numerosas ocasiones.

La cinematografía, el humorismo e incluso la música no han sido ajenos a este fenómeno y, por increíble que parezca, las monedas, los billetes bancarios y las medallas han acabado por representar alguna vez la cuestión de la lactancia.

La promoción de la lactancia no puede basarse únicamente en argumentaciones científico-médicas que demuestren que facilita una impronta vincular temprana, un sistema inmune competente y un óptimo desarrollo nutricional garantes de la supervivencia del recién nacido y, por ende, de la especie. Todo ello, aunque es estrictamente cierto, resulta también culturalmente insuficiente: los fenómenos culturales, para triunfar, deben entrar por los ojos y ganarse el corazón. No podemos ni debemos obviar que la lactancia, además de buena, es bella, y que, en cualquier caso, tiene un lugar importante dentro de la historia del arte.

9.1. Medios de expresión empleados

9.1.1. Ilustraciones, dibujos, pinturas, grabados

Numerosas ilustraciones, pinturas, dibujos y grabados, etc., en cuadros, libros y láminas representan la lactancia. Pintores de toda época, desde la antigüedad hasta nuestros días, han representado el amamantamiento.

9.1.2. Escultura

Hay un amplio rastro figurativo de la lactancia en la estatuaria: desde las primitivas diosas de la fertilidad, pasando por las diosas-madre del mundo grecorromano y las representaciones cristianas de la Virgen María amamantando, hasta las modernas estatuas y representaciones no religiosas de la maternidad.

9.1.3. Numismática, monedas, billetes, medallas. Billetes de lotería

Se han acuñado monedas y billetes de curso legal con preciosas imágenes de lactancia en varios países. Hubo una gran acuñación de monedas en el Imperio romano con la representación de la loba amamantando a los fundadores mitológicos de Roma.

Aparecen lactancias en medallas religiosas, fichas y medallas conmemorativas de acontecimientos diversos, familiares, sociales, comerciales o sanitarios, muchas de ellas de autores pertenecientes al movimiento artístico del Art Nouveau o Modernismo, que floreció entre 1893 y 1905.

Se han editado billetes de lotería con imágenes de lactancia con fines de protección a la maternidad a principios del siglo XX.

9.1.4. Documentos

Numerosos documentos hacen referencia a la lactancia. Las facturas del pago a nodrizas, las cartillas de seguimiento de lactantes en los dispensarios «Gota de leche», etc. (véase el punto «1.3. Los últimos 150 años. Alimentación con fórmulas modificadas de leche de vaca»).

9.1.5. Libros y tebeos

Aparecen relatos e imágenes en libros especializados en el tema de lactancia, el nacimiento y la maternidad, en libros que cuentan historias, teorías y mitologías en las que interviene la lactancia, y en novelas gráficas o cómics en los que accesoriamente, en algún pasaje de la trama, aparece la lactancia. Estos libros pueden ser tan antiguos como los de la Biblia o la misma *Odisea*.

9.1.6. Postales y estampas

En 1869, la Administración de Correos austrohúngara edita las primeras cartas postales destinadas a correspondencia abierta y de bajo coste. En Francia, el anverso, inicialmente utilizado para escribir la dirección, es rápidamente ocupado por ilustraciones, generalmente publicitarias, y, a partir de 1891, por imágenes fotográficas. Su bajo coste, la mejora de las técnicas de impresión (invención de la fototipia), el aumento de la alfabetización, la publicidad comercial y el incremento del turismo contribuyeron al enorme éxito de las postales. La lactancia aparece en postales de diversos temas:

- Arte religioso con la Virgen María y el Niño principalmente
- Arte no religioso
- Étnico
- Publicidad comercial
- Promoción institucional de la salud
- Humorístico

9.1.7. Filatelia

La filatelia incorpora imágenes de lactancia unos 50 años después de su inicio. Aparecen sellos con imágenes de madres lactantes en Europa en la década de 1920 por motivos de **protección materno-infantil** entre las dos guerras mundiales (la morbilidad y mortalidad en lactantes alimentados con fórmulas artificiales eran muy elevadas).

Hay representación de lactancia en sellos de pinturas de **tema religioso**, generalmente en series de Navidad. El tema navideño de la **Virgen de la Leche** predomina en las filatelias de todo el mundo cristiano o de colonias cristianizadas. Salvo excepciones tempranas de los años setenta en países africanos, hay que esperar a los años ochenta, con la **campaña GOBI** en pro de la Supervivencia Infantil de la OMS/UNICEF en 1983, para la aparición de una multitud de sellos dedicados a la lactancia pertenecientes a series conmemorativas que glosan los cuatro objetivos de dicha campaña: *growth monitoring* (control del crecimiento), *oral rehydration* (rehidratación oral), *breastfeeding* (lactancia materna) e *immunization* (vacunación).

También hay sellos con pinturas de tema **laico** y de promoción de la lactancia fuera de la campaña de la OMS.

9.1.8. Publicidad

La publicidad no ha sido ajena a la temática de la lactancia materna. Olvidada de publicistas cuando deja de ser frecuente o socialmente apreciada, se recupera en épocas en las que la lactancia se constituye como un valor social en alza. También la lactancia puede ser el «gancho» que vende otros productos.

9.1.9. Fotografía

Desde su inicio, la fotografía documenta la lactancia, tanto con imágenes de estudio como domésticas. Son numerosas las lactancias captadas por fotógrafos profesionales y aventureros que desde finales del siglo XIX hasta nuestros días, desde Zagourski a Salgado, parten con sus cámaras a recónditas regiones de África, América Latina o Asia.

9.1.10. Folletos y carteles sanitarios

Innumerables folletos y carteles propagandísticos, educativos o divulgativos de apoyo a la lactancia han sido editados por diversas administraciones de salud y organismos sanitarios.

9.1.11. Humor

También de la lactancia se hace humor. Chistes y otras descripciones humorísticas con mejor o peor fortuna, tacto y sensibilidad han sido editadas en diversos formatos: artículo periodístico, viñeta de cómic, tarjeta postal, etc.

9.1.12. Audiovisual: vídeos, películas, canciones

La lactancia aparece en vídeos monográficos, en noticiarios, programas televisivos y documentales en los que se trata el tema.

Hay también toda una serie de películas de ficción en las que aparecen escenas de lactancia.

9.2. Mitos culturales de la lactancia

9.2.1. Diosa-Madre prehistórica

Se trata de una hipótesis arqueológica según la cual habría habido un culto generalizado a la fertilidad y fecundidad que, desde el Paleolítico superior (30.000 a 20.000 años a. C.), pasando por el Neolítico (10.000 a 2.000 años a. C.), habría alcanzado los tiempos históricos.

Su expresión principal serían los millares de imágenes y estatuillas de representación de la deidad, con formas femeninas en las que se resaltan sus caracteres sexuales o nutricios: desde el Paleolítico habrían evolucionado en diversas civilizaciones a la diosa egipcia Isis (Esi: «la que está sobre el trono», «la reina»), las diosas griegas Cibeles (Kybelé, monte de Frigia), Artemisa, Deméter o Afrodita, la Venus romana, Rea en Creta, Kali en India, la diosa china budista de la misericordia y la fertilidad Kuan Yin, Ana o Dana en la Irlanda céltica, la Pachamama con caracteres hermafroditas en los Andes preincaicos, Hine-nui-te-po en Oceanía y tantas otras, que dieron origen posteriormente a otros mitos como Melusina en Francia o la Virgen María cristiana.

El concepto de Diosa-Madre es exhaustivo, contiene todos los contrarios complementarios: esposa y virgen, embarazada y estéril, madre e hija, madre de su padre, creadora y destructora, lo masculino y lo femenino, el principio y el fin... Las sociedades con este culto habrían sido matrilineales y de concepción opuesta al Dios de las religiones monoteístas.

Esta hipótesis surge a mitad del siglo XIX de la mano del jurista suizo Johann-Jakob Bachofen, cuya obra *El Derecho Materno. El lugar de la mujer en la historia del género humano* (Bâl, 1861) defiende, sin ningún criterio histórico-científico, la idea de un matriarcado primitivo anterior a las formas patriarcales actuales.

La hipótesis, casi caída en el olvido, retoma fuerza en 1960 con el descubrimiento de cientos de estatuillas femeninas, algunas que representaban la lactancia, en las excavaciones de Çatal-Hüyük en Anatolia por James Mellaart, y el apoyo decidido de organizaciones feministas muy influidas por la etnóloga californiana de origen lituano Marija Gimbutas, quien defendió una unidad mundial de culto a la Diosa-Madre apoyándose en los arquetipos de Jung.

Desde 1990, esta concepción acientífica y falta de pruebas, integral, uniforme y reductora de la prehistoria y la historia está muy en entredicho.

9.2.2. Mitología griega

9.2.2.1. Nacimiento de la Vía Láctea

Heracles (Hércules romano), semidiós por ser hijo del dios Zeus (Júpiter romano) y la mortal Alcmena, es llevado para que mame de la diosa Hera (Juno romana), mujer de Zeus, mientras esta duerme, con objeto de convertirlo en dios inmortal; Hera se despierta sobresaltada, lo aparta y un chorro de leche se escapa por el firmamento, que crea en el cielo la Vía Láctea y las flores de lis en la tierra.

9.2.2.2. Artemis, diosa nutricia

Artemis o Artemisa (Diana romana) es una de las divinidades mayores de los griegos. Hija de Zeus y Leto, como toda gran diosa (Diosa-Madre) es compleja y ambigua, por contener todos los contrarios: virgen y protectora de las parturientas, cazadora bienhechora y cruel. En Éfeso (Asia Menor) se le consagró el Artemision, templo considerado la sexta maravilla del mundo, y allí sus atributos, posiblemente provenientes de alguna divinidad oriental, son los de una diosa protectora de la fecundidad y nutricia cuyo busto presenta numerosos pechos que, cómo no, también han sido interpretados como testículos de toro.

9.2.2.3. La *Ilíada*: Hécuba y el pecho de autoridad

En el canto XXII de la *Ilíada*, Hécuba le pide a su hijo, Héctor, mostrándole el pecho que lo amamantó, que no se enfrente a Aquiles, pues sabe que lo matará. Este tema lo recoge también la mitología cristiana (véase «María Intercesora» en el punto «9.2.12.2. La Virgen María»).

9.2.3. Antiguo Egipto: la diosa Isis

Existen numerosas representaciones de Isis amamantando a Horus. En el antiguo Egipto la lactancia estaba muy bien considerada. Isis y Horus son el antecedente de la tradición artística cristiana de la Virgen María amamantando al Niño Jesús.

Aunque Isis es la más conocida, hay abundantes representaciones de otras diosas amamantando, ya sea a sus propios hijos o a distintos faraones.

9.2.4. La leyenda de Ciro II el Grande

Astiages, abuelo de Ciro II el Grande, rey de Media y Persia (556-528 a. C.), mandó matar a su nieto nada más nacer por un sueño que tuvo en el que este le usurpaba el poder. Al encargado de hacerlo, un pastor llamado Mitrídates, se lo impidió Spaco, su mujer, que acababa de tener un hijo muerto, al que cambiaron por Ciro, a quien ella misma crio. Ciro acabó destronando a su abuelo en 550 a. C.

Esta leyenda, narrada por el historiador griego Herodoto, es una de las múltiples variaciones culturales del arquetipo ancestral del padre castrador, autoridad masculina, divina o terrenal, que, temeroso de que le sea usurpado el poder, asesina a hijos, sobrinos, nietos o extraños: Kamśa a Krisna (véase el punto 9.2.7), Cronos a Zeus (véase el punto 9.2.17.1), Áleo a Télefo (véase el punto 9.2.17.2), Herodes a Jesús...

9.2.5. Diosas madre romanas de la fertilidad

Ceres y Diana (Deméter y Artemisa griegas, respectivamente), son las Diosas madre romanas de la fertilidad. Existen numerosas terracotas votivas de fertilidad representando una figura femenina sentada amamantando a gemelos.

9.2.6. Maternidad africana

El tema de la maternidad es universal en el arte del África negra. Las estatuas de maternidad africanas no suelen expresar lazos afectivos entre madre e hijo, ya que simbolizan la fertilidad de las mujeres y de la tierra, pertenecen al dominio de lo sagrado y con frecuencia se exponen en un altar.

Entre los yoruba y otras etnias, el lado izquierdo del cuerpo tiene relación con lo sagrado: en muchas maternidades del África negra, el niño mama del pecho izquierdo.

9.2.7. La India: Putana, nodriza envenenadora de Krişna

Cuenta el Mahābhārata (epopeya en sánscrito de entre el 200 a. C. y el 500 d. C.) que Kamśa, un tirano de Mathurā, a causa de un oráculo que pronosticaba que sería asesinado por un sobrino, mataba a todos los hijos de su hermana nada más nacer. El dios Vişnú se encarnó en Krişna, el séptimo sobrino, y logró ser ocultado y criado por un pastor y su esposa Yaşoda. Cuando Kamśa lo supo, envió a la diabla giganta Putana, que, disfrazada de nodriza, untó sus pechos con un veneno, pero Vişnú-Krişna mamó sin que el veneno le hiciese efecto y, además de la leche, absorbió el alma de la diabla, que murió. De mayor, Krişna, mataría a su tío.

Krişna, (el negro, el oscuro), encarnación del dios Vişnú, es el garante del mantenimiento del mundo en la religión hinduista. Es venerado como niño, como dios del amor, como héroe y como semidiós. Sus santuarios más famosos son el de Mathurā y el de Jagannātha en Puri.

9.2.8. La Pachamama en Sudamérica

La Pachamama, literalmente «madre tierra», es la diosa de la fertilidad de los incas y de civilizaciones anteriores (Chavin, Tihuanaco). Como Diosa-Madre contiene todos los contrarios, entre ellos lo masculino y lo femenino. Su culto, contaminado con el de la Virgen María de los colonizadores, ha pervivido en la cordillera andina de Perú, Bolivia y Argentina. Es representada con frecuencia amamantando.

9.2.9. La caridad romana

El tema de la caridad romana, en el que una mujer joven amamanta a un hombre adulto, su propio padre, ha sido muy representado en pintura y escultura, desde los frescos encontrados en Pompeya a ejemplos posteriores, a partir del Renacimiento.

Tiene sus orígenes en dos relatos de los *Hechos y dichos memorables* de Valerio Máximo (20 a. C.-50 d. C.): un padre, Micon o Cimon, condenado a morir de inanición, sigue vivo al cabo de semanas, lo que extraña al carcelero, que descubre finalmente que es amamantado en secreto por Pero, su hija, que lo visita diariamente en la prisión; son perdonados por los jueces, conmovidos al descubrir la causa.

La historia es puesta como ejemplo de devoción filial: lo terrible de la condena intenta obviar las connotaciones erótico-incestuosas del hecho.

Puede relacionarse en otros contextos culturales con la Lactatio de san Bernardo (punto 9.2.12.2), la Piedad Filial del confucionismo (punto 9.2.10) y la leche sanadora (punto 9.2.16).

9.2.10. Piedad filial del confucionismo

Es una de las cuatro virtudes fundamentales, y quizá la mayor del confucionismo chino, junto con la sinceridad, la bondad y la corrección. Expresa el amor y respeto que se debe a los padres sobre todas las cosas. Esta devoción se lleva a extremos tales que hacen que el hijo les deba obediencia toda su vida, y llega a situaciones como la representada con cierta frecuencia en el arte chino: una mujer joven amamantando a una anciana, su suegra, quien por falta de dientes ya no puede comer, mientras que el hijo y nieto de ambas protesta por el robo de su alimento.

Otros temas relacionados: Lactatio de san Bernardo (punto

9.2.12.2), Caridad romana (punto 9.2.9) y leche sanadora (punto 9.2.16).

9.2.11. Diosas de la misericordia orientales

9.2.11.1. Kuan-Yin, diosa de la misericordia budista

Kuan-Yin o Kwan Yin es la diosa de la misericordia en el budismo y taoísmo chinos. Su nombre significa «la que escucha los lamentos del mundo».

Cuenta la leyenda que la diosa, viendo que los hombres pasaban hambre porque las espigas de arroz no germinaban bien, se apiadó de ellos y se exprimió los pechos, derramando leche sobre los campos de arroz con tanta fuerza que se lastimó y, tras la leche, le brotó sangre de los pechos. Las espigas florecieron: de la leche salió el arroz blanco y de la sangre, el arroz rojo. Los hombres no volvieron a padecer hambre.

Pese a este relato y a que una de las letanías dedicadas a ella dice «Salve, la que amamantó los campos de arroz», no hay imágenes de Kuan-Yin alusivas a esta leyenda, ya que se la suele representar como una serena y elegante dama vestida de blanco, de pie o sentada y, en ocasiones, con múltiples brazos. Una imagen probablemente inspirada en este mito es la obra en madera policromada del pintor Georges Lacombe, *Isis*, de 1894, que se conserva en el museo parisino de Orsay.

9.2.11.2. Bambarazón, diosa de la misericordia en Borneo

Es la misma leyenda que la de Kuan-Yin, pero en la tribu de los Rungus, en Sabah (Borneo).

9.2.12. Mitología cristiana

9.2.12.1. La caridad cristiana

La caridad es una virtud cristiana, opuesta al odio y a la animadversión. Es una de las tres virtudes teologales, junto con la Fe y la Esperanza. Definida en las palabras de Cristo: «Amarás [...] a tu prójimo como a ti mismo» (Mat 19:19 y 22:39, Mar

12:31 y Luc 10:27), san Pablo la equipara al Amor y la define como superior en excelencia a las otras dos virtudes (1Cor 13:13). La alegoría de la caridad en forma de una mujer amamantando o cuidando a varios niños es muy habitual en el arte, y en ocasiones las obras se denominan «*Alma Parens*»: «madre protectora».

9.2.12.2. La Virgen María

Las imágenes de la Virgen son una de las expresiones más importantes del arte cristiano. María amamantando representa el aspecto humano de madre que nutre a la divinidad encarnada en un humano, Jesús, y simboliza la Iglesia católica que alimenta a sus fieles. En siglo XVI la frecuencia de estas imágenes se incrementa extraordinariamente, quizá como reacción a la Reforma protestante.

El tema de María amamantando a Jesús, a santos o a otros personajes bíblicos ha sido representado en diversos estereotipos:

La Madonna del latte, la Virgen de la Leche

Desde el primitivo fresco de las catacumbas de Priscila en Roma, pasando por imágenes hieráticas bizantinas y del Románico, suavizadas en el Gótico y alcanzando todo su esplendor y ternura en el Renacimiento y Barroco, son innumerables las pinturas y esculturas de María, sola o con santos y ángeles, amamantando al Niño Jesús.

En ocasiones, el pudor de la obra es tal que o no se ve el pecho o es minúsculo, o surge de entre las ropas implantado en un lugar imposible del tórax. Otras veces es un busto generoso y nada oculto, y hasta hay osadas pinturas como las de la *Virgen del chorro de la Leche*.

Puede también que el Niño simplemente muestre deseos de mamar o que ya haya terminado y se haya quedado dormido. Pueden estar la Virgen y el Niño solos o acompañados de san José, de santa Ana, de otros santos, de ángeles o con san Juan niño, recordando la alegoría de la Caridad.

Existen numerosos lugares de culto a la *Virgen de la Leche* a los que las madres acuden para tener más y mejor leche (véase «1. Rituales y conjuros religiosos galactogénicos» en el punto «5.3.12. Aumentar la producción de leche con galactogogos»).

La huida a Egipto

En el motivo de la *Huida a Egipto* o *Descanso en la huida a Egipto*, huyendo de la matanza de primogénitos ordenada por el gobernador Herodes, temeroso de ser destronado por Jesús (Mat 2), María aprovecha para amamantar, en una pausa en el camino o encima del asno.

María Intercesora

La idea cristiana de María Intercesora, la que intercede ante Dios y/o ante Cristo para que tenga piedad de la humanidad, es representada en numerosas pinturas y grabados de los siglos XV al XVII, muchos de ellos dentro del tema del Juicio Final, con la imagen de María mostrando o señalando con la mano su pecho desnudo para recordarle a Cristo-Dios la autoridad que le confiere el hecho de haberlo amamantado y moverlo a la piedad.

Este gesto materno ya fue descrito en la mitología griega (véase el punto «9.2.2.3. la *Ilíada*: Hécuba y el pecho de autoridad»).

La Lactatio de san Bernardo. Otros santos y profetas

El sorprendente milagro o leyenda de la Lactatio (Lactancia) de san Bernardo ha sido ampliamente representado en la iconografía cristiana: la Virgen María recompensa la gran devoción mariana de san Bernardo (Francia, 1090-1153) de forma ambiguamente casta: exprimiéndose la leche de un pecho para ofrecérsela a chorro al santo, en presencia del Niño, al que sostiene en el brazo libre.

Bernardo (Fontaines-les-Dijon, 1090 – Clairvaux, 1153), noble borgoñés, fue un monje benedictino y cofundador del Císter (reforma-retorno a los orígenes de la orden de San Benito), fundador de la abadía cisterciense de Clairvaux, predicador de la segunda cruzada y aval de los templarios. El último de los «padres de la Iglesia», de verbo exuberante y personalidad arrolladora, fue uno de los hombres más influyentes de su tiempo.

Pero no solo san Bernardo mamó de la Virgen en el imaginario cristiano; hay imágenes en pinturas o vidrieras de santos como santo Domingo o san Pedro Nolasco y de profetas como Moisés o Elías amamantados por la Virgen María.

Temas relacionados: Caridad romana (punto 9.2.9), Piedad filial del confucionismo (punto 9.2.10), leche sanadora (punto 9.2.16).

9.2.12.3. Jesucristo «amamantando»

De Catalina (Siena 1347-1380), monja dominica y Doctora de la Iglesia católica, es sabida su gran devoción y amor místico por Jesucristo. Ha sido representada bebiendo la sangre del costado de Jesucristo herido por un lanzazo tras su muerte por crucifixión (Juan 19:34), en una imagen que imita claramente el amamantamiento.

El Jesucristo maternal y nutricio de la humanidad de la mística cristiana ha sido ocasionalmente representado con pechos femeninos desarrollados en pinturas que fueron posteriormente retocadas para ocultarlos. Una muy explícita, una vez restaurado el original, es la impresionante *Lamentación alrededor de Cristo*, de autor anónimo, expuesta en el Museo del Hospital de la Rosa en Lessines, Bélgica.

9.2.13. Lactancia después de la muerte

9.2.13.1. Lactancia tras la muerte de la madre

La Difunta Correa

Hacia 1840, en Caucete, provincia de San Juan, Argentina, vivía María Antonia Deolinda Correa, joven felizmente casada y con un hijo de pocos meses al que amamantaba. Su marido fue reclutado por tropas montoneras de la guerra civil. Angustiada por no tener noticias de él, Deolinda partió con su hijo a buscarlo hacia La Rioja por el desierto de San Juan. En el cerro de Vallecito se le acabaron el agua y las fuerzas, y falleció. Unos días después, unos arrieros la descubrieron muerta, mientras que su niño había sobrevivido mamando del pecho de la madre muerta.

Aunque no hay pruebas documentales de estos hechos relativamente recientes, se ha erigido un santuario en honor a la «Difuntita Correa» con múltiples capillas en el cerro de Vallecito, y son millares los peregrinos que lo visitan para pedir favores de todo tipo. Las madres y embarazadas solicitan tener buena leche. Su culto, no reconocido por la Iglesia católica, se ha extendido por Argentina y Uruguay.

La mujer del príncipe de Marsella

Una historia similar a la anterior es narrada siglos antes en *La leyenda dorada* (1261) de Jacobo de la Voragine (1230-1298): un príncipe de Marsella, de vuelta de una peregrinación a Jerusalén, recoge a su hijo recién nacido, quien, por intervención de santa María Magdalena, ha sobrevivido durante meses en un islote del mar Mediterráneo mamando de su madre fallecida de sobreparto en alta mar en el viaje de ida. Fueron desembarcados por temor a que la madre muerta les trajese mala suerte en la travesía. Hay una imagen en el claustro de la catedral de Tarragona, en el retablo de 1536 de la capilla de Santa María Magdalena, atribuido a Francesc Olives.

9.2.13.2. Lactancia tras la muerte del lactante

«A veces vemos a dos esposos yendo, después de seis meses, a derramar lágrimas sobre la tumba de un hijo, y a la madre verter la leche de sus pechos allí.» Escrito por Guillaume Thomas François Raynal en 1777 (véase cita completa en el apartado de bibliografía).

9.2.14. Lactancia compartida, la leche de otra

9.2.14.1. Lactancia mercenaria

En la mayoría de las sociedades, muchas mujeres han evitado dar el pecho, confiando sus hijos a la crianza por parte de otras mujeres que recibían un pago por este servicio: las nodrizas o amas de cría. Es una práctica atestiguada desde hace 4.000 años (Código babilónico de Hammurabi), hasta hace unos 50 años, cuando ha sido casi totalmente desterrada por la alimentación con leche de vaca modificada (véase el punto «1.1. Aproximación a la historia de la lactancia. Las nodrizas»).

El tema de las nodrizas ha generado innumerable cantidad de imágenes en pintura, escultura, ilustraciones y caricaturas, así como una abundante literatura.

9.2.14.2. Lactancia solidaria

Son conmovedoras las experiencias conocidas de mujeres que amamantan a niños de otras mujeres sin mediar más que la solidaridad y la generosidad, generalmente en circunstancias dramáticas. Algunas de ellas han sido recogidas por la filatelia, como la de Erika Orellana, la policía hondureña que amamantó en la comisaría a un bebé abandonado. Isabel Caro, una mujer sevillana, amamantó a un bebé magrebí llegado en patera a la playa mientras su madre se recuperaba. Mujeres migrantes trabajadoras en España, a falta de leyes que protejan eficazmente sus derechos de maternidad, se turnan para amamantar a los hijos de las que están trabajando... y tantas otra historias anónimas que alguien debería tomar su tiempo en recopilar para que la historia de la lactancia no quede incompleta (véase el punto «8.7. Lactancia compartida. Intercambio informal de leche»).

9.2.14.3. Bancos de leche humana

Los bancos de leche, desde su inicio en los albores del siglo XX, han producido imágenes específicas de lactancia (véase el punto «4.10. Los bancos de leche humana»).

9.2.15. La lactancia como deber moral, cívico o patriótico

Desde el siglo XIX, cuando gobiernos de cualquier signo se ven necesitados de población para atender la producción económica del país, generalmente tras guerras que han diezmado a la población, hacen uso de todo tipo de presiones ideológicas, morales e incluso punitivas sobre las mujeres, exhortándolas a tener hijos y criarlos sanos. Son numerosos los carteles, folletos y libros en los que se les exige el «sagrado deber de amamantar».

En un poema del francés Jean Rameau (Gaas, Landas, 1858-1942) una nodriza, mientras da el pecho, se queja de que la amamantada no sea niña, ya que, al menos, no estaría criando a un niño para que lo maten en la próxima guerra.

9.2.16. La leche sanadora

Desde la antigüedad se ha tenido la leche de mujer como un remedio para diversas enfermedades del adulto. Plinio el Viejo, en el libro XXVIII, capítulo 21 de su *Historia natural*, la recomienda para las fiebres y ciertos envenenamientos, para las enfermedades de los ojos, de los oídos y de los pulmones, y para la fatiga en ancianos. En una correspondencia entre miembros de la familia Borja en 1569 se cuenta que una abadesa de las Descalzas, de dicha familia, ha mejorado de una enfermedad al «mamar leche de muger sin otro mantenimiento ninguno». La *Encyclopédie* de Diderot y d'Alembert da por buena la leche materna para tratar el marasmo y la tuberculosis.

No son raras las historias e ilustraciones de adultos, enfermos o ancianos amamantados con fines curativos. En la noche 372 de *Las mil y una noches* un rey enfermo de lepra es curado bebiendo un frasco de leche de la reina Yamlika. En *Los Incas o la destrucción del Imperio del Perú*, novela melodramática de ficción escrita por Jean-François Marmontel en 1777, Bartolomé de las Casas, enfermo de muerte, se cura tras ser amamantado por la sacerdotisa inca Cora.

Hoy día, basado en informaciones carentes de rigor científico, hay un trasiego y comercio de leche materna, muchas veces a través de internet, en torno al cáncer y el vigor físico que, además de no ser eficaz para lo que se propugna, tiene riesgos de infecciones y estafa para los consumidores (véase el punto «2.3.5. Cómo no funciona el pecho. Ideas falsas y contraproducentes. Mitos»).

Temas relacionados: Caridad romana (punto 9.2.9), Piedad filial del confucionismo (punto 9.2.10), Lactatio de san Bernardo (punto 9.2.12.2).

9.2.17. La leche de los animales

Son fuente de numerosas imágenes toda una serie de mitos y leyendas sobre dioses y hombres amamantados por diversos animales y que, finalmente, se han convertido en realidad en los últimos ciento cincuenta años, en los que se alimenta a crías humanas con productos derivados de la leche de vaca. Puede consultarse la composición de la leche de distintos mamíferos en el punto «1.3. Los últimos 150 años. Alimentación con fórmulas modificadas de leche de vaca».

9.2.17.1. El dios Zeus amamantado por la cabra Amaltea

Cronos era hijo de Urano y Gea, padres de todos los dioses en la mitología griega. Urano, por miedo a ser destronado, mataba a todos sus hijos despeñándolos, hasta que Cronos, con la ayuda de su madre, castró con una hoz a su padre, que le predijo que un hijo suyo le arrebataría el poder.

Con estos antecedentes, Cronos devoraba a todos los hijos que tenía con su esposa y hermana, Rea. Esta, ayudada por su madre Gea, logró ocultar a su hijo, Zeus, en las grutas del monte Ida en Creta, en donde fue cuidado por la ninfa Adrastea y amamantado por la cabra Amaltea. Rea engañó a su marido presentándole una piedra envuelta en trapos que Cronos tragó creyendo que era su hijo Zeus, quien, cuando creció, destronó a su padre.

9.2.17.2. Tèlephos amamantado por una cierva

Tèlephos, Télefo, rey legendario de Misia, era hijo de la sacerdotisa Auge, seducida por el semidiós Heracles. Auge era hija del rey Áleo de Tégea; este, al suponer que una peste declarada en la región era consecuencia de la mancilla del templo, hizo abandonar al niño al poco de nacer, pero el bebé no murió por ser amamantado por una cierva, hasta que lo halló un campesino que se lo presentó a Teutras, rey de Misia, quien lo acogió como a un hijo.

No habría sido fácil sobrevivir con leche de cierva debido a su altísimo contenido en proteínas, siete veces superior al de la leche de mujer.

Su leyenda se narra en la *Biblioteca Mitológica*, texto anónimo de principios de la era cristiana, falsamente atribuido a Apolodoro, erudito ateniense del siglo II a. C.

9.2.17.3. Rómulo y Remo amamantados por una loba

Lupam sitientem ex montibus, qui circa sunt, ad puerilem vagitum cursum flexisse; eam summissas infantibus adeo mitem praebuisse mammas (Una loba sedienta de los montes cercanos se desvió hacia el llanto de los niños y, con mansedumbre, se inclinó sobre ellos y les ofreció sus mamas).

Esta es la maravillosa e increíble descripción de Tito Livio (59 a. C.-17 d. C.) en su *Ab Urbe Condita* (Historia de Roma desde su fundación, 1:4). Increíble, porque la composición de la leche de cánidos es tan diferente de la de mujer que los niños habrían fallecido en pocos días debido a su altísimo contenido en proteínas.

El mismo Tito Livio no concede veracidad a lo que acaba de contar, pues unas líneas más abajo opina que la leyenda puede deberse al oficio de la mujer del pastor que recogió a los niños (meretriz en un lupanar, una «loba», que es lo que significa en latín).

9.2.17.4. El mito escandinavo de la creación. El gigante Ymer y la vaca nutricia Authumla

Este complejo mito puede resumirse así: de la fusión del hielo primitivo nació una inmensa vaca, Authumla, «la gran nodriza», de cuyas ubres fluían cuatro ríos de leche, con los que se alimentó el gigante Ymer, cuyos restos, una vez muerto, formaron la tierra, el mar, los ríos y la bóveda celeste.

9.2.17.5. El mito moderno: *El libro de la selva*

El escritor inglés y premio Nobel de 1907, Joseph Rudyard Kipling (Bombay, 1865–Londres, 1936) en su conocido *The Jungle Book* (*El libro de la selva*), de 1894, describe un niño abandonado, Mowgli, criado por una loba. La historia ha sido llevada al cine y universalmente divulgada por Walt Disney.

Tanto la historia de Rómulo y Remo como la de Mowgli están relacionadas con la existencia comprobada de **niños salvajes**, niños abandonados, sin contacto durante años con humanos y criados por animales (perros, lobos, ovejas, osos...). El abandono debe ocurrir en edades en las que ya no son lactantes pequeños, pues de otro modo no es plausible su supervivencia.

9.2.17.6. Crianza con cabras

En Cuba hubo toda una antigua tradición de entrenar cabras (chivas) como amas de cría para amamantar a niños pequeños. Eliza McHatton-Ripley huyó con su familia y dos esclavos de la Guerra de Secesión estadounidense, y vivió en Matanzas (Cuba) entre 1865 y 1875 en el ingenio azucarero «Desengaño». En su libro *De bandera a bandera* (1869) escribe: «Visitando a una familia de nuestra vecindad, el bebé lloraba; inmediatamente entraba una cabra en la habitación, se echaba en el piso en posición conveniente para que el crío obtuviese su alimento, y el bebé aprovechaba la ocasión con tanta avidez como lo hubiera hecho de su propia madre. La cabra, después de haber cumplido su deber maternal, se separaba con cuidado del niño y desaparecía. Una cabra tan bien enseñada es objeto de gran estimación, y pasaba de una familia a otra como criandera mensual».

La leche de cabra, aunque tenida popularmente como más digestiva que la de vaca, comparte con ella una gran similitud de composición, por lo que no es apta tampoco para alimentar a lactantes menores de seis meses.

9.2.17.7. El asna para alimentar lactantes

La leche de las équidas, yegua y asna especialmente, es más similar de composición a la de la mujer que la de vacas o cabras. Es muy tolerable y fácilmente digerible por el lactante humano, por tener una composición similar de proteínas, aunque al contener mucha menos grasa, tiene también bastantes menos calorías.

Se emplearon asnas en hospicios y hospitales para amamantar niños abandonados y enfermos, haciéndoles mamar incluso directamente de las ubres del animal, y fueron célebres los vendedores ambulantes de leche fresca de asna por las calles de ciudades europeas y americanas hasta la primera mitad del siglo XX.

Por la menor producción de leche, el menor número de animales y menor docilidad, el comercio y la industria de la alimentación con leche de animales se decantó hacia la leche de vaca.

9.2.17.8. La vaca triunfante del siglo XX

Pese a las enormes diferencias en su composición, las vacas reunían toda una serie de características (docilidad, reproducción fácil y enorme producción láctea) para que la industria y la química de la segunda mitad del siglo XIX se aliasen para conseguir modificaciones de la leche que acercasen su composición a la de mujer, para que fuera tolerable al metabolismo del lactante humano.

La dilución para conseguir bajar el nivel de proteínas y el añadido de azúcar y grasas para compensar su dilución, junto con los avances de Pasteur para limitar el crecimiento bacteriano, fueron piezas clave de un proceso que, debido a factores como la presión de una industria que fue embrión de prósperas empresas de alimentación infantil de ámbito multinacional, el cientificismo de la época, los movimientos sociales de liberación de la mujer y la colaboración, muchas veces interesada, de una clase médica que sí conocía perfectamente la mayor mortalidad originada por esta práctica de alimentación, condujeron a uno de los mayores desastres del siglo XX: el grave daño a la cultura ancestral del amamantamiento. Dicha cultura ha estado en serio peligro de extinción, con terribles consecuencias para la salud reproductiva de la humanidad, pues la morbilidad y mortandad originados por esta práctica son muy superiores a las de la lactancia natural, tanto en madres como en bebés (véase el punto «2.5. Riesgos de la alimentación con fórmulas modificadas de leche de vaca»).

Bibliografía

1. Conociendo nuestros orígenes

1. Ariès, P., *L'enfant et la vie familiale sous l'Ancien Régime*, París, Seuil, 1975. [Hay trad. cast.: *El niño y la vida familiar en el Antiguo Régimen*, Madrid, Taurus, 1987.]
2. Brady, J. P., «Marketing breast milk substitutes: problems and perils throughout the world», *Arch Dis Child*, 97 (6) (junio de 2012), pp. 529-532.
3. DeMause, L., «La evolución de la infancia», en L. DeMause, ed., *Historia de la infancia*, Madrid, Alianza, 1982, pp.15-92.
4. Dupras, T. L., Schwarcz, H. P. y Fairgrieve, S. I., «Infant feeding and weaning practices in Roman Egypt», *Am J Phys Anthropol*, 115 (2001), pp. 204-212.
5. *El Corán*, Julio Cortés, ed., Barcelona, Herder, 2002.
6. Fildes, V., *Breast, Bottles and Babies. The history of infant feeding*, Edimburgo, University Press, 1986.
7. Landete-Castillejos, T., García, A., Molina, P., Vergara, H., Garde, J., Gallego, L., «Milk production and composition in captive Iberian red deer (Cervus elaphus hispanicus): effect of birth date», *J Anim Sci* (noviembre de 2000);78(11):2771-2777.
8. Ploss, H., Bartels, M. y Bartels, P., *Woman: An Historical Gynaecological and Anthropological Compendium*, Londres, Heinemann, 1935.
9. Rezaei, R., Wu, Z., Hou, Y., Bazer, F. W., Wu, G., «Amino acids and mammary gland development: nutritional implications for milk production and neonatal growth», *J Anim Sci Biotechnol* (abril de 2016), 2;7:20.
10. Roth, C., «Black Nurse, White Milk: Breastfeeding, Slavery, and Abolition in 19th-Century Brazil», *J Hum Lact*, 34 (4) (noviembre de 2018), pp. 804-809.
11. Sanmartín, J., *Códigos legales de tradición babilónica*, Barcelona, Trotta, 1999.
12. *Santa Biblia. Antiguo y Nuevo Testamento*, Casiodoro de Reina y Cipriano de Valera, eds., Sociedades Bíblicas Unidas, 1960.

13. Soler, E., *Lactancia y parentesco. Una mirada antropológica*, Rubí, Anthropos, 2011.
14. Schiebinger, L., «Why mammals are called mammals: gender politics in eighteenth-century natural history», *Am Hist Rev*, 98 (2) (abril de 1993), pp. 382-411.
15. Stuart-Macadam, P. y Dettwyler, K. A., *Breastfeeding, Biocultural Perspectives*, Nueva York, Aldine De Gruyter, 1995.
16. Wickes, I. G., «A history of infant feeding. Part I: Primitive peoples, ancient works, Renaissance writers», *Arch Dis Child*, 28 (1953), pp. 151-158.
17. Wickes, I. G., «A history of infant feeding. Part II: Seventeenth and eighteenth centuries», *Arch Dis Child*, 28 (1953), pp. 232-240.
18. Yalom, M., *Historia del pecho*, Barcelona, Tusquets, 1997.

2. Lo que sabemos a ciencia cierta

1. Agarwal, S., Karmaus, W., Davis, S., Gangur, V., «Immune markers in breast milk and fetal and maternal body fluids: a systematic review of perinatal concentrations», *J Hum Lact.* (mayo de 2011);27(2):171-186.
2. Armstrong, H. C., «International recommendations for consistent breastfeeding definitions», *J Hum Lact*, 7 (2) (1991), pp.51-54.
3. Andreas, N. J., Kampmann, B. y Mehring Le-Doare, K., «Human breast milk: A review on its composition and bioactivity», *Early Hum Dev*, 91 (11) (noviembre de 2015), pp. 629-635.
4. Baynham, J. T., Moorman, M. A., Donnellan, C., Cevallos, V. y Keenan, J. D., «Antibacterial effect of human milk for common causes of paediatric conjunctivitis», *Br J Ophthalmol*, 97 (3) (marzo de 2013), pp.377-379.
5. Bartick, M. C., Schwarz, E. B., Green, B. D., Jegier, B. J., Reinhold, A. G., Colaizy, T. T., Bogen, D. L., Schaefer, A. J. y Stuebe, A. M., «Suboptimal breastfeeding in the United States: Maternal and pediatric health outcomes and costs», *Matern Child Nutr*, 13 (1) (enero de 2017).
6. Bentley, A., *Inventing Baby Food: Taste, Health, and the Industrialization of the American Diet*, Berkeley, University of California Press, 2014.
7. Be'er, M., Mandel, D., Yelak, A., Gal, D., Mangel, L., Lubetzky, R., «The Effect of Physical Activity on Human Milk Macronutrient Content and Its Volume», *Breastfeed Med.* (8 de abril de 2020).
8. Berens, P. y Labbok, M., «Academy of Breastfeeding Medicine. ABM Clinical Protocol #13: Contraception During Breastfeeding, Revised 2015», *Breastfeed Med*, 10 (1) (enero-febrero de 2015), pp. 3-12.
9. Bonifacino, E., Schwartz, E. B., Jun, H., Wessel, C. B. y Corbelli, J. A., «Effect of Lactation on Maternal Hypertension: A Systematic Review», *Breastfeed Med*, 13 (9) (noviembre de 2018), pp. 578-588.
10. Chen, A. y Rogan, W. J., «Breastfeeding and the risk of postneo-

natal death in the United States», *Pediatrics*, 113 (5) (mayo de 2004), pp. e435-439.
11. Comité de lactancia materna de la Asociación española de Pediatría, *Manual de Lactancia Materna. De la teoría a la práctica*, Madrid, Panamericana, 2008.
12. Çetinkaya, A. K., Dizdar, E. A., Yarcı, E., Sari, F. N., Oguz, S. S., Uras, N., Canpolat, F. E., «Does Circadian Variation of Mothers Affect Macronutrients of Breast Milk?», *Am J Perinatol* (junio de 2017);34(7):693-696.
13. Fomon, S., «Infant feeding in the 20th century: formula and beikost», *J Nutr*, 131 (2) (febrero de 2001), pp. 409S-420S.
14. Harding, K. B., Peña-Rosas, J. P., Webster, A. C., Yap, C. M. Y, Payne, B., Ota, E., De-Regi, L. M., «Iodine supplementation for women during the preconception, pregnancy and postpartum period», Cochrane Database of Systematic Reviews 2017, expediente 3. Art. No.: CD011761.
15. Hasselbalch, H., Engelmann, M. D., Ersboll, A. K., Jeppesen, D. L. y Fleischer-Michaelsen, K., «Breast-feeding influences thymic size in late infancy», *Eur J Pediatr*, 158 (12) (diciembre de 1999), pp. 964-967.
16. Heikkilä, M. P. y Saris, P. E., «Inhibition of Staphylococcus aureus by the comensal bacteria of human milk», *J Appl Microbiol*, 95 (3) (2003), pp. 471-478.
17. Jardí Piñana, C., Aranda Pons, N., Bedmar Carretero, C. y Arija Val, V., «Composición nutricional de las leches infantiles. Nivel de cumplimiento en su fabricación y adecuación a las necesidades nutricionales», *An Pediatr (Barc)*, 83 (6) (diciembre de 2015), pp. 417-429.
18. Kirkegaard, H., Bliddal, M., Støvring, H., Rasmussen, K. M., Gunderson, E. P., Køber, L., Sørensen, T. y Nohr, E. A., «Breastfeeding and later maternal risk of hypertension and cardiovascular disease - The role of overall and abdominal obesity», *Prev Med*, 14 (septiembre de 2018), pp. 140-148.
19. Labbok, M. H., Belsey, M. y Coffin, C. J., «A call for consistency in defining breast-feeding», *Am J Public Health*, 87 (6) (1997), pp. 1060-1061.
20. Lawrence, R., *La lactancia materna. Una guía para la profesión médica*, Madrid, Elsevier, 2007.
21. Laws, P. M., Porter, W., Taibjee, S. M. y Clayton, T. H., «Topical breast milk may promote healing of ulceration in infantile haemangiomas», *Clin Exp Dermatol*, 37 (8) (diciembre de 2012), pp. 915-916.
22. Le Doare, K., Holder, B., Bassett, A. y Pannaraj, P. S., «Mother's Milk: A Purposeful Contribution to the Development of the Infant Microbiota and Immunity», *Front Immunol*, 28 (9) (febrero de 2018), p. 361.
23. Liga de La Leche Internacional, *El arte femenino de amamantar*, Bogotá, Penguin Random House, 2017.
24. Marfan, A. B., *Traité de l'allaitement et de l'alimentation des enfants du premier âge*, París, G. Steinhel, 1899.
25. Melina, V., Craig, W. y Levin, S., «Position of the Academy of Nutrition and Dietetics: Vegetarian Diets», *J Acad Nutr Diet*, 116 (12) (diciembre de 2016), pp. 1970-1980.

26. Murphy, K., Curley, D., O'Callaghan, T. F., O'Shea, C. A., Dempsey, E. M., O'Toole, P. W., Ross, R. P., Ryan, C. A. y Stanton, C., «The Composition of Human Milk and Infant Faecal Microbiota Over the First Three Months of Life: A Pilot Study», *Sci Rep*, 17 (7) (enero de 2017), 40597.
27. OMS/OPS, *La alimentación del lactante y del niño pequeño: Capítulo Modelo para libros de texto dirigidos a estudiantes de medicina y otras ciencias de la salud*, Washington, OPS, 2010.
28. Organización Mundial de la Salud (OMS) en colaboración con la Organización de las Naciones Unidas para la Agricultura y la Alimentación (FAO), *Preparación, almacenamiento y manipulación en condiciones higiénicas de preparaciones en polvo para lactantes: directrices*, Ginebra, OMS, 2007.
29. Pannaraj, P. S., Li, F., Cerini, C., Bender, J. M., Yang, S., Rollie, A., Adisetiyo, H., Zabih, S., Lincez, P. J., Bittinger, K., Bailey, A., Bushman, F. D., Sleasman, J. W. y Aldrovandi, G. M., «Association Between Breast Milk Bacterial Communities and Establishment and Development of the Infant Gut Microbiome», *JAMA Pediatr*, 171 (7) (julio de 2017), pp. 647-654.
30. Paricio Talayero, J. M., Lizán-García, M., Otero Puime, A., Benlloch Muncharaz, M. J., Beseler Soto, B., Sánchez-Palomares, M., Santos Serrano, L. y Rivera, L., «Full breastfeeding and hospitalization as a result of infections in the first year of life», *Pediatrics*, 118 (1) (2006), pp. e92-99.
31. Paricio Talayero, J. M., *Tú eres la mejor madre del mundo. La crianza de los tres primeros años del bebé*, Barcelona, Ediciones B, 2013.
32. Peters, S. A. E., Yang, L., Guo, Y., Chen, Y., Bian, Z., Du, J., Yang, J., Li, S., Li, L., Woodward, M. y Chen, Z., «Breastfeeding and the Risk of Maternal Cardiovascular Disease: A Prospective Study of 300 000 Chinese Women», *J Am Heart Assoc*, 6 (6) (21 de junio de 2017), e006081.
33. Ramsay, D. T., Kent, J. C., Hartmann, R. A. y Hartmann, P. E., «Anatomy of the lactating human breast redefined with ultrasound imaging», *J Anat*, 206 (6) (junio de 2005), pp. 525-534.
34. Rameez, R. M., Sadana, D., Kaur, S., Ahmed, T., Patel, J., Khan, M. S., Misbah, S., Simonson, M. T., Riaz, H. y Ahmed, H. M., «Association of Maternal Lactation With Diabetes and Hypertension: A systematic Review and Meta-analysis», *JAMA Netw Open*, 2 (10) (2 de octubre de 2019), e1913401.
35. Rinker, B., Veneracion, M. y Walsh, C. P., «Breast ptosis: causes and cure», *Ann Plast Surg*, 64 (5) (mayo de 2010), pp. 579-584.
36. Rooks, M. G. y Garrett, W. S., «Gut microbiota, metabolites and host immunity», *Nat Rev Immunol*, 6 (6) (27 de mayo de 2016), pp. 341-352.
37. Rough, S. M., Sakamoto, P., Fee, C. H. y Hollenbeck, C. B., «Qualitative analysis of cancer patients' experiences using donated human milk», *J Hum Lact*, 25 (2) (mayo de 2009), pp. 211-219.

38. Sridhar, A. y Salcedo, J., «Optimizing maternal and neonatal outcomes with postpartum contraception: impact on breastfeeding and birth spacing», *Matern Health Neonatol Perinatol*, 3 (13 de enero de 2017), p. 1.
39. Stuebe, A., «Go Red for Breastfeeding», *Breastfeed Med*, 6 de enero de 2020.
40. Stuebe, A. M., Schwarz, E. B., Grewen, K., Rich-Edwards, J. W., Michels, K. B., Foster, E. M., Curhan, G. y Forman, J., «Duration of lactation and incidence of maternal hypertension: a longitudinal cohort study», *Am J Epidemiol*, 174 (10) (15 de noviembre de 2011), pp. 1147-1158.
41. Schwarz, E. B., Ray, R. M., Stuebe, A. M., Allison, M. A., Ness, R. B., Freiberg, M. S. y Cauley, J. A., «Duration of lactation and risk factors for maternal cardiovascular disease», *Obstet Gynecol*, 113 (5) (mayo de 2009), pp. 974-982.
42. Svensson, M., Håkansson, A., Mossberg, A. K., Linse, S. y Svanborg, C., «Conversion of alpha-lactalbumin to a protein inducing apoptosis», *Proc Natl Acad Sci U S A* 97 (8) (11 de abril de 2000), pp. 4221-4226.
43. Taylor, S. N., «ABM Clinical Protocol #29: Iron, Zinc, and Vitamin D Supplementation During Breastfeeding», *Breastfeed Med*, 13(6) (julio-agosto de 2018), pp. 398-404.
44. Tham, R., Bowatte, G., Dharmage, S. C., Tan, D. J., Lau, M. X., Dai, X., Allen, K. J. y Lodge, C. J., «Breastfeeding and the risk of dental caries: a systematic review and meta-analysis», *Acta Paediatr*, 104 (467) (diciembre de 2015), pp. 62-84.
45. Thomaz, E. B. A. F., Alves, C. M. C., Gomes, E., Silva, L. F., Ribeiro de Almeida, C. C. C., Soares de Britto, E., Alves, M. T. S., Hilgert, J. B. y Wendland, E. M., «Breastfeeding Versus Bottle Feeding on Malocclusion in Children: A Meta-Analysis Study», *J Hum Lact* 34 (4) (noviembre de 2018), pp. 768-788.
46. Ware, J. L., Chen, A., Morrow, A. L. y Kmet, J., «Associations Between Breastfeeding Initiation and Infant Mortality in an Urban Population», *Breastfeed Med*, 17 de junio de 2019.
47. Wong, J. P., Venu, I., Moodie, R. G., Arivudainambi, V. C., Stewart, H., Schroth, R. J., Nicolae, A., Zweig, K. N., Van den Heuvel, M., Ford-Jones, E. L. y Wong, P. D., «Keeping caries at bay in breastfeeding babies», *J Fam Pract*, 68 (3) (abril de 2019), pp. E1-E4.
48. Zachou, G., Armeni, E. y Lambrinoudaki, I., «Lactation and maternal cardiovascular disease risk in later life», *Maturitas*, 122 (abril de 2019), pp. 73-79.

3. Lo que nos han enseñado las mujeres. El arte de amamantar

1. Abdollahpour, S. *et al*, «Effect of the Sacred Hour on Postnatal Depression in Traumatic Childbirth: a Randomized Controlled Trial», *J Caring Sci*, 1 de junio de 2019;8(2):69-74.

2. Báez, C., Blasco, R., Martín, E., Pozo, M. L., Sánchez, A. I. y Vargas, C., «Validación al castellano de una escala de evaluación de la lactancia materna: el LATCH. Análisis de fiabilidad», *Index Enferm*, 17 (3) (septiembre de 2008), pp. 205-209.
3. Ball, H. L., «The Atlantic Divide: Contrasting U.K. and U.S. Recommendations on Cosleeping and Bed-Sharing», *J Hum Lact*, 33 (4) (noviembre de 2017), pp. 765-769.
4. Ball, H. L. y Blair, P. S., *Caring for your baby at night. Health professional's guide*, Unicef UK, 2017.
5. Bjørndal, A., Alquist, R., Grøgaard, J., Hellenes, K., Hofmann, B., Myr, R., Reinar, L. M., Rognum, T. O., Nilsen, A. B. V., Nilsen, E. M., Saugstad, O. D. y Aalen, O., *Bed Sharing, Pacifier, Breastfeeding and Cot-Death - Is There a Connection?*, Oslo, Knowledge Centre for the Health Services at The Norwegian Institute of Public Health (NIPH), septiembre de 2005.
6. Blair, P. S., Ball, H. L., McKenna, J. J., Feldman-Winter, L., Marinelli, K. A. y Bartick, M. C., «Academy of Breastfeeding Medicine. Bedsharing and Breastfeeding: The Academy of Breastfeeding Medicine Protocol #6, Revision 2019», *Breastfeed Med*, 15 (1) (enero de 2020), pp. 5-16.
7. Bovbjerg, M. L., Hill, J. A., Uphoff, A. E. y Rosenberg, K. D., «Women Who Bedshare More Frequently at 14 Weeks Postpartum Subsequently Report Longer Durations of Breastfeeding», *J Midwifery Womens Health*, 63 (4) (julio de 2018), pp. 418-424.
8. González, C., *Manual práctico de lactancia materna*, Barcelona, ACPAM, 2004, pp. 64-65.
9. Grupo de trabajo de la Guía de Práctica Clínica sobre lactancia materna, *Guía de Práctica Clínica sobre lactancia materna*, Ministerio de Sanidad, Servicios Sociales e Igualdad; Agencia de Evaluación de Tecnologías Sanitarias del País Vasco-OSTEBA, 2017.
10. Grupo de trabajo de la Guía de Práctica Clínica sobre lactancia materna, *Guía para las madres que amamantan*, Ministerio de Sanidad, Servicios Sociales e Igualdad. Servicio de Evaluación de Tecnologías Sanitarias del País Vasco-OSTEBA, 2017.
11. Jenni, O. G. y O'Connor, B. B., «Children's Sleep: An Interplay Between Culture and Biology», *Pediatrics*, 115 (2005), pp. 204-216.
12. Jensen, D., Wallace, S. y Kelsay, P., «LATCH: a breastfeeding charting system and documentation tool», *J Obstet Gynecol Neonatal Nurs*, 23 (1) (enero de 1994), pp. 27-32.
13. Landa Rivera, L., Díaz-Gómez, M., Gómez Papi, A., Paricio Talayero, J. M., Pallás Alonso, C. R., Hernández Aguilar, M. T. *et al.*, «El colecho favorece la práctica de la lactancia materna y no aumenta el riesgo de muerte súbita del lactante. Dormir con los padres», *Rev Pediatr Aten Primaria*, 14 (2012), pp. 53-60. [Descargable en: http://pap.es/files/1116-1449-pdf/pap53_10.pdf.]
14. Larguía, A. M. *et al*, «Perinatal programming prevention measures», *Adv Neurobiol*, 2015;10:425-41.

15. Lawrence, R. A. y Lawrence, R. M., *La lactancia materna. Una guía para la profesión médica*, Madrid, Elsevier, 2007.
16. Liga de La Leche Internacional, *El arte femenino de amamantar*, Bogotá, Penguin Random House, 2017.
17. Mileva-Seitz, V. R., Bakermans-Kranenburg, M. J., Battaini, C. y Luijk, M. P., «Parent-child bed-sharing: The good, the bad, and the burden of evidence», *Sleep Med Rev*, 32 (abril de 2017), pp. 4-27.
18. Mindell, J. A., Sadeh, A., Kwon, R. y Goh, D. Y., «Cross-cultural differences in the sleep of preschool children», *Sleep Med*, 14 (12) (diciembre de 2013), pp. 1283-1289.
19. OMS/OPS/UNICEF, División de Salud y Desarrollo del Niño, Consejería en Lactancia Materna: Curso de Capacitación. Manual del participante. Ginebra/Nueva York, 1993.
20. Paricio Talayero, J. M., *Tú eres la mejor madre del mundo. La crianza de los tres primeros años del bebé*, Barcelona, Ediciones B, 2013.
21. Phillips, R., «The sacred hour: Uninterrupted skin-to-skin contact immediately after birth», *Newborn Infant Nurs Rev*, 2013;13(2):67-72.
22. Sánchez Ruiz-Cabello y Grupo PrevInfad., «Prevención del síndrome de la muerte súbita del lactante. Recomendaciones», *PrevInfad/AEPap/PAPPS*, 2016.
23. Sowjanya, S. y Venugopalan L., «LATCH Score as a Predictor of Exclusive Breastfeeding at 6 Weeks Postpartum: A Prospective Cohort Study», *Breastfeed Med*, 13 (6) (julio-agosto de 2018), pp. 444-449.
24. Stuart-Macadam, P. y Dettwyler, K. A., *Breastfeeding, Biocultural Perspectives*, Nueva York, Aldine De Gruyter, 1995.
25. Subcomisión de Lactancia Materna, Grupo de Trabajo de Muerte Súbita e Inesperada del Lactante, Jenik, A. y Conti, R., «Colecho en el hogar, lactancia materna y muerte súbita del lactante. Recomendaciones para los profesionales de la salud», *Arch Argent Pediatr*, 115 (5) (octubre de 2017), pp. s105-s110.
26. Tornese, G., Ronfanim L., Pavan, C., Demarini, S., Monasta, L. y Davanzo, R., «Does the LATCH score assessed in the first 24 hours after delivery predict non-exclusive breastfeeding at hospital discharge?» *Breastfeed Med*, 7 (6) (diciembre de 2012), pp. 423-430.
27. UNICEF UK, *Compartiendo la cama con tu bebé. Una guía para madres que amamantan,* Londres, 2006. [Descargable en http://www.ihan.es/publicaciones/libros_manuales/sharingbed_spanish.pdf.]
28. UNICEF UK. *Caring for your baby at night. A guide for parents.* 2018.
29. WHO, *Infant and young child feeding: standard recommendations for the European Union*, European Commission. Karolinska Institutet. Institute for Child Health IRCCS Burlo Garofolo, OMS, 2006.

4. Cultura de biberón y misoginia. Modelos de atención. Medicalización y tecnificación de la lactancia

4.3. Rutinas erróneas en las instituciones sanitarias

1. De Carvalho, M., Robertson, S., Friedman, A. y Klaus, M., «El aumento de la frecuencia de las tetadas incrementa la producción precoz de leche y la ganancia de peso de los niños», *Pediatrics*, 16 (1983), pp. 185-190.
2. Grupo de trabajo de la Guía de Práctica Clínica sobre lactancia materna, *Guía de Práctica Clínica sobre lactancia materna*, Ministerio de Sanidad, Servicios Sociales e Igualdad; Agencia de Evaluación de Tecnologías Sanitarias del País Vasco-OSTEBA, 2017.
3. Grupo de trabajo de la Guía de Práctica Clínica sobre lactancia materna, *Guía para las madres que amamantan*, Ministerio de Sanidad, Servicios Sociales e Igualdad. Servicio de Evaluación de Tecnologías Sanitarias del País Vasco-OSTEBA, 2017.
4. Hernández-Aguilar, M. T., Bartick, M., Schreck, P. y Harrel, C., «Academy of Breastfeeding Medicine. ABM Clinical Protocol #7: Model Maternity Policy Supportive of Breastfeeding», *Breastfeed Med*, 13 (9) (noviembre de 2018), pp. 559-574.
5. Kessler, L. A., Gielen, A. C., Diener-West, M. y Paige, D. M., «The effect of a woman's significant other on her breastfeeding decision», *J Hum Lact*, 11 (1995), pp. 103-109.
6. Littman, H., Medendorp, S. V. y Goldfarb, J., «The decision to breastfeed. The importance of father's approval», *Clin Pediatr Phila*, 33 (1994), pp. 214-219.
7. Paricio, J. M. y Burtin, M. C., «Elecció de la lactància: època en què la dona decideix el tipus de lactància. Implicacions per intentar augmentar la incidència de lactància materna» en *Libro de ponencias*, II Congrés de Pediatres de Llengua Catalana, Mallorca, 1981, pp. 93-94.
8. Santos, L., Salom, A., Paricio, J., De Castro, P. y Benac, M., «Encuesta realizada a 549 madres de la comarca de L'Horta, La Safor y la Marina Alta (II): Duración de la lactancia materna. Relación con factores socioculturales», *An Esp Pediatr*, 17 (27) (1982), pp. 154-155.
9. Temboury, M. C., Polanco, I., Otero, A., Tomás, M., Ruiz, F. y Marcos, M. A., «Importancia de las rutinas de la Maternidad en el éxito de la lactancia materna», *An Esp Pediatr*, 36 (1992), pp. 367-370.
10. Thirion, M., *Une necessité absolue: l'allaitement a la demande. L'Allaitement*, París, Ed. Ramsay, 1980, p. 179.
11. WHO, «Appropriate technology for birth», *Lancet*, 2 (8452) (24 de agosto de 1985), pp. 436-437.

4.4. Asistencia al recién nacido normal tras el parto y la cesárea

1. Bergman, N. J., Linley, L. L., Fawcus, S. R., «Randomized controlled trial of skin-to-skin contact from birth versus conventional incubator

for physiological stabilization in 1200- to 2199-gram newborns», *Acta Paediatr* (junio de 2004);93(6):779-785.
2. Faas, A. E., Resino, C. F. y Moya, P. R., «Neonatal responsiveness to the odor of amniotic fluid», *Arch Argent Pediatr*, 111 (2) (abril de 2013), pp. 105-109.
3. Grupo de trabajo de la Guía de Práctica Clínica sobre la atención al parto normal, *Guía de Práctica Clínica sobre la atención al parto normal. Plan de Calidad para el Sistema Nacional de Salud del Ministerio de Sanidad y Política Social*, Agencia de Evaluación de Tecnologías Sanitarias del País Vasco-OSTEBA, Agencia de Evaluación de Tecnologías Sanitarias de Galicia (Avalia-t), 2010. Guías de Práctica Clínica en el SNS: OSTEBA n.º 2009/01.
4. *Guías de atención al parto y el cuidado postnatal*, National Health Service. [Disponible en: www.nice.org.uk.]
5. Hernández Aguilar, M. T., «Manejo de la lactancia materna desde el embarazo hasta el segundo año», *Guía de práctica clínica basada en la evidencia*, 2004.
6. Hernández Aguilar, M. T., «Manejo de la lactancia materna desde el embarazo hasta el segundo año», *Guía de práctica clínica basada en la evidencia*, 2004.
7. Karimi, F. Z., Miri, H. H., Khadivzadeh, T. y Maleki-Saghooni, N., «The Effect of Mother-Infant Skin to Skin Contact Immediately after Birth on Exclusive Breastfeeding: A Systematic Review and Meta-Analysis», *J Turk Ger Gynecol Assoc*, 25 de marzo de 2019. PMID: 30905140.
8. Schaal B., Marlier L., Soussignan R., «Human foetuses learn odours from their pregnant mother's diet». *Chem Senses* (diciembre de 2000); 25(6):729-737.
9. Schaffer, A. J. y Avery, M. E., *Enfermedades del Recién Nacido*, Barcelona, Salvat, 1974.
10. Smith, J., Plaat, F. y Fisk, N. M., «The natural caesarean: a woman-centred technique», *BJOG*, 115 (8) (julio de 2008), pp. 1037-1042.

4.5. Métodos de cuidados neonatales

1. Boundy, E. O., Dastjerdi, R., Spiegelman, D., Fawzi, W. W., Missmer, S. A., Lieberman, E., Kajeepeta, S., Wall, S. y Chan, G. J., «Kangaroo Mother Care and Neonatal Outcomes: A Meta-analysis», *Pediatrics*, 137 (1) (enero de 2016), PMID: 26702029.
2. Conde-Agudelo, A. y Díaz-Rossello, J. L., «Kangaroo mother care to reduce morbidity and mortality in low birthweight infants», *Cochrane Database Syst Rev*, 8 (23 de agosto de 2016), CD002771. PMID: 27552521.
3. Chan, G. J., Valsangkar, B., Kajeepeta, S., Boundy, E. O. y Wall, S., «What is kangaroo mother care? Systematic review of the literature», *J Glob Health*, 6 (1) (junio de 2016), p. 010701. PMID: 27231546.
4. Charpak, N., Ruiz-Peláez, J. G., Figueroa de Calume, Z. *et.al.*, «Kangaroo Mother Versus Traditional Care for Newborn Infants < 2000

grams. A Randomized, Controlled Trial», *Pediatrics*, 100 (1997), pp. 682-688.

5. Charpak, N., Ruiz-Peláez, J. G., Charpak, Y., y Rey-Martinez, «Kangaroo Mother Program: an alternative way of caring for low birth weight infants? One year mortality in a two cohort study», *Pediatrics*, 94 (6 Pt 1) (diciembre de 1994), pp. 804-810. PMID: 7970993.
6. Ghojazadeh, M., Hajebrahimi, S., Pournaghi-Azar, F., Mohseni, M., Derakhshani, N. y Azami-Aghdash, S., «Effect of Kangaroo Mother Care on Successful Breastfeeding: A Systematic Review and Meta-Analysis of Randomised Controlled Trials», *Rev Recent Clin Trials*, 14 (1) (2019), pp. 31-40. PMID: 30251612.
7. Gomez Papi, A., Baiges Nogues, M. T., Batiste Fernandez, M. T., Marca Gutierrez, M. M., Nieto Jurado, A. y Closa Monasterolo, R., «Método canguro en sala de partos en recién nacidos a término», *An Esp Pediatr*, 48 (6) (junio de 1998), pp. 631-633.
8. Gómez Papí, A., «Lactancia materna en prematuros», *Bol Pediatr*, 37 (1997), pp. 147-152.
9. Jafari, M., Farajzadeh, F., Asgharlu, Z., Derakhshani, N. y Asl, Y. P., «Effect of Kangaroo Mother Care on hospital management indicators: A systematic review and meta-analysis of randomized controlled trials», *J Educ Health Promot*, 8 (mayo de 2019), p. 96. PMID: 31143813.
10. Karimi, F. Z., Sadeghi, R., Maleki-Saghooni, N. y Khadivzadeh, T., «The effect of mother-infant skin to skin contact on success and duration of first breastfeeding: A systematic review and meta-analysis», *Taiwan J Obstet Gynecol*, 58 (1) (enero de 2019), pp. 1-9. PMID: 30638460.
11. Moore, E. R., Bergman, N., Anderson, G. C. y Medley, N., «Early skin-to-skin contact for mothers and their healthy newborn infants», *Cochrane Database Syst Rev*, 11 (25 de noviembre de 2016), p. CD003519. PMID: 27885658.
12. Rey, E. S. y Martínez, H. G., «Manejo racional del niño prematuro», *Proceedings of the Conference I Curso de Medicina Fetal y Neonatal*, Bogotá, 1981, pp. 137-141.
13. Vila-Candel, R., Duke, K., Soriano-Vidal, F. J. y Castro-Sánchez, E., «Effect of Early Skin-to-Skin Mother-Infant Contact in the Maintenance of Exclusive Breastfeeding: Experience in a Health Department in Spain», *J Hum Lact*, 34 (2) (mayo de 2018), pp. 304-312. PMID: 28099044.

Accesibles en internet

- Fundación Canguro, «Red Internacional de Cuidados Madre Canguro». [Disponible en: https://fundacioncanguro.co.]
- Página del Dr. Nils Bergman (en inglés): http://www.kangaroo mothercare.com/
- López Maestro, M., Melgar Bonis, A., de la Cruz-Bertolo, J., Perapoch López, J., Mosqueda Peña, R. y Pallás Alonso, C., «Cuidados centrados en el desarrollo. Situación en las unidades de neonatología de España», *An Pediatr (Barc)*, 81 (4) (octubre de 2014), pp. 232-240.

- Perapoch López, J., Pallás Alonso, C. R., Linde Sillo, M. A., Moral Pumarega, M. T., Benito Castro, F., López Maestro, M., Caserío Carbonero, S. y De la Cruz Bértolo, J., «Cuidados centrados en el desarrollo. Situación en las unidades de neonatología de España», *An Pediatr (Barc)*, 64 (2) (febrero de 2006), pp. 132-139.
- Protocolo del servicio de Pediatría del Hospital Clínico San Cecilio de Granada.

4.6. Medicalización de la lactancia

1. Alianmoghaddam, N., Phibbs, S., Benn, C., «Resistance to breastfeeding: A Foucauldian analysis of breastfeeding support from health professionals», *Women Birth*, 30 (6) (diciembre de 2017), pp. e281-e291.
2. Mulford, C., «Is breastfeeding really invisible, or did the health care system just choose not to notice it?», *Int Breastfeed J*, 3 (4 de agosto de 2008), p. 13.
3. Ryan, K. M. y Grace, V. M., «Medicalization and women's knowledge: the construction of understandings of infant feeding experiences in post-WW II New Zealand», *Health Care Women Int*, 22 (5) (julio de 2001), pp. 483-500.
4. Torres, J. M., «Families, markets, and medicalization: the role of paid support for childbirth and breastfeeding», *Qual Health Res*, 5 (7) (julio de 2015), pp. 899-911.
5. Torres, J. M., «Medicalizing to demedicalize: lactation consultants and the (de)medicalization of breastfeeding», *Soc Sci Med*, 100 (enero de 2014), pp. 159-466.
6. Wieczorek, C. C., Marent, B., Dorner, T. E. y Dür, W., «The struggle for inter-professional teamwork and collaboration in maternity care: Austrian health professionals' perspectives on the implementation of the Baby-Friendly Hospital Initiative», *BMC Health Serv Res*, 16 (14 de marzo de 2016), p. 91.

4.7. Terapias convencionales, alternativas y complementarias

1. Anderson, L., Kynoch, K., Kildea, S. y Lee, N., «Effectiveness of breast massage for the treatment of women with breastfeeding problems: a systematic review», *JBI Database System Rev Implement Rep*, 17 (8) (agosto de 2019), pp. 1668-1694.
2. Bolman, M., Saju, L., Oganesyan, K., Kondrashova, T. y Witt, A. M., «Recapturing the art of therapeutic breast massage during breastfeeding», *J Hum Lact*, 29 (3) (agosto de 2013), pp. 328-331.
3. Camargo, B. T. S., Coca, K. P., Amir, L. H., Corrêa, L., Aranha, A. C. C., Marcacine, K. O., Abuchaim, É. S. V. y Abrão, A. C. F. V., «The effect of a single irradiation of low-level laser on nipple pain in breastfeeding women: a randomized controlled trial», *Lasers Med Sci*, 35 (1) (febrero de 2020), pp. 63-69.

4. Esfahani, M. S., Berenji-Sooghe, S., Valiani, M. y Ehsanpour, S., «Effect of acupressure on milk volume of breastfeeding mothers referring to selected health care centers in Tehran», *Iran J Nurs Midwifery Res*, 20 (1) (enero-febrero de 2015), pp. 7-11.
5. Fotiou, C., Siahanidou, T., Vlastarakos, P. V., Tavoulari, E. F. y Chrousos, G., «The effect of body and mind stress-releasing techniques on the breastfeeding of full-term babies; a critical analysis of published interventional studies», *J Matern Fetal Neonatal Med*, 31 (1) (enero de 2018), pp. 98-105.
6. Guillaud, A., Darbois, N., Monvoisin, R. y Pinsault, N., «Reliability of Diagnosis and Clinical Efficacy of Cranial Osteopathy: A Systematic Review», *PLoS One*, 11 (12) (diciembre de 2016).
7. Guillaud, A., Darbois, N., Monvoisin, R. y Pinsault, N., «Reliability of diagnosis and clinical efficacy of visceral osteopathy: a systematic review», *BMC Complement Altern Med*, 18 (1) (17 de febrero de 2018), p. 65.
8. Keim, S. A., Tchaconas, A. y Adesman, A., «Comparison of Support for Breastfeeding Beyond 12 Months of Age from Conventional and Alternative Pediatric Primary Care Providers», *Breastfeed Med*, 12 (6) (julio-agosto de 2017), pp. 345-350.
9. Mangesi, L. y Zakarija-Grkovic, I., «Treatments for breast engorgement during lactation», *Cochrane Database Syst Rev*, 6 (28 de junio de 2016).
10. Witt, A. M., Bolman, M. y Kredit, S., «Mothers Value and Utilize Early Outpatient Education on Breast Massage and Hand Expression in Their Self-Management of Engorgement», *Breastfeed Med*, 11 (noviembre de 2016), pp. 433-439.

4.8. Instrumentalización y tecnificación. Chupetes, máquinas y artilugios

1. Buccini, G., Pérez-Escamilla, R., D'Aquino Benicio, M. H., Justo Giugliani, E. R. y Isoyama Venancio, S., «Exclusive breastfeeding changes in Brazil attributable to pacifier use», *PLoS One*, 13 (12) (19 de diciembre de 2018), pp. e0208261.
2. Ekambaram, M., Irigoyen, M. M., Paoletti, A. y Siddiqui, I., «Impact of a Baby-Friendly-Aligned Pacifier Policy on Pacifier Use at 1 Month of Age», *Acad Pediatr*, 19 (7) (septiembre-octubre de 2019), pp. 808-814.
3. Goldman, RD, «Pacifier use in the first month of life», *Can Fam Physician*, mayo de 2012;59(5): 499-500.
4. Gomes-Filho, I. S., Pinheiro, S. M. S., Vieira, G. O., Alves, T. D. B., Cruz, S. S. D., Figueiredo, A. C. M. G., Mota, E. L. A., Oliveira, N. F., Passos-Soares, J. S., Trindade, S. C., Vieira, T. O. y Loomer. P. M., «Exclusive breast-feeding is associated with reduced pacifier sucking in children: Breast-feeding and pacifier-sucking habit», *J Am Dent Assoc*, 150 (11) (noviembre de 2019), pp. 940-947.

5. Hermanson, Å. y Åstrand, L. L., «The effects of early pacifier use on breastfeeding: A randomised controlled trial», *Women Birth*, 5 de noviembre de 2019.
6. Howard, C. R., Howard, F. M., Lanphear, B., Eberly, S., de Blieck, E. A., Oakes, D. y Lawrence, R. A., «Randomized clinical trial of pacifier use and bottle-feeding or cupfeeding and their effect on breastfeeding», *Pediatrics*, 111 (3) (marzo de 2003), pp. 511-518.
7. Jaafar, S. H., Ho, J. J., Jahanfar, S. y Angolkar, M., «Effect of restricted pacifier use in breastfeeding term infants for increasing duration of breastfeeding», *Cochrane Database Syst Rev*, 8 (30 de agosto de 2016).
8. Lubbe, W. y Ten Ham-Baloyi, W., «When is the use of pacifiers justifiable in the baby-friendly hospital initiative context? A clinician's guide», *BMC Pregnancy Childbirth*, 17 (1) (27 de abril de 2017), p. 130.
9. Marchisio, P., Bortone, B., Ciarcià, M., Motisi, M. A., Torretta, S., Castelli Gattinara, G., Picca, M., Di Mauro, G., Bonino, M., Mansi, N., Varricchio, A., Marseglia, G. L., Cardinale, F., Villani, A. y Chiappini, E., «Updated Guidelines for the Management of Acute Otitis Media in Children by the Italian Society of Pediatrics: Prevention», *Pediatr Infect Dis J*, 38(12S Suppl) (diciembre de 2019), pp. S22-S36.
10. Nguyen, D., Jonas, C. E. y Will, J., «Effect of Pacifier Use on Duration of Breastfeeding», *Am Fam Physician*, 97 (5) (1 de marzo de 2018), pp. 311-312.
11. Rocha, C. R., Verga, K. E., Sipsma, H. L., Larson, I. A., Phillipi, C. A. y Kair, L. R., «Pacifier Use and Breastfeeding: A Qualitative Study of Postpartum Mothers», *Breastfeed Med*, 15 (1) (enero de 2020), pp. 24-28.
12. Say, B., Simsek, G. K., Canpolat, F. E. y Oguz, S. S., «Effects of Pacifier Use on Transition Time from Gavage to Breastfeeding in Preterm Infants: A Randomized Controlled Trial», *Breastfeed Med*, 13 (6) (julio-agosto de 2018), pp. 433-437.

4.9. Cómo mantener la secreción de leche materna

1. Bai, D. L., Fong, D. Y., Lok, K. Y., Wong, J. Y. y Tarrant, M., «Practices, predictors and consequences of expressed breast-milk feeding in healthy full-term infants», *Public Health Nutr*, 20 (3) (febrero de 2017), pp. 492-503.
2. Becker, G. E., Smith, H. A. y Cooney, F., «Methods of milk expression for lactating women», *Cochrane Database Syst Rev*, 9 (29 de septiembre de 2016).
3. Dietrich Leurer, M., McCabe, J., Bigalky, J., Mackey, A., Laczko, D. y Deobald, V., «"We Just Kind of Had to Figure It Out": A Qualitative Exploration of the Information Needs of Mothers Who Express Human Milk», *J Hum Lact*, 11 de noviembre de 2019.
4. Eglash, A. y Malloy, M. L., «Breastmilk Expression and Breast Pump Technology», *Clin Obstet Gynecol*, 58 (4) (diciembre de 2015), pp. 855-867.

5. Flaherman, V. J., Gay, B., Scott, C., Avins, A., Lee, K. A. y Newman, T. B., «Randomised trial comparing hand expression with breast pumping for mothers of term newborns feeding poorly», *Arch Dis Child Fetal Neonatal*, 97 (1) (enero de 2012), pp. F18-23.
6. Keim, S. A., Boone, K. M., Oza-Frank, R., Geraghty, S. R., «Pumping Milk Without Ever Feeding at the Breast in the Moms2Moms Study». *Breastfeed Med* (septiembre de 2017); 12(7):422-429.
7. Prime, D. K., Garbin, C. P., Hartmann, P. E. y Kent, J. C., «Simultaneous breast expression in breastfeeding women is more efficacious than sequential breast expression», *Breastfeed Med*, 7 (6) (diciembre de 2012), pp. 442-447.
8. Strauch, L., Sweet, L., Scott, H. y Müller, A., «Mechanisms of support for exclusive breastmilk expressers in the community: a scoping review», *BMC Pregnancy Childbirth*, 19 (1) (diciembre de 2019), p. 511.
9. White, R. D., «Circadian Variation of Breast Milk Components and Implications for Care», *Breastfeed Med*, 12 (7) (septiembre de 2017), pp. 398-400.
10. Yourkavitch, J., Rasmussen, K. M., Pence, B. W., Aiello, A., Ennett, S., Bengtson, A. M., Chetwynd, E. y Robinson, W., «Early, regular breast-milk pumping may lead to early breast-milk feeding cessation», *Public Health Nutr*, 21 (9) (junio de 2018), pp. 1726-1736.

4.9.6. La extracción prenatal de calostro

1. Brisbane, J. M. y Giglia, R. C., «Experiences of expressing and storing colostrum antenatally: A qualitative study of mothers in regional Western Australia», *J Child Health Care*, 19 (2) (junio de 2015), pp. 206-215.
2. Casey, J. R. R., Banks, J., Braniff, K., Buettner, P. y Heal, C., «The effects of expressing antenatal colostrum in women with diabetes in pregnancy: A retrospective cohort study», *Aust N Z J Obstet Gynaecol*, 59 (6) (diciembre de 2019), pp. 811-818.
3. Chapman, T., Pincombe, J. y Harris, M., «Antenatal breast expression: a critical review of the literature», *Midwifery*, 29 (3) (marzo de 2013), pp. 203-210.
4. Cox, S., «An ethical dilemma: should recommending antenatal expressing and storing of colostrum continue?», *Breastfeed Rev*, 18 (3) (noviembre de 2010), pp. 5-7.
5. Cox, S., «Expressing and storing colostrum antenatally for use in the newborn period», *Breastfeed Rev*, 14 (3) (noviembre de 2006), pp. 11-16.
6. Demirci, J. R., Glasser, M., Fichner, J., Caplan, E. y Himes, K. P., «"It gave me so much confidence": First-time U.S. mothers' experiences with antenatal milk expression», *Matern Child Nutr*, 15 (4) (octubre de 2019), e12824.
7. Demirci, J., Schmella, M., Glasser, M., Bodnar, L. y Himes, K. P., «Delayed Lactogenesis II and potential utility of antenatal milk expression in

women developing late-onset preeclampsia: a case series», *BMC Pregnancy Childbirth*, 18 (1) (marzo de 2018), p. 68.
8. East, C. E., Dolan, W. J. y Forster, D. A., «Antenatal breast milk expression by women with diabetes for improving infant outcomes», *Cochrane Database Syst Rev*, 7 (30 de julio de 2014), CD010408.
9. Fair, F. J., Watson, H., Gardner, R. y Soltani, H., «Women's perspectives on antenatal breast expression: a cross-sectional survey», *Reprod Health*, 15 (1) (4 de abril de 2018), p. 58.
10. Forster, D. A., Moorhead, A. M., Jacobs, S. E., Davis, P. G., Walker, S. P., McEgan, K. M., Opie, G. F., Donath, S. M., Gold, L., McNamara, C., Aylward, A., East, C., Ford, R. y Amir, L. H., «Advising women with diabetes in pregnancy to express breastmilk in late pregnancy (Diabetes and Antenatal Milk Expressing [DAME]): a multicentre, unblinded, randomised controlled trial», *Lancet*, 389 (10085) (3 de junio de 2017), pp. 2204-2213.
11. NHS, Royal Berkshire, «Expressing colostrum in pregnancy», *Brochure*, 2018 [accesible en internet].
12. O'Sullivan, T. A., Cooke, J., McCafferty, C. y Giglia, R., «Online Video Instruction on Hand Expression of Colostrum in Pregnancy is an Effective Educational Tool», *Nutrients*, 11 (4) (19 de abril de 2019).
13. Singh, G., Chouhan, R. y Sidhu, K., «Effect of Antenatal Expression of Breast Milk at Term in Reducing Breast Feeding Failures», *Med J Armed Forces India*, 65 (2) (abril de 2009), pp. 131-133.
14. Soltani, H. y Scott, A. M., «Antenatal breast expression in women with diabetes: outcomes from a retrospective cohort study», *Int Breastfeed J*, 7 (1) (1 de diciembre de 2012), p. 18.
15. Weinel, H. y Cusack, L., «Lessons Learned From the Introduction of an Antenatal Human Milk Expression Clinic for Women With Diabetes», *J Hum Lact*, 35 (4) (noviembre de 2019), pp. 725-728.
16. Wszolek, K., «Hand expressing in pregnancy and colostrum harvesting-preparation for successful breastfeeding?», *British Journal of Midwifery*, 23 (4) (2015), pp. 268-274.

4.9.7. La «extracción poderosa»

1. Keith, D. R., Weaver, B. S. y Vogel, R. L., «The effect of music-based listening interventions on the volume, fat content, and caloric content of breast milk-produced by mothers of premature and critically ill infants», *Adv Neonatal Care*, 12 (2) (abril de 2012), pp. 112-119.

4.10. Los bancos de leche humana

1. Adhisivam, B., Vishnu Bhat, B., Rao, K., Kingsley, S. M., Plakkal, N. y Palanivel, C., «Effect of Holder pasteurization on macronutrients and immunoglobulin profile of pooled donor human milk», *J Matern Fetal Neonatal Med*, 32 (18) (septiembre de 2019), pp. 3016-3019.

2. Cacho, N. T., Harrison, N. A., Parker, L. A., Padgett, K. A., Lemas, D. J., Marcial, G. E., Li, N., Carr, L. E., Neu, J. y Lorca, G. L., «Personalization of the Microbiota of Donor Human Milk with Mother's Own Milk», *Front Microbiol*, 8 (3 de agosto de 2017), p. 1470.
3. Calvo, J., García Lara, N. R., Gormaz, M., Peña, M., Martínez Lorenzo, M. J., Ortiz Murillo, P., Brull Sabaté, J. M., Samaniego, C. M. y Gayà, A., «Recomendaciones para la creación y el funcionamiento de los bancos de leche materna en España», *An Pediatr (Barc)*, 89 (1) (julio de 2018), e1-65.e6.
4. Demers-Mathieu, V., Huston, R. K., Markell, A. M., McCulley, E. A., Martin, R. L., Spooner, M. y Dallas D. C., «Differences in Maternal Immunoglobulins within Mother's Own Breast Milk and Donor Breast Milk and across Digestion in Preterm Infants», *Nutrients*, 11 (4) (24 de abril de 2019), pii: E920.
5. Escuder-Vieco, D., Espinosa-Martos, I., Rodríguez, J. M., Fernández, L. y Pallás-Alonso, C. R., «Effect of HTST and Holder Pasteurization on the Concentration of Immunoglobulins, Growth Factors, and Hormones in Donor Human Milk», *Front Immunol*, 9 (27 de septiembre de 2018), p. 2222.
6. García-Lara, N. R., Escuder-Vieco, D., García-Algar, O., De la Cruz, J., Lora, D. y Pallás-Alonso, C., «Effect of freezing time on macronutrients and energy content of breastmilk», *Breastfeed Med*, 7 (agosto de 2012), pp. 295-301.
7. García-Lara, N. R., Vieco, D. E., De la Cruz-Bértolo, J., Lora-Pablos, D., Velasco, N. U. y Pallás-Alonso, C. R., «Effect of Holder pasteurization and frozen storage on macronutrients and energy content of breast milk», *J Pediatr Gastroenterol Nutr*, 57 (3) (septiembre de 2013), pp. 377-382.
8. Marchei, E., Escuder, D., Pallas, C. R., García-Algar, O., Gómez, A., Friguls, B., Pellegrini, M. y Pichini, S., «Simultaneous analysis of frequently used licit and illicit psychoactive drugs in breast milk by liquid chromatography tandem mass spectrometry», *J Pharm Biomed Anal*, 55 (2) (15 de mayo de 2011), pp. 309-316.
9. Meier, P., Patel, A. y Esquerra-Zwiers, A., «Donor Human Milk Update: Evidence, Mechanisms, and Priorities for Research and Practice», *J Pediatr*, 180 (enero de 2017), pp. 15-21.
10. Moro, G. E., «History of Milk Banking: From Origin to Present Time», *Breastfeed Med*, 13 (S1) (abril de 2018), pp. S16-S17.
11. Página de la Asociación Española de Bancos de leche humana: https://www.aeblh.org.
12. Parra-Llorca, A., Gormaz, M., Alcántara, C., Cernada, M., Nuñez-Ramiro, A., Vento, M. y Collado, M. C., «Preterm Gut Microbiome Depending on Feeding Type: Significance of Donor Human Milk», *Front Microbiol*, 9 (27 de junio de 2018), p. 1376.
13. Quigley, M. y McGuire, W., «Formula versus donor breast milk for feeding preterm or low birth weight infants», *Cochrane Database Syst Rev*, 4 (22 de abril de 2014), CD002971.
14. Wesolowska, A., Sinkiewicz-Darol, E., Barbarska, O., Bernatowicz-

Lojko, U., Borszewska-Kornacka, M. K. y Van Goudoever, J. B., «Innovative Techniques of Processing Human Milk to Preserve Key Components», *Nutrients*, 11 (5) (24 de mayo de 2019), pii: E1169.

5. Enfermedades y problemas maternos

1. Amir, L. H., «Breastfeeding-managing 'supply' difficulties», *Aust Fam Physician*, 35 (9) (septiembre de 2006), pp. 686-689.
2. Anderson, L., Kynoch, K., Kildea, S. y Lee, N., «Effectiveness of breast massage for the treatment of women with breastfeeding problems: a systematic review», *JBI Database System Rev Implement Rep*, 17 (8) (agosto de 2019), pp. 1668-1694.
3. Berens, P. y Brodribb, W., «ABM Clinical Protocol #20: Engorgement, Revised 2016», *Breastfeed Med*, 11 (mayo de 2016), pp. 159-163.
4. Cotterman, K. J., «Reverse pressure softening: a simple tool to prepare areola for easier latching during engorgement», *J Hum Lact*, 20 (2) (mayo de 2004), pp. 227-237.
5. e-lactancia.org. APILAM: Asociación para la promoción e investigación científica y cultural de la lactancia materna; 2002 actualizado 20 de abril de 2020; acceso 24 abril, 2020. Disponible en http://e-lactancia.org.
6. Harris, D. L., Weston, P. J., Signal, M., Chase, J. G. y Harding, J. E., «Dextrose gel for neonatal hypoglycaemia (the Sugar Babies Study): a randomised, double-blind, placebo-controlled trial», *Lancet*, 382 (9910) (21 de diciembre de 2013), pp. 2077-2083.
7. Kellams, A., Harrel, C., Omage, S., Gregory, C. y Rosen-Carole, C., «Protocolo clínico ABM nº 3: Tomas suplementarias en el recién nacido a término sano amamantado, revisado en 2017», *Breastfeed Med*, 12 (mayo de 2017), pp. 188-198.
8. Kujawa-Myles, S., Noel-Weiss, J., Dunn, S., Peterson, W. E. y Cotterman, K. J., «Maternal intravenous fluids and postpartum breast changes: a pilot observational study», *Int Breastfeed J*, 10 (2 de junio de 2015), p. 18.
9. Lawrence, R., *La lactancia materna. Una guía para la profesión médica*, Madrid, Elsevier, 2007.
10. Miller, V. y Riordan, J., «Treating postpartum breast edema with areolar compression», *J Hum Lact*, 20 (2) (mayo de 2004), pp. 223-226.
11. Powell, R. M., Mitra, M., Smeltzer, S. C., Long-Bellil, L. M., Smith, L. D., Rosenthal, E., Iezzoni, L. I., «Breastfeeding Among Women With Physical Disabilities in the United States», *J Hum Lact*. (mayo de 2018); 34(2):253-261.
12. Rough, S. M., Sakamoto, P., Fee, C. H., Hollenbeck, C. B., «Qualitative analysis of cáncer patients' experiences using donated human milk», *J Hum Lact.* (mayo de 2009);25(2):211-219.
13. Ureño, T. L., Berry-Cabán, C. S., Adams, A., Buchheit, T. L. y Hopkinson, S. G., «Dysphoric Milk Ejection Reflex: A Descriptive Study», *Breastfeed Med*, 14 (9) (noviembre de 2019), pp. 666-673.

14. Van Veldhuizen-Staas, C. G., «Overabundant milk supply: an alternative way to intervene by full drainage and block feeding», *Int Breastfeed J*, 2 (29 de agosto de 2007), p. 11.
15. Wackernagel, D., Gustafsson, A., Bonamy, A. E., Reims, A., Ahlsson, F., Elfving, M., Domellöf, M., Hansen Pupp, I., «Swedish national guideline for prevention and treatment of neonatal hypoglycaemia in newborn infants with gestational age ≥ 35 weeks», *Acta Paediatr*, 27 de julio de 2019.
16. WHO-UNICEF, *Guideline: updates on HIV and infant feeding: the duration of breastfeeding, and support from health services to improve feeding practices among mothers living with HIV*, Ginebra, 2016.
17. Wight, N. y Marinelli, K. A., «Protocolo clínico de la ABM nº 1: Pautas para el control de la glucosa en sangre y el tratamiento de la hipoglucemia en recién nacidos a término y prematuros tardíos, revisado en 2014», *Breastfeed Med*, 9 (4) (mayo de 2014), pp. 173-179.
18. Yate, Z. M., «A Qualitative Study on Negative Emotions Triggered by Breastfeeding; Describing the Phenomenon of Breastfeeding/Nursing Aversion and Agitation in Breastfeeding Mothers», *Iran J Nurs Midwifery Res*, 22 (6) (noviembre-diciembre de 2017), pp. 449-454.

5.3.10. El exceso de leche. Hipergalactia

1. Eglash, A., «Treatment of maternal hypergalactia», *Breastfeed Med*, 9 (9) (noviembre de 2014), pp. 423-425.
2. Johnson, H. M., Eglash, A., Mitchell, K. B., Leeper, K., Smillie, C. M., Moore-Ostby, L., Manson, N., Simon, L. y Academy of Breastfeeding Medicine, «ABM Clinical Protocol #32: Management of Hyperlactation», *Breastfeed Med*, 6 de febrero de 2020.

5.3.12. Aumentar la producción de leche con galactogogos

1. Asztalos, E. V., «Supporting Mothers of Very Preterm Infants and Breast Milk Production: A Review of the Role of Galactogogues», *Nutrients*, 10 (5) (12 de mayo de 2018), PMC5986480.
2. Asztalos, E. V., Campbell-Yeo, M., Da Silva, O. P., Ito, S., Kiss, A., Knoppert, D. y EMPOWER Study Collaborative Group, «Enhancing Human Milk Production With Domperidone in Mothers of Preterm Infants», *J Hum Lact*, 33 (1) (febrero de 2017), pp. 181-187.
3. Bazzano, A. N., Hofer, R., Thibeau, S., Gillispie, V., Jacobs, M. y Theall, K. P., «A Review of Herbal and Pharmaceutical Galactagogues for Breast-Feeding», *Ochsner J*, 16 (4) (2016), pp. 511-524.
4. Brodribb, W., «ABM Clinical Protocol #9: Use of Galactogogues in Initiating or Augmenting Maternal Milk Production, Second Revision 2018», *Breastfeed Med*, 13 (5) (junio de 2018), pp. 307-314.
5. Buntuchai, G., Pavadhgul, P., Kittipichai, W. y Satheannoppakao, W., «Traditional Galactagogue Foods and Their Connection to Human Milk

Volume in Thai Breastfeeding Mothers», *J Hum Lact*, 33 (3) (agosto de 2017), pp. 552-559.
6. Damanik, R., Wahlqvist, M. L. y Wattanapenpaiboon, N., «Lactagogue effects of Torbangun, a Bataknese traditional cuisine», *Asia Pac J Clin Nutr*, 15 (2) (2006), pp. 267-274. PMID: 16672214.
7. Grzeskowiak, L. E. y Smithers, L. G., «Use of domperidone and risk of ventricular arrhythmia in the postpartum period: getting to the heart of the matter», *Pharmacoepidemiol Drug Saf*, 26 (7) (julio de 2017), pp. 863-864.
8. Grzeskowiak, L. E., Hill, M. y Kennedy, D. S., «Phone calls to an Australian pregnancy and lactation counselling service regarding use of galactagogues during lactation - the MotherSafe experience», *Aust N Z J Obstet Gynaecol*, 58 (2) (abril de 2018), pp. 251-254.
9. Khan, T. M., Wu, D. B. y Dolzhenko, A. V., «Effectiveness of fenugreek as a galactagogue: A network meta-analysis», *Phytother Res*, 32 (3) (marzo de 2018), pp. 402-412.
10. McGuire, T. M., «Drugs affecting milk supply during lactation», *Aust Prescr*, 41 (1) (febrero de 2018), pp. 7-9. PMCID: PMC5828930.
11. Özalkaya, E., Aslandoğdu, Z., Özkoral, A., Topcuoğlu, S. y Karatekin, G., «Effect of a galactagogue herbal tea on breast milk production and prolactin secretion by mothers of preterm babies», *Niger J Clin Pract*, 21 (1) (enero de 2018), pp. 38-42. PubMed PMID: 29411721.
12. Silva, F. V., Dias, F., Costa, G. y Campos, M. D. G., «Chamomile reveals to be a potent galactogogue: the unexpected effect», *J Matern Fetal Neonatal Med*, 31 (1) (enero de 2018), pp. 116-118.

6. Enfermedades y problemas del lactante

1. e-lactancia.org. APILAM: Asociación para la promoción e investigación científica y cultural de la lactancia materna; 2002 actualizado 20 de abril de 2020; acceso 24 de abril de 2020. disponible en http://e-lactancia.org.
2. Lawrence, R., *La lactancia materna. Una guía para la profesión médica*, Madrid, Elsevier, 2007.

6.3. No aumenta. El control del peso. Suplementos

1. Newnam, K.M., Bunch, M., «Glucose Gel as a Treatment Strategy for Transient Neonatal Hypoglycemia», *Adv Neonatal Care*, 2017;17(6), pp. 470-477.
2. Stanzo, K., Desai, S., Chiruvolu, A., «Effects of Dextrose Gel in Newborns at Risk for Neonatal Hypoglycemia in a Baby-Friendly Hospital», *J Obstet Gynecol Neonatal Nurs*, 2020;49(1), pp. 55-64.
3. Kellams, A., Harrel, C., Omage, S., Gregory, C. y Rosen-Carole, C., «Protocolo clínico ABM nº 3: Tomas suplementarias en el recién nacido a término sano amamantado, revisado en 2017», *Breastfeed Med*, 12 (mayo de 2017), pp. 188-198.

6.5. Hipoglucemia en el recién nacido

1. Wight, N. y Marinelli, K. A., «Protocolo clínico de la ABM n.º 1: Pautas para el control de la glucosa en sangre y el tratamiento de la hipoglucemia en recién nacidos a término y prematuros tardíos, revisado en 2014», *Breastfeed Med*, 9 (4) (mayo de 2014), pp. 173-179.

6.6. Ictericia por no lactancia. Ictericia por lactancia

1. American Academy of Pediatrics Subcommittee on Hyperbilirubinemia, «Management of hyperbilirubinemia in the newborn infant 35 or more weeks of gestation», *Pediatrics*, 114 (1) (julio de 2004), pp. 297-316.
2. Flaherman, V. J., Maisels, M. J. y Academy of Breastfeeding Medicine Protocol Committee, «ABM clinical protocol #22: guidelines for management of jaundice in the breastfeeding infant equal to or greater than 35 weeks' gestation», *Breastfeed Med*, 12 (5) (2017), pp. 250-257.
3. *Guía de Práctica Clínica Detección Oportuna, Diagnóstico y Tratamiento de la Hiperbilirrubinemia en Niños Mayores de 35 Semanas de Gestación Hasta las 2 Semanas de Vida Extrauterina*, México, Instituto Mexicano del Seguro Social, 2010.

6.7. Prematuros

1. Alonso-Díaz, C., Utrera-Torres, I., de Alba-Romero, C., Flores-Antón, B., López-Maestro, M., Lora-Pablos, D. y Pallás-Alonso, C. R., «Prácticas de alimentación con leche materna en recién nacidos menores de 1.500 g o de menos de 32 semanas», *An Pediatr (Barc)*, 85 (1) (julio de 2016), pp. 26-33.
2. García Reymundo, M. G., Hurtado Suazo, J. A., Calvo Aguilar, M. J., Soriano Faura, F. J., Ginovart Galiana, G. *et al.*, «Recomendaciones de seguimiento del prematuro tardío», Sociedad Española de Neonatología, 2017.
3. Haase, B., Johnson, T. S., Wagner, C. L., «Facilitating Colostrum Collection by Hospitalized Women in the Early Postpartum Period for Infant Trophic Feeding and Oral Immune Therapy», *J Obstet Gynecol Neonatal Nurs* (septiembre de 2019);47(5):654-660.
4. Hernández, M., González, E., Bustinduy, A., Arana, C., Martínez, B., Blanco, A., García, M., Aguirre, E., Cárcamo, G., y Centro de Salud IHAN (Iniciativa de Humanización de la Atención al Nacimiento y la Lactancia), «Una garantía de calidad», *Rev Pediatr Aten Primaria*, 11 (2009), pp. 513-529.
5. Lee, J., Kim, H. S., Jung, Y. H., Choi, K. Y., Shin, S. H., Kim, E. K. y Choi, J. H., «Oropharyngeal colostrum administration in extremely premature infants: an RCT», *Pediatrics*, 135 (2) (febrero de 2015), pp. e357-366.
6. Martín Álvarez, E., Jiménez Cabanillas, M. V., Peña Caballero, M., Serrano López, L., Kajarabille, N., Díaz Castro, J., Ochoa Herrera, J. J. y Maldonado Lozano, J., «Efectos de la administración de calostro

orofaríngeo en recién nacidos prematuros sobre los niveles de inmunoglobulina A», *NutrHosp*, 33 (2) (2016), pp. 232-238.
7. Pallás Alonso, C., García González, P., Jimenez Moya, A., Loureiro González, B., Martín Peinador, Y., Soriano Faura, J., Torres Valdivieso, M. J., Ginovart Galiana, G., en representación del Grupo de Seguimiento de la Sociedad Española de Neonatología, «Protocolo de seguimiento para el recién nacido menor de 1.500 g o menor de 32 semanas de edad gestación», *An Pediatr (Barc)*, 88 (4) (abril de 2018), p. 229.e1-229.e10.

6.8.2. El cólico del lactante

1. Gleberzon, B. J., Arts, J., Mei, A. y McManus, E. L., «The use of spinal manipulative therapy for pediatric health conditions: a systematic review of the literature», *J Can Chiropr Assoc*, 56 (2) (junio de 2012), pp. 128-141.
2. Hunziker, U. A. y Barr, R. G., «Increased carrying reduces infant crying: a randomized controlled trial», *Pediatrics*, 77 (1986), pp. 641– 648.
3. Lapeña, S. y Hierro, E., «Alergia a proteínas de leche de vaca», *Pediatr Integral*, XXII (2) (2018), pp. 76-86.
4. Lucassen, P., «Colic in infants», *Clinical Evidence*, 02 (2010), p. 309.
5. Martínez Rubio, A., «Los cólicos y el llanto», en *Comité de lactancia materna de la Asociación Española de Pediatría. Lactancia materna, guía para profesionales*, Monografía de la AEP nº 5, Madrid, Ergón, 2004, pp. 267-272.
6. Perry, R., Leach, V., Penfold, C. y Davies, P., «An overview of systematic reviews of complementary and alternative therapies for infantile colic», *Syst Rev*, 8 (1) (11 de noviembre de 2019), p. 271.
7. Rollán Rollán, A., «Llanto del recién nacido y del lactante», en *Boletín de la Sociedad de Pediatría de Asturias, Cantabria, Castilla y León*, Bol Pediatr, 41 (2001), pp. 3-8. [Disponible en: http://www.sccalp.org/boletin/175/BolPediatr2001_41_003-008.pdf.]
8. St James-Roberts, I., «Is It Time To Recommend Lactobacillus for Colic? Not Necessarily», *Pediatrics*, 141 (1) (enero de 2018).
9. St James-Roberts, I., Álvarez, M., Csipke, E., Abramsky, T., Goodwin, J. y Sorgenfrei, E., «Infant crying and sleeping in London, Copenhagen and when parents adopt a "proximal" form of care», *Pediatrics*, 117 (6) (junio de 2006), e1146-1155.
10. St James-Roberts, I., Hurry, J., Bowyer, J. y Barr, R., «Supplementary carrying compared with advice to increase responsive parenting as interventions to prevent persistent infant crying», *Pediatrics*, 95 (1995), pp. 381–388.
11. Sung, V., D'Amico, F., Cabana, M. D., Chau, K., Koren, G., Savino, F., Szajewska, H., Deshpande, G., Dupont, C., Indrio, F., Mentula, S., Partty, A. y Tancredi, D., «Lactobacillus reuteri to Treat Infant Colic: A Meta-analysis», *Pediatrics*, 141 (1) (enero de 2018), pii: e20171811. doi: 10.1542/peds.2017-1811.

12. Sung, V., Hiscock, H., Tang, M. L., Mensah, F. K., Nation, M. L., Satzke, C., Heine, R. G., Stock, A., Barr, R. G. y Wake, M., «Treating infant colic with the probiotic Lactobacillus reuteri: double blind, placebo controlled randomised trial», *BMJ*, 348 (1 abril de 2014), g2107.doi: 10.1136/bmj.g2107.
13. Walker, A. M. y Menaheim, S., «Intervention of supplementary carrying on normal baby crying patterns: a randomised study», *J Dev Behav Pediatr*, 15 (1994), pp. 174-178.
14. Zhang, D., Zhang, Y., Sang, Y., Zheng, N. y Liu, X., «The Relationship between Infant Colic and Migraine as well as Tension-Type Headache: A Meta-Analysis», *Pain Res Manag* (16 de junio de 2019), 8307982.

6.10. Patrón de succión anormal. Disfunción motora oral. Confusión pezón-tetina

1. Batista, C. L. C., Ribeiro, V. S., Nascimento, M. D. y Rodrigues, V. P., «Association between pacifier use and bottle-feeding and unfavorable behaviors during breastfeeding», *J Pediatr (Rio J)*, 94 (6) (noviembre-diciembre de 2018), pp. 596-601.
2. Carvalho, M. R. y Gomes, C. F., *Amamentação-Bases Científicas*, Río de Janeiro, Guanabara Koogan, 2019.
3. Howard, C. R., Howard, F. M., Lanphear, B., Eberly, S., de Blieck, E. A., Oakes, D. y Lawrence, R. A., «Randomized clinical trial of pacifier use and bottle-feeding or cupfeeding and their effect on breastfeeding», *Pediatrics*, 111 (3) (marzo de 2003), pp. 511-518.
4. Jaafar, S. H., Ho, J. J., Jahanfar, S. y Angolkar, M., «Effect of restricted pacifier use in breastfeeding term infants for increasing duration of breastfeeding», *Cochrane Database Syst Rev*, 8 (30 de agosto de 2016).
5. McClellan, H. L., Kent, J. C., Hepworth, A. R., Hartmann, P. E. y Geddes, D. T., «Persistent Nipple Pain in Breastfeeding Mothers Associated with Abnormal Infant Tongue Movement», *Int J Environ Res Public Health*, 12 (9) (2 de septiembre de 2015), pp. 10833-10845.
6. Neifert, M., Lawrence, R. y Seacat, J., «Nipple confusion: toward a formal definition», *J Pediatr*, 126 (6) (junio de 1995), pp. S125-129.
7. O'Connor, N. R., Tanabe, K. O., Siadaty, M. S. y Hauck, F. R., «Pacifiers and breastfeeding: a systematic review», *Arch Pediatr Adolesc Med*, 163 (4) (abril de 2009), pp. 378-382.
8. Sanches, M. T. C., «Manejo clínico das disfunções orais na amamentação», *J Pediatr (Rio J)*, 80 (5) (2004), p. S155-S162.

6.11. Anquiloglosia. Frenillo sublingual corto

1. Baeza, C. E., de Alba Romero, C., Morales, A. M. y Querol, N., «Diagnosing ankyloglossia: do we need to put the finger in the mouth?», *J Hum Lact*, 29 (1) (2013), pp. 95-96.
2. Bin-Nun, A., Kasirer, Y. M. y Mimouni, F. B., «A Dramatic Increase in

Tongue Tie-Related Articles: A 67 Years Systematic Review», *Breastfeed Med*, 12 (7) (septiembre de 2017), pp. 410-414.

3. Canadian Agency for Drugs and Technologies in Health, *Frenectomy for the Correction of Ankyloglossia: A Review of Clinical Effectiveness and Guidelines*, Ottawa, 15 de junio de 2016. [Disponible en https://www.ncbi.nlm.nih.gov/books/NBK373454/pdf/Bookshelf_NBK373454.pdf.]
4. Chinnadurai, S., Francis, D. O., Epstein, R. A., Morad, A., Kohanim, S. y McPheeters, M., «Treatment of ankyloglossia for reasons other than breastfeeding: a systematic review», *Pediatrics*, 135 (6) (junio de 2015), pp. e1467-1474.
5. Douglas, P., «Making Sense of Studies That Claim Benefits of Frenotomy in the Absence of Classic Tongue-Tie», *J Hum Lact*, 33 (3) (agosto de 2017), pp. 519-523.
6. Ghaheri, B. A., Cole, M., Fausel, S. C., Chuop, M. y Mace, J. C., «Breastfeeding improvement following tongue-tie and lip-tie release: A prospective cohort study», *Laryngoscope*, 127 (5) (mayo de 2017), pp. 1217-1223.
7. González Jiménez, D., Costa Romero, M., Riaño Galán, I., González Martínez, M. T., Rodríguez Pando, M. C. y Lobete Prieto, C., «Prevalence of ankyloglossia in newborns in Asturias (Spain)», *An Pediatr (Barc)*, 81 (2) (agosto de 2014), pp. 115-119.
8. Joseph, K. S., Kinniburgh, B., Metcalfe, A., Razaz, N., Sabr, Y. y Lisonkova, S., «Temporal trends in ankyloglossia and frenotomy in British Columbia, Canada, 2004-2013: a population-based study», *CMAJ Open*, 4 (1) (26 de enero de 2016), pp. E33-40.
9. Naimer, S. A., «To cut or not to cut? Approach to ankyloglossia», *Can Fam Physician*, 62 (3) (marzo de 2016), pp. 231-232.
10. Obladen, M., «Much ado about nothing: two millenia of controversy on tongue-tie», *Neonatology*, 97 (2) (2010), pp. 83-89.
11. O'Shea, J. E., Foster, J. P., O'Donnell, C. P., Breathnach, D., Jacobs, S. E., Todd, D. A. y Davis, P. G., «Frenotomy for tongue-tie in newborn infants», *Cochrane Database Syst Rev*, 3 (11 de marzo de 2017), CD011065.
12. Romero-Maroto, M. y Sáez-Gómez, J. M., «Tongue and lip frenectomy in Spanish medical texts of the 16th-18th centuries», *J Hist Dent*, 60 (2) (verano-otoño de 2012), pp. 85-89.
13. Walsh, J., Links, A., Boss, E. y Tunkel, D., «Ankyloglossia and Lingual Frenotomy: National Trends in Inpatient Diagnosis and Management in the United States, 1997-2012», *Otolaryngol Head Neck Surg*, 156 (4) (abril de 2017), pp. 735-740.
14. Wong, K., Patel, P., Cohen, M. B. y Levi, J. R., «Breastfeeding Infants with Ankyloglossia: Insight into Mothers' Experiences», *Breastfeed Med*, 12 (marzo de 2017), pp. 86-90.

6.13. Lactancia y alergia alimentaria

1. Academy of Breastfeeding Medicine, «ABM Clinical Protocol #24: Allergic Proctocolitis in the Exclusively Breastfed Infant», *Breastfeed Med*, 6 (6) (diciembre de 2011), pp. 435-440.
2. Jeurink, P. V., Knipping, K., Wiens, F., Barańska, K., Stahl, B., Garssen, J. y Krolak-Olejnik, B., «Importance of maternal diet in the training of the infant's immune system during gestation and lactation», *Crit Rev Food Sci Nutr*, 59 (8) (2019), pp. 1311-1319.
3. Kramer, M. S. y Kakuma, R., «Maternal dietary antigen avoidance during pregnancy or lactation, or both, for preventing or treating atopic disease in the child», *Cochrane Database Syst Rev*, 9 (12 de septiembre de 2012), CD000133.
4. Lim, N. R., Lohman, M. E. y Lio, P. A., «The Role of Elimination Diets in Atopic Dermatitis-A Comprehensive Review», *Pediatr Dermatol*, 34 (5) (septiembre de 2017), pp. 516-527.
5. Martorell Aragonés, A. y Alonso Lebrero, E., «Alergia alimentaria», *An Pediatr Contin*, 6 (1) (2008), pp. 1-11.
6. Neerven, R. J. J. V. y Savelkoul, H., «Nutrition and Allergic Diseases», *Nutrients*, 9 (7) (17 de julio de 2017), pii: E762.
7. Rajani, P. S., Martin, H., Groetch, M. y Järvinen, K. M., «Presentation and Management of Food Allergy in Breastfed Infants and Risks of Maternal Elimination Diets», *J Allergy Clin Immunol Pract*, 8(1) (enero de 2020), pp. 52-67.
8. Van Odijk, J., Kull, I., Borres, M. P., Brandtzaeg, P., Edberg, U., Hanson, L. A., Høst, A., Kuitunen, M., Olsen, S. F., Skerfving, S., Sundell, J. y Wille, S., «Breastfeeding and allergic disease: a multidisciplinary review of the literature (1966-2001) on the mode of early feeding in infancy and its impact on later atopic manifestations», *Allergy*, 58 (9) (septiembre de 2003), pp. 833-843.

6.14. Otras enfermedades y problemas del lactante

- **Diabetes mellitus del lactante**

  1. Miller, D., Mamilly, L., Fourtner, S. y Rosen-Carole, C., «ABM Clinical Protocol #27: Breastfeeding an Infant or Young Child with Insulin-Dependent Diabetes», *Breastfeed Med*, 12 (marzo de 2017), pp. 72-76.

- **Fisura palatina. Labio leporino**

  1. Boyce, J. O., Reilly, S., Skeat, J. y Cahir, P., «Academy of Breastfeeding Medicine. ABM Clinical Protocol #17: Guidelines for Breastfeeding Infants with Cleft Lip, Cleft Palate, or Cleft Lip and Palate-Revised 2019», *Breastfeed Med*, 14 (7) (septiembre de 2019), pp. 437-444.
  2. Intermountain Healthcare, *La lactancia materna: Bebés con labio leporino o paladar hendido sin reparar. Folleto informativo para pacientes y sus familias*, 2013.

3. Rachel, M., *Lactancia con labio fisurado y paladar hendido*, La leche League International, 2015.

- **Gemelos y múltiples**
  1. Association of Breastfeeding Mothers, *Breastfeeding twins*, 2019.
  2. Blog Somos Múltiples, «21 consejos para una lactancia feliz con gemelos o mellizos», 2013.
  3. La Liga de la Leche de Euskadi, *Ideas para amamantar gemelos*, 2018.
  4. La Leche League International, *Gemelos: ¿Doble problema?*, 2015.
  5. Kerkhoff Gromada, K. y Hurlburt, M. C., *Dos o más... Claves para la crianza de gemelos, trillizos o más*, Norma, 2006.
  6. Mayo Clinic, *Lactancia de gemelos: cómo organizarse al alimentar. Atención al paciente e información sobre salud*, 2018.
  7. Multiple Births Foundation, *Feeding twins, triplets and more. A booklet for parents with advice and information*, 2011.
  8. Multiple Births Foundation, *Guidance for Health Professionals on Feeding Twins, Triplets and Higher Order Multiple*, 2011.
  9. Northwestern Memorial HealthCare, *Cómo Amamantar a Bebés Múltiples*, 2016.
  10. Oliver, D., «El desafío de la lactancia materna en tándem», *El País*, 8 de enero de 2018.
- **Hospitalización del lactante**
  1. AEP, «Lactancia materna en niños hospitalizados», en *En Familia*, 2018.
  2. Australian Breastfeeding Association, *Breastfeeding and hospitalization*, 2017.
  3. Costa Romero, M. y Gómez-Fernández Vegué, M., «Comité de lactancia materna de la AEP. Lactancia materna en niños hospitalizados», Tríptico informativo, 2016.
- **Intervención quirúrgica. Ayuno preoperatorio**
  1. Academia de Medicina de Lactancia Materna, «Protocolo clínico de la ABM n.º 25: Recomendaciones para ayunos previos a procedimientos en bebés lactantes: Pautas "NPO"», *Breastfeed Med*, 2012.
  2. American Society of Anesthesiologists, «Practice Guidelines for Preoperative Fasting and the Use of Pharmacologic Agents to Reduce the Risk of Pulmonary Aspiration: Application to Healthy Patients Undergoing Elective Procedures: An Updated Report by the American Society of Anesthesiologists Task Force on Preoperative Fasting and the Use... », *Anesthesiology* (marzo de 2017);126(3):376-393.
  3. Thomas, M., Morrison, C., Newton, R. y Schindler, E., «Consensus statement on clear fluids fasting for elective pediatric general anesthesia», *Paediatr Anaesth*, 28 (5) (mayo de 2018), pp. 411-414.

6.15. Muerte del bebé y lactancia

1. Apoyo a la muerte perinatal & neonatal. www.umamanita.es.
2. Carroll, K. E., Lenne, B. S., McEgan, K., Opie, G., Amir, L. H., Bre-

demeyer, S., Hartmann, B., Jones, R., Koorts, P., McConachy, H., Mumford, P. y Polverino, J., «Breast milk donation after neonatal death in Australia: a report», *Int Breastfeed J*, 9 (1) (29 de noviembre de 2014), p. 23.
3. Cole, J. C. M., Schwarz, J., Farmer, M. C., Coursey, A. L., Duren, S., Rowlson, M., Prince, J., Oser, M. y Spatz, D. L., «Facilitating Milk Donation in the Context of Perinatal Palliative Care», *J Obstet Gynecol Neonatal Nurs*, 47 (4) (julio de 2018), pp. 564-570.
4. Cole, M., «Lactation after Perinatal, Neonatal, or Infant Loss», *Clinical Lactation*, 3 (3) (2012), pp. 94-100.
5. *El Parto es Nuestro-Umamanita. Guía para la atención a la muerte perinatal y neonatal. Una colaboración de las asociaciones Umamanita y El Parto es Nuestro*, 2009. Warr DL. After the Loss of an Infant: Suppression of Breast Milk Supply. Neonatal Netw. 2019 Jul 1; 38(4):226-228.
6. Nubesma, Asociación de Apoyo al Duelo Gestacional y Neonatal de Valencia, «Guía de ayuda para profesionales sanitarios ante la pérdida gestacional y neonatal», Valencia, 2018.
7. Rubio, O., «¿Qué pasa con la lactancia tras la muerte del bebé?», Lact App, 2018.
8. Santos Redondo, P., Yáñez Otero, A. y Al-Adib Mendiri, M., *Atención profesional a la pérdida y el duelo durante la maternidad*, Servicio Extremeño de Salud, 2015.
9. Warr, D. L., «After the Loss of an Infant: Suppression of Breast Milk Supply», *Neonatal Netw*, 38 (4) (1 de julio de 2019), pp. 226-228.
10. Welborn, J. M., «The experience of expressing and donating breast milk following a perinatal loss», *J Hum Lact*, 28 (4) (noviembre de 2012), pp. 506-510.
11. Yáñez Otero, A., «Pérdida gestacional o perinatal: Duelo y manejo de la lactogénesis», en Congreso FEDALMA, 2016.

7. Situaciones especiales

1. e-lactancia.org. APILAM: Asociación para la promoción e investigación científica y cultural de la lactancia materna; 2002 actualizado 20 de abril de 2020; acceso 24 abril, 2020. Disponible en http://e-lactancia.org
2. Lawrence, R., *La lactancia materna. Una guía para la profesión médica*, Madrid, Elsevier, 2007.

7.2. Nuevo embarazo

1. López-Fernández, G., Barrios, M., Goberna-Tricas, J. y Gómez-Benito, J., «Breastfeeding during pregnancy: A systematic review», *Women Birth*, 30 (6) (diciembre de 2017), pp. e292-e300.

7.4. Mamoplastia de aumento

1. Schiff, M., Algert, C. S., Ampt, A., Sywak, M. S., y Roberts, C. L., «The impact of cosmetic breast implants on breastfeeding: a systematic review and meta-analysis», *Int Breastfeed J.*, 9 (17) (17 de octubre de 2014).

7.9. Relactación e inducción de la lactancia

1. Álvarez de Acosta, T., Cluet de Rodríguez, I., Rossell-Pineda, M., Valbuena, E., Nucette, M. A., «Determination of the concentrations of proteins, carbohydrates and fat in milk of mothers in relactation», *Arch Latinoam Nutr* (diciembre de 2010);60(4):368-73.
2. Bryant, C. A., «Nursing the adopted infant», *J Am Board Fam Med* (julio-agosto de 2006);19(4):374-379.
3. Cazorla-Ortiz, G., Galbany-Estragués, P., Obregón-Gutiérrez, N., Goberna-Tricas, J., «Understanding the Challenges of Induction of Lactation and Relactation for Non-Gestating Spanish Mothers», *J Hum Lact*, 25 de junio de 2019.
4. Farhadi, R., Philip, R. K., «Induction of Lactation in the Biological Mother After Gestational Surrogacy of Twins: A Novel Approach and Review of Literature», *Breastfeed Med*, julio-agosto de 2017;12(6):373-376.
5. Gartner, L. M., Morton, J., Lawrence, R. A., Naylor, A. J., O'Hare, D., Schanler, R. J., Eidelman, A. I.; American Academy of Pediatrics Section on Breastfeeding, «Breastfeeding and the use of human milk», *Pediatrics* (febrero de 2005);115(2):496-506.
6. LeCain, M., Fraterrigo, G., Drake, W. M., «Induced Lactation in a Mother Through Surrogacy With Complete Androgen Insensitivity Syndrome (CAIS)», *J Hum Lact* (enero de 2020) 2.
7. López Granados, L., Serrano Reynal, A., Crespo Mora, C., «Inducción de la lactancia sin gestación», *Rev Pediatr Aten Primaria*, 2018;20:e113-e115.
8. Mehta, A., Rathi, A. K., Kushwaha, K. P., Singh, A., «Relactation in lactation failure and low milk supply», *Sudan J Paediatr*, 2018;18(1):39-47.
9. Newman-Goldfarb Protocols, *The Protocols for Inducing Lactation and Maximizing Milk Production*, Canadian Breastfeeding Foundation, 2002 [accesible en internet].
10. OMS, «Relactación. Revisión de la experiencia y recomendaciones para la práctica», Ginebra, 1998 [accesible en internet].
11. Perrin, M. T., Wilson, E., Chetwynd, E., Fogleman, A., «A pilot study on the protein composition of induced nonpuerperal human milk», *J Hum Lact* (febrero de 2015);31(1):166-171.
12. Wittig, S. L., Spatz, D. L., «Induced lactation: gaining a better understanding», *MCN Am J Matern Child Nurs* (marzo-abril 2008);33(2):76-81.

7.10. Medicación y lactancia

1. American Academy of Pediatrics, Comité de medicamentos, «Transfer of drugs and other chemicals into human milk», *Pediatrics*, 2001;108:776-789. [Descargable en internet en: http://pediatrics.aappublications.org/content/108/3/776.full.pdf.]
2. Anderson, P. O., Sauberan, J. B., «Modeling drug passage into human milk», *Clin Pharmacol Ther* (julio de 2016);100(1):42-52.
3. Briggs, G. G., Freeman, R. K., Yaffe, S. J., *Drugs in Pregnancy and Lactation: A Reference Guide to Fetal and Neonatal Risk.*, 15 ed, Filadelfia, Wolters K Health, 2015.
4. Hale, T., «Medications and Mothers' Milk. A Manual of Lactational Pharmacology», ed. 2019, Springer, P.C:2019.
5. Rowe, H., Baker, T., Hale, T. W., «Maternal medication, drug use, and breastfeeding», *Pediatr Clin North Am*, 2013; 60:275-294.
6. Sachs, H. C., Committee On Drugs, «The transfer of drugs and therapeutics into human breast milk: an update on selected topics», *Pediatrics*, 2013; 132: e796-809.
7. Schaefer, C., Peters, P., Miller, R. K., *Drugs During Pregnancy and Lactation. Treatment options and risk assessment*, 2 ed, London, Elsevier 2007.
8. WHO/UNICEF, *Breastfeeding and maternal medication. Recommendations for drugs in the eleventh WHO model list of essential drugs*, Ginebra-Nueva York, 2003.

7.13. Los colores de la leche

1. Anderson, P. O., «Unusual Milk Colors», *Breastfeed Med* (abril de 2018);13(3):172-173.
2. Birkholz, T., Eckardt, G., Renner, S., *et al*, «Green breast milk after propofol administration», *Anaesthesiology*, 2009;111: 1168-1169.
3. Naor, N., Fridman, E., Kouadio, F., Merlob, P., Linder, N., «Green Breast Milk Following Ingestion of Blue-Green Algae: A Case Report», *Breastfeed Med* (abril de 2019);14(3):203-204.
4. Patton, S., Canfield, L. M., Huston, G. E., Ferris, A. M., Jensen, R. G., «Carotenoids of human colostrum», *Lipids* (marzo de 1990);25(3):159-65.
5. Virdi, V. S., Goraya, J. S., Khadwal, A., «Rusty-pipe syndrome», *Indian Pediatr* (agosto de 2001);38(8):931-2.
6. Silva, J. R., Carvalho, R., Maia, C., *et al.*, «Rusty pipe syndrome, a cause of bloody nipple discharge: Case report», *Breastfeed Med*, 2014;9:411-412.
7. Yazgan, H., Demirdoven, M., Yazgan, Z., *et al*, «A mother with green breast milk due to multivitamin and mineral intake: A case report», *Breastfeed Med* 2012;7:310-312.

8. Amamantar en una sociedad compleja

8.1.1. Una decisión arraigada y multifactorial

1. Brown, A., Rance, J., Warren, L., «Body image concerns during pregnancy are associated with a shorter breast feeding duration», *Midwifery*, 2015 Jan;31(1):80-9.
2. Fernández, A., Paricio, J. M., Santos, L., Ferriol, M., Pacheco, L., Suárez, P., Sánchez, M. y Perelló, R., «Conocimientos, actitud e intención futura de lactancia materna entre adolescentes», Comunicación a la IX Reunión Nacional de la Sociedad Española de Medicina del Adolescente de la AEP, Ibiza, mayo de 1998.
3. Littman, H., Medendorp, S. V. y Goldfarb, J., «The decision to breastfeed. The importance of father's approval», *Clin Pediatr (Phila)*, 33 (4) (abril de 1994), pp. 214-219.
4. Paricio, J. M. y Burtin, M. C., «Elecció de la lactància: època en què la dona decideix el tipus de lactància. Implicacions per intentar augmentar la incidència de lactància materna», en *Libro de ponencias*, II Congrés de Pediatres de Llengua Catalana, Mallorca, 1981, pp. 93-94.
5. Scott, J. A. y Binns, C. W., «Factors associated with the initiation and duration of breastfeeding: a review of the literature», *Breastfeed Rev*, 7 (1) (marzo de 1999), pp. 5-16.
6. Seidel, A. K., Schetzina, K. E., Freeman, S. C., Coulter, M. M. y Colgrove, N. J., «Comparison of breast-feeding knowledge, attitudes, and beliefs before and after educational intervention for rural Appalachian high school students», *South Med J*, 106 (3) (marzo de 2013), pp. 224-229.
7. Stuebe, A. M. y Bonuck, K., «What predicts intent to breastfeed exclusively? Breastfeeding knowledge, attitudes, and beliefs in a diverse urban population», *Breastfeed Med* 6 (6) (diciembre de 2011), pp. 413-420.
8. Swanson, V., Power, K., Kaur, B., Carter, H. y Shepherd, K., «The impact of knowledge and social influences on adolescents' breast-feeding beliefs and intentions», *Public Health Nutr*, 9 (3) (mayo de 2006), pp. 297-305.
9. Walsh, A., Moseley, J. y Jackson, W., «The effects of an infant-feeding classroom activity on the breast-feeding knowledge and intentions of adolescents», *J Sch Nurs*, 24 (3) (junio de 2008), pp. 164-169.

8.1.2. Cuando no se puede amamantar por el tiempo deseado

1. Gianni, M. L., Bettinelli, M. E., Manfra, P., Sorrentino, G., Bezze, E., Plevani, L., Cavallaro, G., Raffaeli, G., Crippa, B. L., Colombo, L., Morniroli, D., Liotto, N., Roggero, P., Villamor, E., Marchisio, P. y Mosca, F., «Breastfeeding Difficulties and Risk for Early Breastfeeding Cessation», *Nutrients*, 11 (10) (septiembre de 2019), pii: E2266.
2. Gilmour, C., Hall, H., McIntyre, M., Gillies, L. y Harrison, B., «Factors

associated with early breastfeeding cessation in Frankston, Victoria: a descriptive study», *Breastfeed Rev*, 17 (2) (julio de 2009), pp. 13-19.
3. Larsen, J. S. y Kronborg, H., «When breastfeeding is unsuccessful-mothers' experiences after giving up breastfeeding», *Scand J Caring Sci*, 27 (4) (diciembre de 2013), pp. 848-856.
4. Larsen, J. S., Hall, E. O. y Aagaard, H., «Shattered expectations: when mothers' confidence in breastfeeding is undermined-a metasynthesis», *Scand J Caring Sci*, 22 (4) (diciembre de 2008), pp. 653-661.
5. Lessa, A., Garcia, A. L., Emmett, P., Crozier, S., Robinson, S., Godfrey, K. M. y Wright, C. M., «Does early introduction of solid feeding lead to early cessation of breastfeeding?», *Matern Child Nutr*, 29 de enero de 2020, e12944.
6. Mathews, M. E., Leerkes, E. M., Lovelady, C. A. y Labban, J. D., «Psychosocial predictors of primiparous breastfeeding initiation and duration», *J Hum Lact*, 30 (4) (noviembre de 2014), pp. 480-487.
7. Raihan, M. J., Choudhury, N., Haque, M. A., Farzana, F. D., Ali, M. y Ahmed, T., «Feeding during the first 3 days after birth other than breast milk is associated with early cessation of exclusive breastfeeding», *Matern Child Nutr*, 11 de febrero de 2020, e12971.
8. Rius, J. M., Ortuño, J., Rivas, C., Maravall, M., Calzado, M. A., López, A., Aguar, M. y Vento, M., «Factores asociados al abandono precoz de la lactancia materna en una región del este de España», *An Pediatr (Barc)*, 80 (1) (enero de 2014), pp. 6-15.
9. Thulier, D. y Mercer, J., «Variables associated with breastfeeding duration», *J Obstet Gynecol Neonatal Nurs*, 38 (3) (mayo-junio de 2009), pp. 259-268.

8.2. Conciliación y vuelta al trabajo

1. Instituto Nacional de Seguridad y Salud en el Trabajo (INSST), *Límites de exposición profesional para agentes químicos en España*, Madrid, 2019.
2. Real Decreto 298/2009, de 6 de marzo, por el que se modifica el Real Decreto 39/1997, de 17 de enero, por el que se aprueba el Reglamento de los Servicios de Prevención, en relación con la aplicación de medidas para promover la mejora de la seguridad y de la salud en el trabajo de la trabajadora embarazada, que haya dado a luz o en período de lactancia, Boletín Oficial del Estado nº 57, 07 de marzo de 2009.
3. Real Decreto Legislativo 2/2015, de 23 de octubre, por el que se aprueba el texto refundido de la Ley del Estatuto de los Trabajadores, Boletín Oficial del Estado nº 255, 24 de octubre de 2015.
4. Real Decreto Legislativo 2/2015, de 23 de octubre, por el que se aprueba el texto refundido de la Ley del Estatuto de los Trabajadores, Boletín Oficial del Estado - Legislación consolidada. Última modificación: 12 de marzo de 2019.
5. International Labour Organization, «Maternity and paternity at work», en *Law and practice across the world*, Ginebra, 2014.

6. Cohen, R., Mrtek, M. B. y Mrtek, R. G., «Comparison of maternal absenteeism and infant illness rates among breast-feeding and formula-feeding women in two corporations», *Am J Health Promot*, 10 (2) (noviembre-diciembre de 1995), pp. 148-153.
7. Dagher, R. K., McGovern, P. M., Schold, J. D. y Randall, X. J., «Determinants of breastfeeding initiation and cessation among employed mothers: a prospective cohort study», *BMC Pregnancy Childbirth*, 16 (1) (29 de julio de 2016), p. 194.
8. Dinour, L. M. y Bai, Y. K., «Breastfeeding: The Illusion of Choice», *Womens Health Issues*, 26 (5) (septiembre-octubre de 2016), pp. 479-482.
9. Gianni, M. L., Bettinelli, M. E., Manfra, P., Sorrentino, G., Bezze, E., Plevani, L., Cavallaro, G., Raffaeli, G., Crippa, B. L., Colombo, L., Morniroli, D., Liotto, N., Roggero, P., Villamor, E., Marchisio, P. y Mosca, F., «Breastfeeding Difficulties and Risk for Early Breastfeeding Cessation», *Nutrients*, 11 (10) (20 de septiembre de 2019).
10. Huang, R. y Yang, M., «Paid maternity leave and breastfeeding practice before and after California's implementation of the nation's first paid family leave program», *Econ Hum Biol*, 16 (enero de 2015), pp. 45-59.
11. Lee, J., «Supporting Breastfeeding Moms at Work: How a Doctor's Note Can Make the Difference», *Breastfeed Med*, 12 (8) (octubre de 2017), pp. 470-472.
12. Mirkovic, K. R., Perrine, C. G. y Scanlon, K. S., «Paid Maternity Leave and Breastfeeding Outcomes», *Birth*, 43 (3) (septiembre de 2016), pp. 233-239.
13. Navarro-Rosenblatt, D. y Garmendia, M. L., «Maternity Leave and Its Impact on Breastfeeding: A Review of the Literature», *Breastfeed Med*, 13 (9) (noviembre de 2018), pp. 589-597.
14. Nkrumah, J., «Maternal work and exclusive breastfeeding practice: a community based cross-sectional study in Efutu Municipal, Ghana», *Int Breastfeed J*, 12 (10 de febrero de 2017), p. 10.
15. Rimes, K. A., Oliveira, M. I. C. y Boccolini, C. S., «Maternity leave and exclusive breastfeeding», *Rev Saude Publica*, 53 (enero de 2019), p. 10.
16. Roe, B., Whittington, L. A., Fein, S. B. y Teisl, M. F., «Is there competition between breast-feeding and maternal employment?», *Demography*, 36 (2) (mayo de 1999), pp. 157-171.
17. Schwartz, K., D'Arcy, H. J., Gillespie, B., Bobo, J., Longeway, M. y Foxman, B., «Factors associated with weaning in the first 3 months postpartum», *J Fam Pract*, 51 (5) (mayo de 2002), pp. 439-444.
18. Spitzmueller, C., Zhang, J., Thomas, C. L., Wang, Z., Fisher, G. G., Matthews, R. A. y Strathearn, L., «Identifying job characteristics related to employed women's breastfeeding behaviors», *J Occup Health Psychol*, 23 (4) (octubre de 2018), pp. 457-470.
19. Steurer, L. M., «Maternity Leave Length and Workplace Policies' Impact on the Sustainment of Breastfeeding: Global Perspectives», *Public Health Nurs*, 34 (mayo de 2017).
20. Stewart-Glenn, J., «Knowledge, perceptions, and attitudes of managers,

coworkers, and employed breastfeeding mothers», *AAOHN J*, 56 (10) (octubre de 2008), pp. 423-429.

8.3. Importancia de la pareja

1. Bell, D. L., «Expanding Community Support for Breastfeeding: The Role of Fathers», *Breastfeed Med*, 12 (8) (octubre de 2017), pp. 468-469.
2. Bennett, A. E., McCartney, D. y Kearney, J. M., «Views of fathers in Ireland on the experience and challenges of having a breast-feeding partner», *Midwifery*, 40 (septiembre de 2016), pp. 169-176.
3. Lasarte Velillas, J. J., «Papel del padre durante la lactancia», *Famiped*, (2) 4, 2009.
4. Leng, R. N. W., Shorey, S., Yin, S. L. K., Chan, C. P. P. y He, H. G., «Fathers' Involvement in Their Wives'/Partners' Breastfeeding: A Descriptive Correlational Study», *J Hum Lact*, 35 (4) (noviembre de 2019), pp. 801-812.
5. Negin, J., Coffman, J., Vizintin, P. y Raynes-Greenow, C., «The influence of grandmothers on breastfeeding rates: a systematic review», *BMC Pregnancy Childbirth*, 16 (27 de abril de 2016), p. 91.
6. Ngoenthong, P., Sansiriphun, N., Fongkaew, W. y Chaloumsuk, N., «Integrative Review of Fathers' Perspectives on Breastfeeding Support», *J Obstet Gynecol Neonatal Nurs*, 49 (1) (enero de 2020), pp. 16-26.
7. Ogbo, F. A., Akombi, B. J., Ahmed, K. Y., Rwabilimbo, A. G., Ogbo, A. O., Uwaibi, N. E., Ezeh, O. K. y Agho, K. E., «On Behalf Of The Global Maternal And Child Health Research Collaboration GloMACH. Breastfeeding in the Community-How Can Partners/Fathers Help? A Systematic Review», *Int J Environ Res Public Health*, 17 (2) (enero de 2020), pii: E413.
8. Rempel, L. A. y Rempel, J. K., «The breastfeeding team: the role of involved fathers in the breastfeeding family», *J Hum Lact*, 27 (2) (mayo de 2011), pp. 115-121.
9. Sihota, H., Oliffe, J., Kelly, M. T. y McCuaig, F., «Fathers' Experiences and Perspectives of Breastfeeding: A Scoping Review», *Am J Mens Health*, 13 (3) (mayo-junio de 2019).
10. Tobolic, T., «Happy Father's Day: Be Important, Make a Difference!», *Breastfeed Med*, 13 (5) (junio de 2018), pp. 395-396.
11. Wang, S., Guendelman, S., Harley, K. y Eskenazi, B., «When Fathers are Perceived to Share in the Maternal Decision to Breastfeed: Outcomes from the Infant Feeding Practices Study II», *Matern Child Health J*, 22 (11) (noviembre de 2018), pp. 1676-1684.

8.4. Cuando no hay pareja. La familia monoparental

1. Campbell, M., Thomson, H., Fenton, C. y Gibson, M., «Lone parents, health, wellbeing and welfare to work: a systematic review of qualitative studies», *BMC Public Health*, 16 (25 de febrero de 2016), p. 188.

2. Europa Press, «Casi la mitad de las familias monoparentales en España está en riesgo de pobreza», 27 de junio de 2019. [Disponible en: https://www.europapress.es/epsocial/.]
3. Gibson, M., Thomson, H., Banas, K., Lutje, V., McKee, M. J., Martin, S. P., Fenton, C., Bambra, C. y Bond, L., «Welfare-to-work interventions and their effects on the mental and physical health of lone parents and their children», *Cochrane Database Syst Rev*, 2 (26 de febrero de 2018), CD009820.
4. Instituto Nacional de Estadística (INE), «Encuesta continua de hogares 2018», en *Notas de prensa del INE*, 2 de abril de 2019.
5. Katikireddi, S. V., Molaodi, O. R., Gibson, M., Dundas, R. y Craig, P., «Effects of restrictions to Income Support on health of lone mothers in the UK: a natural experiment study», *Lancet Public Health*, 3 (7) (julio de 2018), pp. e333-e340.

8.5. Separación de la pareja

1. Australian Breastfeeding Association, «Continuing breastfeeding after separation and divorce», junio de 2017.
2. Comité de Lactancia Materna, AEP, «Separación de padres con hijos en período de lactancia», en *Recomendaciones*, 2013.
3. Kacenelenbogen, N., Dramaix-Wilmet, M., Schetgen, M. y Roland, M., «Parental separation and behaviours that influence the health of infants aged 7-11 months: a cross-sectional study», *BMJ Open*, 4 (7) (22 de julio de 2014), e005183.
4. Li, J., Kendall, G. E., Henderson, S., Downie, J., Landsborough, L. y Oddy, W. H., «Maternal psychosocial well-being in pregnancy and breast-feeding duration», *Acta Paediatr*, 97 (2) (febrero de 2008), pp. 221-225.

8.6. Personas LGTBI

1. Brandt, J. S., Patel, A. J., Marshall, I. y Bachmann, G. A., «Transgender men, pregnancy, and the "new" advanced paternal age: A review of the literature», *Maturitas*, 128 (octubre de 2019), pp. 17-21.
2. Chetwynd, E. M. y Facelli, V., «Lactation Support for LGBTQIA+ Families», *J Hum Lact*, 35 (2) (mayo de 2019), pp. 244-247.
3. Farrow, A., «Lactation support and the LGBTQI community», *J Hum Lact*, 31 (1) (febrero de 2015), pp. 26-28.
4. Ferri, R. L., Rosen-Carole, C. B., Jackson, J., Carreno-Rijo, E., Greenberg, K. B., Academy of Breastfeeding Medicine, «ABM Clinical Protocol #33: Lactation Care for Lesbian, Gay, Bisexual, Transgender, Queer, Questioning, Plus Patients», *Breastfeed Med.*, 24 de abril de 2020.
5. Juntereal, N. A. y Spatz, D. L., «Breastfeeding experiences of same-sex mothers», *Birth*, 47 (1) (marzo de 2020), pp. 21-28.
6. Juntereal, N. A. y Spatz, D. L., «Same-Sex Mothers and Lactation», *MCN Am J Matern Child Nurs*, 44 (3) (mayo-junio de 2019), pp. 164-169.

7. Lee, R., «Queering Lactation: Contributions of Queer Theory to Lactation Support for LGBTQIA2S+ Individuals and Families», *J Hum Lact*, 35 (2) (mayo de 2019), pp. 233-238.
8. MacDonald, T., Noel-Weiss, J., West, D., Walks, M., Biener, M., Kibbe, A. y Myler, E., «Transmasculine individuals' experiences with lactation, chestfeeding, and gender identity: a qualitative study», *BMC Pregnancy Childbirth*, 16 (16 de mayo de 2016), p. 106.
9. MacDonald, T. K., «Lactation Care for Transgender and Non-Binary Patients: Empowering Clients and Avoiding Aversives», *J Hum Lact*, 35 (2) (mayo de 2019), pp. 223-226.
10. Paynter, M. J., «Medication and Facilitation of Transgender Women's Lactation», *J Hum Lact*, 35 (2) (mayo de 2019), pp. 239-243.
11. Reisman, T. y Goldstein, Z., «Case Report: Induced Lactation in a Transgender Woman», *Transgend Health*, 3 (1) (1 de enero de 2018), pp. 24-26.
12. Wahlert, L. y Fiester, A., «Induced lactation for the nongestating mother in a lesbian couple», *Virtual Mentor*, 15 (9) (1 de septiembre de 2013), pp. 753-756.
13. Wilson, E., Perrin, M. T., Fogleman, A. y Chetwynd, E., «The intricacies of induced lactation for same-sex mothers of an adopted child», *J Hum Lact*, 31 (1) (febrero de 2015), pp. 64-67.
14. MacDonald, T., «Lactancia materna. Apoyando a mujeres transexuales», en La Liga de la Leche de Euskadi. [Disponible en https://laligadelaleche.eu/circunstancias-especiales-es/lactancia-materna-apoyando-a-mujeres-transexuales-2/.] Consultado el 1 de marzo de 2020.
15. MacDonald, T., «Lactancia materna. Apoyando a hombres transexuales», en La Liga de la Leche de Euskadi. [Disponible en https://laligadelaleche.eu/wp-content/uploads/Apoyando-a-hombres-transexuales.pdf.] Consultado el 1 de marzo de 2020.
16. MacDonald, T., «Información general: transgénero/transexual/género fluido», en La Liga de la Leche de Euskadi. [Disponible en https://laligadelaleche.eu/wp-content/uploads/Informacion-general-transgenero-transexual-y-genero-fluido.pdf.] Consultado el 1 de marzo de 2020.

Testimonios

«Lactancia inducida: la hermosa historia de una pareja de mujeres donde ambas amamantan a sus bebés». En http://ovejarosa.com, acceso 20.03.2020.

«How two lesbian mamas share breastfeeding duties». En https://offbeathome.com/co-breastfeeding/, acceso el 10.03.2020.

«I am a transgender dad in a gay relationship who breastfeeds his baby boy». En https://offbeathome.com/trans-dad-breastfeeds-baby/, acceso el 11.02.2020.

«Burns K. Yes, Trans Women Can Breastfeed - Here's How, 9 de mayo 2018». En https://www.them.us/story/trans-women-breastfeed, acceso el 20.02.2020

8.7. Lactancia compartida. Intercambio informal de leche

1. Bressler, T., *et al*, «Informal Milk Sharing for the Hospitalized at-Risk Infant in the Ultra-Orthodox-Haredi Jewish Community in the United States», *Breastfeed Med*, 4 de mayo de 2020.
2. Eidelman, A. I., «The ultimate social network: breastmilk sharing via the internet», *Breastfeed Med*, 10 (5) (junio de 2015), p. 231.
3. Geraghty, S. R., McNamara, K. A., Dillon, C. E., Hogan, J. S., Kwiek, J. J. y Keim, S. A., «Buying human milk via the internet: just a click away», *Breastfeed Med*, 8 (6) (diciembre de 2013), pp. 474-478.
4. Gomes, C., Fonseca, J., Peres, P. y Rodrigues, B., «Lactancia cruzada, de la negligencia a las virtudes morales: estudio descriptivo», *Online Braz J Nurs*, 14 (3) (2015), pp. 263-272.
5. Ibarra Peso, J., Meza Vásquez, S. y Aguayo Gajardo, K., «Experiencias, creencias y actitudes sobre donación de leche humana en mujeres de la provincia de Arauco», *Rev Chil Pediatr*, 89 (5) (octubre de 2018), pp. 592-599.
6. Keim, S. A., Hogan, J. S., McNamara, K. A. *et al.*, «Microbial contamination of human milk purchased via the internet», *Pediatrics*, 132 (2013), pp. e1227–e1235.
7. Keim, S. A., Kulkarni, M. M., McNamara, K. *et al.*, «Cow's milk contamination of human milk purchased via the internet», *Pediatrics*, 135 (2015), pp. e1157–e1162.
8. Krantz, J. Z. y Kupper, N. S., «Cross-nursing: wet-nursing in a contemporary context», *Pediatrics*, 67 (5) (mayo de 1981), pp. 715-717.
9. McCloskey, R. J. y Karandikar, S., «A Liberation Health Approach to Examining Challenges and Facilitators of Peer-to-Peer Human Milk Sharing», *J Hum Lact*, 34 (3) (agosto de 2018), pp. 438-447.
10. McCloskey, R. J. y Karandikar, S., «Peer-to-Peer Human Milk Sharing: Recipient Mothers' Motivations, Stress, and Postpartum Mental Health», *Breastfeed Med*, 14 (2) (marzo de 2019), pp. 88-97.
11. Paynter, M. J. y Goldberg, L., «A critical review of human milk sharing using an intersectional feminist framework: Implications for practice», *Midwifery*, 66 (noviembre de 2018), pp. 141-147.
12. Perrin, M. T., Goodell, L. S., Fogleman, A., Pettus, H., Bodenheimer, A. L. y Palmquist A. E., «Expanding the Supply of Pasteurized Donor Milk: Understanding Why Peer-to-Peer Milk Sharers in the United States Do Not Donate to Milk Banks», *J Hum Lact*, 32 (2) (mayo de 2016), pp. 229-237.
13. Reyes-Foster, B. M., Carter, S. K. e Hinojosa, M. S., «Human Milk Handling and Storage Practices Among Peer Milk-Sharing Mothers», *J Hum Lact*, 33 (1) (febrero de 2017), pp. 173-180.
14. Reyes-Foster, B. M., Carter, S. K. e Hinojosa, M. S., «Milk sharing in practice: a descriptive analysis of peer breastmilk sharing», *Breastfeed Med*, 10 (5) (junio de 2015), pp. 263-269.
15. Seehausen, M. P. V., Oliveira, M. I. C., Boccolini, C. S. y Leal, M. D. C.,

«Fatores associados ao aleitamento cruzado em duas cidades do Sudeste do Brasil», *Cad Saude Publica*, 33 (4) (junio de. 2017), e00038516.
16. Shaw, R. M., «Altruism, solidarity and affect in live kidney donation and breastmilk sharing», *Sociol Health Illn*, 41 (3) (marzo de 2019), pp. 553-566.
17. Shaw, R., «Cross-nursing, ethics, and giving breast milk in the contemporary context», *Women's Studies International Forum*, 30 (2007), pp. 439-450.
18. Sriraman, N. K., Evans, A. E., Lawrence, R. *et al.*, «Academy of breastfeeding medicine's 2017 position statement on informal breast milk sharing for the term healthy infant», *Breastfeed Med*, 13 (2018), pp. 2-4.
19. Thorley, V., «Mothers' experiences of sharig breastfeeding or breastmilk co-feeding in Australia 1978-2008», *Breastfeed Rev*, 17 (1) (marzo de 2009), pp. 9-18.

8.8. Lactancias estigmatizadas

1. *Gesundheitsforschung – Gesundheitsschutz*, 61 (8) (agosto de 2018), pp. 990-1000.
2. Koch, S., Abraham, K., Sievers, E., Epp, A., Lohmann, M., Böl, G. F. y Weikert, C., «Is breastfeeding in public socially accepted?: Experiences and attitudes of the general population and breastfeeding mothers», *Bundesgesundheitsblatt.*
3. Mulready-Ward, C. y Hackett, M., «Perception and attitudes: breastfeeding in public in New York City», *J Hum Lact*, 30 (2) (mayo de 2014), pp. 195-200.
4. Russell, K. y Ali, A., «Public Attitudes Toward Breastfeeding in Public Places in Ottawa, Canada», *J Hum Lact*, 33 (2) (mayo de 2017), pp. 401-408.
5. Tomori, C., Palmquist, A. E. y Dowling, S., «Contested moral landscapes: Negotiating breastfeeding stigma in breastmilk sharing, nighttime breastfeeding, and long-term breastfeeding in the U.S. and the U.K», *Soc Sci Med*, 168 (noviembre de 2016), pp. 178-185.

9. De lo íntimo a lo cultural. Manifestaciones culturales de la lactancia

1. Cohen, C., *La femme des origines. Images de la femme dans la prehistoire occidentale*, Berlín, Herscher, 2003.
2. Delahaye, M. C., *Tetons et tétines. Histoire de l'allaitement*, París, Trame Way, 1990.
3. De la Voragine, S., *La leyenda dorada*, Madrid, Alianza, 2006.
4. Devesa i Jordà, F., *Malalties i remeis. La salut en la correspondència de Francesc de Borja,* Valencia, Universitat de València, 2018.
5. Lett, D. y Morel, M. F., *Une histoire de l'allaitement*, París, La Martinière, 2006.

6. Massa, G., *La Maternité dans l'art d'Afrique noire*, Aurillac, Sepia éditions, 1999.
7. Mata de la Cruz, S., *La capella de Santa Maria Magdalena al claustre de la Catedral de Tarragona* (1536), Tarragona, Indústries Gràfiques Gabriel Gibert, 2008.
8. Mocholí Martínez, M. E., «El lugar de María Intercesora en las imágenes de la Escala de Salvación. Interpretación iconográfica de sus aspectos formales», *IMAGO. Revista de Emblemática y Cultura Visual*, 4 (2012), pp. 7-22.
9. Paricio Talayero, J.M., «Iconografía y lactancia materna», *Cuadernos de Historia de la Pediatría Española*, octubre de 2020, 16:6-17.
10. Perdrizet, P., *La Vierge de miséricorde: étude d'un thème iconographique*, París, Albert Fontemoing, 1908.
11. Raynal, G. T. F., «Gobierno, costumbres, virtudes, vicios, guerras de los Salvajes que Habitan el Canadá», en *Histoire philosophique et politique des établissements et du commerce des européens dans les deux Indes*, 6 (15:4) (1777), p. 26.
12. Rodríguez Peinado, L., «La Virgen de la Leche», *Revista Digital de Iconografía Medieval*, vol. V, n.º 9, 2013, pp. 1-11.
13. Segawa, M., «Buddhism and breastfeeding», *Breastfeed Med* (junio de 2008);3(2):124-128.
14. Stuart-Macadam, P., Dettwyler, K. A., «Breastfeeding, Biocultural Perspectives», Nueva York, Ed. Aldine De Gruyter, 1995.
15. Tapié, A., Joubert, C., Montagu, J., Jouet, G., *L'allégorie dans la peinture. La Charité au XVIIe siècle*. Caen, Éd. Musée Beaux Arts, 1986.
16. Wickes, I. G., «A history of infant feeding. Part I: Primitive peoples, ancient works», *Renaissance writers. Arch Dis Child* 1953;28:151-158.
17. Yalom, M., *Historia del pecho*, 1ª ed., Barcelona, Tusquets Editores.17.

Índice alfabético

Agradecimientos

Mi más sincero agradecimiento a todos los que han hecho posible que este libro llegue a publicarse.

A Yolanda Cespedosa, editora de Ediciones B No Ficción de Penguin Random House, que creyó en este libro mucho antes que yo mismo y me animó, incansable, ante mis muchas vacilaciones y ocupaciones, a terminarlo.

A Christine y Yasmin, que invirtieron muchas horas en leer el texto para mejorarlo desde el punto de vista gramatical, desde sus conocimientos personales de lactancia y con una visión de género.

A mis compañeras de APILAM que leyeron el texto y atendieron mis preguntas profesionales y me apuntaron y corrigieron ideas: Marta Sánchez Palomares, pediatra; Silvia Moyano Pellicer, farmacéutica; y Nerea Casas Maeso, doctora en farmacia e IBCLC. Sus aportaciones son invaluables.

Al resto de compañeras y compañeros de APILAM con los que comparto ilusiones que me hacen los días cortos.

A todas las que me enseñaron lactancia, empezando por las innumerables madres a las que acompañé en dudas y experiencias en consultas, hospitalizaciones duras para ellas y visitas a urgencias; de sus conocimientos aprendí. A las enfermeras, matronas y pediatras del Hospital Marina Alta, que cuidaban y curaban a recién nacidos y lactantes y a sus madres. A Leonardo Landa Rivera, gran maestro en lactancia, en pediatría y en música de la vida. A mis colegas del comité de lactancia materna con los que, desde 2000 a 2013, crecimos en múltiples experiencias de lactancia, al tiempo que establecíamos lazos de amistad.

A Ana Muñoz Guillén, pediatra del Hospital La Fe, que provocó toda esta deriva de mi vida.

A Christine, a mis hijos y mis nietos, de los que aprendo cada día pequeños y grandes detalles de vida.

A mi padre y a mi madre.